经络脉学心悟

读故事·识经络·学治病

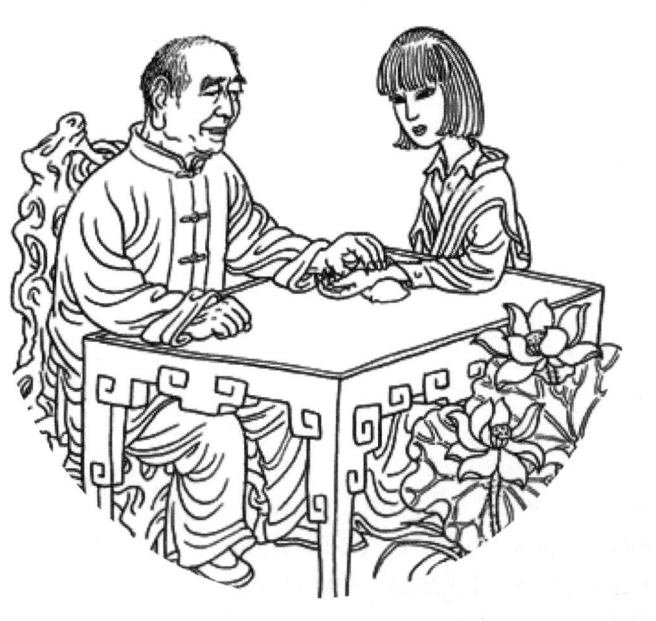

赵水平＼撰

胡鹏　吕燃　吴大嵘＼整理

SPM 南方出版传媒

广东科技出版社 | 全国优秀出版社

·广州·

图书在版编目（CIP）数据

经络脉学心悟 / 赵水平撰，胡鹏、吕燃，吴大嵘整理. —广州：
广东科技出版社，2019.3（2023.3重印）
ISBN 978-7-5359-7052-7

Ⅰ. ①经… Ⅱ. ①赵… Ⅲ. ①脉学 Ⅳ. ①R241.1

中国版本图书馆CIP数据核字（2019）第005163号

经络脉学心悟
Jingluo Maixue Xinwu

出 版 人：	朱文清
责任编辑：	吕　健　郭芷莹
封面设计：	范建平
装帧设计：	戴立琦
插　　图：	汤丹成
责任校对：	冯思婧　谭　曦　李云柯
责任印制：	彭海波
出版发行：	广东科技出版社
	（广州市环市东路水荫路11号　邮政编码：510075）

销售热线：020-37607413
http://www.gdstp.com.cn
E-mail：gdkjbw@nfcb.com.cn

经　　销：	广东新华发行集团股份有限公司
排　　版：	友间文化
印　　刷：	广州市彩源印刷有限公司
	（广州市黄埔区百合三路8号201栋　邮政编码：510700）
规　　格：	787mm×1 092mm　1/16　印张25.25　字数700千
版　　次：	2019年3月第1版
	2023年3月第6次印刷
定　　价：	98.00元

序一

　　中医药学作为传统医学的杰出代表是世界范围内保存最完整、影响力最大且使用人数最多的传统医药体系。如何更好地传承、发扬和创新中医药，一直是我们不断地思考和探索的问题。

　　中医的发展既要"立地"又要"顶天"。立地就是要以临床为立足点，一切都从临床实际出发，无论是一位中医师的成长、一个中医专科的壮大还是一间中医院的发展，临床疗效都是根本。顶天就是要把眼光放长远，面向全世界，在充分发挥自身优势的基础上和最先进的理念、最前沿的技术方法相结合。而传承是创新的源泉和基础，只有把传承做好了才能保有中医药学的特色优势，只有把传承做好了才能使创新靶向明确、影响深远。围绕着提高中医药疗效这个核心战略目标，我们非常重视发掘、总结和继承各种中医相关的学术思想、临床经验或独门绝技，这个过程中也获得了全国许多名中医的支持。正是这些名中医主动打破门派之别，近20年以来协助我们构建了"集体带，带集体"的传承模式。他们让我们明白了只要是对提高中医药临床疗效有利的事情，能够很好地把中医传承下去的事情，都是值得去尝试、去努力、去实践的。

　　赵水平老师正是我们通过搭建的全国范围挖掘中医药适宜技术和特色疗法平台寻找到的一位中医高手。学过中医的人都知道脉诊是其中最为困难的一个部分，难在学习和掌握，更难在传播和推广。赵老师的脉诊方法来源于《黄帝内经》《濒湖脉学》等中医经典古籍，但经过赵老师的消化、整理并结合了大量的临床实践后，用现代人可以理解的方式表达和展示出来，这也使之更容易被学习和传播。赵老师用来治疗通过脉学诊断出来的问题或疾病的方法全都来源于中医经典古籍，或是直接使用，或是经他领悟后发挥应用，生动地阐释了"学经典、做临床"这个培养好的中医师的必经历程的重要性。而且赵老师是从零基础起步，完全靠自学，能够达到今天的水平，可以想象这个过程有多么得不易，也可以想象如果赵老师的中医诊疗水平没有通过适当的途径被人们所了解的话，又会是多么的可惜。中医药有很多的宝藏隐没在民间，这也是我们非常重视从民间挖"宝"的原因之一。我谨借此机会感谢各位民间的中医高手、独门绝技的拥有者等对我们一直以来的支持和帮助。

这本书以十二经络及奇经八脉为主线，结合中医经典古籍中的描述，通过一个个鲜活的案例，以朴实的语言深入浅出地阐述了脉学、经络与疾病预防、治疗之间的关系。其中对每一个案例的叙述，凡涉及治疗方法的都包含了详细的药味、具体穴位、取穴方法或操作手法等，可以看出赵老师将其多年的经验都毫无保留地分享给了读者。赵老师用流畅通俗的文字将古籍中晦涩难懂的含义形象地表达了出来，使人不知不觉在轻松阅读的过程中掌握了中医理论及诊疗方法，这种方式在中医基础理论及临证实践的教学领域都是非常值得借鉴的。

诚然，医学是一门复杂的科学，从个案到普适性的规律，从单个的中医特色诊疗方法到将其融合到临床实践中，解决一些现有的医疗手段不能解决的问题，这中间还有很长的一段路要走。"千里之行，始于足下"，期盼能有更多的人像赵老师这样将其宝贵的心得奉献出来，为了中医事业的发展，为了中华文化的弘扬，也为了使祖国医学的瑰宝能惠及更广泛的地区、更多的人，让我们一起努力吧！

吕玉波

广东省中医药学会 会长

广东省中医院 名誉院长

2017年10月23日

从接触中医到近年来逐步深入地了解中医，我知道脉诊从来都是最难学习和掌握的。所以当听到我的一位见多识广的中医好友盛赞赵水平老师的脉学和太极功夫时，我便充满了好奇。

孟子说"天将降大任于斯人也，必先苦其心志，劳其筋骨，饿其体肤，空乏其身，行拂乱其所为，所以动心忍性，曾益其所不能。"了解了赵老师的生平和学识的形成过程，我更加体会到这句话的意义。

赵老师年少时接触到针灸，留下了学习针灸的善缘，后来在知识青年下乡时开始初步运用针灸治疗小病痛。他20世纪70年代入伍，在戈壁滩上时不慎得了肺结核，因医疗条件不良误诊误治后发展为严重的肺气肿，复员后在西京医院就诊，呼吸科认为基本上没有办法可以医治，并预言其生命很难超过50岁。直到1982年，在西安汤恩波老中医那儿就诊，汤老中医只以号脉诊断后用药，仅仅四剂药就使其多年不愈的咳嗽得到了休止。后来身体略有点恢复的赵老师开始系统地自学高等中医院校试用教材，并反复地阅读《黄帝内经》。因为受汤恩波老中医诊脉即能辨证的影响，他利用一切可能的机会给人号脉，主攻脉诊。赵老师从年轻的时候就十分喜欢阅读《道德经》，反复地研习这部道学经典给他带来了身心的变化。得益于对《道德经》的研习，赵老师在《黄帝内经》的学习过程中并不像我们一般人觉得如此枯燥和远离临床，相反的是，老师在临症时，往往发现脉象显现的病症和《黄帝内经》中的经络病候极其相似。

为了进一步锻炼好身体，赵老师1986年开始跟随赵堡太极拳十四代传人黄江天老师修习太极。黄老是名国家干部，但同时也是名中医爱好者和道家功法的修习者。在黄老三年指导下的太极拳修炼，让赵老师慢慢脱离了疾病的缠绕。此后多年，随着太极拳松静功夫的日渐纯熟，他成为黄老所教松劲最好的弟子之一。

随着太极功夫和中医水平的长进，赵老师治疗疾病的效果逐步见长。赵老师说太极拳的练习和脉诊有很多共通之处，所以才有"出手如搭脉"一说。太极拳要求习拳者身体有"一羽不能加，蝇虫不能落"的敏感，这其实唯有极度心静和注意力高度集中而又身体十分放松才能做到。号脉也是这样，气血精气的变动引起的脉搏力量及感觉的变化只有十分心静才能体会得到；三部九候轻中重不同力量引起患者体内不同脏腑的呼应更要内静于心、外敏于触才能感觉到；更不用说那一触之下，手感未明而神机自现、治法出于心而现于手的神来之笔，无一不是松静的结果。所以《道德经》有"归根曰静，静曰复命"之箴言。

和赵老师相处的时间越长，我越发感觉到他身上有一种让你觉得十分放松而且舒适的能量，同时发现他是个十分谨慎的遵循传统养生之道的人。冬天里出门前他会让你搓几把脸，扎针前他会细心地检查会不会有风吹到病人的身上，扎好针会提着被子慢慢地给你盖好，这是遵循《黄帝内经》"虚邪贼风，避之有时"的教诲。做完针灸治疗，他会交代你不要马上进食，因为针灸调动气血治病，没有那么快回归胃肠。每年的立春和立秋，他会叮嘱你"春灸气海，秋灸关元"，这是顺应天时让身体的气机出入升降和天地同步。

从中医和太极拳中体悟"道"，学习"道"，并且遵循它，做一个唯道是从的人才是一个真正意义上的人。赵老师一直在引领我们这样去做，因为他自己就是这样的一个人。他告诉我中医脉诊的学习以松静为本，唯有先舍弃才能后得到。正如《道德经》中所说："为学日益，为道日损。"

这样的一位中医老师将他的毕生心得体会写成了《经络脉学心悟》一书，他请我写序，哪里想到我会和读者们有着一样的期盼呢！

是为序。

梁冬

2017年10月15日

前 言

　　赵水平，陕西西安人，陕西老年大学中医老师，太极高手，有着独特的脉学体悟。

　　看过金庸小说的人都会有这样的体会，刚看到一位高人，觉得他的功夫如何了得，那感慨的情绪还没有散去的时候，紧接着又会有更厉害的高手出现……所谓"山外有山，人外有人"。与赵师相识时我们从医已有15个年头了，算上在大学里待的那几年，可以说那时在中医这圈里也算有20余年的经历了。不敢说亲见过很多中医领域里令人尊敬的前辈，但读书时借助大学、工作后又借助广东省中医院这个全国排名前列的中医院、第一个被国家中医药管理局授予全国"中医药适宜技术推广基地"的医院，十几年下来，确实是听过或见过不少中医大家、奇才或有独特专长的人才等，每一次都开拓了眼界、增长了见识。与赵师的遇见，使人亲身感受到武侠小说中"山外有山"的情境原来是如此震撼。

　　各位可以想象一下，那日风和日丽，阳光灿烂，在西安城墙边上，一位老人家正与一小伙子练习推手，老人家背稍驼，中等个子，目光和蔼，动作轻柔；小伙子精壮，肌肉结实，动作灵活。但见得小伙子无论在哪一个位置，以怎样的姿势在推，都被老人家轻松地化解了，每一次的化解都以小伙子被摔出几米远而告终。这位老人家就是后来成为二师兄的胡鹏医生嘴里常念叨的赵师。过几日，当赵师帮一位患帕金森综合征的朋友把脉后告知他肢体震颤的原因是脾经失养了，补补脾经便会好一些。看着那位朋友以及在一旁观看的常常拿刀动脑部手术的胡师兄都将信将疑的神情，赵师对胡师兄轻轻地说了一句："你去摸摸他的大包穴，看看能有什么变化。"令在场所有人都惊奇的是当胡师兄摸着那位朋友双侧的大包穴时，朋友肢体不自主的震颤一下子就消失了，仿佛触摸到某一个控制震颤的开关一样，而当胡师兄的双手离开时，他的肢体又开始出现震颤了，反复几次都是同样的情形，着实让人惊讶不已。既是太极高手，又精通脉学；既有高深的功夫傍身，又有防病治病的高招，既往只能在小说中看到的情节与段落，如今却让我们实实在在遇见与感受到了。

后来，通过与赵师的进一步沟通，我们才逐渐了解了赵师学习中医并且逐步开始在亲朋好友中实践的过程。最让我们敬佩的是这个过程全部都是他靠自学完成的，虽没有医学方面的老师，但赵师走的就是公认的学习中医最高效的路子"学经典、做临床、再学、再做"。当然，这其中的付出以及经历的艰辛恐怕不是所有人都可以体会到的。举一个例子，赵师在本书中提及他早期为了了解脉象与疾病的关系，寻找尽可能多的机会体会脉象，甚至会长时间地待在一些医院的门诊，主动去和候诊的病人沟通，询问能否帮他们号脉，并通过与他们病历上记录的疾病相对比去逐步了解脉象的规律。这个过程中可能遭遇的白眼、冷淡、猜疑、嘲笑等都是我们不可想象的，将心比心，能做到这一点并且坚持下来只为获得一些最贴近临证的信息需要多么坚韧的内心和多么炽烈的激情啊，赵师对于中医的学习正是怀着这一份坚韧与激情。

赵师亦非常喜爱研读经典古籍，尤爱老子的《道德经》。赵师常说，他对《道德经》有一种莫名的亲切感，似曾相识，以至于有一些段落过目不忘。赵师认为《道德经》中所讲述的"道"就是太极之"道"，学好《道德经》对于练太极有"磨刀不误砍柴工"的作用。亦正因如此，赵师的为人谨守《道德经》中的"知其雄，守其雌""知其白，守其黑""上善若水"，每每和赵师在一起相处，总能让人有如沐春风之感，亲切却又不失庄严，坚定与执着。赵师是太极高手，深谙太极动静开合与虚实刚柔之道，他亦很好地将这些道理糅合入临证实践中。

例如有一些人会出现脊柱侧凸（亦称为脊柱侧弯），就是由于本应该是呈一条直线走向的脊柱因各种原因出现了从后背左右不平或双肩不等高或双下肢不等长的现象，于儿童或青少年而言会影响他们的生长发育，使身体变形，严重的还需要通过手术来矫形。而赵师通过多年的观察、实践及积累，创出了一套非常有效的调脊方法，操作手法很轻盈，接受治疗的人往往都不会有任何疼痛或明显不适的感觉，不知不觉中就将其脊柱矫正了。这个过程让许多有多年临床经验的骨科医师都赞叹不已，因为他们最清楚牵拉着脊柱的肌肉、韧带等是有多么强韧，如何能在赵师的手下就这么轻巧地被化解了呢？这正是赵师运用太极的原理，做到用四两之力拔千斤之重的方法，是太极与中医的完美结合。

我们在临床上遇到不少这样的孩子，看上去有高低肩，或者通过脉诊可以判断出他们的颈椎或胸腰椎有不同程度的侧凸，又或者有"长短腿"。大部分由于症状不严重，所以往往容易被家长忽视，可是如果不及时调整好，长此以往，可以想象如果孩子的脊柱长期处于不平衡的力量的对抗之中，不仅仅只是身体的外表会受到影响，甚至可能影响心肺功能、累及脊髓，造成严重后果。通过赵师的调脊方法，少则1~2次，多则5~6次，基本能够把脊柱纠正回正确的走向，使双肩、双腿平齐。记得有一次，一个5岁的孩子从深圳过来，脉诊判断出其胸腰椎侧凸，我们在帮其调脊之前，让他父亲先摸，由于侧凸的情况比较严重，他父亲都可以准确地摸出来侧凸的部位与角度，其中的一个侧凸甚至是以约60度角的形状向孩子的左侧背部侧弯，至今我还记得孩子的家人在调脊完成之后惊叹的表情。

再说脉诊。赵师认为通过脉诊可以判断出全身20条经络的状况，是有炎症（弦脉）呢？是受了风寒之邪（紧脉）呢？还是不通（抽脉）呢？而且都是定性（炎症、风寒之邪、不通等）与定位（肾经、肺经、肝经等）相结合的。其中，我们体会最深的要数奇经八脉了。尽管赵师说他跟我们说的奇经八脉的判断方法均来自李时珍的《濒湖脉学》，但在赵师之前，我们都是看过这本书的，但却没能领会它的深意，唯有在赵师指点了之后，一边实践一边体会，才逐步地掌握了一些技巧和方法。有了赵师的指点，我们少走很多弯路，也是因为赵师的指点，我们更注重临床的实践与验证。赵师一直强调："我说的你们一定要去体会，要在临床进行验证，体会到了，验证正确了，才能真正成为你们自己的本领。"

记得2017年6月中旬，有一个男孩，一岁半，1天前开始出现发热，最高曾达39.5℃。来就诊的时候发热38.8℃，没有汗出，脸蛋红红的，双足心烫。除了发热其他没有明显的不适，只是精神状态没有平时的好。咽充血（-），双侧扁桃体罗大正度肿大。心音有力，双肺呼吸音清，未闻干湿罗音。通过赵师的脉诊法，我们发现他双侧都有阳跷脉，《濒湖脉学》里说"阳跷为病，阳缓而阴急"，也可以理解为阳跷脉出问题的时候，内踝以上经脉拘急，外踝以上经脉弛缓。当时，我们就问孩子的家长，是不是腿部着凉了？家长答说"昨天去玩水，裤子湿了没有及时更换"。足底烫的感觉也正是由于腿部双侧经脉不对称而出现气血不通畅的表现。当时，通过顺揉申脉穴、逆揉照海穴将双侧经脉的状态调平衡后，孩子的足底马上凉了下来，额头及背部也开始出汗。复诊脉发现双侧阳跷脉消失。随着一定量的汗出，孩子的体温也开始下降，但下降得不明显，从38.8℃降到38.2℃，不过孩子的舒适度有所提升，体现在从一开始进来的时候缩在妈妈怀里懒得动，面部没什么表情，到后来活泼起来，并且脸上有笑容了。

也是在2017年的夏天，男孩，4岁，因"腹痛2天，伴发热1天"来就诊。孩子的母亲说他2天以来腹痛，脐周为主，胃口欠佳，大便时溏，昨日发热，最高39.6℃，早晨热退（是孩子的母亲用小儿推拿的手法退热的，由于推拿退热起效了，所以孩子的母亲也就没有再给孩子吃退热药物了），但仍诉腹痛。心肺听诊、腹部触诊均没有什么异常。脉诊发现右侧带脉，且肝脉抽。带脉从季胁部环身一周，带脉不通时也会出现脐腹疼痛。从肝脉的走行路线看，也是会经过腹部的。抽脉意味着那一条经脉不通畅，通畅了之后，抽脉自然就会消失的。于是逆揉右侧足临泣、逆揉双侧行间。当时复诊脉：带脉消失、肝脉平缓，未扪及抽脉。第二天随访：没有发热，只在第二天上午腹痛了一次，持续时间数分钟，第二天中午直到晚上11点都没有再诉腹痛。期间没有服过任何药物或加做其他治疗。并且，之后的1个月都没有再出现过腹痛了。

在我们每周的门诊中，这样的案例数不胜数，还有一些时候是摸到了胰腺脉，但不属于急性的那一类，这种孩子往往会不时左上腹疼痛，但又没有什么明确的原因，这个时候去触碰他的胰点穴（这是赵师提出来的，在第八胸椎棘突下凹陷处），孩子会感觉到比较明显的疼痛。揉按之后，胰点穴的疼痛会减少，并且孩子之前反复左上腹疼痛的症状也会减轻或消失。当然，有一些比较小的孩子还不能只靠脉诊分得出患病部位，这个时候就需要结合其他的症状或体征来作出判断了。我们的经验是1岁及以上的孩子大部分都是可以摸出这些脉象来的。

赵师的这些方法都是看起来简单，甚至不会让人觉得是在做治疗，实则其背后蕴含很深厚的道理，越到高的层次，越需要更深厚的积淀，才能做到用看起来很轻巧的手段解决了实际上很棘手的问题。所以赵师总是说"万物一理"，我们感觉这种防治疾病的方法和太极用看似防卫的动作实则达到了进攻的效果是同样的一个道理。当人体患上某些疾病或有某些不适的时候，就如同受到了敌军的攻击，赵师的这些方法是在充分掌握和运用中医理论的基础上，把握住了病势的关键和要害，一击制敌，使看似强大的敌军瞬间溃败。所以才会一次又一次地呈现出人们所认为的"神奇"的场景，其实一旦你了解了这背后的道理，就会觉得一切都是那么顺理成章、理所当然。

　　这本书是赵师倾其几十年的心力写出的唯一的著作，人们说"真言一句话，假传万卷书"。以我们对赵师的了解，这本书里只要是赵师自己写出来的文字全都是他的肺腑之言，用现在流行的说法就是"满满的都是干货"。赵师的想法很单纯，他说这些知识不是他的，因为他也是从中医的经典著作里、从和病人之间的互动过程中学习和体悟来的，他认为这些都是古代的先哲们通过书籍等媒介传递给他的，他没有理由独享。如果这些知识能够让更多的人知道，并且通过他们使更多的有需要的人获益，那么也就实现了他出这本书的愿望了。

学生　吕燃　吴大嵘

2017年9月22日

引言　我的经络脉学之路　/ 1

第一章　无根脉与治未病　/ 5

第一节　无根脉　/ 6

第二节　截根穴与治未病　/ 8
一、截根穴　/ 8
二、治未病心悟　/ 16

第三节　疾病与饮食禁忌　/ 17
一、"无根"又变"有根"　/ 17
二、饮食禁忌心悟　/ 19

第二章　脉部与诊法　/ 21

第一节　脉部　/ 22

第二节　诊脉手法　/ 23

第三节　辨脉提纲　/ 24
一、古人的辨脉提纲　/ 24
二、辨脉提纲心悟　/ 25

第三章 经络概论 /27

第一节 经络 /28
一、十二经脉 /28
二、奇经八脉 /29

第二节 经络与阴阳 /30

第三节 经络与五行 /31
一、五行 /31
二、五行与相对应的经络和脏腑器官 /31
三、五行的生克乘侮 /31
（一）五行相生 /31
（二）五行相克 /32
（三）五行相乘 /32
（四）五行相侮 /32
四、五输穴与五行 /32
（一）五输穴 /32
（二）五输穴与五行的配合 /33
（三）五输穴经络应用 /33

第四节 经脉中其他特定穴 /35
一、原穴 /35
二、络穴 /35
三、俞穴 /36
四、募穴 /36
五、八脉交会穴 /36
六、八会穴 /37
七、郄穴 /37
第五节 经络治疗中常用的补泻手法 /38

第四章 十二经脉与脉学心悟 / 41

第一节 手太阴肺经 / 42

一、经脉流注 / 42

二、肺经要点 / 42

三、肺经脉部与正常的脉象 / 44

四、肺经常见病症的辨证施治 / 45

（一）常见肺经外感病的辨证施治 / 45

（二）肺脏常见急性病的辨证施治 / 54

（三）肺经为病 / 65

（四）常见肺的恶性肿瘤 / 70

第二节 手阳明大肠经 / 75

一、经脉流注 / 75

二、大肠经要点 / 75

三、大肠经脉部与正常的脉象 / 77

四、大肠经常见病症的辨证论治 / 77

（一）大肠经病引发下腹痛的辨证施治 / 77

（二）大肠经为病 / 84

（三）常见大肠炎症的辨证施治 / 87

（四）常见大肠的恶性肿瘤 / 90

（五）大肠经穴治青盲及青光眼 / 93

第三节 足阳明胃经 / 94

一、经脉流注 / 94

二、胃经要点 / 95

三、胃经脉部与正常的脉象 / 96

四、胃经常见病症的辨证施治 / 97

（一）胃经慢性炎症辨证施治 / 97

（二）胃的急性炎症辨证施治 / 103

（三）胃经头痛 / 109

（四）胃经瘀滞引发的疼痛 / 112

（五）食物中毒 / 116

（六）常见胃部恶性肿瘤 / 117

（七）阳明经病与白虎汤证 / 119

（八）阳明经病与承气汤证 / 120

（九）胃不和则卧不安 / 121

（十）胃病致心痛 / 122

（十一）气不足则身以前皆寒慄 / 123

第四节 足太阴脾经 / 125

一、经脉流注 / 125

二、脾经要点 / 125

三、脾经脉部与正常的脉象 / 127

四、脾经常见病症的辨证施治 / 127

（一）脾病与泄泻 / 127

（二）脾病肚胀 / 130

（三）脾病与高血糖 / 132

（四）脾脉与胰腺炎 / 135

（五）脾病头如裹 / 140

（六）脾病四肢重 / 141

（七）脾病舌本强 / 143

（八）脾经伤寒 / 146

（九）脾病腰髀疼痛 / 146

第五节 手少阴心经 / 147

一、经脉流注 / 147

二、心经要点 / 148

三、心经脉部与正常的脉象 / 149

四、心经常见病症的辨证施治 / 150

（一）常见心脏突发急症的辨证施治 / 150

（二）常见心脏慢性病的辨证施治 / 154

（三）心脏急性炎症的辨证施治 / 159

（四）心脏瓣膜病变的脉象及辨证施治 / 161

（五）心火旺为病　/164

第六节　手太阳小肠经　/166

一、经脉流注　/166

二、小肠经要点　/166

三、小肠经脉部与正常的脉象　/168

四、小肠经常见病症的辨证施治　/168

（一）小肠经火症　/168

（二）太阳经伤寒　/170

（三）太阳经风气　/173

第七节　足太阳膀胱经　/176

一、经脉流注　/176

二、膀胱经要点　/177

三、膀胱经脉部与正常的脉象　/178

四、膀胱经常见病症的辨证施治　/178

（一）俞穴瘀阻为病　/178

（二）膀胱经瘀阻疼痛　/185

（三）膀胱常见炎症　/186

（四）膀胱经无根脉　/189

（五）膀胱经穴针刺治疗急性腰扭伤　/190

（六）膀胱经至阴穴治症　/192

第八节　足少阴肾经　/193

一、经脉流注　/193

二、肾经要点　/193

三、肾经脉部与正常的脉象　/195

四、肾经常见病症的辨证施治　/195

（一）肾脏急性炎症的辨证施治　/195

（二）肾脏慢性炎症的辨证施治　/197

（三）肾经病失眠　/202

（四）肾经与脊柱的相互影响　/204

（五）肾经与心脏搏动的相互作用 ／206

第九节　手厥阴心包经 ／207

一、经脉流注 ／207

二、心包经要点 ／207

三、心包经脉部与正常的脉象 ／209

四、心包经常见病症的辨证施治 ／209

（一）心包经常见急性病症的辨证施治 ／209

（二）心包经常见慢性病症的辨证施治 ／218

第十节　手少阳三焦经 ／221

一、经脉流注 ／221

二、三焦经要点 ／222

三、三焦经脉部与正常的脉象 ／223

四、三焦经常见病症的辨证施治 ／224

（一）上焦：头脑部常见病症的辨证施治 ／224

（二）上焦：眼睛部分病症的辨证施治 ／238

（三）上焦：鼻子部分病症的辨证施治 ／245

（四）上焦：耳部部分病症的辨证施治 ／250

（五）上焦：口腔部分病症的辨证施治 ／253

（六）上焦：颈项部分疾病的辨证施治 ／257

（七）中焦心悟 ／263

（八）中焦的脉部与诊法 ／264

（九）常见中焦气机病症的辨证施治 ／264

（十）下焦心悟 ／267

（十一）下焦脉部与诊法 ／267

（十二）下焦常见病症的辨证施治 ／267

（十三）下焦气机失常的病症 ／278

（十四）部分三焦经全身性病症的辨证施治 ／280

第十一节　足少阳胆经 ／289

一、经脉流注 ／289

二、胆经要点 　/289

三、胆经脉部与正常的脉象 　/291

四、胆经常见病症的辨证施治 　/291

（一）胆经为病引起心绞痛及血压异常 　/291

（二）胆结石及胆囊炎的辨证施治 　/294

（三）胆经瘀阻常见病症及辨证施治 　/296

（四）胆经虚引起的腿寒 　/300

第十二节　足厥阴肝经 　/302

一、经脉流注 　/302

二、肝经要点 　/302

三、肝经脉部与正常的脉象 　/304

四、肝经常见病症的辨证施治 　/304

（一）常见肝部炎症的辨证施治 　/304

（二）肝郁不舒的辨证施治 　/307

（三）肝经瘀阻病症的辨证施治 　/309

（四）足厥阴肝经所致的咳嗽 　/310

（五）厥阴肝经伤寒 　/312

第五章　奇经八脉与脉学心悟 　/315

第一节　督脉 　/316

一、经脉流注 　/316

二、督脉要点 　/316

三、督脉的脉部与诊法 　/318

四、督脉常见病症的辨证施治 　/320

（一）督脉与脊柱为病 　/320

（二）督脉为病与心绞痛 　/322

第二节　任脉 　/329

一、经脉流注 　/329

二、任脉要点 　/329

三、任脉的脉部与诊法　/329

四、任脉常见病症的辨证施治　/331

（一）任脉与泌尿生殖系统　/331

（二）任脉与消化系统　/334

（三）任脉与心系　/337

（四）任脉与呼吸系统　/340

第三节　冲脉　/342

一、经脉流注　/342

二、冲脉要点　/342

三、冲脉的脉部与诊法　/343

四、冲脉常见病症的辨证施治　/343

（一）牢脉　/343

（二）冲脉虚证与牢脉　/344

（三）冲脉为病逆气　/345

（四）冲脉与腹　/345

第四节　带脉　/346

一、经脉流注　/346

二、经脉要点　/346

三、带脉的脉部与诊法　/347

四、带脉常见病症的辨证施治　/347

（一）带脉腰痛　/347

（二）带主带下脐痛精失　/349

第五节　阴维脉　/350

一、经脉流注　/350

二、阴维脉要点　/350

三、阴维脉的脉部与诊法　/351

四、阴维脉常见病症的辨证施治　/352

（一）阴维心痛　/352

（二）胸胁刺筑　/354

第六节　阳维脉　/356

一、经脉流注　/356

二、阳维脉要点　/357

三、阳维脉的脉部与诊法　/357

四、阳维脉常见病症的辨证施治　/358

（一）风邪致阳维为病　/359

（二）"瘟疫"致阳维为病　/359

（三）阳维感冒　/360

第七节　阳跷脉　/361

一、经脉流注　/361

二、阳跷脉要点　/361

三、阳跷、阴跷心悟　/361

四、阳跷脉的脉部与诊法　/364

五、阳跷脉常见病症的辨证施治　/364

（一）阳跷为病致足内翻　/365

（二）阳跷为病胯痛　/366

（三）阳跷为病腿疼　/368

（四）癫痫灸阴、阳跷脉　/369

（五）阳跷为病目不合　/371

第八节　阴跷脉　/372

一、经脉流注　/372

二、阴跷脉要点　/372

三、阴跷脉的脉部与诊法　/372

四、阴跷脉常见病症的辨证施治　/374

（一）阴跷为病腿疼　/374

（二）阴跷为病致骶髂错位　/375

跋　/379

后记　381

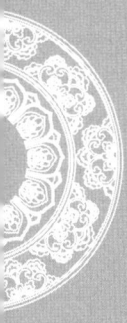

在我年少时，住的大院里有一位针灸医生，我经常在院子里看这位医生给患者针灸，亲眼见到一些患者经过针灸治疗，疾病很快就痊愈了，觉得非常神奇，就悄悄自学起来。1968年，我响应国家的号召，作为知识青年到农村去锻炼。临行前，大哥送给我《快速针刺疗法》和《药性赋白话解》两本书，那时候我有时间就学其中一些简单的医疗方法，给自己和别人解决些小的病痛，但一直没有深入学习下去。

1983年，我4岁的儿子在没有任何征兆的情况下突然耳聋，经西安市中心医院的一位老医生做电测听检查，诊断为神经性耳聋。这位老医生告诉我："这种神经性耳聋，由于病因不明，现代医学对此也没有好的治疗方法。"为了能治好儿子的耳聋，我怀着一线希望，带孩子去过很多大医院，西医、中医、气功、偏方等，我能找到的方法都用了，却收效甚微。

这期间自己翻阅了很多医学书籍，终于在一本中医书中找到对这种突发性耳聋的论述："突然耳聋为'暴聋'，是因为胆和三焦所属少阳经热盛引起，没有任何先兆，如果不能在七天之内治愈，可能造成终身的损伤。"遗憾！如果我早点看到这本书，或者如果我一直能坚持深入学习针灸，给自己和家人做保健或治病，是不是就不会造成儿子的终生遗憾呢？亡羊补牢，为时未晚。从此，我下定决心钻研中医。

然而，当我自学完高等中医药院校《中医学概论》《中医学》《中医简易教材》《针灸学》等教科书后，对中医的"辨证论治"仍不得要领。怎样才能找到一种简便的方法，直接辨清病症呢？回想起过去自己的一段亲身经历，使我坚定从脉学入手突破辨证论治的难关。

那是1982年，有一天我路过西安市北大街，见新城区中医院北大街门诊部门口贴了一张表扬信，表扬其院汤恩波老中医："自己七岁的女儿，因为发烧在某大医院治疗，7天都退不了烧，高烧造成了严重肺炎。听说汤医生治病极神，就带女儿过来。汤医生只用了一副药，女儿就烧退病愈。"看到这里，想到自己身体也很不好，为何不让好医生给看看呢！我即刻就去挂了汤医生的门诊号，进诊室后看见的是一七十多岁，精神矍铄的老中医。轮到我就诊时，刚要讲自己的病情，老人家却阻止道："不要讲话，我号完脉，说对了在我这儿看，说的不对，不要在我这儿看。"号完脉后，老人家讲道："这么年轻，怎么得这么重的病。"我就简要向老中医讲述了得病的原因："我曾经在西北戈壁滩上当兵，1974年有一次发烧咳嗽，到军队医院诊断得了急性支气管炎，虽然经过治疗，但咳嗽一直不愈。复员后在西安市第五医院治疗时，医生拍片检查，发现肺上布满了肺结核感染后的密集钙化点，不久又发展成了肺气肿。"老人家思考良久，给我开了4副药说道："小伙子，这药我给你用了心思了，一定要吃。"我点点头。从诊室出来后我细看病历，惊讶地发现老人家号脉写的极详细，左寸、左关、左尺、右寸、右关、右尺六部脉象皆写在上面。从脉象上又推论出病因、病机、论治和处方。当吃完老人家开的这4副药，多年不愈的咳嗽这年竟休止了。

能遇到这样的好医生，真是三生有幸。后来我有时间就过去看汤老中医给患者诊病，见老人家每次都不让患者谈病情，号完脉就能说出病人的症状，绝大多数患者都说真准。而且，他每次都把六个脉部的脉象全写在病历上。这是我人生几十年中，唯一看到将六脉部脉象，全写到病历上的医生。

可是好景不长，有一次没有见到老人家上班，询问医院内其他医护人员，都说不知道。我后来又去寻找几次，还是没有打听到他的下落，但老人家号脉的准确、辨证的独到、论治的神效深深地印在我脑海之中。

自己想学习中医，又没有老师怎么办？我就以老人家为榜样，从号脉辨证学起。过去自己学习针灸时，也曾看书学过号脉，但都比较肤浅，只是按照书上所讲"伤寒脉紧、伤风脉缓、热病脉数、中暑脉虚……"来了解人患病后总体上是一个什么脉象，并没有按脉部去详细分辨脉象。怎样才能像汤老中医那样，不用询问患者，只用各脉部不同的脉象，就辨证出病因、病位、病症，成为我的主要学习目标。凡遇到能给号脉的人，自己都主动要求给其号脉进行体会；有时间就结合脉学书分辨所号脉象，与具体的病症进行比对，渐渐对脉学有了一些感悟。

因为自己过去学过针灸，对经络略有认知。诊断脉象中慢慢发现，脉象证明的病症和《黄帝内经》中阐述的经脉病侯极其相似，那么是否可以用号脉来验证经脉病侯呢？

我国古代名医李时珍在《濒湖脉学·奇经八脉考》中，已经记载用脉象诊断奇经八脉病症的先例。我在学习实践中，用李时珍阐述的奇经八脉脉象诊断奇经八脉的病症，大都极其准确，方才领悟到李时珍的确是位医学巨匠，他老人家所著的《濒湖脉学》是学习脉学难得的一部宝典。

那么，人体中其他十二条主要经络，能否在脉象中得到验证呢？经过多年对经络和脉学典籍的反复研究并结合对脉学的学习及反复验证，我发现人体中的十二经脉和某些脉部也是相互联络并对应的，例如可以用某脉部的脉象判断出相对应经络及其联络脏腑、器官所患的病因、病位、病症。如果依据脉象辨证疾患，再正确应用经络施治，有些则能达到古人所述的"效如桴鼓"。

经过系统学习中华医药及相关的脉学和经络，我越来越感觉到祖国医学的博大精深和中华民族远古祖先超常的聪明智慧。他们不但发现了经络、脉部及脉象在人体的存在，而且将其应用到医疗保健上，为中华民族的繁衍昌盛做出了巨大的贡献。好的中医，可以不用任何仪器，只凭三根手指通过诊断脉象，就可以在人"未病"时，预判出人体隐藏的疾患；在人已病时，清晰分辨出疾病的部位、性质；在施治时，通过调整经络使疾病痊愈。这种世界上独一无二的医学，堪称伟大的发现和发明！

2008年9月，我受邀为陕西老年大学讲授中医。

在讲课时，我在中医基础知识的教学中加上了一些自己多年来的学习感受和方法，没想到很受学员们的喜爱，这也让我信心大增。因为听课的人数不断增加，学校里又加了两个班，仍不能满足大家的需要，之后共开了五个班都爆满了。讲课当中，论及中医望、闻、问、切，大家最感兴趣的是切脉，对《黄帝内经》《濒湖脉学》里因脉象而论述的病因、病症感到很神奇。在与众多学员的教学相长中，我对经络脉学的感受也越来越深。很多学员也很快掌握了用切脉来辨别疾病，用经络方法去防治疾病。

因缘际会，近几年跟我一起研究经络脉诊的学员越来越多，他们来自全国各地，其中不少人已经是全国知名中医院的主任医师，他们用实际的临床实践逐渐让经络脉诊的方法丰富和系统起来，更为本书的出版打下了深厚的基础。近几年，在亲朋好友和学员的强烈要求下，我硬着头皮拿起笔来，将他们的回馈结合自己多年对脉学、经络的一些感悟，渐次书于纸端。

为了请有志于中医的同道商榷指正，本书特将一些典型病例，有明确时间记忆的标出时期，用不记名的俗语形式写出，意为抛砖引玉，祈愿华夏的子民，能虔敬给自己民族的"中华医药"这朵奇葩"浇点水""施些肥"，使其永远绚丽无比！

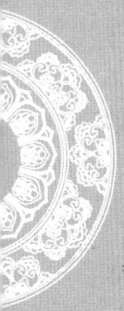

民族药与保护法

第一章

第一节 ✿ 无 根 脉

为了增加大家对经络学的兴趣，在详细展开经络脉学讲述之前，我们先来看一个临床上会碰到但不常见的脉象，就是无根脉，很容易被忽略。

什么是无根脉呢？手指轻按在某个脉部，为"浮取"，感觉脉搏跳动正常；手指再稍微加一些力，为"中取"，感觉脉搏跳动仍然正常；手指再稍加一些力按在脉搏上，为"沉取"，手指却感觉不到脉搏的跳动了，这就是古人所称的"无根脉"。

为什么会这样呢？人体就好比一棵大树，当树枝、树干都完好无损，而根部却病了，虽然这棵大树现在还郁郁葱葱，但能坚持多久呢？诊脉时手指轻按就相当于摸到树枝上，感觉的是树枝的好坏；稍用一点力，就相当于摸到树干上，感觉的是树干的好坏；再稍重加一些力就相当于摸到了树根处，却感觉不到树根了，这就显示树根已经开始发病或走向坏死了。

古人有"无根者危"之说来阐述人的脉搏，某脉部出现了无根脉就是身体给人们提示某脉部所代表的经络、脏腑里面出现危险了。我们的身体犹如大树一样，某棵树的根上虽然出问题了，但是这时人们并没有能力看到患病的树根，只有细心的园艺师才能通过多种迹象判断树根已经患病，需要采取相应的措施挽救树木了。同理，当有人出现了无根脉，即使是现代医学检查指标全部正常，疾病的症状也不明显，但都需要医生及患者积极地去应对了。

实践一

1991年春节，我们战友在大年初五聚会。久别相见，畅谈之时，有位战友提出："水平，你平时喜欢给人号脉，来给大家号号脉，看身体咋样？"

在给战友们号脉时，发现有一位战友肺经脉无根，自己心里就一惊，知其肺出现问题了。面对自己的战友，我只能如实相告；"您肺上有大问题了，过了年一定要去医院好好检查一下。"当时周围在座有很多人，老伴在旁边也听到我说这句话，很不高兴。聚会结束，刚走出大门，老伴就劈头给了我一句"你有病呢？大过年说人家肺上有大问题。"

年后月余，又见到这位战友，他告诉我说："水平，我到医院检查了，肺没有问题。"我告诉战友："你肺的脉象不好，应该认真去查一查。"战友不客气地反驳道："我自己又没有什么感觉，检查又好着呢，你还叫我查什么？"因为我号脉只是业余爱好，没有作为医生的权威，只能作罢。

到了当年5月中旬，这位战友的妻子来找我："你过年说他肺有大问题，我心里一直膈应得很。他现在开始咳嗽了，你能跟我再去看一下吗？"我问道："他现在哪里？""他现在西安市的医院治疗，我嫂子是那里的医生。""检查出什么了吗？""拍片、透视都做了，但还诊断不了是什么病。"

我们一起去了医院，见战友正在输液。我号了一下他的脉，重按肺脉仍无根，中按肺脉也都摸着很微弱了，但其他脏器脉象还好。我对战友妻子说："这种病症，应该去做一个肺的CT。"

当我再见到战友妻子时问道："检查是肺癌吗？"她点点头答道："真是的，医生说肺癌已经到了晚期。"

战友肺癌确诊后，当年的11月就去世了，年仅38岁。

举行葬礼时，我们很多战友都去了，有些是过年在旁边看号脉时听到我说其"肺有大问题"的，走到我身边说："水平，你过年都告诉他肺脏已经有大问题了，如果他那时能听你的话，好好看看，也不会走这么早。"我真是欲哭无泪，得肺癌是战友的悲哀；肺癌到晚期才检查出来，难道不也是现代医学的悲哀吗？《素问·四气调神大论》说："是故圣人不治已病治未病，不治已乱治未乱，此之谓也。夫病已成而后药之，乱已成而后治之，譬犹渴而穿井，斗而铸锥，不亦晚乎！"

如果人们能学会诊断"无根脉"，给自己和亲友们提前诊断预防，将为人们治疗"未病"方向的选择，提供依据，使已经患了"无根脉"，而又暂时还查不出疾患的人们，进行"未病"的治疗，尽早给身体保驾护航，将使这些患者少走多少弯路啊！

实践二

1992年，我的肺脉也无根了，我就用《抗癌中草药方剂和药物资料汇编》中的方剂白花蛇舌草100克、半枝莲50克水煎治疗，服用1个多月，脉就有根了。

2006年，我的肺脉又无根了，这时我采用针灸截根穴和中药一起治疗。治疗了3个月，脉象就正常了。之后两年里，每到春、夏、秋、冬季节变换时，我都吃1个月上面的处方药。

直到现在，多年过去了，每到冬春换季之时的立春节气，我仍要煎服1个月左右的白花蛇舌草以提高免疫力，进行预防。

实践三

2011年，我诊断老伴的肺脉也无根了，到医院拍片一检查，肺上有两个结节，也选用针灸截根穴和中药一起治疗。方剂：白花蛇舌草100克、半枝莲50克、白英30克，水煎2小时，煎1次，分早晚2次服。我有时间就给老伴针灸截根穴、孔最穴，用泻法。针灸和服药治疗半年左右，再诊老伴的肺脉，已恢复有根了。

我又让老伴到原来医院给肺拍片检查，对照以前的片子，结节已经消失，肺脏已经完全恢复正常了。

含有白花蛇舌草的方剂，每次煎2小时以上，才能很好地发挥药效。一般每副药只煎一次，分早晚2次内服。需要注意，现在的药典将水线草也作白花蛇舌草用，所以，现在很多卖药的地方，将水线草当白花蛇舌草出售。我自己体会，水线草和白花蛇舌草虽然样子很像，药典也将其代为白花蛇舌草用，但治疗恶性肿瘤，水线草的疗效却较差，应选用地道的白花蛇舌草进行治疗。

第二节 ✐ 截根穴与治未病

一、截根穴

截根穴为经外奇穴。在足内侧，舟骨粗隆下缘1寸处，足少阴肾经然谷穴下五分处取穴。截：指拦住，截断；根：指严重疾病之根。本穴是治疗恶性肿瘤的名穴，又是针对无根脉病症治疗的主穴。因本穴能截断恶性肿瘤和重病之根，故名"截根"。

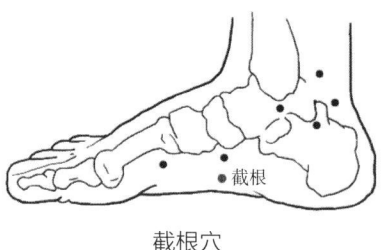

截根穴

主治：喉癌、鼻咽癌、肺癌、食道癌、胃癌、肝癌、大肠癌、肾癌、妇科恶性肿瘤、男科恶性肿瘤等，都可用截根穴搭配病症对应的经脉上的穴位治疗。

对已经诊断有无根脉，而目前又检查不出病症者，针刺截根穴进行治疗，有消除无根脉的功效。

针法：针向足心跖部横刺3~4寸。颈部以上的肿瘤，针微向脚掌前部斜刺；颈部以下的肿瘤，针微向脚后跟方向斜刺。

《常见肿瘤防治》书里阐述："截根穴从然谷下5分进针，向脚心横刺

3～4寸；头颈部肿瘤向前斜刺，下部肿瘤向后斜刺。"

在诊脉中发现有无根脉者，我都告诉其可以针刺截根穴，有人不会针刺，也可以用逆时针的方向按摩此穴，同样能起到一些效果。肿瘤患者，按摩此穴会有压痛。此穴最好不要艾灸，因为艾灸对肿瘤的消除不利。

实践一

2008年9月，陕西老年大学，因为教中医的老师要去农村巡回医疗，一时找不到合适的中医老师，就让我先去帮帮忙，应急一下。

在一个班讲诊断脉学的课时，学员一致要求我给他们诊脉。为了满足大家的要求，我给班里60多个学员都号了脉。根据脉象辨证，阐述了他们的身体状况与病症，然后给他们一些提示，请其注意某些方面，大家都感到很满意。在给学员诊脉中，发现其中有4个人，某部脉象无根。

有位女学员，60多岁。诊其脉，肺经脉象无根，告知其肺有一些问题，最好去做一个肺的CT检查。

后来她告诉我："赵老师，我到医院去做了肺的CT检查，呼吸科主任说我肺没有问题。我不放心，又带着CT片，到专业肿瘤医院请专家看，专家看了片子，斩钉截铁地说：'这是标准的肺癌。'但是我现在还没有明显的症状，就是有时有点气短，偶尔咳嗽一下，现在应该怎么办？"嘱其："你可以用课中讲述的治肺癌方剂调理，不会针灸，有时间可以自己用泻法按摩截根穴、孔最穴，也有很好的疗效。"

这个学员2年后告诉我："赵老师，我按照您讲的治肺癌方子白花蛇舌草100克、半枝莲50克、白英30克，水煎服，已经吃了整整2年了。前几天去医院又做了肺的检查，CT片及各项指标已经正常。跟医生说我只用中药和按摩穴位治疗的，他们还不相信。医生将前后CT片对照后，觉得很神奇，让我把治疗肺癌的中药方子告诉他，我要好好研究一下。赵老师，您再给我号号脉，看还需要吃药不？"

诊其脉，肺脉根还有些弱，嘱其："肺脉根还有些弱，应该再继续吃药巩固一段时间。"3年后，这位学员仍在我教的中医研究生班里上课。

另一位学员50多岁，我诊脉时发现其胃脉无根，嘱其到医院做个胃镜检查。1个多月后其来上课时告诉我："赵老师，我刚出医院就急着来上课了，您的脉号得真准，我听您的话到医院做了胃镜检查，是多发性胃息肉，医生已经用手术给我全切除了。"

另一位50岁左右的女学员，诊脉时发现其命门脉无根。告知其妇科方面有些问题，应到医院做一下妇科全面检查。她后来告诉我："赵老师，我去检查了，是子宫恶性肿瘤。但做化疗让我太痛苦了，只做了2个疗程的化疗，我实在坚持不下去了，所以我对家人说就是死，也不做化疗了。"其后自己用中药调理，针灸截根穴、三阴交穴，3年后仍在陕西老年大学上课。

还有一位六十多岁的男学员，肾脉无根，我让他去做个肾的造影，但这位学员再没来学校，也不知怎样了。

实践二

有些亲戚朋友，我给其诊脉时发现有无根脉的，我都嘱咐其去做一些必要的检查，即使没有查出病灶，也希望他们去积极做预防性的治疗。

2006年初夏的一个晚上，老伴的大姐打电话说姐夫肚子疼，一会叫孩子开车拉过来看看。我们俩在家等了2个多小时都没见有来，又打电话过去询问，才知孩子直接将他父亲送到西安某医院了。因为不知姐夫得了什么急症，第二天一早我和老伴就赶到医院看望，才知道医院诊断是患了胆囊炎和胆内泥沙样结石。

诊姐夫左手脉，胆脉弦，但力量适中，弦为炎症，和医院检查胆有炎症相符。但其当时肚子疼痛剧烈，应当还有其他病症；再诊其右手，大肠脉洪大有力而无根，洪大为邪气盛，无根为病变。《濒湖脉学》中"心腹之痛，其类有九。细迟愈速，浮大延久"这句话马上浮现在我脑海中，判断其大肠一定有较大的问题。因为肚痛，而诊其大肠脉又洪大有力，李时珍老人家认为其病难治，需要用较长时间去治疗，所以才会"浮大延久"。

和其家人沟通后，我和其女婿一起到主治医生的办公室向医生了解病情，被告知："他就是胆囊炎急性发作并伴有泥沙样结石，而且结石已有半胆囊了。"我和医生商量："他的大肠脉象不好，能不能再做一个结肠镜的检查。"医生说："大肠没有问题，只是胆囊的问题，切除就好了。"看和医生没有商量的余地，我们过来和姐夫商量，先在这里消消炎，等好些了再到其他医院看看。谁知第二天我和老伴又去医院看望时，其已经在做手术的协议上签了字，多说已经没有什么意义了。做手术时我们在手术室外等候，手术完后一个医生用托盘装着切开的胆囊让家属看，胆囊表面有一层黏液，这是炎症的表现，但看胆囊内里只有一个玉米粒大的结石。

姐夫出院后一个多月肚子仍疼，大肠脉仍大而无根。我反复劝其去做一个结肠镜检查，但其仍不愿去。过了一段时间我们又见面时，姐夫对我说道：

"水平，我到医院找了一个拿国务院津贴的老中医，说自己大肠不太好，请他把大肠脉好好号号。老中医号完脉说大肠脉有力得很，没有问题，我就不用再检查了吧？"我当时也不知怎么了，脱口说道："肚痛之脉，洪大者死，弱细者生。"姐夫一听心里真害怕了，才到医院要求做肠镜检查，预约到20天以后，做出来已经十月份了。

检查报告显示，在横结肠和降结肠的拐弯处有一个鸡蛋大的肿瘤。他对自己的孩子说："你姨夫有特异功能，一号脉就说我肠子有问题，结果还真有问题。"当外甥女跟我说时，我告诉她："有什么特异功能，李时珍老人家几百年前，在《濒湖脉学》中都讲明了肚痛的脉象：细迟愈速，浮大延久。只要我们相信中医，并能自觉地学习、继承前人的经验，就比特异功能强。"

这次姐夫一改常态："水平，现在你说咋办我就咋办。"我劝说道："不要紧，不要紧张，用中药治疗一下就好了。"采用白花蛇舌草100克、半枝莲50克、大血藤10克。每天1剂，每次煎2小时，只煎1次，分早晚服。就这3味药，姐夫服用了4年左右，大肠脉才恢复正常。其间，我有时间就过去给予针灸，主穴为：截根穴、合谷穴。直到2014年，我开始在书中写这个病例时，8年都过去了，姐夫仍健康地活着。

还有一次在给老伴的大姐号脉时，发现命门脉无根，嘱其去做一下妇科B超。检查发现子宫壁上有个黄豆大的肿物，医生要求做进一步的检查，看是否恶性。但有了上次姐夫的例子，大姐说："水平，我不想看了，你就给治吧。"嘱其用白花蛇舌草100克、半枝莲50克、菝葜30克，每天1剂，水煎2小时，煎1次，分早晚2次服用。同时，我经常过去给她针灸，主穴为截根穴、三阴交穴。因发现得早，药只吃了半年左右，再到医院检查就完全正常了。

后来，每到一年中的立春节气时，全家都用白花蛇舌草煮的水当茶喝，连着喝1个月以提高免疫力，预防疾病的再发生。

实践三

有个亲戚的孩子6岁时，突然走路时莫名其妙地摔跤。亲戚让我过去给看一下。

诊其脉，肝经、大肠经、脉象都无根。我随口说道："这么小的孩子怎么就得了重病！"一下把其父母吓坏了！嘱其先不要怕，到医院给孩子做一个全面检查再说。检查后没有发现实质性的病灶，血液化验结果大部分都正常，只有碱性磷酸酶极高，正常值为5~12个单位，而孩子是270个单位，超标了20

多倍。医生认为只有这一项高，又没有查出病灶，可能是因为某种偶发因素引起的，于是嘱咐家属："回去注意观察孩子，过半年再来复查。"

亲戚到家将检查结果告诉我后，我从书架上拿下一本《家庭医学全书》，翻到第240页诊断治疗篇让亲戚看。上面清楚地写道："碱性磷酸酶增多：肝癌、肝硬化、梗阻性黄疸、转移性骨肿瘤。"

追其原因，可能和房屋装修有关。我每次到其家中，总能闻到一股甲醛味，孩子出生不久就住进这种房子，怎能不受伤害？更为迫切的是怎样治疗孩子的疾病，为此我制定了一套方案，服药按摩一起上。服药以半枝莲、石上柏为主，各50克，每星期再根据脉象调配其他药物。孩子太小，不让针灸，只能采取按摩的方法。根据脉象选穴，主要有截根穴、合谷穴、太冲穴，全用泻法，治疗不到1个月，孩子就不摔跤了。

此法一直坚持了数年，十多年过去了，写此病例时，孩子已经18岁了，个子一米八四，是我们家族中最高的一个。

实践四

有一位师弟的妻子，知道我会一点中医，见面总喜欢让我给号一下脉。有一次号其脉，发现命门脉无根，因为妇女的命门脉包括生殖系统和乳房，于是嘱其去做一下妇科全面检查。在后来的5年里，她每年去做妇科检查都正常，乳腺经钼靶检查只是有增生，并无大碍。

五年后，她在一个医院乳腺专科看病时，有个主任医师发现其乳腺增生有些硬，也要求其做进一步检查。她又到西安市某医院做了钼靶检查，仍诊断乳腺增生，这时已经是第六年了。其问我："赵哥，你看应该怎么办？"我向其讲："脉象不好，应该进行治疗。"这时其才下定决心，请医生将这个乳腺增生拿掉。

西安某医院的主任医师，动手术将其增生组织切下后做了病理检查，才确诊为恶性乳腺癌。为了斩草除根，医生当即决定，将整个乳房和周围的淋巴结都切除掉，以绝后患。

实践五

有一位亲戚的朋友，有一段时间老感觉心里特别烦，但到医院做了全面的检查，身体各项指标都正常。有一次我去亲戚家，她也到其家中求诊。

诊其脉，大肠经脉无根，为大肠已有病变；肺经脉根也极弱，时有时无，为初发病变。辨证其大肠和肺已经发生了病变，而且是大肠病变转移致肺。就嘱咐其去做一个结肠镜检查和肺的CT检查。但其说："我最近把能检查的都检查过了，没有什么问题，就是心里烦得很，赵老师，你给我开点药吃就行。"因为我不是医生，除自己亲人外，不给别人开药。实在推不掉，就请我的医生徒弟给她开了调理心情和治疗肿瘤的方剂：逍遥散加白花蛇舌草100克、半枝莲50克、大血藤10克，水煎服。嘱咐其把心放开，没有什么大问题，但要吃一段时间药。因为第一次见面，不便多说。

她到中药店去抓药，坐堂医生看了要给换处方，因其不愿换处方，惹得坐堂医生不高兴，对其说道："你知道这方子是治什么病吗？这是治癌症的！"把她吓坏了，回来问道："赵老师，我是不是得了癌症？"看其心理比较脆弱，就委婉地对她说："您的病现还在临界线上，拉一把就回来了，如果不治疗，可能会向不好的方面发展。"

她一共吃了3个月的这个方剂，身体已经没有不适的症状，医学检查也再没有发现问题，就不愿意再吃药了。我号其脉还是有无根脉，就告诉她："病还没有好，吃不吃药，决定要你自己拿，我只有建议权，没有决定权。"但其仍决定不吃药了，就没有再做防癌的治疗。

一年后的冬天，她有一次感冒很长时间不愈，到西安某医院看病时，检查发现肺部有恶性肿瘤，但已经到了晚期。

检查出肺癌后，虽然在几个医院采用了很多方法治疗，终因转移到多处，尤其是脑部而不治，于查出肺癌后的第2年去世，享年51岁。

实践六

20世纪90年代初，外地的一个亲戚到西安来，住在我大哥家，大哥叫我过去见见面。他最近身体老不舒服，在本地县医院做了近一个月的治疗没有什么效果；做了一些检查也未发现有实质性的病变。但是其已经很长时间没有胃口，不想吃饭，希望到西安来做一个胃的全面检查。

我过去后诊其脉，胃脉洪大无根，洪大为邪气盛。无根为已经发生病变，我就悄悄跟我大哥说："我怀疑是胃癌。"但没有敢告诉本人。

第二天我陪着这位亲戚到西安某医院去看病，给医生说了病情，请求做胃的检查，医生给做了全面检查后，又开了全消化道钡餐透视的单子。在医院郭医生的帮助下，顺利地做了透视检查。

回想和郭医生相识，还真是有一段故事。1989年的冬天，只记得第2天就是冬至了，岳父因脑溢血中风，住进了西安市中心医院。老人家在住院时，有一天病房也住进了一个50岁左右、因高血压晕厥而来的患者。我因每天都要去陪伴岳父，很快就和这个人相识了。其姓郭，是本院的医生。

有一天，我一边陪伴着岳父打吊针，一边坐在椅子上看书。这时郭大夫走到我的面前问道："老赵，看什么书？"我站起来合起书，把书名让其看到说："《黄帝内经》。"郭大夫不解地问道："都什么年代了，还看《黄帝内经》？""这本书好得很，值得看。""好什么好，你会号脉吗？"一副瞧不起的神态。他知道我是一个工人，觉得一个工人看《黄帝内经》有什么用。我答道："略懂一点皮毛。"他便把手向我面前一伸，眼睛看着别的地方说道："那你给我号一下脉看看。"无奈之下，我只好左手托着他的胳膊，右手搭上他的脉门。感觉其寸、关、尺，三部脉都大而有力，心知这是高血压的脉象；但轻取右寸脉却有紧象，右寸为肺经，最易受外界邪气的侵袭。而轻取为浮取，浮为风，紧为寒，辨证是肺受了风寒的侵袭。用现代的话说，就是肺经风寒感冒了。我脱口说道："你感冒了。""胡说什么，我一家人都感冒了，就我没感冒。"说完转身就走了。

我呆呆地站在那里，酸甜苦辣涌上心头，泪水夺眶而出。《黄帝内经》，这部我国现存最早的医学理论书籍，这部博大精深的医学养生巨著，如今已经不被很多医务人员认知接受了。

第2天，我工作下班后，到医院去和家人换班。刚走进病房，郭医生就大步走到我面前，拉着我的手说："老赵，昨天你说我感冒了，我一点症状都没有，当时说你胡说呢。谁知到了昨晚八点左右，我才开始流鼻涕、咳嗽，感冒的症状都出来了。原来我总觉得自己身体抵抗力还可以，全家人都感冒了，就我没有感冒，谁知早就感染上了。中医真是太好了，还能提前知道人病了。"就因为这次号脉，两人一下子亲近了很多。在住院期间，他还经常将亲戚叫来请我号脉。没多久，郭医生就出院上班了。后来，我也因岳父出院，两人再没有见过面。真是老天相助，几年后让我们在这种情形中相遇。

亲戚经过全面检查，没有发现问题，在西安住了几天就回家了。几年后的一天，接到这位亲戚孩子的电话，告知其父现在西安某医院住院。我和老伴第2天就赶紧过去探望，才知道他得了食道癌，查出时已经到了晚期，来西安医院做放疗。虽然采用了多种现代医学方法治疗，亲戚几个月后还是去世了。

现代肿瘤学研究表明，一个癌细胞从单细胞发展到1克重，大约需要十年或更长时间，而1克重的癌症肿瘤，以目前的医学手段是很难发现的。那么这种无根脉，是否就是恶性肿瘤细胞已经开始发展繁殖的一个信号呢？

按中医理论，食道上段归属上焦，与肺经脉部重叠；食道下段归属中焦，与胃经脉部重叠。亲戚先前检查没有问题，可能是仪器还不能分辨出微小的病灶；化验指标的正常，也可能是肿瘤分泌的毒素还比较少，很难检测出来。有时即使某一项检查超标，也不能引起医生和病人的注意，而失去了治"未病"的时机。所以，当患恶性肿瘤的病人发现肿瘤时，大部分都已经到了中晚期。而人们如果懂得诊脉，在发现有无根脉时，就积极去进行治疗，将是恶性肿瘤的早期患者多么大的福音啊！

从此以后，凡诊脉发现其某脉部有无根脉的，我都郑重地告诉他，需要去做某一方面的检查，即使未检查出疾病，也都应该找医生调理了。

实践七

有次一个侄子给我打电话："叔，我爸最近吃饭老恶心，叫到医院看也不去，让吃药也不吃，您给看看吧！"我知道大哥喜欢锻炼身体，而且每天还用很长的时间去练气功，不到医院看病，平时也不让我看。见面后问候最近怎样，总是"都好着"。

我给大哥一号脉，上焦及肺经脉虽然柔和，但已经无根了，应该才发生病变；中焦及胃部脉都硬而无根，为已经病变。我诊完脉，心里明白，很有可能是肿瘤。

就对大哥说道："哥，您得到医院去看看了。"哥说："都好着，看啥呢。"我又无奈地说："哥，人年龄大了，应该经常吃药调理，我给您开点药，一定要吃。"当时我选用降气和治癌药方剂：旋复花9克、白花蛇舌草100克、半枝连50克、白英30克、乌药10克，水煎服。大哥将此方吃了不到1个月，所患症状就没有了。吃饭一正常，就又不吃药了。

我一开始也没有给大哥和家人多说病的情况，但自己心里明白这种病如不吃药控制，进展会很快。这才告诉侄子："我从脉象上判断，你爸得的可能是肿瘤，而且已经转移了。"大哥家人怎么也不愿相信。我又说："要不然我将实情告诉你爸，让他要继续服药。"家人仍不愿意。没有办法，我只能又说："你们兄弟几个尽快商量一下，一定要让你爸到医院做个全面检查，最好还能做个加强CT的检查。"

又过了1个多月，他们兄弟才动员好了父亲，去西安某医院做了全面检查。加强CT显示：食管的下部，有一个长7.9厘米的肿瘤，诊断为食道癌晚期，而且胸部肋骨处、肺的上部都有转移病灶了。

大哥检查确诊是肿瘤转移后，虽然家里安排在医院住院治疗，但几个月后仍然因病去世了。

第一章　无根脉与治未病

实践八

我有一位师傅，65岁时，有次让我给其号脉，发现肾经脉无根，无根为已经病变，告知其需要去检查一下肾脏。但他在医院各项检查都正常，也就不重视了。

他原在省某机关工作，他们那里每年都组织退休干部进行两次身体的全面检查。3年过去了，都没有查出问题。

2008年5月，他在进行例行身体检查时，除了原有的糖尿病外，其他都正常。但是，在同年11月的例行检查时，却发现肾上长了一个包块。然后，就到西安某医院做进一步的检查。加强CT检查，确诊为肾癌已转移：脊椎骨上、脾脏上都有了转移病灶，而转移到脾脏上的最大病灶已有鸡蛋大了。

医院几个专家会诊后，都认为肾癌转移成这样，最多只能存活3～5个月。后又经过上海某医院专家的诊断，也同样认为最多只能存活3～5个月。

那些天，我经常去看师傅，嫂子悲伤地对我说："他才68岁，就要不在了。这也太早了，他能活到70岁，我就满足了。"但是，当这位师傅知道自己的病情后，却很坦然："既然西医已经判了死刑，那我们就西医检查、中医治疗。水平，你就放心给我治。"

每天嫂子将白花蛇舌草100克、半枝莲50克、蛇莓30克煎2小时以上，只煎1次，分早晚两次给师傅服。3年多的时间里，没有一天间断。我有时间就过去给师傅针灸，主穴有截根、太溪、三阴交、大杼、肾俞、脾俞、地机等。

师傅被判"死刑"后的第四年，又到医院复查。医生让再做一次加强CT，诊断仍是肾癌转移。当他给这位主任医师讲"患肾癌已经4年了，一直吃中药调理着"，这位主任怎么都不相信，说道："一定是当时诊断错了。"家属将随身携带的、4年前的加强CT片拿出来让这位主任看。他认真地看后，惊奇地喊道："四年前就是我看的这片子，我想人应该早就不在了。现在还活着，真是奇迹，奇迹。"

直到2014年6月，师傅因为做白内障手术时出血不止，医生用凝血剂止血引发脑梗去世时，已经过了75岁的生日了。

二、治未病心悟

前面主要讲了无根脉所证明的部分病例，因为这种脉象预示人体将有严重疾病发生，应当引起人们的高度重视。在我诊断已经患有无根脉，请其即去医院检查但各项指标都正常的人中，发现大约80%以上，几年后都检查出了恶性肿瘤；15%左右的人后来发展为一些久治不愈或有癌前病变倾向的疾病，如胆囊多发性息肉、萎缩性胃炎、胃黏膜肠化症、糜烂性胃炎、糜烂性结肠炎、肝硬化腹水、胸膜内积液等；只有1例为脑垂体良性肿瘤，但不治疗也是十分危险的。

"大道至简"，无根脉的脉象很好分辨，老年大学我教过的很多学员，在很短的时间里就能准确分辨了。疾患有时对人还真是很公平的，越是深藏的险恶疾病，越能让人用最简单的方法，提前预知。

截根穴：因为这个穴位是奇穴，一般针灸书中没有，可以在《针灸奇穴图谱》书中查找到。截根穴也是已有"无根脉"，而还没有发现病灶的有效治疗穴位。当我们某经脉和相对应的脏器，出现"无根脉"时，还应选这条经脉上相应的穴位，配合"截根穴"一起针灸，才能起到较好的疗效。

在陕西老年大学里，跟我学习中医和经络的很多学员，在相互间号脉中，发现有无根脉的，虽然还没出现疾病的症状，也勇敢拿起针灸这个便捷的利器，针刺截根穴，把无根脉消灭掉。这种将疾病治疗于"未发"之时，也应该是一种"治未病"吧！

第三节 🌀 疾病与饮食禁忌

一、"无根"又变"有根"

有些人经过治疗，"无根脉"已经变为"有根脉"了，或肿瘤经过一段时间的治疗，经现代医学的检查身体都恢复正常了，由于偶尔吃了一些饮食，包括水中产的大部分动物，还有鸡、鸭、鹅、猪头、猪蹄、牛、羊肉或一些有发散作用的蔬菜等中医统称为发物的食物，使疾病复发或脉象又变为"无根"了，应引起注意。这在一些中医书中有记载，我自己也有亲身体会。有志于此的人，可以多注意观察，加以研究。

实践一

有一年到广东去，和一位老友的朋友一见如故，这位新朋友说道："赵老师，我明天带您去这里的一个好地方。"这位新认识的朋友特别热情，盛情难却。其第二天将我们带到西江的一段河堤上，那里是一个很有名气的饭店，用当天打捞上的水产品做大餐，制成有当地特色，色香味俱全，鲜美可口的饭菜。望着满桌的美味佳肴，我却有苦难说。因为自己过去得过肺病，多年来对水产品和一些发物敬而远之。面对这些美食，为了不驳大家的兴趣，只好少吃一些。

当回到广州，一号自己的脉，肺脉和命门脉又无根了。当即让身边的学生来号脉，亲身体验。他们过来仔细地号完脉："赵老师，您的脉怎么又无根了。""因为我吃了发物，在身体没有完全恢复以前，发物就会影响到身体内部，进而表现在脉搏上。"

我耐心地给他们讲道："当又出现无根脉时，最好的办法就是针灸，马上就能抑制病情的发展。"我拿出针盒，坐在沙发上给自己先针截根穴，又针三阴交，孔最穴。针完后又让学生号脉："赵老师，您的无根脉这么快就消失了，针灸治疗也太神奇了。"

实践二

一个学生的老公得了肺癌，经过妻子的针灸和中药治疗2个月左右，肺的无根脉已经转成正常脉了，可以只吃药，不用针灸了。两口子都特别高兴，但妻子每天都要给老公号脉，一方面是学习实践，一方面是对老公的关怀。

有天晚上，老公下班回来后，妻子给他一号脉，发现肺脉又无根了。她就追问："今天是不是吃海鲜了？"老公不好意思地答道："只吃了一点。""你看只吃了一点，肺脉又无根了。"妻子心疼地数落着。因为过去在课堂上讲中药的时候，我曾经举例讲过服药期间的禁忌，所以学生们对此特别重视。

又上课的时候，这个学生对我讲了她老公脉象变化的情况。学生惊奇地问道："赵老师，我老公就吃了一点海鲜，肺脉就又无根了，饮食对疾病的影响怎么这么大？"我耐心地给她讲："有很多人没有号脉，也不会号脉，所以，吃了发物后脉象的变化他们并不知道。因为这种变化在身体上表现出病症来都过去一段时间了，所以很多人并不去怀疑是某些食物引起的。古人在医书中阐述的饮食禁忌，不知是吸取了多少人的惨痛教训才总结出来的实践经验。我们学习后，怎样去验证它是否正确呢？这时如果能通过脉象来检验鉴别，即刻便有了结果。人们只有通过实践，才能感知我国古人在医学上的超前理念，并能亲身体会到中华医药的特殊与珍贵。"

实践三

有一个学生，号脉时发现命门脉无根，到医院做检查发现，乳房上有个肿瘤。经过一年多的中药治疗和自我针灸，命门脉有根了。又到医院检查，一切都正常了。

因其是南方人，原来就喜欢吃水产品，一年多来都严格忌口，人都馋坏了。本想检查一切都正常了，吃点海鱼没关系。就吃了一次鱼，没几天自检命门脉又无根了，让几个同学给号脉，也都感觉是命门脉无根。她吓坏了，赶紧自治，又是吃药，又是扎针，自己治疗几个月后，命门脉象才恢复了正常。有次别人请吃饭，她又吃了一些水产品，食后自诊命门脉又无根了，这才真正认识到忌口的重要。

其后她告诉我说："赵老师，我乳腺肿瘤病好后，就吃了2次海鲜，2次号脉都又无根了。看来忌口太重要了，以后我再也不敢吃海鲜了。"

二、饮食禁忌心悟

对于疾病的忌口，我曾经认为，一个人的病完全好了，也就不用忌口了。但是为什么很多人检查完全正常后，还要忌口很长时间呢？这个问题曾困扰了我多年。

经过对多例癌症患者的观察验证以及，相当长时间的反复思考，我个人认为，一个癌细胞发展到人们检查，还不能发现的程度，要经历数年甚至数十年。虽然这时大部分人并没有任何症状，但这些人们身体内部的免疫系统，已经同这些变异细胞进行了长期战斗。当身体里的免疫系统，经过长期与这些坏细胞搏斗，消耗过大，觉得对付这些变异细胞力不从心的时候，就会在脉搏上发出警告，显现出无根脉。以此希望告诉人们，需要借助外力来帮助它们了。当经过治疗，一切化验检查指标都恢复了正常，脉象也有根了。这时，我们的免疫系统得到了部分恢复，但是并不代表癌细胞被彻底消灭，所以，仍需要忌口一些时日。

《肿瘤疾病·家庭防治精选100问答》记载："从一个癌细胞增殖到重量约1克、体积约1立方厘米的肿瘤时，要经过二十几代增殖，癌细胞数目已达 10^9 以上。这个肿块再经过10代增殖，重量达1千克左右，癌细胞数将达到 10^{12} 以上，这时能置人于死。因此说，癌细胞的增殖，是以指数方式增长的。

实验研究证明，即使用最大耐受量的药物，也只能按一定比例杀灭癌细胞。所谓杀灭90%不过是杀灭了1个对数值的癌细胞（即癌细胞数减少了1次方，如从 10^{11} 减到 10^{10} ），要使 10^{12} 个癌细胞降到 10^9 ，则需2个对数杀灭（"1个对数杀灭"即癌细胞减少1次方，也就是相当于杀灭90%的癌细胞），等于减少99.9%。而在临床上获得长期缓解的肿瘤病人，体内仍残留着 10^6 的癌细胞（重1毫克左右），这些癌细胞仍可复发，再度增殖。单用药物根治肿瘤，需

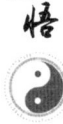
99.9999%的杀灭效果，所以几乎是不可能的。

如果采用综合治疗（手术、化疗和放疗）尽量多消灭癌细胞，再配合中医药、免疫等疗法，则有达到治愈和长期缓解之可能。"

通过上面专业阐述，可以使人们明确癌性肿瘤细胞，不可能被药物或其他某种方法完全消灭，所以要树立长期作战的思想准备。如果这时人们再吃一些古人在医书中称之为"发物"的饮食，就可能会激发癌细胞的士气，使其与身体免疫系统交战中再度处于上风，将使我们先前所做愈病的一切努力，毁于一旦。

愿知者多谏、患者多行、诽信者多察！

乳房与保健

第二章

《黄帝内经·小针解》说："先知何经之病，所取之处也。"

十二经脉在人体中有恒定的循行通路，但常会受到人们自身的七情喜、怒、忧、思、悲、恐、惊的情志干扰，或受到外界六淫风、寒、暑、湿、燥、火等致病因素的侵袭，使其通路发生瘀阻，进而致人患病。当病将要发生或已经生成，经脉都会发生病理改变，而这种病理的变化会在各自经脉的脉部显现相应的脉象。我们可据其探寻是何经脉发生了何种病变，再制定相应的施治方案，对患病的经脉进行有效的治疗。

第一节 🌊 脉 部

脉部就是诊断身体不同经络和器官脉象的部位。

每个脉部，都代表着所属经络和连结的脏腑器官。脉部脉搏跳动的不同，将直接反映所属经络和连结脏腑的健康状态。《黄帝内经·脉要精微论篇》说："夫脉者，血之府也。长则气治，短则气病，数则烦心，大则病进，上盛则气高，下盛则气胀，代则气衰，细则气少，涩则心痛。浑浑革至涌泉，病进而色弊；绵绵其去如弦绝，死。"

本章所论述的脉部，是以《濒湖脉学》为蓝本，加以自己多年的体验和感悟，有相同之处，又有自己经过多次验证而发现的新脉部。为探讨脉学其中的奥秘，不避浅陋写出，供爱好者参考。

靠手大拇指这边为桡侧，小指这边为尺侧。

左寸：靠桡侧为心包经；中间为心经；尺侧为小肠经。

左关：靠桡侧为肝经；尺侧为胆经。

左尺：靠桡侧为肾经；尺侧为膀胱经。

右寸：靠桡侧为头脑；中间为肺经；尺侧为颈项；又总为上焦。

右关：靠桡侧为胃经；尺侧为脾经；又总为中焦。

右尺：靠桡侧为大肠经；尺侧为命门（相当于身体的生殖系统）；又总为下焦。

有些经络及所属脏腑器官，在脉部的显现，如《素问·玉机真脏论》中谓之"善者不可得见，恶者可见。"我为了好理解，根据其意改为"恶者现，善者不现"。阐述的是我们在诊断脉搏中，有些脉部可以感觉得到脉搏，有些脉部却感觉不到脉搏，是这些经络脏腑器官健康未病，所以，在脉部没有显

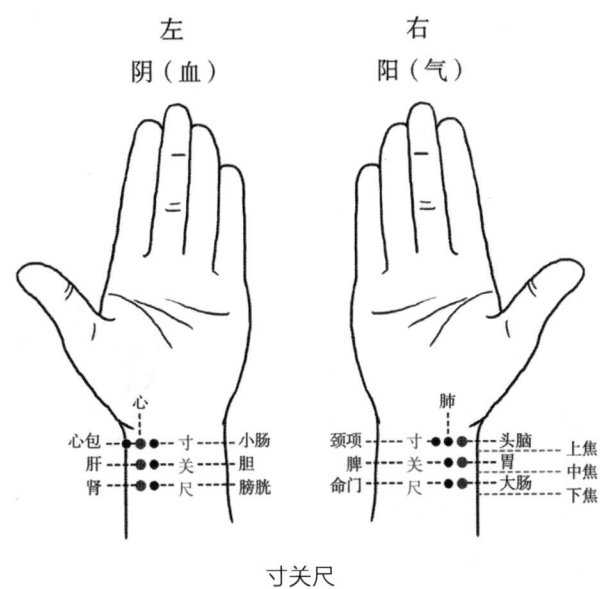

左   右

阴（血）   阳（气）

心		肺	
心包——寸——小肠		颈项——寸——头脑	上焦
肝——关——胆		脾——关——胃	中焦
肾——尺——膀胱		命门——尺——大肠	下焦

寸关尺

现。尤其是头脑、颈项、心包经、小肠经、三焦经，这些脉部，在身体健康状态下是不搏动的，诊脉时可以多加体会。

诊断脉象是临床辨证的要点，为立法施治的准则，所以要明白脉部定位，才能有的放矢去诊脉。中医辨证虽为望、闻、问、切四诊合参，但是分阴阳，辨虚实，明部位，定治则，最简易的则需取决于各脉部脉象。所以脉象为世代明白医理的医生或爱好中华医药的人们所倚重！

第二节 ✑ 诊 脉 手 法

我们每个人的手腕后方，连接着两根小臂骨，靠大拇指这边的叫桡骨，靠小指这边的叫尺骨。在腕后桡骨上有一个骨的突起，叫桡骨茎突。在桡骨茎突与腕后小臂上突起的长筋之间，有搏动的动脉叫桡动脉。诊断脉搏又称号脉、切脉或诊脉，就是用自己的指肚，感知这段脉搏跳动的细微不同，来辨别身体的健康状况。

有极个别的人的桡动脉绕向手背，称为"反关脉"，也为正常，同样用寸、关、尺方法来分辨。《濒湖脉学》载："寸口无脉，求之外臂，是谓反关，本不足怪。"

每个人给自己诊脉时，先将右手放于左小臂桡骨下，手掌心向上，手指回握，中指压在桡骨茎突正中桡动脉跳动处，此处古人称为"关"部，是诊断脉搏的基点；再将食指和无名指，分别放于中指的两边桡动脉处，食指所压的部位称为"寸"部；无名指所压的部位称为"尺"部，诊右手脉时左手亦然。诊断别人脉搏时，也需中指先对准对方的关部，定好位后，再将食指放于寸部，无名指放于尺部，方能开始诊脉。

《黄帝内经》中常提到"寸口"和"人迎"脉的比较，指的"寸口"，即手腕部的桡动脉；"人迎"，即颈项部的颈动脉。通过对两处脉搏跳动力量的强弱比较，来辨别疾病的虚实性质。也是常用诊脉的一种方法，在后篇十二经脉中，各经分别有详细阐述。

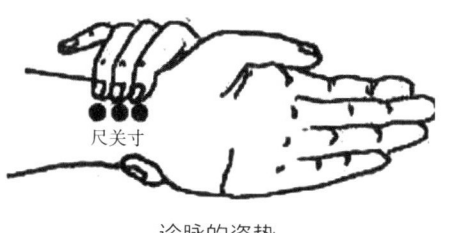

诊脉的姿势

第三节 🌀 辨 脉 提 纲

一、古人的辨脉提纲

《濒湖脉学》载："调停自气，呼吸定息。四至五至，平和之则。三至为迟，迟则为冷。六至为数（数：音朔。"快"的意思），数即热证。转迟转冷，转数转热。迟数既明，浮沉当别。浮沉迟数，辨内外因。外因于天，内因于人。天有阴、阳，风、雨、晦、明。人有喜、怒、忧、思、悲、恐、惊。外因之浮，则为表症。沉里迟阴，数则阳盛。内因之浮，虚风所为。沉气迟冷，数热何疑。浮数表热，沉数里热。浮迟表虚，沉迟冷结。表、里、阴、阳、风、气、冷、热。辨内外因，脉证参别。脉理浩繁，总括于四。既得提纲，引申触类。"

"浮""沉""迟""数"四种搏动的脉象，代表了"表""里""寒""热"。又迟和沉脉代表"阴"；数和浮脉代表"阳"。一般脉象搏动的有力为"实"，脉象搏动的无力为"虚"。所以，中医"八纲辨证"中的："阴、阳、表、里、寒、热、虚、实"，以及人体疾患的多个方面，都可以用这四种脉象来探察，所以被先贤尊为，学习诊断脉象的"提纲"。

二、辨脉提纲心悟

过去没有钟表，诊断脉象时，需要诊脉之人心静下来，调整好呼吸，在气息十分稳定的时候，用一呼一吸的时间长度，计算脉搏跳动的次数，进行诊脉。几"至"，就是一呼一吸之间脉搏跳动的次数。

现在我们可以用钟表，每一分钟来分辨脉搏跳动的"迟"或"数"，也就是"慢"或"快"，但仍需静下心来去诊脉。一般来说，某些人每分钟脉搏跳动60次，或者某些人每分钟脉搏跳动80次，只要平时都是如此，都是在正常的范围内，和各人的体质不同有关系。幼儿的心脏因为没有发育成熟，脉搏一般要比成人跳动快一些，而且年龄越小跳动越快，通常每分钟在90~105次，也属正常。

1. 迟脉

如果一般成人脉搏跳动少于每分钟60次，或者过去跳得较快，而现在突然跳得慢了，则为"迟脉"。"迟脉"为身体内"寒"的病因所致，而且脉搏次数每分钟跳动的越"迟"，显示人身体内致"寒"的病因就越重。

迟脉示意图

2. 数脉

如果一般成人脉搏跳动每分钟多于85次，则为"数脉"。"数脉"是由于身体内"热"的病因所致，脉搏每分钟跳的次数越"数"，显示身体内致"热"的病因就越重。

数脉示意图

3. 浮脉

手指轻轻按在脉部，就可以明显地感觉到脉搏的跳动，如果手指再加一点力按下去，感觉到脉搏跳动的力量却变得微弱了，则为"浮脉"。轻按就相当于按在人身体表，所以浮脉代表的疾病多为表证，有些又代表体内的正气不足。一般的浮脉多由外因引起，这种外因多由天空之气不正常所致。古人谓："天有六气，曰阴、阳、风、雨、晦、明也，过则为灾。"现代多称"六淫"为病，即风、寒、暑、湿、燥、火，太过引发的疾病。由于

浮脉示意图

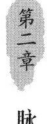

天气太过，也就是天气不正常，引发人的疾病，多由人的体表入内，造成脉的"浮"象，故"浮脉"多代表外因导致的疾病，一般称为"表证"。

有时内因也可致"浮脉"，是由于体内虚弱，不能固纳所致。犹如我们居住的地球，有强大的引力，将大气层收纳住，使其不能外逃，才保护了地球上万物的生长。如果地球引力减弱，大气将会向外散去。同理，身体由于虚弱，不能将体内之气收纳于应该所处的位置，就会向体表散去，影响体表而造成脉的浮象。一般外因造成的"浮脉"，多浮而有力；一般内因造成的"浮脉"，多浮而无力。

4．沉脉

手指轻轻按在脉部，感觉脉搏跳动的力量比较微弱，再用一些力去按下去，却感觉脉搏跳动力量变大了，为"沉脉"。由于沉脉位于体表的较深处，故多显现为身体内部的状况，一般代表"里证"。里证多由人的情志和不良的生活习惯引发，

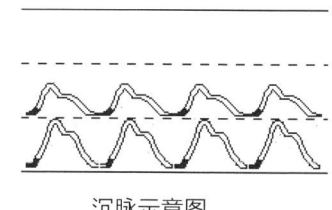

沉脉示意图

如古人谓"喜、怒、忧、思、悲、恐、惊"七情，或"饮食不节，起居无常，过妄作劳，以酒为浆"等坏的生活方式，造成人身体内自发的疾病。

虽然诊断脉象的理论很多，但其他脉象都是从浮、沉、迟、数这四个脉象中引申出来的。只有掌握住这个"总纲"，才能"纲举目张"。

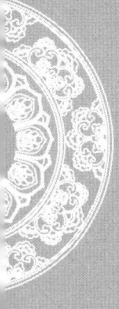

第二章

贫血辨治

第一节 ❧ 经 络

经络是人体组织的重要组成部分，世界上各人种都有。这在世界各国，多民族不同人种中，使用中医针灸治疗疾病，取得良好疗效的事实，可以得到充分验证。

经络是人体经脉和络脉的总称。经脉：是人体经络中的主干部分，贯通上下，犹如途径，故名。络脉是由经脉分出来连接身体各部分的支脉，犹如网络，故名。"经脉"与"络脉"虽有区别，但其循行分部则是紧密联系，彼此衔接。它们共同组成了运行全身气血，联系脏腑肢节，沟通上下内外，调节阴阳平衡的通道。

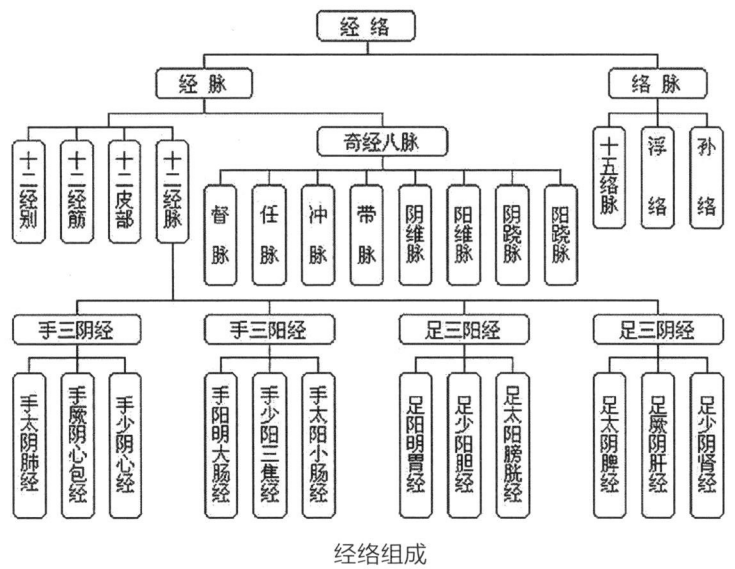

经络组成

经脉是人体内运行气血，联系体内、体表，各部的主要干线。经常应用的主要有"十二经脉"和"奇经八脉"两大部分。

一、十二经脉

是与十二脏腑相互联通的经脉，每一脏腑都各系一经，为经络系统的主体，故又称为"十二正经"。

十二经脉中有经气循环传注，昼夜无休止地进行着如环无端的活动。对全身所有组织，器官的功能，起着一定的动力作用。通过经气的运行，使人体各部的机能得到适当的调节，从而保持协调和平衡。它们起于手太阴肺经，流经手阳明大肠经、足阳明胃经、足太阴脾经、手少阴心经、手太阳小肠经、足太阳膀胱经、足少阴肾经、手厥阴心包经、手少阳三焦经、足少阳胆经、到足厥阴肝经结束。然后再从肝经进入肺经，开始新的循环，每循环一周，正好是一昼夜，只有这种循环不停，人的生命才能延续。

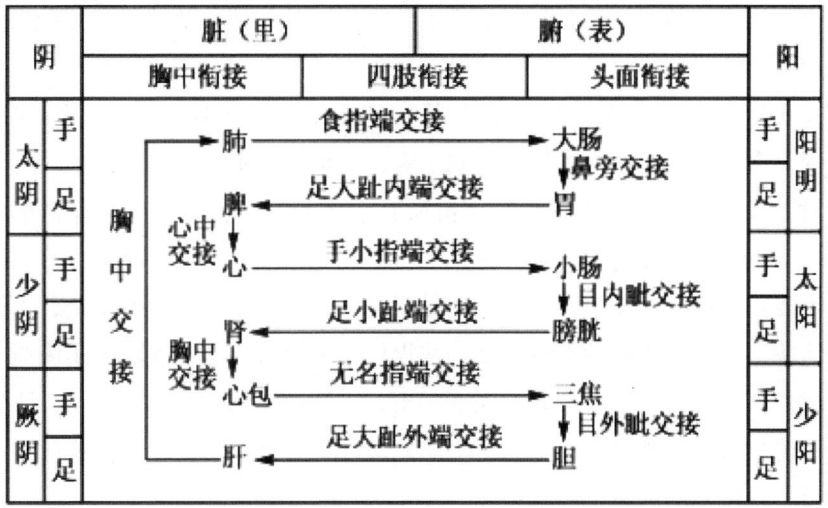

经络循行

二、奇经八脉

奇经八脉是督脉、任脉、冲脉、带脉、阴维脉、阳维脉、阴跷脉、阳跷脉八条经脉的总称。因为其循行不直接联属于十二脏腑，而与中医理论中的奇恒之腑：脑、髓、骨、脉、胆（广义的胆：包括胆量，决断等思维活动）、女子胞（即妇女子宫及其他生殖器官）有密切关系，所以称为"奇经"。

除上述的十二经脉和奇经八脉外，身体中还有十二经别、十二经筋、十二皮部、十五络脉、无数的孙络等，因平常应用较少，故省略不述。

关于经脉，现代医学在解剖中是看不到的，我们一般人也无法发现，那么怎样知道某条经络有病呢？实际上，大自然在造人的时候，已经为我们普通人创造了一个感受到经络的窗口，那就是我们诊断脉搏的寸、关、尺脉部。十二正经和奇经八脉共20条经络，都会在我们手臂桡动脉处的脉部，固定的脉位上显现出来，为人们在辨别各个经络，是否正常与患病提供了依据。人们可以根据《黄帝内经》《脉经》《濒湖脉学》等书中的阐述，静下心来进行有效体验，是能够清晰辨别的。

第二节 ☁ 经络与阴阳

阴阳是一个事物的两个方面，也是中华民族远古祖先中的圣贤对宇宙内所有事物总结而得出的哲学理论，属于古人观察自然界万物，衍生、衰广的变化规律而创立的基本学说。阴阳学说也是中华医学的理论基础，学习经络应用的理论基础。

《黄帝内经·阴阳应象大论》载："阴阳者，天地之道也，万物之纲纪，变化之父母，生杀之本始，神明之府也。治病必求于本。"

对上面阐述，我个人理解，宇宙所有事物的生长变化，生死存亡都和阴阳相关。而"治病必求于本"，这个"本"就是阴阳。在使用经络治病时，首先需要辨明疾病的性质，是属阴还是属阳，只有这个大方向不出错，不论用何种治法，调正了阴阳的平衡，都会取得较好的疗效。故《素问·阴阳应象大论》载："善诊者，察色按脉，先别阴阳；审清浊而知部分，视喘息，听音声而知所苦，观权衡规矩，而知病所主；按尺寸，观浮沉滑涩，而知病所生。以治无过，以诊则不失矣。"

（1）经络中所有含"阳"字的经脉都属阳；所有含"阴"字的经脉都属阴。督脉行背脊，总督一身之阳经，为阳脉之海；任脉行于胸腹，总任周身之阴经，为阴脉之海；冲脉与足少阴并行，为十二经之海；带脉在季胁之下，绕身一周，状如束带，以总束阴阳诸经。

人体上部属阳，下部属阴，背后属阳，前面属阴，左面属阳，右面属阴。水为阴，火为阳；寒为阴，热为阳；里为阴，表为阳。

阴阳转化：阴阳为一个事物的两个方面，在一定条件下，可以相互转化。阴证到极点可转化为阳证；阳证到极点可转化为阴证。在病理上可以寒极生热，热极生寒。犹如人们登山，当到山的最高点时，向任何方向走一步，都是向山下走。因为最高点属阳，向下走属阴，这就是"阳极生阴"。当人们走到山谷中最低点时，向任何方向迈步，都是向上攀登。因为最低点属阴，向上攀登属阳，这就是"阴极生阳"。

（2）阳胜则阴病：阳指阳热，阴指阴液。也可指阳经、阴经。阳属火，阴属水。如果阳经之气过盛，因为阳属热、属火，犹如做饭所用灶上的火过大，会造成锅里的水过度蒸发一样。同理，阳热会使身体内的阴液过度耗损，致阴经和阴液患病。

（3）阴胜则阳病：阴指阴寒，阳指阳气。也可指阴经、阳经。如果阴气、阴经之气过盛，因为阴属水、属寒，犹如天气过于阴冷，使人感觉穿再多也不温暖一样。同理，阴寒会造成身体阳气的过度散失，导致阳气和阳经患病。

（4）在经络应用的辨证论治中，需要"察色按脉，先别阴阳"，方能"以治无过，以诊则不失矣"。

第三节 经络与五行

五行是我国古代哲学理论，认为世间万物，都是由五种基本元素变化组成，属于中华古代先民对物质属性及其相互关系辨证理论的认知。

中华医学则借用"五行"的辨证思想，和医学实践相结合，创造出独特"辨证论治"的医疗学说，成为中华医学基础理论的重要组成部分。

一、五行
"五"指，木、火、土、金、水五类事物；"行"指，运动，即五类事物在运动中的各种变化。

二、五行与相对应的经络和脏腑器官
（1）"木"——足厥阴肝经、足少阳胆经、肝、胆、筋、眼。
（2）"火"——手少阴心经、手太阳小肠经、手厥阴心包经、手少阳三焦经、心、小肠、脉、舌。
（3）"土"——足太阴脾经、足阳明胃经、脾、胃、肉、口。
（4）"金"——手太阴肺经、手阳明大肠经、肺、大肠、皮毛、鼻。
（5）"水"——足少阴肾经、足太阳膀胱经、肾、膀胱、骨、耳。

三、五行的生克乘侮
（一）五行相生
即相互资生，促进，助长。五行学说借相生的关系，来说明事物的生化关系：木生火，火生土、土生金、金生水、水生木。在五行相生关系中"生我者为母"；"被生者为子"。如木生火：木为"母"，生育的"儿子"为火。火也可成为母，如火生土：火为"母"，生育的"儿子"为土，以此向

下类推。犹如我们人类繁衍一样，母亲生下女儿，女儿又做了母亲，又生下女儿，如此没有穷尽。

（二）五行相克

即相互约制。五行学说，借相克的关系来说明事物有相互制约的关系：木克土、土克水、水克火、火克金、金克木。在五行关系中，每相隔一个属性，就变成了相克关系。如木、火、土三者，去掉中间的火，就剩下了木、土，而木是克土的。犹如自然界中的现象一样，大树的根深深扎于土中，把土控制住。因为大树属木，所以为木克土。五行其他的属性都会被某属性相克，又会相克某一属性。由于有了这种相互克制，自然界中的生态以及人的身体才能保持相对的平衡。

（三）五行相乘

即乘虚侵袭之意。相乘即相克太过，超过了正常约制的程度，是事物间关系，失却了正常协调的一种表现，常会两败俱伤。如木克土太过，使土中的养分消耗殆尽，这时大树也会凋零。犹如人们家中种的盆养植物，每年都需要给花盆换上肥沃的新土，同时清除植物过多的根须，才能保证所种植物的健康生长。这种做法就是不让木"相乘"土太过，也就是五行中的不相克太过。

（四）五行相侮

有恃强凌弱之意，即反克，是事物间关系失调的另一种表现。世间常是木克土的，但由于土发生了变化，如盐碱地，使木不适合在这块土地上生长，为反克，名"相侮"。

四、五输穴与五行

（一）五输穴

是十二经脉分布于指、趾端至肘、膝周围的五个特定腧穴，即"井、荥、输、经、合"五个穴位，简称"五输穴"。《灵枢·九针十二原》载"所出为井，所溜为荥，所注为输，所行为经，所入为合，所过为原。"

古人把气血在经脉中运行的情况，用自然界水流的动向做比喻，指经气从指、趾端到肘、膝的流注由小到大，由浅入深。分别用人眼能看到的水流做比喻：井、荥、输、经、合，作为说明经气在运行过程中每个穴位所具有的特殊作用。

经气出于指、趾端的第一个穴位，如泉水流出，故称"所出为井"，井者泉也；经气流过的第二个特定穴，如泉水向下流淌，故称"所溜为荥"，溜者流也；经气流注的第三个特定穴，如水之输送此地而注入也，故称"所注为输"，输者流注也，由流而注入深潭；经气流行过的第四个特定穴，如水之迅疾所流行经过此地也，故称"所行为经"，行者经过也；经气流入的第五个特定穴，如水流会合入于海，故称"所入为合"，入者进也，合者会合也。至此脉气由这里进入脏腑之内与众经相会。

（二）五输穴与五行的配合

十二经脉中的五输穴和五行相配，在治疗疾病中才能进行应用。但阴经和阳经相配有所不同。

（1）五输穴同六阴经相配：井穴配木，为井木；荥穴配火，为荥火；输穴配土，为输土；经穴配金，为经金；合穴配水，为合水。

六阴经五输穴五行配属表

六阴经	井（木）	荥（火）	输（土）	经（金）	合（水）
肺（金）	少商	鱼际	太渊	经渠	尺泽
肾（水）	涌泉	然谷	太溪	复溜	阴谷
肝（木）	大敦	行间	太冲	中封	曲泉
心（火）	少冲	少府	神门	灵道	少海
脾（土）	隐白	大都	太白	商丘	阴陵泉
心包（相火）	中冲	劳宫	大陵	间使	曲泽

（2）五输穴同六阳经相配：井穴配金，为井金；荥穴配水，为荥水；输穴配木，为输木；经穴配火，为经火；合穴配土，为合土。

六阳经五输穴五行配属表

六阳经	井（金）	荥（水）	输（木）	经（火）	合（土）
大肠（金）	商阳	二间	三间	阳溪	曲池
膀胱（水）	至阴	通谷	束骨	昆仑	委中
胆（木）	窍阴	侠溪	足临泣	阳辅	阳陵泉
小肠（火）	少泽	前谷	后溪	阳谷	小海
胃（土）	历兑	内庭	陷谷	解溪	足三里
三焦（相火）	关冲	液门	中渚	支沟	天井

（三）五输穴经络应用

五输穴与五行的相配后的应用，只适合于十二经脉。用本经脉的属性，与本经五输穴和五行，相组合过的五个穴位相比配，进行选用。

（1）本经五输穴中穴位五行属性与本经五行属性相同的那个穴位就为"本穴"，是调理本经脉平衡的首选穴位。比如手太阴肺经，五行属"金"，它的"本穴"就是本经脉的"经金"穴经渠。

（2）如果某经脉出现急性病症，可选本经的"井穴"来治疗。因为"所出为井"，犹如上游的水源出现了污染，下游的水怎样也不会洁净。这时针刺井穴，犹如清理被污染的水源，水源干净了，下游的水才可能洁净。比如肺经受邪气侵袭，引起的喉部各种急性炎症，应该首选肺经的"井木"穴少商进行治疗，才会取得较好的疗效。

（3）用本经的属性与五输穴相比配，有一个穴位的属性是本经脉属性的"母亲"穴，因为"生我者为母"。比如手太阴肺经，五行属"金"，它的"母亲穴"就是本经的"俞土"穴太渊。根据"虚则补其母"的中医理论，如果本经脉虚弱，需要调理治疗，就应该首选这个"母亲"穴太渊，用补法补其虚弱的经脉，才会取得较好的疗效。"万物一理"，因为母亲身体健康，所生子女才可能健康。

（4）用本经的属性与五输穴相比配，有一个穴位的属性是本经脉属性的"儿子"穴，因为"所生者为子"，比如手太阴肺经，五行属"金"，土生金，金生水所以它的"儿子"就是本经的"合水"穴尺泽。根据"盛则泻其子、实则泻其子"的中医理论，如果本经脉邪气过盛，或有实证的疾病，需要调理治疗，就应该首选这个经脉的"儿子"穴，用泻法泻其过盛邪气，才会取得较好的疗效。"万物一理"，母亲生了病，孝顺的子女花钱出力，忙着请好医生给母亲看病，子女付出了很多，也就是"泻"了不少，但是付出得到了回报，母亲恢复了健康！

（5）如果十二经脉中某经出现"寒证"，寒证属阴。根据"消阴须益火之源"的中医理论，首选本经脉五输穴中"属木"的穴位，用补法治疗，同时再选本经五输穴中"属火"的穴位，也用补法治疗，才会取得较好的疗效。因为五行中"木生火"，这时补"木"，木多了，并添加到火里，火自然会烧得更旺；同时补"火"，火烧的面积就会更大。如此就地烤暖了经脉，这个经脉还会"寒"吗？

（6）如果十二经脉中某经出现"热证、火证"，根据"制火须益水之源"的中医理论，首选本经脉五输穴中"属水"的穴位，用补法治疗，同时再选本经五输穴中"属火"的穴位，用泻法治疗，才会取得较好的疗效。因为五行中"水克火"，这时"补水""泻火"；水足了，火正常了，还会过"热"

吗！万物一理，就像人们做饭，火太大了，快把锅里的水烧干了，这时给锅里补些水，再把火关小一些，才能做出可口的好饭。

（7）十二经脉里的五输穴，我个人感觉，好像大自然造人时，已经给人类定好了。在辨证论治中，既要辨明是那条经脉患病是什么原因，还应选对相应的穴位进行治疗。我在辨证施治实践当中体验到，只要辨明了那条经脉为病的性质，选取了相应的五输穴施治，常可起到立竿见影的疗效。

第四节   经脉中其他特定穴

一、原穴

原穴是治疗脏腑疾病的首选穴位。"原"即本源、原气之意。因为脏腑的病变，往往反映于原穴，原穴又是人体经脉原气作用表现的穴位，故名"原穴"。十二经脉中每条经脉都有原穴，六条阴经中是以五输穴中的"输穴"为原穴；六条阳经中各有其自己的原穴。

十二经原穴表

手三阴经	肺经	太渊	心经	神门	心包经	大陵
手三阳经	大肠经	合谷	小肠经	腕骨	三焦经	阳池
足三阴经	脾经	太白	肾经	太溪	肝经	太冲
足三阳经	胃经	冲阳	膀胱经	京骨	胆经	丘墟

二、络穴

络穴是调节阴经、阳经或相表里所属经脉、脏腑，阴阳平衡的首选穴位。"络"即联络、相通之意。络穴是相表里的阴、阳经脉相互联络、沟通的穴位，故名"络穴"。十二经脉和奇经的任脉、督脉都各有一个络穴，再加上足太阴脾经中还有一个大络——大包穴，故人体中各经脉共有15个"络穴"。

十五络穴表

手三阴经	肺经	列缺	心经	通里	心包经	内关
手三阳经	大肠经	偏历	小肠经	支正	三焦经	外关
足三阴经	脾经	公孙	肾经	大钟	肝经	蠡沟
足三阳经	胃经	丰隆	膀胱经	飞扬	胆经	光明
任、督、脾大络	任脉	鸠尾	督脉	长强	脾大络	大包

三、俞穴

俞穴是调节疏通各本经脏腑、器官阳气平衡的特效穴位。和五输穴中的"输穴"不同，俞穴特指脏腑经气输注于背部的穴位。这些"俞穴"都在背部的膀胱经脉上，内联各脏腑器官，是阳气内外输注的穴位，故名。背属阳，这些"俞穴"都在背部，故又称"经脉阳穴"。

十二背俞穴表

六脏	背俞	六腑	背俞
肺	肺俞	大肠	大肠俞
肾	肾俞	膀胱	膀胱俞
肝	肝俞	胆	胆俞
心	心俞	小肠	小肠俞
脾	脾俞	胃	胃俞
心包	厥阴俞	三焦	三焦俞

四、募穴

募穴是调节疏通各本经脏腑、器官阴气平衡的特效穴位。募穴是脏腑经气汇集于胸腹部的腧穴，内联脏腑器官，是阴气募集转输的穴位，故名。胸腹为阴，这些"募穴"都在胸腹部，故又称"经脉阴穴"。

十二募穴表

两侧		正中	
脏腑	募穴	募穴	脏腑
肺	中府	膻中	心包
肝	期门	巨阙	心
胆	日月	中脘	胃
脾	章门	石门	三焦
肾	京门	关元	小肠
大肠	天枢	中极	膀胱

五、八脉交会穴

八脉交会穴是治疗奇经八脉各自经脉疾病的主选穴位。是奇经八脉在四肢腕踝上下相交会的八个腧穴。因为奇经八脉的每个经脉，都和八个穴位中的某个特定穴位相连络交会，故名。

八脉交会穴表

经属	八穴	通八脉	会合部位
足太阴	公孙	冲脉	胃、心、胸
手厥阴	内关	阴维	
手少阳	外关	阳维	目外眦、颊、颈、耳后、肩
足少阳	足临泣	带脉	
手太阳	后溪	督脉	目内眦、项、耳、肩胛
足太阳	申脉	阳跷	
手太阴	列缺	任脉	胸、肺、膈、喉咙
足少阴	照海	阴跷	

六、八会穴

八会穴是相对应各个脏腑器官的穴位，故调理这些脏腑器官阴阳平衡有效。是人体脏、腑、气、血、筋、脉、骨、髓这八种器官精气聚集的穴位。这八种器官，每种器官各与一个特定穴位相交会，故名。

八会穴表

八会	穴名	经属
脏会	章门	脾经募穴
腑会	中脘	胃经募穴
气会	膻中	心包经募穴
血会	膈俞	膀胱经穴
筋会	阳陵泉	胆经合穴
脉会	太渊	肺经输穴
骨会	大杼	膀胱经穴
髓会	绝骨	胆经穴

七、郄穴

"郄"者隙也，为间隙之意，是各经脉经气所深入经脉缝隙的地方，故名。郄穴是治疗邪气深入经脉常用的穴位。人体共有十六郄穴，当某些经脉出现较重的病症，应选本经脉的"郄穴"，再配合相应的穴位，共同进行治疗，方能取得较好的疗效。犹如河流岸边的石缝隙中，是最容易藏污纳垢的地方，也是病源菌最多的地方。针刺郄穴，可以清洁经脉缝隙中的污垢。

十六郄穴表

阴经	郄穴	阳经	郄穴
手太阴肺经	孔最	手阳明大肠经	温溜
手厥阴心包经	郄门	手少阳三焦经	会宗
手少阴心经	阴郄	手太阳小肠经	养老
足太阴脾经	地机	足阳明胃经	梁丘
足厥阴肝经	中都	足少阳胆经	外丘
足少阴肾经	水泉	足太阳膀胱经	金门
阴维脉	筑宾	阳维脉	阳交
阴跷脉	交信	阳跷脉	跗阳

第五节 ◎ 经络治疗中常用的补泻手法

"补泻"是针灸或按摩中施术者所采用的不同手法。"补"为补充，能恢复虚弱肌体的部分能力；"泻"为削减，能解除邪气在身体内的某些为害。《黄帝内经·通评虚实论》载："邪气盛则实，精气夺则虚。"《黄帝内经·经脉》载："盛则泻之，虚则补之。"故在经络治疗中常用到补泻。经脉虚弱时需补充正气，故多用补法；经脉邪气盛时需要祛除邪气，故多用泻法。古人谓："补泻不明，针灸不成。"所以在治疗疾病或日常身体保健中，必需明了其理，才能实行补泻。

怎样能明白正确地做好补泻，首先要明确经脉的虚实盛衰。但经脉上的虚实盛衰，一般人是不容易分辨的，但可以根据脉象上显示某经的盛衰虚实，进而辨证论治，采用相应的手法，进行补泻。

补泻怎样操作，自古各家说法不一。真正简单实用的补泻，因其珍贵，却成了世间不传之秘，故世间很多书中所传补泻之法荒谬甚多。过去我自学经络，看书越多，对补泻却越学越迷茫。有次和一个祖传中医师交谈时，论及经络补泻，其谓："我们家传，顺时针为补，逆时针为泻。"但为什么？却不愿多说。自古人们有"明理而尽性"之箴言，要求人们只有明白了道理，才有可能做好事情。

为了验证其理论是否正确，我就用自己略懂的一些脉学和经络知识进行实践。当诊脉时，发现其人的某条经脉，表现为虚弱脉时，我根据中医"虚者补其母、子病补其母"的理论，选这条经脉上的"母亲"穴，用顺时针的手法进行调理后，再诊其脉，都发现这条经脉的脉象，向好的方向有了改善，有些人的脉象竟然已经不虚弱，完全恢复正常了，所调理的人也感觉舒服多了；当诊脉时，发现某人的某条经脉，出现盛大或实证的脉象时，我根据中医"母病泻其子、盛则泻其子"的理论，就选取这条经脉上的"儿子"穴，用逆时针的手法进行调理后，再诊其脉，发现这条经脉盛大或实证的脉象，有了改善，有些人不但疾病症状消失，脉象也竟然恢复正常了。多次实践，其理不谬！

顺时针的手法：应用时想象一个"钟表"，放在施术者的穴位处，表面对着自己，顺着表针转动的方向，进行按摩或行针，就为顺时针，也为补法。

逆时针的手法：应用时也是想象一个"钟表"，放在施术者的穴位处，逆着表针转动的方向，进行按摩或行针，就为逆时针，也为泻法。

为什么"顺时针为补，逆时针为泻"的手法，对人体有这么好的调理效果呢？自己只能根据"万物一理"的道理，在自然界中去寻求答案了。

我经常看电视里的天气预报，发现卫星云图中，台风形成后，都是一个很大的逆时针气团，它们气势磅礴，所向披靡，但是没有几天都走向了消亡。纵观世界各地的台风，都是如此。联想到"逆时针为泻"的理论，是否事物逆时针方向转动，就会越转越弱呢？我进而联想已经知道的地球、太阳系、银河系或其他的星系，观察它们都是在逆时针的方向转动着。因为，我们从古代哲学家的预言；到如今科学家最新的推论，阐述宇宙间的任何事物，最终都是要走向消亡的。所以，宇宙万物虽然最后都是要走向消亡，但是，为什么它们消亡的路径会如此相似，都是在逆时针转动？真好像冥冥之中，有一种无形的规律左右着宇宙万物，引导它们必须逆时针方向转动，才能进行消亡。

因为人类为大自然之子，所以最终要走向消亡的规律，人类也不可能幸免。但是，中华民族的远古祖先，却利用逆时针方向转动为走向消亡的规律，祛邪治病。先圣采取在人们身体一些穴位，用逆时针转动的手法，进行泻法的按摩或针灸，加速身体内致病邪气的消亡，则能使"邪去身安"。通过实践，我认识到这种方法运用得当，确能让人祛病延年。

在宇宙走向漫漫消亡长路之时，我们人类居住的地球却呈现出一个欣欣向荣的小环境。经过观察思考，这得益于人们天天看到的太阳，早上从东方升起，傍晚从西面落下，形成的是完美顺时针转动图形。既然逆时针转动，为宇宙万物的消亡之路，那么顺时针转动，是否就应该成为生长之路！地球上的万物，是否由于太阳顺时针的滋养，生物才茁壮成长？我越思索，越由衷地感到大自然的神奇！

有一次看到一本杂志中有篇文章提到："发现世上的攀缘植物，大部分都是按顺时针的方向盘绕着，这好像成为一种规律。"联想到顺时针方向为生长之路，这可能是攀缘植物生长的需要，更有可能是它们利用大自然无形规律的本能体现。作为万物之灵的人类，现在这种感觉大自然无形规律的本能，早已不复存在了。

可是，中华民族中的"上古得道之人"却发现了这个顺时针转动能激发生长的规律。他们在身体一定穴位用顺时针的手法，进行补法的针灸或按摩，借助宇宙中看不见、感觉不到的能量，就可以改善身体虚弱患者的体质，使虚弱的身体得以康复。我个人亲身经历体会，这种方法运用适当，确能让人体健寿长。

《素问·上古天真论》载："上古之人，其知道者，法于阴阳，和于术数，食饮有节，起居有常，不妄作劳，故能形与神俱，而尽终其天年，度百岁乃去"。道，规律也。经络应用也应遵循自然界的规律，才能为自己、亲友和人类造福。

在针灸和按摩中，还常用到"平补平泻"的方法。针灸时，进针后手指来回拈转针柄的方法，就为"平补平泻"；按摩时手在身体某处来回按摩或一按一起都为"平补平泻"。这种方法，多用于经脉循行部位的病症，或暂时不能辨明疾病虚实时应用。

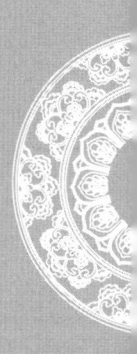

第四章

十二经脉与脉学心悟

第一节 ✿ 手太阴肺经

一、经脉流注

手太阴肺经起于中焦，向下联络大肠，回绕过来沿着胃的上口，通过横膈，联属于肺脏，从肺与喉咙相联系的部位横行出来，通过肺经第一个穴位中府穴，向下沿着上臂臑内侧，行于手少阴经和手厥阴经的前面，向下到肘窝中，沿着前臂桡骨略微外缘，进入寸口，到达鱼际，沿着鱼际边缘，出拇指内侧到少商穴终止。手腕后的支脉，从列缺穴处分出，一直走向食指内侧端商阳穴，与手阳明大肠经相联接。（经脉流注摘录于《针灸学》和《黄帝内经·灵枢·经脉篇》白话文，后面篇章相同。）

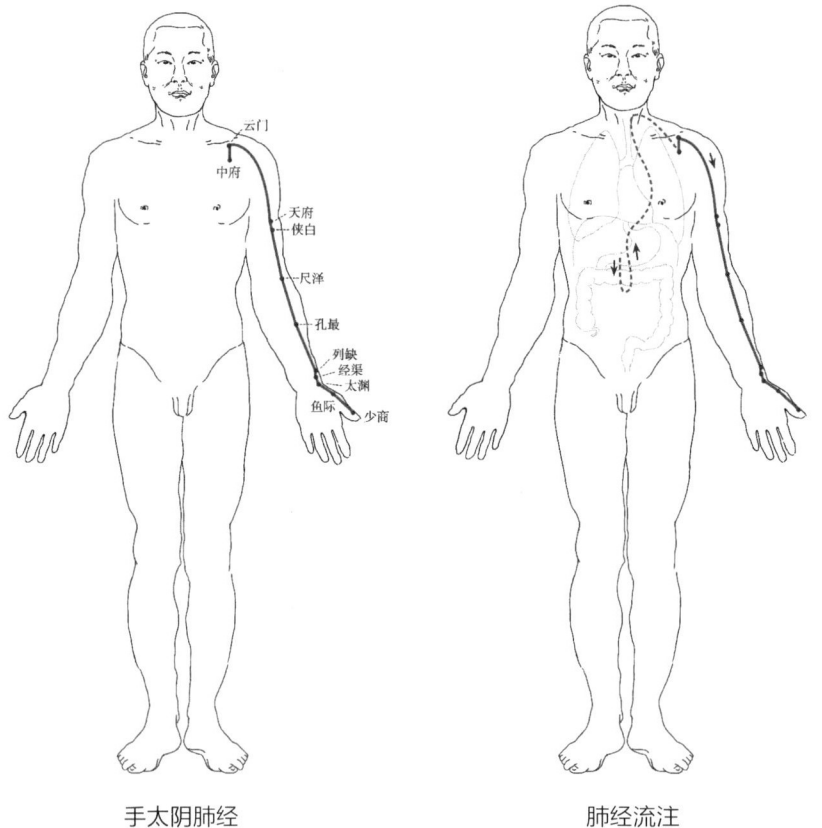

手太阴肺经　　　　　　　　　　　　肺经流注

二、肺经要点

（1）手太阴肺经五行属"金"，腧穴起于中府穴，终于少商穴，左右共二十二穴。五输穴配五行是："井木"穴少商、"荥火"穴鱼际、"输土"穴太渊、"经金"穴经渠、"合水"穴尺泽。其他特定穴是：本穴经渠、原穴太渊、络穴列缺、郄穴孔最、俞穴肺俞、募穴中府。

（2）肺的经脉不但和肺有关，而且和大肠经相连接。肺的经脉发生病变，会在它所循行的通路上显现症状，也会和它相联系的脏腑发生感应，所以肺经的病症要比肺脏病症广泛得多。

肺经及相连络脏腑为病，主要表现为：咳嗽、气喘、少气不足以息、咯血、烦心、咽喉肿痛、伤风、伤寒、胸部胀满、腹痛、掌中热、锁骨上窝及手臂臑内侧前缘痛、肩背部寒冷疼痛、小便频数等。

（3）《黄帝内经·经脉》载："肺手太阴之脉，是动则病肺胀满，膨膨而喘咳，缺盆中痛甚，则交两手而瞀（瞀：音冒，看不清楚），此为臂厥。是主肺所生病者，咳，上气，喘，渴，烦心，胸满，臑臂内前廉痛厥，掌中热。气盛有余，则肩背痛，风寒汗出中风（《针灸大成·十二经病井荥俞经合补虚泻实》载"疑寒字为衍。"衍：音掩，延长，开展，推行等。），小便数而欠。气虚则肩背痛寒，少气不足以息，溺色变。为此诸病，盛则泻之，虚则补之，热则疾之，寒则留之，陷下则灸之，不盛不虚，以经取之。盛者，寸口大三倍于人迎，虚者，则寸口反小于人迎也。

（4）心悟应用。

"为此诸病，盛则泻之"：遇到肺经邪气盛引起的诸病，依据"盛则泻其子、母病泻其子"的中医理论，首选肺经"合水"即"儿子"穴尺泽穴，用泻法治疗，过盛邪气被泻除，所生诸病愈速。

"虚则补之"：遇到肺经精气虚引起的诸病，依据"虚则补其母、子病补其母"的中医理论，首选肺经"输土"即"母亲"穴太渊穴，用补法治疗，其经得到有效补养，致病因素消除，肺经自然康复。

"热则疾之"：遇到肺经热证引起的诸病，首选肺经"荥火"穴鱼际穴，用留针时间较短的泻法治疗，将过多之火泻去，热病的因素消除了，热证引发的诸病自愈。一般留针15分钟以内为"疾之"。为什么热证需要"疾之"？万物一理，热证，犹如人类做饭，所用之火太大了，快将锅中之饭烧得溢出，这时需要快速关小火源，或急忙釜底抽薪，减弱火势，才能不使锅内之饭外溢，所以必须"疾之"。

"寒则留之"：遇到肺经寒证引起的诸病，首选肺经"荥火"穴鱼际穴，用留针时间较长的补法治疗，把火补旺了，烤暖了肺经，寒证诸病自消。一般留针30~60分钟为"留之"。为什么寒证需要"留之"？万物一理，犹如人类生火，开始火烧得较小，即使加些柴火在上面，也需要时间慢慢引着，才能越烧越旺，所以不能着急，需要"留之"。

"不盛不虚，以经取之"：寸口脉和人迎脉，搏动的力量大小一样，为"不盛不虚"。肺经脉不盛不虚所致诸病，首选肺经"经金"即"本穴"经渠穴，为"以经取之"，用平补平泻的手法治疗，这样不过分人为干扰肺经，只采用激励的方法，让经脉自然复原，其病愈速。

"陷下则灸之"：肺经脉象极沉、极弱为"陷下"，是阳气衰微的脉象。因为阳气衰微，无力正常鼓动脉搏，以致脉搏在极深部微弱的搏动。首选肺经的俞穴即背部的肺俞，用灸法治疗，因为艾灸属阳，人体背部穴位属阳，所以艾灸肺经之阳穴肺俞，善能补充肺经阳气，肺经阳气得到恢复，"陷下"之脉象自然搏起。

"盛者，寸口大三倍于人迎；虚者，则寸口反小于人迎也"：寸口即桡动脉，位于下部，在整体辨证中属阴；人迎即颈动脉，位于上部，在整体辨证中属阳。可以根据两部脉搏跳动力量的大小，来辨析身中整体阴、阳的盛、虚。因为肺经脉在寸口属阴，肺经脉搏动力量大三倍于人迎，为阴盛，所以"盛者，寸口大三倍于人迎"，为阴盛阳虚。因为肺经脉在寸口属阴，肺经脉，搏动力量小于人迎，为阴虚，所以"虚者，则寸口反小于人迎也"，为阴虚阳盛。

三、肺经脉部与正常的脉象

1. 肺经的脉部

在右手的寸部中间；桡侧即外侧，为头脑脉部；尺侧即内侧，为颈项脉部。在头脑、颈项健康无病时，它们脉部是诊断不出脉搏的。

2. 肺经诊法

肺脉跳得不快不慢，力量不大不小，手感柔和为正常。肺在上焦，主气，又主皮毛。因气性喜上浮，皮毛又为体表，所以肺经脉象以略浮为宜；浮中略显不足有微涩的感觉为正常。

《濒湖脉学·五脏平脉》载："浮为心肺，……肺脉之浮，浮涩而短。"

《针灸大成·手太阴肺经》载："辛金之脏，脉居右寸。实则脉实，上热气粗加鼻壅，泻必辛凉。虚则脉虚，少气不足息低微，补须酸热。……寒热温凉，名方选辨，轻重缓急，指下详明。更参一字之秘，价值千金之重，会得其中旨，草木总皆空。"

从以上阐述得知，肺经的病症有虚实之分，还有寒热温凉的辨证，更有轻重缓急的顺序，但这些都需要通过诊脉而"指下详明"。

四、肺经常见病症的辨证施治

肺经与肺的病症较多，此篇论述为肺经与肺常见的疾病，分为脉象、经穴、自己所遇病证的感悟和辨证施治等。

（一）常见肺经外感病的辨证施治

肺经受外邪六淫侵袭，常出现头痛、咳嗽、发热、身疼等感冒症状；或肺部的炎性病症，如咳嗽、高热等。肺部常会出现脉象有：浮脉、数脉、迟脉、紧脉、弦脉的脉象，应该根据脉象的不同，分别进行辨证施治。

1. 脉象心悟

浮脉

《黄帝内经》载："如循榆荚。"

《脉经》载："浮脉，举之有余，按之不足。"

《濒湖脉学》载："浮脉惟从肉上行，如循榆荚似毛轻。"

浮脉示意图

诊断"浮脉"，要手指轻轻地按在脉部，就感觉到柔和舒缓的脉搏跳动，如按在榆荚上一般，古人谓"如循榆荚"。这种轻按能明显感觉脉搏有一定力量跳动，而再加一些力量按下去，感觉脉搏跳动的力量反而变小了，古人谓"举之有余，按之不足""浮脉惟从肉上行，如循榆荚似毛轻"。

肺经的脉象，本身微浮，只要柔和舒缓，对肺经和肺而言，都属于正常脉象。其他脉部出现浮脉，却是不正常的脉象。而肺经的浮脉，往往会和其他脉象相结合，而显示某种病的发生。

浮脉因为轻按就能感觉到，如同按在人身的体表，所以最常见于外邪侵犯体表的时候，多为表证。因"风"性善"浮"，故一般风邪为害，多出现浮脉。《濒湖脉学·浮·主病诗》载："浮脉为阳表病居，迟风数热紧寒拘。浮而有力多风热，无力而浮是血虚。"

风邪侵入人体，如和体内的热邪相合，就会出现"浮数"的脉象，因"浮"为"风"，"数"为"热"。诊断出这样的脉象，就可辨证为风热邪气侵入了身体，如果这种脉象出现在肺经脉部，是肺经受到了邪气"感动"，就可以辨证为肺经"风热感冒"了。

因肺是五脏中唯一能直接和外界相通的脏器，最易受外邪"感动"，犹如琴被外邪拨动了琴弦一样，故名"感动"。

风邪和寒邪同时侵入人体,就会造成脉象的"浮紧"脉象，"浮"为"风"，"紧"为"外寒"，如果肺经脉部出现这样的脉象，就可以辨证为肺经"风寒感冒"了。

身体内阳气不足，就会"阳虚生内寒"。因为阳属"火"，火不足，不能有效温暖身体，就会感觉身体从内到外都发冷，脉上就会反映出"迟脉"，所以，"迟脉"代表"内寒"。如果此时受到风邪的侵袭，就会出现"浮迟"的脉象，"浮"为"风"；"迟"为"内寒"，如果肺经脉部出现这样的脉象，就可以辨证为肺经"伤风"了。

数脉

《脉经》载："数脉，一息六至。"

《濒湖脉学·数》载："数脉息间常六至，阴微阳盛必狂烦。浮沉表里分虚实，惟有儿童作吉看。"

一呼一吸为一息，一息之间脉象搏动六次，就为"数脉"。数脉多由阳热亢盛，

数脉示意图

阴液不足引起。脉数而浮，多为表热；脉数而沉，多为里热；数而浮沉皆有力，多为实热；数而无力，多为虚热。

因为数脉代表热证，所以有些烦躁不安，神志不清，癫狂类精神病，等属于热性的病人，脉象多见数。

因为儿童的脉搏正常时，一般都比成人搏动快，一息六至却是健康的表现，所以不能将其当作有热的病脉看待。

《濒湖脉学·数》载："数脉为阳热可知，只将心肾火来医。实宜凉泻虚温补，肺病秋深却畏之。"

心肾同属少阴经，但心在五行中属"火"；肾在五行中属"水"，在身体健康情况下"水火相济"，相安无事。如果肾中水太少了，心火仍在不停燃烧，就会造成身体内部过热，而产生数脉，施治需要补水泻火。

如果肾水正常，而心火过大，造成身体内部过热，就会产生脉数而有力的实热证。施治需要用降低心火温度的凉泻法，才能有效，故为"实宜凉泻"。如果肾水极少，而心火也小于正常，就会造成身体内部的虚热，而产生

脉数而无力的脉象。施治则需要补其火和水，故为"虚温补"。

因为阳热为"火"，肺脏属"金"，一年四季中，秋季也属"金"，而五行中"火克金"。所以肺病到了秋季，而身体中这时"火"又太盛"克"之，治疗起来就困难，故为"数脉为阳热可知，肺病秋深却畏之。"

迟脉

《脉经》载："迟脉，一息三至，去来极慢。"

《濒湖脉学·迟》载："迟来一息至惟三，阳不胜阴气血寒。但把浮沉分表里，消阴须益火之原。"

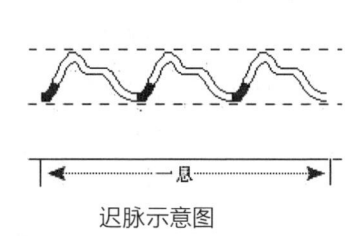

迟脉示意图

脉搏跳动极慢，一息才搏动三次，就为迟脉。造成迟脉的主要原因，是身体内阳热不足，阴寒过盛所致。所以治疗迟脉之证，需要补充阳热源泉之"火"，才能有效驱散过盛阴寒，故为"消阴须益火之原"。

迟脉有浮迟或沉迟的区别，脉浮而迟，为寒邪在表，用温散解表之法施治，即可以将在表寒邪祛除出身体，所以多能速效；脉沉而迟，为寒邪在里，则需要慢慢"益火之源"，使火着旺起来后，温暖了脏腑百节，寒邪无处藏身，自会散去。

《濒湖脉学·迟》载："迟司脏病或多痰，沉痼癥瘕仔细看。有力而迟为冷痛，迟而无力定虚寒。"

迟脉还有迟而有力或迟而无力的区别，脉迟而有力，常见于身体内寒邪郁积，而致疼痛的里寒实证。因为任何物体都会"热胀冷缩"，冷即寒，冷缩即收引。寒主收引，所以身体内，寒邪过盛而筋脉收缩，致身体内器官摩擦力加大而疼痛；脉迟而无力，则多为阳气不足，不能温暖肌体，造成怕冷的虚寒证。故为"有力而迟为冷痛，迟而无力定虚寒。"

因为身体内阳气主化；阴气主聚，而迟脉又为阳气不足，阴气有余的脉象，所以显示脏腑运化不足而产生病变。中医理论谓："脾为生痰之源，肺为储痰之器。"所以脾胃运化不足，吃进去的食物不能有效利用，则产生垃圾谓之"痰"。气血运化不足，垃圾就会积聚在身体内某处，形成包块或成为癥瘕等一些较难治的病症。故为"迟司脏病或多痰，沉痼癥瘕仔细看。"

紧脉

《黄帝内经》载："紧脉，来往有力，左右弹人手。"

《伤寒杂病论》载："转索无常。"

《濒湖脉学》载："举如转索切如绳，脉象因之得紧名。总是寒邪来作寇，内为腹痛外身疼。"

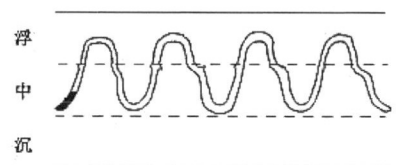

紧脉示意图

以上先辈所论紧脉，在手指下感觉"举如转索"：举是轻取，脉象犹如绳索不停转动；"切如绳"，切是重按，脉象犹如大绳抡起而转动一样。

为什么会出现这样的脉象呢？日常生活中，有时人们在屋外晾晒衣物，如突遇吹风，绳子就会被风吹得来回摆动，如果风力变大，衣物不掉下来的话，就会被吹得转动起来，绳子也会被拉得很紧，跟着衣物随风转圈。世间万物，其理一贯，人是大自然的儿子，自然界中的现象，和我们身体内的变动息息相通。因为，人体最容易被寒冷的风邪侵袭，所以，人体被风寒邪气侵袭以后，脉搏的跳动，就犹如绑在两树之间的绳子，被大风吹后，转动起来拉紧一样，故名"紧脉"。

《濒湖脉学·紧》载："紧为诸痛主于寒，喘咳风痫吐冷痰。浮紧表寒须发越，紧沉温散自然安。"

肺为娇脏，主气与皮毛。身之汗孔，又为肺经所主。受到风寒邪气侵袭，就会收引，和自然界中热胀冷缩一样。皮毛被收引，汗毛孔就会被关闭，体内的热量不能从毛孔发散出去，就会越聚越热，引起体温升高。风寒邪气客于表（象客人住到主人家里，而以主人自居），使皮肤得不到内热的温循而倍感寒冷，所以很多人体温越高，身体却越感觉寒冷，甚至不停地打冷战。这种由风寒引起的疾病，还会造成肌肉筋脉的收引，使肌拉力加大，骨骼间隙变小，相互之间摩擦力加大，而造成全身或某部位疼痛。一般风寒感冒的患者，基本上都有全身疼痛这种症状。

肺经被风寒侵袭，最易造成咳嗽、气喘或白痰多的症状；有些幼儿感受了风寒邪气的侵袭，会高烧、抽搐，古人称为"风痫"。如果这时脉搏表现为"浮紧"脉象，选用发汗的治疗方法，将风寒邪气透出体外，就会邪去身安。如果风寒邪气一直深入肌体，就会造成"紧沉"的脉象，因为"紧"脉为寒邪侵入肌体的脉象，"沉"脉为病邪深入身体内部的脉象。这时应使用温暖身体内部的治疗方法，使寒邪散去，身体自然就安康了。

2. 肺经常见感冒病症的辨证施治

古时称谓的伤寒，也就是如今的感冒，世代先贤辨证施治等多已详备。

自己不避浅陋，将亲身感悟详记于下，供同道爱好者参考。而这节主要论述手太阴经的一般感冒，所论述脉象也只是右寸中间处的肺脉。

实践一

过去自己身体不好，受到风热邪气的侵袭，常常患风热感冒，鼻塞、流黄鼻涕、咳嗽，有时发烧用药物治疗，几个星期才能痊愈。后来，自思这些年来学习中医，为什么不用脉学和经络的知识为自己造福呢！当感觉到鼻子出气发热时，诊断自己的肺脉有浮数的脉象，而感冒的症状还未全部出来时，自己就泻肺经的"荥火"穴鱼际穴，过热的肺火被泻除，很快鼻子出热气的症状就消失了。

有时自己感冒发起来了才注意到，如果发现肺经脉为"浮数"脉，浮为风；数为热，就辨证为肺的风热感冒。除了针灸鱼际穴，还再加上"合水"尺泽穴、"络穴"列缺穴，都用泻法；有喉咙疼痛时用'井木'少商穴点刺放血，这种风热感冒在一两天里就痊愈了。

有年冬天在外面讲课，正对着我讲课的窗子开着，寒风一阵阵吹在身上，当我讲完一段课后去关窗的时候，已经有感冒症状了，说话鼻子都儳了。我诊了自己的脉，肺脉"浮紧"，浮为风；紧为寒，辨证为风寒感冒。当时我就选用大肠经的"经火"阳溪穴，在讲课的间隙，用泻法按摩。一会身上微微出了点汗，感冒的症状全消失了。

有次风寒感冒较重，诊自己肺脉浮紧，浮为风，紧为外寒，鼻塞、发烧、浑身痛，辨证为肺经风寒感冒。我就选用阳维脉交会穴外关穴，用艾条灸了有20分钟左右，微出了一身汗而愈。

实践二

有次课间休息，一位学生跟我说："赵老师，告诉您一个好消息。上个星期五，我正上大学的儿子从学校回来，说他感冒了，流清鼻涕，怕冷，浑身疼，发烧到39℃多，他要去打吊针。我想自己学了中医，也应该实践实践，就说：'儿子，妈给你治。'儿子死活都不肯。我没办法，说了一句话'儿子，你就替妈牺牲一回，让我实践一下'，他才答应让我给治。我用您教的办法看了以后，辨证是风寒感冒。给他两个外关穴各灸了15分钟左右，儿子觉得特别累，就去睡觉了。第二天早上起来，烧退了，身上也不难受了。叫我：'妈，过去我每次发高烧，最少都得打3天吊针，这次您只给我治了十几分钟就好了。中医这么好，妈您好好学哦。'一下子把我高兴死了，这是我这辈子，第一次给人把病治好了。赵老师，谢谢您给我们教的方法。"

实践三

有的人受到外邪的侵袭，和体内的热相结合，造成肺经的外感，症状是发热而不恶寒，喉痛，咳嗽，吐黄痰，流黄稠鼻涕等。肺经的脉象会出现浮数的脉象，浮为风，数为热。如果肺脉有这种脉象，而其他脉都正常，就可以辨证为肺经风热感冒了。

有次一个学生告诉我："赵老师，我的那个孙女，经常感冒，一感冒扁桃体就发炎、高烧，打吊针，一个月能去半个月的托儿所就不错了。我用您讲的方法，诊脉后辨证为风热感冒，就给孙女肺经"井木"少商穴放血，灸外关穴，很快就好了。尤其是对扁桃体发炎引起的喉咙痛，我刚给孙女一个手指放完血，孙女就说喉咙不痛了。现在孙女有一点喉咙痛，就喊'爷爷，给我放血'。"

我向他讲道："要让孩子少得这种风热感冒，应该改善孩子内热的体质。大部分这样的孩子是因为肾水不足，不能制火而致。对于这样的孩子，辨证明确后，可适当用点知柏地黄丸，补肾水而祛其热。犹如给锅里加些水，锅里水多了，就能有效吸收灶里火的热量一样。但一定要在孩子没有发病时去调理，发病时千万不要用，会引邪入内。"过了几个月，这个学生告诉我，"赵老师，我用您说的方法给孙女调理后，她现在感冒少多了。"

3. 用穴解析

少商穴

手太阴肺经腧穴，手太阴之脉所出为"井木"。在手大拇指桡侧，距爪甲角后一分许取穴。斜刺1分，或三棱针、采血针向上斜点刺出血。一般不灸，多用泻法。

主治：本穴是治疗扁桃体炎的特效穴，并治喉痛、咳嗽、气喘、鼻衄、重舌、中风昏迷、癫狂、胃虚耳鸣、手指挛痛。

《玉龙歌》载："乳鹅之疾少人医，必用金针疾始除，如若少商出血后，即时安稳免灾危。"相

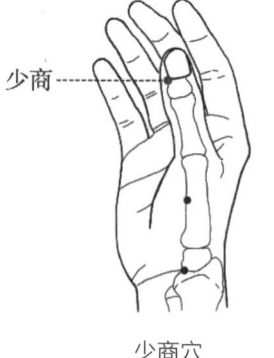

少商穴

传《玉龙歌》为扁鹊所做的针灸歌诀，已有两千多年的历史了。"乳鹅之疾"为现代医学所称的"扁桃体炎"。用扁鹊所传的方法，在少商穴处放血，一般每次放出黄豆大小一两滴血即可。在扁桃体炎发病的初期，发炎红肿时往往只放一个少商穴的血，患者就会感到疼痛难忍的喉咙，马上有股清凉的感觉向身

体下面流去，疼痛顿时消失。两个少商穴全放完血，现代医学难治的扁桃体炎，就痊愈了。真像名医扁鹊所言："即时安稳免灾危"。

我用少商穴放血的方法治疗患扁桃体炎的亲朋好友中，年龄最大的84岁，最小的为出生才3个月的婴儿，都一次治愈。

如果扁桃体发炎后，没有及时治疗，已经溃脓，除少商穴放血外，还需用针将扁桃体溃脓处刺破，放出毒脓，才能很快痊愈。

古人称少商穴放血，能清五脏的热毒。放血后，五脏热毒已经消除，引起扁桃体炎生长的土壤得到改良，没有了疾病生长的环境，炎症自然很快就消失了。

鱼际穴

手太阴肺经腧穴，手太阴之脉所溜为"荥火"。手立掌，在第一掌骨掌侧中部，赤白肉际处取穴。直刺5~7分，灸3~5壮，寒补热泻。

主治：身热、恶风寒、寒慄、头痛、咳嗽、喉中干燥、目眩、心烦少气、呕血溺血、喝酒所生之病、肘挛腕痛。

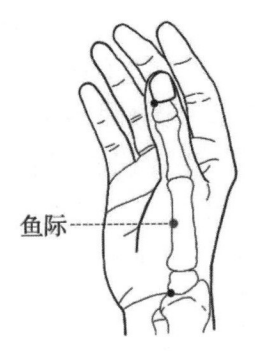

鱼际

鱼际穴

肺经鱼际穴，在五输穴中为"荥火"，善能调节肺经及肺部的寒热。肺热的患者，用泻法按摩或针灸，能收到很好的疗效。肺部寒凉的患者，用补法按摩或针灸，很快就能改善肺寒的症状。肺经脉部脉像"数"为热，"迟"为寒。

列缺穴

手太阴肺经腧穴，手太阴之脉络穴，和手阳明大肠经相通。又为八脉交会穴之一，通于任脉。两手虎口交叉，食指压在桡骨茎突上，食指尖到达的凹陷中取穴。向肘部斜刺2~3分，灸3~7壮，虚补实泻。

主治：偏正头痛、口眼㖞斜、牙关紧闭、齿痛、颈项部疾患、面目四肢肿、尸厥、小便热、阴茎痛、手腕无力、掌中热。《针灸大成·列缺》载："实则胸背热，汗出，四肢暴肿；虚则胸背寒慄，少气不足以息。"

列缺穴为手太阴肺经络穴，是和手阳明大肠经连接的通道，起维护阴阳平衡的作用。犹如两条河流，

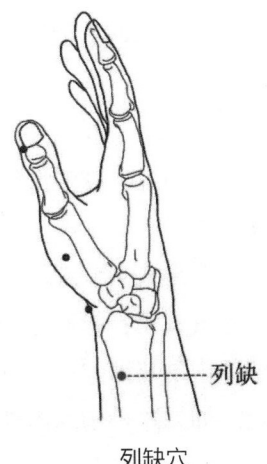

列缺

列缺穴

一条属阳即"火";一条属阴即"水",络穴即为两条河流之间的连接通道,有了这条通道,阴经里的"水"就可以流向阳经"火"里,使"火"不会过热而烧毁河堤,引发灾难,同时也温暖了自身;而阳经里得"火",也可通过自经的络穴通道,流向阴经"水"里,温暖水体,提高水温而降低自身"火"的温度,使其保持恒温状态。"水火"只有这样相互交通,为阴阳相济,身体才能保持健康。

尺泽穴

手太阴肺经腧穴,手太阴之脉所入为"合水"。微屈肘,在肘横纹中,肱二头肌腱桡侧取穴。直刺5~7分,灸3~7壮。肺实泻之。

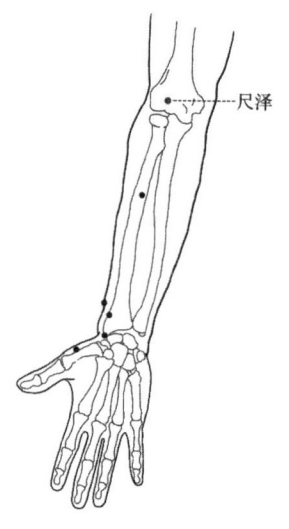
尺泽穴

主治:口干、喉痹、上气呕吐、咳嗽唾浊痰、短气、少气、肩臂疼痛、腰脊强痛、汗出伤风、悲伤善哭、四肢暴肿、小便频数、小儿慢惊风。

手太阴肺经在五行中属"金",尺泽穴属"水"。五行相生中"金生水",根据中医"实则泻其子"的理论,肺经有实证的疾病,应选尺泽穴用泻法治疗,才会取得好的疗效。肺脉浮而有力为"表实";肺脉沉而有力为"里实"。都可用尺泽穴配相应穴位,用泻法来治疗。

阳溪穴

手阳明大肠经腧穴,手阳明之脉所行为"经火"。在手大指掌骨后面,取穴时大指向上翘起,腕关节前桡侧两筋凹陷中取穴。针3分,灸3壮。按病情补泻。

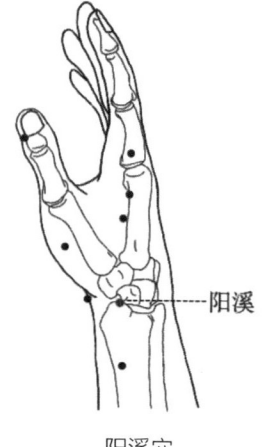
阳溪穴

主治:目翳,目赤肿痛,厥逆头痛,耳鸣,耳聋,流鼻涕,咽喉肿痛,伤风汗不出,肩、臑、肘、腕酸疼。

阳溪穴为调理阳气,即"火"的通路穴位。阳:指阳气;溪:指通道。人体内外有相互沟通的经脉,使体内的热即"火"可直达体表,保持肌表的温度恒定。如果这种沟通内外的经脉不太通畅,就会造成内热外寒。这时选阳溪穴用泻法疏通经脉,犹如将瘀阻河流的泥沙清除,能起到疏通阳气通路的疗效，阳气就能有效通过经脉赶仆体表，祛散邪气。所以大多数病症，应用阳溪穴时，都会选用泻法。

如果这种通路超过了正常通畅的程度，会造成阳气发散太过。有些人或吃饭、静坐、大小便或某些时候，会突然有很多白色的浓鼻涕流出，古人谓"阳气外泄"，是阳气发散太过的表现。这时选阳溪穴用补法治疗，可使其松弛的功能恢复正常，即刻起到立竿见影的疗效。

有一个学生的亲戚，一上洗手间，就止不住要流很多白色的浓鼻涕。曾到很多医院治疗过，却收效甚微。一次偶然相遇，向我询问治疗方法，告诉其选阳溪穴，用顺时针方向按摩治疗，很快就好了。过了不久，这位学生告诉我说："现在听不见她上洗手间时吸鼻涕的声音了。"

外关穴

手少阳三焦经腧穴，手少阳之脉络穴，又为八脉交会穴之一，通于阳维脉。在手背面，腕上二寸，两手合谷交叉，食指尖到尺、桡两骨间处取穴。直刺5~8分，灸3~7壮，多用泻法。

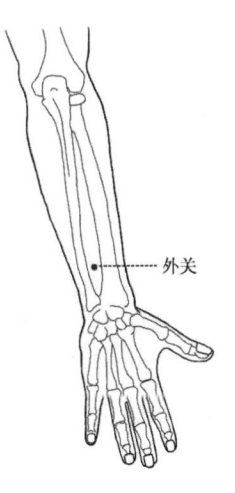

外关

主治：风、寒、暑、湿、燥、火六淫邪气在表各证，尤其对风寒、风热感冒有较好疗效，并治口苦、失眠、热病、头痛、胁痛、上肢关节炎等。

外关穴为阳维脉的交会穴，善能调节阳维脉。阳维脉主全身之外邪防御，也最容易被外邪所伤。外关穴作为阳维脉的交会穴，针灸此穴能恢复阳维脉的功能，阳维脉恢复了功能，自然会有效清除六淫邪气在表各证。

4. 针灸注意事项

（1）针灸方法。

针：用金属的针具刺激穴位，是治疗多种疾病的有效方法。但需要有一定功底，开始最好在有人指导下进行。灸：一般是用艾绒燃烧产生的热能，温热穴位治疗疾病的有效方法，虽然简单，也需要有些经络理论知识。

灸疗因为易于操作，身体能自理的，可自己艾灸治疗疾病，预防疾病或用于自身的保健。《黄帝内经》里对"灸"有"治百病，起死回生"的论述，可想其疗效的确切。"灸法"多是用艾叶制作的艾绒，一般药材市场或医疗用品商店有售，也可自己采野艾制作。将艾绒揉搓成玉米粒大小，上尖下圆的小疙瘩，每个就为一"壮"艾柱。将我们平常吃的生姜，用老一些，含水量少些的生姜，选直径25~35毫米的，切成4毫米左右厚的姜片，再用细针将姜面中间部位刺5~7个针眼，放到不能燃烧的盘子中。先将一壮较大的艾柱放到姜片的中间，点燃艾柱，等姜片烤热后，放到需要灸的穴位上，再把艾柱放到姜片上点燃，等燃烧完后，马上再拿一个艾柱压到烧完的艾灰处，再点燃。每灸完一个艾柱，就为一"壮"，直到灸够要求的壮数或时间为止。一般这样的一壮艾柱，能燃烧3分钟左右。

艾柱平常用时不要做得太大，过大容易烧伤皮肤。灸时要使患者感觉热，疗效才好，但不要感觉烫为宜。急救患者时，灸神阙穴、关元穴艾柱可适度大些，为的是"起死回生"。也可用在医疗用品商店买的艾卷和灸盒进行灸疗，简单易行，灸的时间可用灸的壮数换算，但没有用艾柱灸治病疗效好。

（2）灸疗的补泻。

灸法治疗疾病时，也需注意补泻的应用。一般在使用灸疗时，灸完规定的壮数或时间，让燃烧的艾柱或艾卷自然凉下来后再移走，为"补法"；当灸完规定的壮数或时间，身体穴位处，仍感觉艾柱燃烧的热度正高时，就将其移走，为"泻法"。

（3）注意事项。

①古人云：大饥、大饱、失惊、酒醉、远行、过劳缓灸。一般人饭后一小时才能灸，灸后一小时再吃饭喝水。②热性疾病，也就是脉搏跳动"数"时不灸。③阴虚火旺者慎灸。④一般患者需灸时，应先灸身体背部需灸的穴位，再灸胸腹部需灸的穴位；先灸身体上部需灸的穴位，再灸身体下部需灸的穴位。特殊情况下，可灵活运用。⑤高血压的患者应先灸身体下部需灸的穴位，再灸身体上部需灸的穴位。这样能引气血下行，有效地降低血压。⑥妇女妊娠期，敏感穴位、少腹部和腰尻部不灸。⑦针灸文献中禁灸的穴位，最好不要去灸。⑧注意用火安全。

（4）灸后处理。

灸后局部皮肤出现微红灼热现象的，很快就可恢复正常，无需处理；如因施灸太过，皮肤出现水泡，须注意不要擦破，可自然痊愈；如水泡很大，可用三棱针或一次性采血针，消毒后刺破放出水液；如有皮肤烧伤溃烂的，尤其是糖尿病患者，极难痊愈，可用中药藏青果粉敷患处，一两次即愈。

（二）肺脏常见急性病的辨证施治

外邪顺着肺经传入肺中，有时也可直接进入肺部，造成肺的急性病症，引发身体的高热。有时高热会达到40℃以上，而且会伴有喉痛、寒慄、谵语等症状，治疗不当甚至有生命危险。《石室秘录·伤寒门》载："伤寒两感，隔经相传，每每杀人。如第一日宜在太阳，第二日宜在阳明，第三日宜在少阳，第四日宜在太阴，第五日宜在少阴，第六日宜在厥阴，此顺经传也。……顺传者，原有生机，至七日而病自愈，过传者，有生有死矣。隔传者，死多于生矣。"这种外邪直接传入肺部，因为直接穿过了三阳经屏障而为病，就为"隔传者"。如果这时肺脉"弦"而"数"，弦为炎症；数为热。就可辨证为邪热壅肺，相当于现代所称的流感病毒，直接侵袭肺部引起的急性肺炎，用经络和药物并用治疗，效果较好。

1. 脉象心悟

弦脉

《黄帝内经》载："弦脉，端直以长。"《脉决》载："状若筝弦。"

《濒湖脉学》载："弦来端直似丝弦。"

弦脉：手指犹如按在琴弦处一样，这种脉直上直下，细细如琴弦，弹起有力，故称

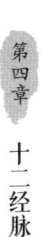

弦脉示意图

"弦脉"。古人认为痰饮、寒热、疟疾、肝胆等疾患，多有弦脉。

我自己在诊脉实践中常遇到弦脉，多和炎症或痛症相关。如果这种弦脉和数脉相合，称"弦数"，这种"弦数"脉多和"炎症"有关。"数"为"热"，越"数"邪热会越盛；"弦"得越有力，"炎症"会越重。如果肺部出现这种脉，不论有无症状，都应辨证是肺有邪热引起的炎症。应以清热解毒祛邪法治疗，尽快进行。

痛症的弦脉，多弦而不数，弦的力量不大，有时伴有滑脉。是因为体内某处有痰饮而造成。痰：为中医理论广义的痰，不只是口里吐的痰，而是指身体里产生较稠的，不能被身体利用的所有废物；饮：中医理论指身体里产生较稀的，不能被身体利用的所有废物。由于这些废物造成经络或其他通道的堵塞，不能通畅的运送"气血"，造成身体某些器官组织缺"气、血"而痛，古人谓："通则不痛，不通则痛"。这时某脉部会出现力量不大的"弦脉"，或"滑弦脉"。

滑脉

《脉经》载："滑脉，往来前却，流利展转，替替然如珠之应指。"

《濒湖脉学》载："滑脉如珠替替然，往来流利却还前。"

滑脉：手指犹如按在滑动的珠子上，这种滑动的规律是向前一滑，又从下面向后一退，持续不断，流利地搏动着，古人称"替替然如珠之应指"。

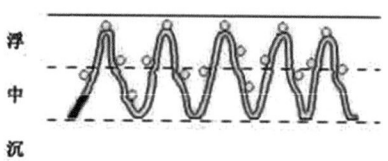

滑脉示意图

我自己体会滑脉的脉象，就像人踩着了容易使人滑倒的东西，脚向前一滑，如控制不好身体的平衡，人体就会向后倒下一样。这种使脉搏产生滑动的原因，也应该是身体里产生了能使脉搏滑倒的物体，这种物体古人多称之为"痰"，用现代语言表示，就是身体里不能被肌体利用的东西，再好的东西如果不能被利用就是垃圾。垃圾存在于社会上，会造成环境的污染；垃圾存在我们身体里，会造成一些经络或血管的瘀阻，进而引发某部的病症。

为什么会出现这种情况呢？一是某些人吃的东西太多，身体利用不了。另一种情况是某些人饮食正常，而是本人身体的利用能力下降了。这种利用能力下降的主要原因是其身体里阳气不足造成的。中医理论："阳化气，阴成形。"所以身体里的阳气不足，就不能正常腐熟和运化吃进的食物，不能运化的物质，身体就不能有效利用，多余的东西就变成了"痰饮"。犹如做饭要有火和水一样，水属阴，火属阳，如果火不旺，不能气化水液，饭是做不熟的，不熟的饭，人吃了是不容易消化变成气力的！《濒湖脉学》中李时珍老先生对此深有感触，写出了"滑脉为阳元气衰，痰生百病食生灾。"在一些解释这段脉学词汇的书中，这样诠释："滑脉本为阳气有余的脉象，但亦有元气衰少，不能摄持肝肾之火，以致血分有热，而脉见滑象的。至于痰饮内盛，风痰上壅，饮食停滞诸种病变……亦往往出现滑脉。"

如果我们将《濒湖脉学》中这两句诗换种读法，又会出现什么样的诠释呢？"滑脉为，阳元气衰，痰生百病，食生灾。"滑脉为患者身体里阳气和元气不足，不能有效运化利用饮食精华而致。不能被身体内部运化利用的东西，就会变成垃圾，古人称为"痰"，这种"痰"存在哪里，就会使哪里的经络不通，血运不畅，而引发多种疾病，何止百种。

《灵枢·经脉》载："经脉者，所以能决死生，处百病，调虚实，不可不通。"现代人所认为的富贵疾病，如冠心病、脑梗、血管癥块或瘀阻、痛风结石、胆结石、肾结石、"不通则痛"等病症，哪样不是这种"痰"造成的！为什么身体内不能有效地将垃圾清除干净呢？是"主化"的"阳元气衰"。

饮食是人类生存之源泉，怎么会"食生灾"呢？《素问·上古天真论》

载："今时之人不然也，以酒为浆，以妄为常，醉以入房，以欲竭其精，以耗散其真，不知持满，不时御神，务快其心。逆于生乐，起居无节，故半百而衰也。"几千年过去了，而现今世上仍有很多人，有过之而无不及。人们常讲："早吃好，午吃饱，晚吃少"。看各城市大饭店门前，晚上都停满轿车去推论，那些没有节制，而一直吃喝到很晚的人们，能不"食生灾"吗！一般身体好的年轻人多吃一些，暂时不会造成不良后果，因为他们"阳元还足"呢。而在有些年纪略大，或年少还不懂世事的孩童等人中，由于某些人的殷勤或好心，多吃了几口，而造成"食生灾"而患病的，不也是"阳元气衰"或"阳元不足"吗！

涩脉

《脉经》载："涩脉，细而迟，往来难。"《脉诀》载："如轻刀刮竹。"

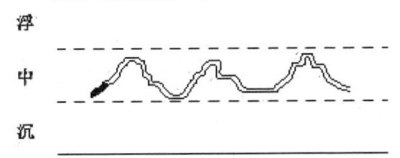

涩脉示意图

《濒湖脉学》载："细迟短涩往来难，散止依稀应指间。如雨沾沙容易散，病蚕食叶慢而艰。"

涩脉：指下触到脉搏细小而短，往来搏动不流利，好像手摸到一处不光滑，起伏不规律的物体一样。脉在手下的感觉好像快慢不均，发涩，故名。

《濒湖脉学·涩脉·主病诗》载："涩缘血少或伤精，反胃亡阳汗雨淋。寒湿入营为血痹，女人非孕即无经。"

涩脉是由于营血不足，精气损伤所致。所以严重的反胃呕吐或突然暴汗阳以后，脉部多出现涩脉。寒湿邪气侵袭营血，致营血流通不畅，也会出现涩脉。妇女怀孕后，出现涩脉，为营血不足，难以正常营养胎儿；妇女没有怀孕而出现涩脉，是营血衰竭，没有多余之血养经，造成月经停止的病症。

肺部出现涩脉，表象是肺内部的血供不通畅，或精血不足引起的。为什么肺会出现这种脉呢？肺的里面充满了肺泡，肺泡是由极薄的膜组成的，这种膜受到邪气的伤害，会变的表面不平整，而这种不平整，又会影响到肺泡里面极细的血管中血的流通，血流不通畅为涩，故肺经脉部会出现"涩脉"。

而小孩这种病多以热证为主，脉象上多出现"涩数脉"，涩为血流不畅，数为热证，就可辨定了。

而老年人这种病多以寒证为主，脉象多是"涩迟脉"，涩为血流不畅，迟为寒证，就可以辨证清楚了。

2. 肺脏常见急性病的辨证施治

肺脏常见的急性病多来势凶险，应尽快辨证施治。在已经有高热、咳嗽等症状的患者，只要肺经脉部出现"弦数"的脉象，就可以辨证为肺脏急性炎症。

在给有些人诊脉时，发现肺经脉部已经出现"弦数"脉象，而其身体还没有显现症状，也应规劝其进行治疗。因为这种"弦数"脉象出现在肺经脉部，可能预示肺脏有严重炎症将要暴发，所以需要进行"未病"的治疗。

实践一

2012年春天的一个早晨，儿子给我打电话说："爸，您今天早上在家吗？我发烧了，过去给看一看。"儿子过来后得知已有几天不舒服了，昨天晚上突然发起高烧、咳嗽、喉痛。我赶紧给量体温，都39.6℃了。

诊其脉，肺经脉弦数有力，其他脉象也数，但仍柔和，弦而有力为急性炎症；数为热，辨病为外感引发的急性肺炎。

叫老伴取50克黄芩先煎。我取三棱针给儿子少商穴、十宣穴放血。过了十几分钟，再量体温已下降到38.2℃了。半个小时后，黄芩第一遍煎好，让儿子先喝，喝后去睡一会。中午12点后我要去陕西老年大学讲课，嘱黄芩再煎一次下午喝。

傍晚6点多我才回到家，看儿子仍发高烧，拿体温表给儿子一量，体温高达40.5℃，诊其肺脉更加弦数，弦为炎症；数为热，辨病仍是外感急性肺炎。只是邪重药轻，病邪仍处于上风。嘱老伴再用一味黄芩30克水煎，我给儿子针刺尺泽穴、鱼际穴、大椎穴、曲池穴，都用泻法。药煎好后让儿子当茶喝，一会儿喝一点。直到晚上10点，将所煎黄芩水喝完。体温略降到39.4℃左右。

为治儿子肺炎，一天之中用黄芩达80克之多。第2天早上我仍要去讲课，早晨六点起床后又给儿子量体温，已降到37.5℃以下。其肺脉微弦数，辨证：身体正气已经处于上风，肺炎邪气也不会再有什么大碍了。嘱老伴再用30克黄芩水煎服。下午回来，让儿子量体温，已经恢复正常。第3天早晨，儿子已经痊愈上班去了。

身体发烧是人体抵御疾病的一种反映，只要发烧时间不长，一般无须退烧。有些人见到发烧，就马上吃退烧药，也只能暂时退烧，对治疗疾病没有益处。对待高烧，只要辨证正确，用药恰当，要坚持吃药。切不可只吃一次药，药还没有完全起效，见没有退烧，马上又换其他药，往往会延误病情。

实践二

2009年，陕西老年大学放寒假期间，广州中医药大学附属医院里我的一个学生请我和老伴到他们那里去。

有一天这个学生问我："赵老师，我医院那里，最近收了一个肺炎病人，用了最好的抗生素，但三天来高烧不退，您有什么好的办法吗？"我问他："你看过《本草纲目》黄芩项下李时珍的那篇自述吗？"他说："没有。"我告诉他："李时珍20岁那年，得的就是今天所讲的外感引起的肺炎，差点丢掉性命。其父用李东垣的一味黄芩汤，选黄芩30克，一次治愈。现在的黄芩，没有过去野生的质量好，可以一次用50克试试。"他又说："这么大的量，医院药审可能通不过。"我又对其说："黄芩可以用于孕妇保胎，所以对于热证，没有什么副作用，你可以试试。"

第2天，这个学生高兴地告诉我："赵老师，昨天我按您说的写了处方：黄芩50克，水煎服。还真得到药审通过了。病人昨天下午喝了药，今天早上我去上班，就先去看了这一病人已经退烧了，效果真好。"

黄芩，《中医方药学》中记载为唇形科多年生草本植物黄芩的根，主产于河北、山西、内蒙古等地，味苦，性寒，入肺、脾、胃经，具有清热泻火、清热燥湿、清热安胎和清热止血之效，常用量为6~9克。

黄芩含黄芩甙、汉黄芩甙等主要成分，有较广的抗菌谱，对白喉杆菌、葡萄球菌、溶血性链球菌、肺炎双球菌、伤寒杆菌、痢疾杆菌、百日咳杆菌等都有较强的抑制作用，对多种皮肤真菌及流感病毒也有抑制作用。药理研究显示：①本品水煎液有解热作用；②本品所含黄芩甙水解产生黄芩甙元及葡萄糖醛酸，黄芩甙元有利尿作用，葡萄糖醛酸有解毒作用；③黄芩浸剂、煎剂均能直接扩张血管，呈现降压作用；④黄芩甙有镇静作用，可能是加强皮层抑制作用的结果；⑤黄芩酊剂对肠管有抑制作用；⑥黄芩甙能降低毛细血管的通透性，故能止血；⑦黄芩有抗炎抗变态反应作用，能抑制动物过敏性气喘、被动性皮肤过敏反应、组织胺皮肤反应及过敏性之浮肿和炎症。

李时珍在《本草纲目·草部第十三卷》黄芩项下这样描述黄芩"予年二十时，因感冒咳嗽即久，且犯戒，遂病骨蒸发热，肤如火燎，每日吐痰碗许，暑月烦渴，寝食几废，六脉浮洪。遍服柴胡，麦门冬，荆沥诸药，月余益剧，皆以为必死矣。先君偶思李东桓治肺热如火燎，烦躁引饮昼盛者，气分热也。宜用一味黄芩汤，以泻肺经气分之火，遂按方用片芩一两[1]，水二钟，煎

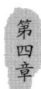

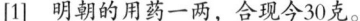

[1] 明朝的用药一两，合现今30克。

一钟，顿服，次日身热尽退，而痰嗽皆愈。药中肯綮[1]，如鼓应桴[2]。医中之妙，有如此哉。"

我在自己和亲友群中应用黄芩发现：①黄芩是中药里最好的抗生素，和西药最好的抗生素相比毫不逊色，且没有抗生素的副作用和长期应用的抗药性。②黄芩对各种中医所讲的瘟病，包括现代所称的多种恶性传染病：细菌性，病毒性脑炎、脑膜炎、病毒性心肌炎、细菌性，病毒性肺炎、急性细菌性、病毒性胃肠炎、急性胰腺炎等都有较好的疗效。③黄芩对流感病毒有较强的抑制作用，可治疗多种流感。④黄芩对有细菌感染或病毒感染而又有过敏体质的人尤其适合。⑤黄芩对有细菌感染、病毒感染又有真菌感染的患者有综合治疗作用，而不用服多种药。

黄芩能治疗的疾病很多，但副作用极小，对某些热性炎症等重病，用药量宜大些。李时珍当时用片芩30克比我们现在50克黄芩的疗效要好。古人用黄芩，要用生长多年，根中间枯死的黄芩，称为"枯芩"或"片芩"。《针灸大成》中称"黄芩非枯薄不泻，细则凉肠，枯则清金。"而我们现在要找真正的枯芩已经很难了。黄芩能清热解毒，所以对没有热证的寒性患者不宜用，使用时应听从医生的指导。

实践三

医圣张仲景《伤寒论》六经辨证中，太阴经作为六经之一辨证，已有详论。但有时候太阴经伤寒会波及手太阴肺经和足太阴脾经一起受病，有时又会各自为病，因为太阴经是六经中阴中之阴经，所以常常会阴有余而阳不足，受寒邪侵袭时更易伤其阳气。如果太阴经受到病邪侵袭为病，就会在右手寸部肺经脉部处，右手关部脾经脉部处出现浮紧有力的脉象，患病时间久了，引起内部发炎，还会出现弦脉。如果病邪侵入不深，只侵犯了手太阴肺经，只会在右手寸部肺脉处，出现浮紧有力之脉。这时我们如果能尽快鼓动患者太阴经的阳气，使阳气得到恢复，病邪自去。

有一天早上，我正在公园中锻炼，我们驴友队的队长，在家人的搀扶下过来，还没有到跟前就喊："赵老师，我难受死了，不想活了。"朋友的家属忙说："赵老师，她昨天感冒了，吃了一包小柴胡颗粒，还难受，又吃了三包，更难受了。"

我忙过去给其号脉，肺经脉和脾经脉都"浮紧微弦"，其他脉部的脉象

---

[1] 綮：音"请"，骨结合的地方，比喻最重要的关键，即指药力到达疾病的要害处。

[2] 如鼓应桴：如鼓槌敲击鼓面即发出声音那么快。

基本正常。浮为风；紧为感受外来寒邪；微弦为不通，"不通则痛"，辨证为受风寒引起的太阴经伤寒，现代人们所称的重感冒。我便对其说："你上次感冒是少阳经感冒，告诉你吃小柴胡颗粒，它是治疗少阳经感冒的药，因对症，吃一包就好了。这次你是太阴经感冒，你还吃小柴胡颗粒，就完全把药吃反了。少阳感冒是热性，属半表半里证；而太阴感冒是寒性，属里证，你还吃寒性的药，当然是越吃越难受了。"

根据中医"消阴需益火之源""壮阳光以消阴翳"的理论，当即让其丈夫和家人把她扶到公园坐的长凳处，趴在上面，给其补足太阳经背部的肺俞穴、脾俞穴，以补充太阴经的阳气，按摩约10分钟后，我说；"你站起来看看，身体有改变吗？"其站起来，摇了摇身子说："真神了，不难受了。"

俞穴在足太阳膀胱经上，人体的背部，属阳经阳穴。补肺俞穴、脾俞穴能补其相应脏腑肺和脾的阳气。阳相当于火，火着旺了，就会烤得寒邪夹着尾巴跑了；又犹如补充了太阳的阳气，使阳光更加炎热，烈日当头照耀下，阴寒顿消。

我们驴友队长，这次由于手太阴肺经和足太阴脾经同时为病，故选肺俞、脾俞穴两穴用补法治疗。如果只有手或足太阴经一经为病，那么只选有病的俞穴治疗就可以。如何分辨呢？还须"指下详明"。

还有一位亲戚给我打电话："哥，我这两天特别难受，头痛、身痛、怕冷、咳嗽气喘。我现在就过去你给看看。"亲戚过来后诊其脉，唯独肺经脉浮紧，其他脉基本正常，浮为风；紧为寒，辨证为肺经受寒邪侵袭而得了手太阴伤寒。

我便对其说："你这是肺经受寒感冒了，趴在沙发上，按摩一会就好了。"我选肺俞穴用补法给其按摩，刚压到穴位上，就听其喊道："哥，疼得很。"我便轻些再给其按摩，约10分钟，又给其用补法按摩大椎穴一会，补充阳气。然后让起来看怎么样，其在屋里走了一会说道："哥，我现在身上不难受了。"

实践四

肺主气司呼吸，所以呼吸出现病症，大部和肺与其通道，也就是所经鼻、喉、气管有关。邪气直接侵犯肺，必须经鼻、喉先入，再经气管到肺。所以很多人感冒后会遗留咳嗽，气喘等病症，到医院检查，认为是气管炎或支气管炎，经久不愈。这种病症，小孩子多以热证居多；老年人多以寒证居多。

有位朋友3岁的孙子，感冒好后但一直咳嗽，医院定为支气管炎，打了一段时间的吊针，效果不理想。领过来让我给看看。孩子的肺脉较"涩数"，涩为经络血管还未恢复，故流通不畅为涩；数为热，辨证是感冒后肺或气管没有完全恢复，邪热还在体内。嘱其用黄芩4克、桑白皮3克水煎服，再给孩子按摩手上的鱼际穴，用泻法。后来朋友告诉我："赵老师，按照您教的方法，我给孙子用药和按摩一起治疗，3天后孩子就痊愈了"。

有一年春节去看一位朋友，当时朋友家有位亲戚也在，因为咳嗽而让我给号一下脉，其肺经脉"涩"而"迟"。涩为感冒后肺还未恢复；迟是内有寒邪，辨证为感冒后邪气遗留肺内的病症。就问道："你前段时间感冒了？"他回答说："前段是感冒了，但已经好了，就是还咳嗽。""感冒虽然好了，可邪气并未完全祛除，肺还没有恢复，可灸一下风门穴、肺俞穴，就好了"。

因小孩是纯阳之体，火正旺，所得咳嗽这种病症多数为热证，但应以脉象为准。老年人多数阳火不足，常自谓"没有火气了"，所得这种病症多数为寒证，但也应以脉象分辨。《素问·阴阳应象大论》载："善诊者，察色按脉，先别阴阳，审清浊而知部分，视喘息、听声音而知所苦，观权衡规矩，而知病之所主；按尺寸，观浮沉滑涩，而知病所生。以治无过，以诊则不失矣。"

实践五

有些人感冒后，咳嗽长久不愈，痰特别多。痰多为白色，肺脉多"浮滑迟"，浮为风邪；滑为痰饮；迟为阳气不足的内寒。

有次朋友聚会，一位朋友说："赵老师，我感冒好后已经很长时间了，但咳嗽一直好不了，痰很多，都是白痰，有什么好办法？"我给她讲："你学过针灸，《行针指要歌》中有'或针嗽，肺俞、风门须用灸。或针痰，先针中脘，三里间'，为什么不自己治呢？"她回答道："您一说才想起，但用时都忘了。"

诊其脉，肺经脉"滑迟"而无力，辨证为肺部仍有寒邪，所以咳嗽不止；身体正气不足，尤其是肺气、脾气不足，不能很好运化，而产生的痰多。中医"脾为生痰之源，肺为储痰之器"就是论述其理。告知其："您这病就是现代医学所称的：'慢性老年支气管炎'，回去按照《行针指要歌》的歌诀针灸，你是寒证，针后都加灸，很快就痊愈了。"

过了一个星期又见面时，她对我说："赵老师，按照您说的方法，回家后让老公给我针灸，只针灸了3回，咳嗽痰多的症状就全好了。"

实践六

有位亲戚咳嗽、痰特别多，而且是白色的黏痰，尤其是晚上，用餐巾纸

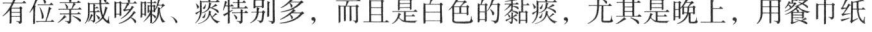

擦嘴里吐的痰，会扔满一小盆。

诊其脉，唯有肺经脉浮紧而滑有力，浮为风；紧为寒；滑为痰饮，辨证：肺经受风寒邪气侵袭，致咳嗽痰多。给其选中脘穴先泻后补；足三里平补平泻，只针不灸。针完给其灸风门穴、肺俞穴各20分钟，用补法。

第二天亲戚对我说："水平你昨天给我针灸后，咳嗽和痰多好多了，昨天晚上只吐几口痰，安生睡了大半夜。"又给亲戚按上面方法针灸了2次，其就痊愈了。

3. 用穴解析

十宣穴

经外奇穴，在手十指尖端，距指甲1分处取穴。多用三棱针或采血针点刺出血，也可针刺1~2分，多用泻法。

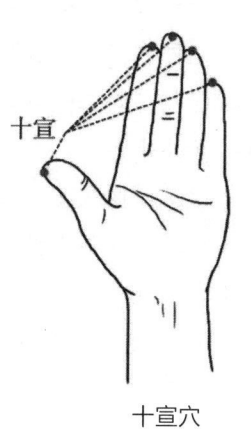

主治：高热、昏迷、惊厥、咽喉肿痛、中风。各种急性传染病都可先在"十宣"穴点刺放血，对缓解病情或治疗极有好处。

过去看一位老中医在书中写道："民国二十九年，流行瘟疫，病死的人无数，我们县里很多村子都人烟绝迹了。为了救人，师傅带着我各拿三棱针给患'瘟疫'的人们手上'十宣'放血，活人无数。"

十宣穴

当时看到老中医写的"活人无数"时，我心里感慨万分，老人家这是多么大的功德呀！我们现在为什么不去用这种简单的方法去救人，救自己！后来给我自己、老伴、儿子、多个亲戚好友，都用过"十宣"放血的方法，对所患多种急性传染病进行治疗，全部收到了极好的疗效。

大椎穴

督脉腧穴，手足三阳经交会穴。在第七颈椎与第一胸椎棘突之间，约与肩中部相平行，坐着或俯伏取穴。直刺5分，灸5~15壮，虚补实泻。

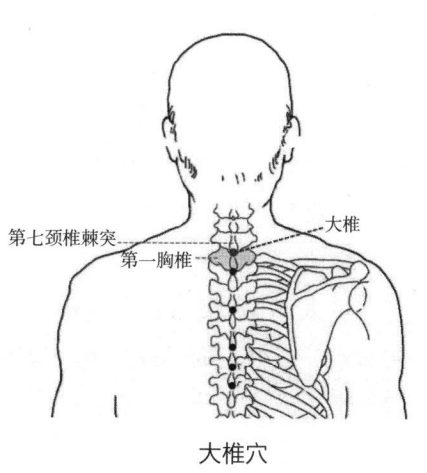

主治：高烧、热病、感冒、咳嗽、气喘、项强、脊背强急、肺结核、肺气肿、五劳七伤、小儿消化不良。

大椎穴

大椎穴为手足三阳经交会穴，善能调节阳经的阳气。如身体内阳气不足，可多灸此穴，古人有"灸以年为壮"，也就是有多大年龄就灸多少壮，用补法，对补充自身阳气极有效。如果患病时有邪热或发高烧，可采用只针不灸，再配合针"曲池穴"，用泻法治疗，对疏泄亢盛的阳邪有较好的疗效。所以大椎穴，点刺放血或针刺后再拔火罐，可以有效退烧。

风门穴

足太阳膀胱经腧穴，又为足太阳与督脉交会穴。在第二胸椎棘突下，脊椎中线向外平开一寸五分，左右各一穴，俯伏取穴。向脊椎方向斜刺3~5分，灸5壮，寒补热泻。

主治：伤寒头项强、咳逆胸背痛、伤风呕吐、五脏六腑受风、背发痈疽、卧不安。

风门穴：风进出之门户。风邪从人背部俞穴进入人体，进入到那一个脏腑，就会使那一个脏腑为病，引起患者身体相应某处特别难受。因风邪无形无象，现代医学仪器还不能检查出来。《素问·风论篇》载："风气与太阳俱入，行诸脉俞，散于分肉之间，与卫气相干，其道不利，故使肌肉愤䐜而有疡；卫气凝而不行，故其肉有不仁也。"本穴为治疗各脏腑俞穴，受风邪侵袭的主要穴位，可配合各脏腑本经俞穴进行灸疗，一般各灸5壮，受风寒严重的可灸7~9壮，用补法。

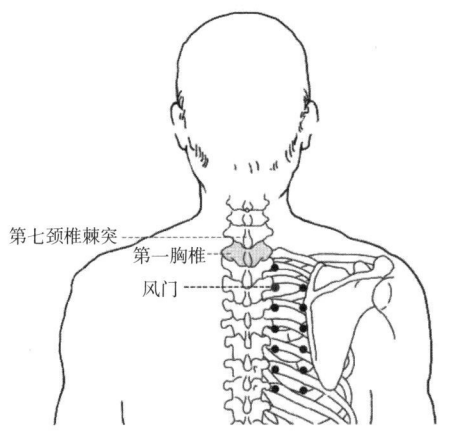

风门穴

肺俞穴

足太阳膀胱经腧穴，又为肺经的背俞穴。在第三胸椎棘突下，脊椎中线

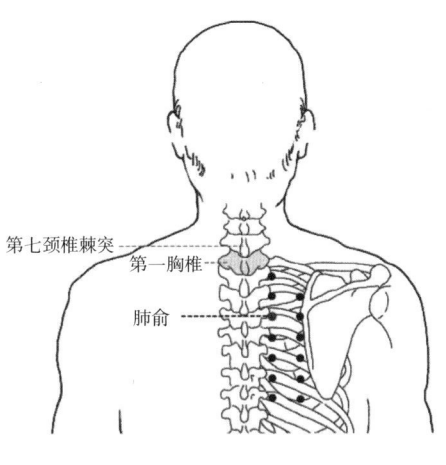

肺俞穴

向外平开一寸五分，左右各一穴，俯伏取穴。向脊椎方向斜刺3~5分，灸5~15壮，寒补热泻。

主治：咳嗽、寒热喘满、肺痿、肺风、肉痛皮痒、气管炎、肺炎、肺气肿、胸闷气短、骨蒸、潮热、盗汗、肺经伤寒。

肺俞穴是治疗顽固性咳嗽，如小儿或老年性气管炎，肺气肿咳嗽，小儿或成人的各种肺炎，都有较好的疗效。如有条件，最好针灸并用。《行针指要歌》载："或针嗽，肺俞风门须用灸。"我根据这条歌诀，用其阐述的方法治好了自己和一些朋友多年不愈的咳嗽。

脾俞穴

足太阳膀胱经腧穴，又为脾经的背俞穴。在第十一胸椎棘突下，脊椎中线向外平开一寸五分处，俯伏取穴。向脊椎方向斜刺3~5分，灸5~15壮，寒补热泻。

主治：呃逆、呕吐、脾胃虚弱、多食身瘦、胃痛、腹胀、泻泄、痢疾、出血性疾患、脾经伤寒、背脊痛。

（三）肺经为病

《灵枢·经脉》载："经脉者，所以能决死生，处百病，调虚实，不可不通。"肺经突发瘀阻不通，能引起身体某处的疼痛，会造成患者很多痛苦，如果能正确辨证施治，多能起到立竿见影的疗效。

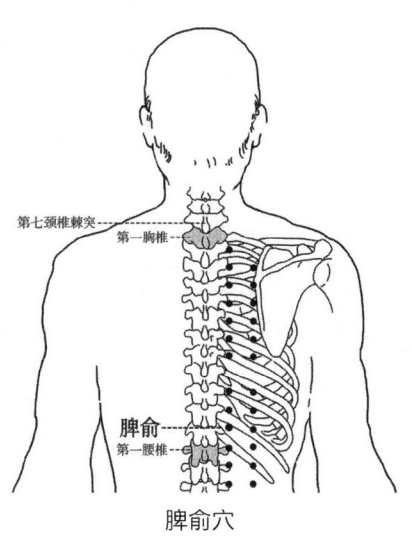

第七颈椎棘突 — 第一胸椎 —

脾俞 — 第一腰椎 —

脾俞穴

1. 脉象心悟

抽脉

脉象在手下的感觉，像绳索从尺部往寸部用力抽拉一下，又放松一下，反复如此，即为抽脉。

抽脉是身体内部经脉、器官，痉挛抽搐在脉象上的显现，而痉挛抽搐会致肌体疼痛。某脉部出现抽脉，就证明某脉部，所属经脉或所联络脏器发生了痉挛抽搐，引起所主经脉或所联络脏器处疼痛。

过去给别人诊脉时，遇到过这样像绳索抽拉样脉象，不知显象何种疾患，回家后便在已有的中医书中寻找，却找不出答案，后来便询问有这种脉象的患者身体有什么不适，得到的答复是大都有身体某处疼痛的症状。我便思考这种身体某处疼痛，可能和身体内经脉、器官瘢疿有关。《中医名词术语选释》载："瘛疭是形容手足时伸时缩抽动不止的状态。瘛，是筋急挛缩；疭，是筋缓纵伸。"因为身体内经脉、器官挛缩、纵伸而致某处疼痛。这种体内的挛缩、纵伸，显像于脉部，就犹如将绳子一抽拉又一放松的脉象。所以我将这种脉象，自定为抽脉。

有次朋友聚会，我因为中午下了课才能走，过去晚了。我刚到，一位朋友就过来喊道："赵老师，快，我肝这痛得很，给我看看。"我指着椅子说："坐下号号脉。"因为其提到肝痛，我首先诊其左手肝脉，感觉到肝胆部脉象正常，再诊其寸部的心脉，和尺部的肾与膀胱脉也都正常，脱口说道："你肝胆没有问题。""那我肝这里咋这么难受？"其指着右肋肝区说道。我说："看看右手再说。"当诊其右手脉时，其他脉基本正常，只是肺经的脉有一种拉扯的感觉，就像一个人拉住绳子的一头，用力拉一下，放松一下，反复如此做。

我告诉她："你的肺经出现抽脉了，是肺的问题。"过去曾给朋友们讲过抽脉，但他们却没有诊断过，十几个朋友听说其有抽脉后，都过来号其脉进行体验。号完后，我拉起这位朋友的胳膊，按摩其肺经的尺泽穴、孔最穴，用泻法。不到5分钟，这位朋友就指着右肋说："赵老师，我这里不难受了。"

2. 脉证实践

实践一

有次到一个银行讲课，有一个经理两手的十个手指都痛，让我给看一下。因过去遇到很多手指痛的，都辨证为经络不通所致，如果骨头还未变形，筋未病变，没有外伤，只要疏通了经络手指很快就不痛了。

我让这位经理坐在椅子上，对其说道："我给你按摩几个穴位，很快手指全部都不痛了。""这怎么可能，我手指都疼痛好几年了，在医院看了多少次，效果都不好。"经理说着，很多人围了过来，都认为不可能。我讲道："这样吧，你们有手表的看着表，我在5分钟之内，按摩她5个穴位，一个手的五个指头就会不痛了，咱们开始。"

因为大拇指属于肺经，我首先按摩这位经理肺经起点的第一个穴位中府穴。不到1分钟，我问道："你大拇指还痛吗？"她活动了一下大拇指说道："不痛了。"然后我又按摩了针对其他手指的4个穴位，她的这个手五个指头就都不痛了，大家看表才用了4分钟。我又给她按摩了身体对侧的中府穴和其他4个穴位，两手十指都不痛了。

又在另一个银行讲课时，一个人说他自己两个大拇指特别痛，问我有什么方法治疗。我当即用两手大指给他按摩肺经的两个中府穴，再叫他活动手大拇指，已经不痛了。嘱其有时间，经常按摩一下自己那里的穴位，很快就能彻底治愈大拇指的疼痛。

实践二

《席弘赋》载："气刺两乳求太渊，未应之时泻列缺；列缺头痛及偏正，重泻太渊无不应。"这是古代《针灸大全》里的歌诀，我学习后应用到实践当中，效果极好。

20世纪80年代前后，我患肺气肿时，肺部两乳处，脊背经常疼痛，最后胸背部骨头都变形了，成了桶状胸。后来学习了《席弘赋》，就按照其中的阐述：选太渊、列缺穴，用泻法按摩，疼痛才有所改善。当时还经常患右侧偏头痛，医生诊断为神经性头痛，没有特效疗法，只能吃一些止痛药来止痛，在泻太渊、列缺穴后，顽固的偏头痛也改善了。

后来，凡遇到有因肺经及所属脏腑引起的胸部疼痛或头部疼痛的，告诉他们《席弘赋》里面讲的方法，让其自己按摩，都收到了很好的疗效。

实践三

我有次肩膀处因受到寒风侵袭，引起肩和颈项部疼痛，自己按摩了一些穴位，但疗效甚微。偶然想起《席弘赋》载"列缺头痛及偏正，重泻太渊无不应"，能否也可以用到肩和颈部呢？我马上用逆时针的泻法，按摩自己两手腕处的太渊穴，也只用了三四分钟，颈肩部的疼痛就消除了。

有次朋友聚会，一位朋友说道："赵老师，我最近几天受了些凉，肩膀处疼痛沉重，好像有坐山压着，你给我按摩一下。"我拉过她的手，用泻法在两个太渊穴按摩了一会，其就说道："现在肩膀不痛了，重压感也没了，突然感觉身体特别轻松。"

实践四

有位朋友，右侧颈部突然出了一个疙瘩，而且特别疼痛。因为过去得过肺癌，自己怀疑肿瘤转移，赶紧让我给看看。

我检查其颈部的疙瘩，不太硬，能推动，认为不是肺癌转移。再诊其脉，上焦脉浮弦滑，浮为外邪；弦为炎症；滑为痰饮。辨证为经络瘀阻后，外邪侵入引发的淋巴结肿大。我对其说："不用害怕，没有大问题，是经络不通造成的炎症，引起淋巴结肿大。"

根据"头项寻列缺"的古训，便拉起其颈部肿起一边的手，选列缺穴用泻法按摩。两三分钟后，其摸摸颈部肿的地方说道："疙瘩压着不疼了。"又在列缺处用泻法给按摩了五六分钟，其摸着刚还肿大的地方说道："太神奇了，摸不着疙瘩了，这么快就消下去了。"

3. 用穴解析

孔最穴

手太阴肺经腧穴，手太阴之脉郄穴。在前臂掌侧，当肘横纹中肺经的尺泽穴，与腕横纹处肺经的太渊穴连线上，腕横纹直上七寸取穴。腕横纹处太渊穴，至肘横纹处尺泽穴作12寸折量。直刺5~7分，灸3~7壮，多用泻法。

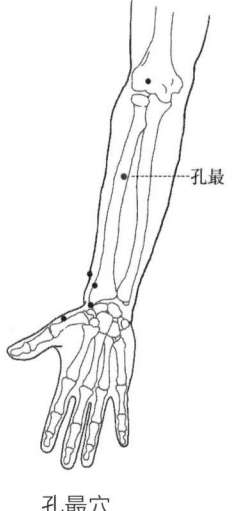

孔最穴

主治：咳嗽、咯血、气喘、失音、咽肿头痛、肺癌、肘臂疼痛屈伸难。

郄穴多以治急性病为主，孔最穴为肺经之郄穴。我在治疗一些朋友的急性肺经瘀阻不通，引起的疼痛时，多能立见疗效。但我在治疗自己的肺癌时发现，对肺癌也有较好的疗效。当肺癌又见肺部的无根脉时，针刺孔最穴和截根穴，无根脉会暂时消失，自我感觉难受的程度也会缓解许多。后来给几位患肺癌的亲戚朋友，选用孔最配截根穴针灸治疗，都收到了很好的疗效。

中府穴

手太阴肺经腧穴，手太阴之脉募穴，又为手、足太阴经交会穴。在胸前锁骨下外侧，第一、第二肋间隙之间，距胸骨正中线六寸取穴。胸部横寸男子以两乳头间作八寸折量。向外斜刺5~8分，灸3~5壮。虚补实泻。

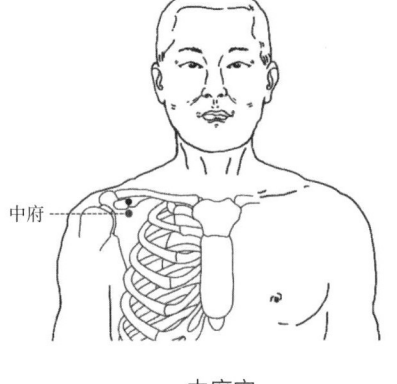

中府穴

主治：咳逆上气、喘气胸满、胸肺胀满疼痛、肩背痛、咳唾浊痰、肺经瘀阻急痛、大拇指疼痛。

我在应用中府穴时，对自己的咳嗽胸满、肩背痛都有较好的疗效，无意中还治疗好了大拇指痛。后来在朋友那里看到一本针灸书，可惜书名我忘了，书中记载用手上的六条经络，选离手最远的起止穴，治疗一位患鸡爪风的妇女，疗效极好。"手指疼痛变形如鸡爪，名鸡爪风"，才知早有出处。手三阴经从胸走手，所以手三阴经在胸部的第一个穴位，就为手三阴经的起点穴。中府穴就为手太阴肺经的起点穴。手三阳经从手走头，所以手三阳经在头上的最后一个穴位，就为手三阳经的止点穴。统称"起止穴"。所以我后来用某手指经络的起或止穴，治疗其手指疼痛，都收到了"如鼓应桴"的效果。

太渊穴

手太阴肺经腧穴，手太阴之脉所注为"输土"，也为肺经之"原穴"，又为八会穴之一，脉会太渊。仰掌，在腕横纹上，桡动脉桡侧凹陷中取穴。直刺2~3分，灸3壮，肺虚补之。

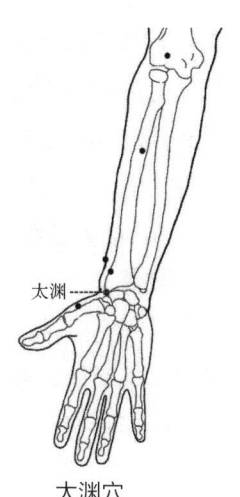

太渊

主治：目生白翳、眼痛赤、咳嗽、咯血、气喘、逆气、咽干、喉部肿痛、心痛、脉涩、肩背痛寒、上臂内侧痛、小便数。

肺经五行属"金"，太渊穴为手太阴肺经所注为"输土"，因为"土"生"金"，所以为肺经之"母"，中医理论"虚则补其母"，故肺虚常可补之。肺虚之人，顺时针按摩，针刺此穴，有较好疗效。

太渊穴

经渠穴

手太阴肺经腧穴，手太阴之脉所行为"经金"，因为和肺经五行同属"金"，所以又为肺经"本穴"。仰掌，腕横纹上一寸，在桡骨茎突内侧，当桡动脉桡外侧凹陷中取穴。直刺1~2分，《针灸大成·经渠》载："禁灸，灸伤神明。"虚补实泻。

主治：咳逆上气、胸背拘急、喉痹、热病汗不出、掌中热、手腕痛。

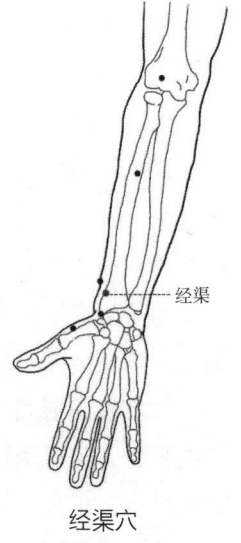

经渠

经渠穴为肺经本穴，是调理肺经病症最先优选的穴位。肺的经脉不通，多用平补平泻的手法治疗；外邪客于肺经，多用补法治疗；肺气偏胜，则用泻法治疗，应用穴位治疗疾病，应先辨证阴、阳、虚、实、寒、热、表、里，再根据《灵枢·经脉第十》中的阐述"肺手太阴之脉，盛则泻之，虚则补之，热则疾之，寒则留之，陷下则灸之，不盛不

经渠穴

虚，以经取之。盛者，寸口大三倍于人迎，虚者，则寸口反小于人迎也"来选取方法。

初期诊脉者，每次诊断脉搏时最好先诊一下桡动脉、再诊颈动脉，比较一下两脉搏跳动的力量大小。如果桡动脉搏动力量大于颈动脉，为阴盛，则应选相表里的两经，泻阴经补阳经；如果颈动脉搏动力量大于桡动脉，为阳盛，则应选相表里的两经，泻阳经补阴经。

（四）常见肺的恶性肿瘤

近年来由于环境污染，饮食方面的污染，家庭装修污染或其他污染，人们心态的不良变化等，集多种因素的聚合，得肺部恶性肿瘤的病人越来越多。这种病应在发现有无根脉时，就进行预防性治疗为优选，在前面治未病处已经论述，这节主要论述已病。

1. 脉象心悟

细脉

《脉经》载："细脉，小大于微而常有，细直而软，若丝线之应指。"

手指诊脉时感觉到的脉象如一根细线一样，柔韧而搏动力量不大，故名"细脉"。细脉和弦脉的区别，就是细脉无力，弦脉相对有力。

细脉示意图

《濒湖脉学·细·主病诗》载："细脉萦萦血气衰，诸虚劳损七情乖。若非湿气侵腰肾，即是伤精汗泄来。"

人体里的血脉，就像地球上的河流。地球上生态平衡，河流水量就会充沛平稳，河面也就比较宽阔。反之，发洪水时，河流水量会过大，有时还会冲破河堤；枯水期时，水可能细得像条线，不能充满河床。"细脉"就如枯水期的河流，血少不能充满血脉，故像线一样细而无力。血属阴，血少为虚，故细脉多为"阴虚"。而这种阴虚多是长时间身体某种疾病消耗所致。犹如人类长期过量消耗地球上的资源，造成环境的破坏，而使河流水量越来越不正常了。

细脉在各脉部都可能出现，在哪个脉部出现，就预示着哪个经脉和所联络的脏腑，出现阴虚了。可选本经脉的募穴、水穴、原穴用补法缓缓调理，使其慢慢恢复正常。犹如干旱的田地，用暴雨去浇，只会造成水土流失；如果用细雨慢慢去浸润，才能"润物细无声"。

2. 脉证实践

实践一

2010年，老伴要好的一个姊妹因咳嗽在某医院医治，医生诊断为肺炎。治疗1个多月，咳嗽却越来越厉害；后又到西安某中医院医治，医生也认为是肺炎，治疗了20多天，仍不见好转，以至晚上睡觉都不能平躺，每晚只能半靠在被子上睡一会，如果一躺下，气就上不来，而且咳嗽一阵一阵，捶胸半天才能略好一会。

老伴让我给看看，诊其肺经脉弦而无根；胆经脉弦而微有力；肾经，脉细弦无力。考虑到肺经脉无根，无根脉多为癌症，而且咳嗽时间较长，不能治愈，应该首先辨证为肺癌；而弦为炎症，应该又有一些感染。胆本身脉正常就微弦，但应柔和。现在胆经脉弦而微有力，应有病变，辨证为胆囊结石而微有炎症。肾经脉细弦无力，弦为有炎症，细为病程较长而造成的阴虚，考虑其肾炎已经有较长时间了。告知其："肺有些问题，需要去做一个CT，再做一下肝、胆、肾的B超，化验一下尿。先给你开点药吃，做完检查再说。"给其用药以治肺癌为主，但没有告诉她附带治胆和肾。但其对我说道："我胆没有问题，从来没有疼过。但肾炎已经有十几年了，并伴有血压高。肺在医院作了几次检查，都说是肺炎。"

过了一个星期，所有检查都拿来了，胆内有结石；肾有炎症而且出现蛋白尿；血压95/150毫米汞柱；加强CT诊断，确诊为肺癌。其对我述说道："我到医院请医生给做了肺的CT，报告上肺癌处打了一个问号，医生叫2个月后再来复查。我想2个月后还不知道能来得了，又要求做了一个加强CT，才确诊为肺癌。您给我开的药，吃到第3天，就能躺下睡觉了。"

为了治疗其病，必须服药和针灸并行。白花蛇舌草100克、半枝莲50克、白英30克以治肺癌；加黄芩30克消肺中炎症；加炒鸡内金9克、金钱草20克以治胆及结石；加车前草30克、石苇9克，治其肾炎兼降血压。每天1剂，每副药煎2小时，只煎1次，分早晚2次服。在服药期间，肾炎多次检查都正常了，而高血压2年多服中药期间，虽未用降压药，血压一直在正常值范围内。

治疗肺癌的初期，我给其针灸了1个疗程。后来求生的欲望使其勇于自己针灸。每次根据脉象选穴，但主要的穴位有截根穴、脑清穴、阳陵泉穴、阴陵泉穴、三阴交穴、太溪穴、内关穴、孔最穴，多用泻法，针灸2天1次，10次1疗程。休息7天左右，再进行下一个疗程的治疗。上药服用2个星期后，诊其脉，肺炎已经痊愈，便将黄芩减去。其他药一共吃了2年，直到肺癌痊愈才停止。

2015年写此病例时，已经5年多过去了，现在其身体一直安好。其基本上每个星期都和我们一起去爬秦岭，体力也不差于一起爬山的其他人。

实践二

有个朋友的丈夫得了肺癌，已经确诊，让我再给看一下。诊其脉，肺经脉象无根，胆脉弦而有力。辨证肺癌是确定了，胆脉弦有力为炎症，辨病还有胆囊炎，便问其："你是准备中医治，还是准备西医治。"朋友知道我把自己的肺癌都治好了，马上说："你给治吧。"我告诉他们，需要针灸和服药一起治疗效果才好。

就教朋友给她丈夫针灸：截根穴、孔最穴、阳陵泉穴，只针不灸，要求2天一次，10次1疗程，中间隔7~10天再进行下一疗程的针灸；药用：白花蛇舌草100克、半枝莲50克、白英30克以治肺癌；黄芩15克、金钱草20克以治胆囊炎。1个月后，胆囊炎好了，就只吃治肺癌的药。

因为其肺癌发现得早，吃药、针灸半年后，再去检查肺癌已经好了，脉象也都正常了。嘱其可以暂时不吃药、针灸了，但每年立春后要用白花蛇舌草煎服1个月，以提高免疫力，预防复发。

2015年初，写此病例时，特向朋友询问其丈夫的近况，朋友说道："他自从吃药针灸后，这四年来一直感觉身体挺好，每年去医院检查都正常，现在还在单位上班，满面红光。赵老师，谢谢您给他治好了肺癌。"

实践三

在陕西老年大学，有个学生检查出肺癌转移胸腔，引起胸腔积液。上课时向我讨要药方，诊其肺经和上焦脉都有力而无根，因为知道肺癌已经转移，所以有无根脉；脉有力应该是邪气仍盛，施治应该以祛邪为主。

嘱其可用治肺癌的方剂，这些治癌方剂在课堂上都讲过，就是白花蛇舌草100克、半枝莲50克、白英30克，再加葶苈子15~30克，以泻胸腔积液就可；自己针灸截根穴、尺泽穴、孔最穴、内关穴、阴陵泉穴都用泻法，治疗试试。2个星期后这个学生告诉我："赵老师，我现在咳嗽和胸痛都好多了，人也有些力气了，还用这个药方子吃吗？"嘱其："这种病需要长期这样治疗，药也要吃较长一段时间，一般像你这种程度的病，都要连续吃2年以上的药。"

一年后这位学生给我打电话，"赵老师，你说的药，我去年吃了2个多月，感觉好了，就没有再吃。今年又不行了，用去年的药方还行吗？"嘱其："还可以继续服药针灸，但要有打持久战的准备，坚持彻底治愈。"

3. 用穴解析

脑清穴

经外奇穴。在内、外踝骨上沿，引水平线，在小腿前部两筋之间，足阳明胃经解溪穴上一寸处取穴。针5~8分，灸3壮，多用泻法。

主治：高血压病。

脑清穴是治疗高血压病的有效穴位，学自《针刺疗法》一书。1991年我得到这本书后，就学习用此穴，来给偶然遇到突发高血压的患者，用泻法进行按摩，很快过高的血压就降下来了。后来又用针灸的方法治疗高血压患者，只几分钟，被治疗者的血压就开始下降了。

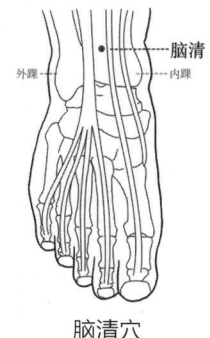

脑清穴

内关穴

手厥阴心包经腧穴，手厥阴之脉络穴，又为八脉交会穴之一，通于阴维脉。在腕横纹上二寸，当掌长肌腱与桡侧腕屈肌腱之间取穴。直刺5~9分，灸3~7壮，虚补实泻。

主治：心痛、心悸、失眠、中风、黄疸、血液病、心肌炎、心脏二尖瓣、三尖瓣关闭不全。《针灸大成·内关》载："实则心暴痛泻之，虚则头强补之。"

内关穴顾名思义，是调理身体内部的关口。凡身体内部不协调引发的疾患，皆可用内关穴治疗。

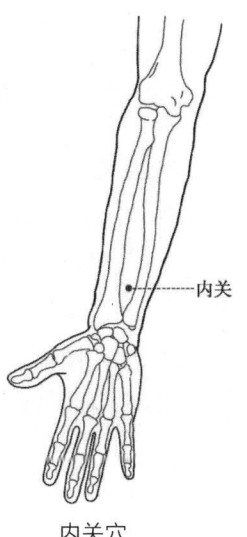

内关穴

阳陵泉穴

足少阳胆经腧穴，足少阳之脉所入为"合土"，又为八会穴之一，筋会阳陵泉。在腿膝盖外下方，腓骨小头之前下方凹陷处取穴。直刺8~12分，灸5~7壮，得气即泻。

主治：口苦、呕吐、黄疸、胁肋痛、胆囊炎、胆结石、抽筋、半身不遂、下肢痿痹、小儿惊风。

阳陵泉为八会穴之一，"筋会阳陵泉"，故筋病皆可针灸此穴。古谓："不收为筋病，不张为骨病。"如手握不住为"不收"；手伸不开为"不张"。

阴陵泉穴

足太阴脾经腧穴，足太阴之脉所入为"合水"。在膝下内侧，胫骨内髁下缘，胫骨内侧之凹陷处取穴。直刺5~10分，灸5~7壮，多用泻法。

主治：水肿、腹胀、遗精、尿失禁、小便不利、泌尿系炎症、妇科炎症、腰痛、膝痛、暴泻、霍乱。

阴陵泉穴，为调整身体内水液代谢的有效穴位，故对水肿及泌尿系病症有较好疗效。

三阴交穴

足太阴脾经腧穴，又为足太阴、足少阴、足厥阴之会穴。在内踝尖上三寸，胫骨后缘取穴。直刺5~10分，灸3~5壮，虚补实泻，孕妇禁针。

主治：冷咳、脾胃虚弱、心腹胀满、不思饮食、腹胀、肠鸣、溏泄食不化、身重、足痿不能行、泌尿生殖器官病症、遗精、手足逆冷。

三阴交穴，补之能使血脉旺盛，泻则能使血脉衰弱。古谓："补则血旺，泻则血衰""血旺宜胎，气旺难孕"。故补此穴对孕妇保胎有一定效果。

太溪穴

足少阴肾经腧穴，足少阴之脉所注为"输土"，又为原穴。在足内踝与跟健之间凹陷中，平对内踝尖取穴。对着外踝尖斜刺3~5分，灸3~5壮，火旺补之，水旺泻之。

主治：咽喉痛、下门牙齿痛、口中如胶、肾虚耳聋、咯血、气喘、消渴、肾虚心痛、肾虚心悸、肾虚失眠、月经不调、遗精、阳痿、腰脊痛、肾虚便秘。

太溪穴，"太"喻为很大；"溪"喻为水之通道，所以太溪穴为身体里最大的水流通道，能调理水的利用，因水而引起的疾患每多用之。肾经和心经同属少阴经，肾经属"水"，心经属"火"，只有水火相济，身体才能健康。太溪穴为肾经原穴，善能调节足少阴肾经；故对心脏病的调节，也极有好处。

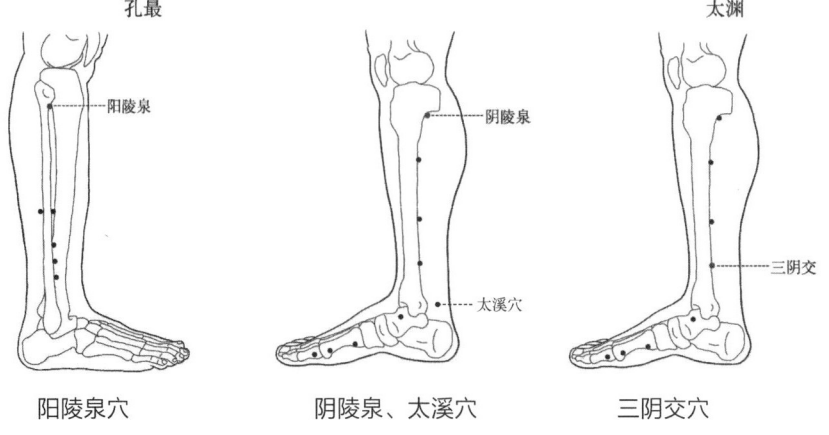

阳陵泉穴　　　　　　阴陵泉、太溪穴　　　　　　三阴交穴

第二节 ✑ 手阳明大肠经

一、经脉流注

手阳明大肠经起于食指末端的商阳穴，沿着食指桡侧向上，通过第一、二掌骨之间的合谷穴，向上进入拇长伸肌腱与拇短伸肌腱之间的凹陷处，再向上沿前臂前方，至肘部外侧，再沿上臂外侧前缘，上走肩端的肩髃穴，再沿肩峰前缘向上出于颈椎的大椎穴处，再向下进入缺盆即锁骨上窝部，联络肺脏，通过横膈向下，属于大肠。

缺盆部支脉：上走颈部，经过面颊，进入下齿龈，回绕至上唇，交叉于人中穴，左脉向右，右脉向左，分布在鼻孔两侧的迎香穴与足阳明胃经相联接。

二、大肠经要点

（1）手阳明大肠经五行属"金"，腧穴起于商阳，终于迎香，左右共四十穴。五输穴配五行是："井金"穴商阳、"荥水"穴二间、"输木"穴三间、"经火"穴阳溪、"合土"穴曲池。其他特定穴是：本穴商阳、原穴合

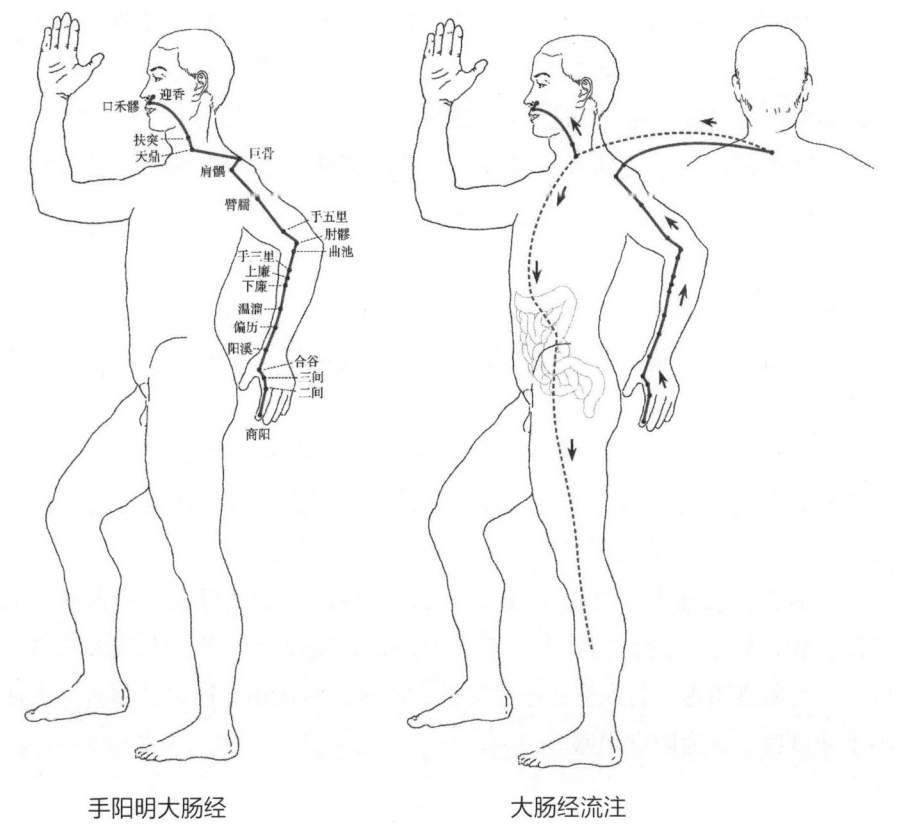

手阳明大肠经　　　　　　　　大肠经流注

谷、络穴偏历、郄穴温溜、俞穴大肠俞、募穴天枢。

（2）手阳明大肠经及所连络脏腑为病，主要表现为：齿痛、颈肿、目黄、口干、喉痛、鼻衄、鼻流清涕、腹痛、肠鸣、泄泻、便秘、痢疾等症，本经循行部位气有余时会出现热肿，气不足时会出现寒冷战栗等症。本经脉不通畅，会造成大拇指和食指的疼痛或不能使用。

（3）《灵枢·经脉》载："大肠手阳明之脉，是动则病齿痛，颈肿。是主津液所生病者，目黄、口干，鼽衄，喉痹，肩前臑痛，大指次指痛不用，气有余则当脉所过者热肿；虚则寒慄不复。为此诸病，盛则泻之，虚则补之，热则疾之，寒则留之，陷下则灸之，不盛不虚，以经取之。盛者，人迎大三倍于寸口；虚者，人迎反小于寸口也。"

（4）经脉心悟。

"为此诸病，盛则泻之"：遇到大肠经邪气盛引起的诸病，依据"盛者泻其子、母病泻其子"的中医理论，首选大肠经"荥水"即"儿子穴"二间穴，用泻法治疗。

"虚则补之"：遇到大肠经精气虚所致诸病，依据"虚则补其母、子病补其母"的中医理论，首选大肠经"合土"即"母亲穴"曲池穴，用补法治疗。

"热则疾之"：遇到大肠经热证引起的诸病，首选大肠经"经火"阳溪穴，用留针时间较短的"疾之"泻法治疗。

"寒则留之"：遇到大肠经寒证所致的诸病，首选大肠经"经火"穴阳溪穴，用留针时间较长的"留之"补法治疗。

"陷下则灸之"：遇到大肠经，脉搏极沉弱为"陷下"，是由于大肠经阳气极弱，无力鼓动脉搏所致。首选其"俞穴"大肠俞，用艾灸的方法治疗，能有效补充大肠经阳气，大肠经阳气得到恢复，"陷下"大肠经之脉自然搏起。

"不盛不虚，以经取之"：人迎脉和寸口脉搏动力量相同，而大肠经患病时，首选大肠经的"本穴"即商阳穴、"经火"穴阳溪穴，为"以经取之"，用平补平泻的方法进行治疗，调理大肠经恢复了正常。

"盛者，人迎大三倍于寸口；虚者，人迎反小于寸口也"：人迎在上部属阳，相比较寸口的大肠脉大三倍，为阳盛，所以"盛者，人迎大三倍于寸口"，为阳盛阴虚。若人迎小于寸口的大肠脉，为阳虚，所以"虚者，人迎反小于寸口也"，为阳虚阴盛。

三、大肠经脉部与正常的脉象

1. 大肠经的脉部

位于右手尺部外侧，内侧为命门。

2. 大肠经诊法

其脉象应跳动得不快不慢，力量不大不小，手指感觉柔和为正常。《濒湖脉学·五脏平脉》载："脉来之时，总宜和缓，命门元阳，两尺同断。""四季和缓，是谓平脉。"

四、大肠经常见病症的辨证论治

（一）大肠经病引发下腹痛的辨证施治

1. 脉象心悟

郁脉

某脉部的脉搏跳动不在一个点上，而是围着一个圆圈转着跳动，便为郁脉。某脉部出现郁脉，是其所属经脉或所联络的脏腑郁闷不舒在脉部的显现。

我过去诊脉时，遇到这种转圈跳动之脉，不知为何脉。查找自己的各脉学书，也未寻找到这种脉象的介绍，只好在世间万象中寻找答案。有次在给一位亲戚诊脉时，感觉某脉部脉搏在围着一个圆圈跳动时，脑海里突然出现了古罗马的斗兽场，雄狮被困在圆形的斗兽场里，向一个方向猛扑，想突出去，被碰回后又向另一个方向扑去，又被碰回，不停地扑，反复地被碰回。留下的运动轨迹就形成了圆形多点的态势。顿有所悟，狮子本是大草原的王者，如今被困牢狱无法突出，其心能不郁闷？

联想身体内血脉经气，在心脏的一起一收的灌输下，向各脏腑器官流注，血液经气一起、一落随波逐流，好不自在，突然遇到阻碍，左冲右突无法前行，表现在脉象中，就形成沿着圆形轨迹跳动的脉搏，是不是它们也很郁闷呢？这种郁闷产生的脉象，我自定为"郁脉"。某经脉部出现郁脉，是否就为某经脉和相连系的脏腑出现郁闷而心情不舒畅呢？中医认为"天人合一"，所以世间万物其理一贯。经过多年的摸索和验证，这种脉象，的确和各种不舒畅有关。

心经脉象如果出现转圈搏动的郁脉，多因心脏血管瘀阻，使血流不畅所致。所以，诊出心部郁脉，即可辨证为现代所称的冠心病相似疾患，因为冠心病的病因就是血脉某处瘀阻，致冠状动脉流通不畅造成的。

肺经脉象有这种转圈搏动，多因肺气不降所致。中医理论"肺主肃降"，而今肺气肃降受阻，逆向回转，反复往来，反映在肺经脉部，显为转圈搏动的郁脉。所以，肺经脉部诊出郁脉，即可辨证为肺气不降。

尤其是肝，其性如木，主情志疏泄条达而忌抑郁（条达本形容树木无拘束地生长，枝条畅达，气机疏泄通畅。联系到人体，肝气条达，气血和谐，自然心情舒畅，条达的前提须靠肝气的疏泄作用）。而今肝气无处疏泄，围圈而突，在肝经脉搏中表现出郁脉，证明其人情志受挫，心情不畅，其辨证可定矣。

肾经脉象有这种转圈搏动和腰脊有关。《灵枢·经脉第十》载："肾足少阴之脉，贯脊，属肾。"腰为肾之府，肾气贯于脊，如今肾气贯脊上行受阻，而返回作用于肾府，不通则痛，腰脊怎能不疼。所以肾经有这种郁脉，必有腰痛。

脾经脉象出现这种转圈搏动，会出现什么症状呢？《素问·灵兰秘典论》载："脾胃者，仓廪之官，五味出焉。""脾主运化"。脾脏的工作是从仓库中将五味运送到需要的地方，如果运送之路受阻，左冲右突仍过不去，就会在脾经脉部出现此种郁脉，人也会身重无力。常言道："三军未动，粮草先行。"脾为后天之本，是人体的"仓廪之官"，犹如军队的后勤部，后勤部出现问题，粮草运不上去，军队没有吃的，战士打仗还有精神吗！

大肠经气不畅，脉象也会出现这种转圈搏动，《素问·灵兰秘典论》载："大肠者，传导之官，变化出焉。"所以大肠的主要功能，就是将从小肠消化吸收后的剩余部分，再吸收利用后变化为粪便，然后由肛门排出体外。

开始遇到大肠这种脉象，知道是大肠出了问题，却分不清是何种病症。就问被号脉的人大便怎样，很多人都说自己有便秘的症状；但是，有一次号一位四十岁左右的人脉时，大肠脉也有这种郁的脉象，就直接说道："您有便秘吗？"其回答道："我过去便秘，但最近几天又拉稀了。"后来几年中，又遇到一些和这人一样的脉象，而且也出现同样的症状。

这使我不得不对这种脉象进行深入思考，终有所悟。"郁"指心情不畅，人们在心情不畅快的情况下去工作，就有可能或多或少造成失误。如果大肠工作时不顺心，同样会影响其工作的成效，过了可能会造成便秘；不及可能会造成拉稀。因为大肠再吸收利用太过，就会使肠道水分减少，造成粪便太干而形成便秘；大肠吸收利用不及，水分留存太多，粪便因太稀而造成泄泻。这种同脉、同理而症状不同，该如何调理呢？

我思考大肠经的原穴合谷有调理大肠经的功能，《针灸学》载："原穴与三焦有密切关系。三焦是原气的别使，它导源于脐下肾间动气，而输布于全身和内调外，宣上导下，关系着人体整个气化功能，特别是促进五脏六腑的生理活动。针刺原穴，能通达三焦原气，调整内脏功能。"所以首选大肠经原穴合谷，配肺经络穴列缺，因为络穴是连接表里脏腑的通路，合谷与之相配，古人称为"主客相配"。采取平补平泻之法，即不过于人为干扰，只采取激励之法，使大肠功能自然恢复正常。我联想，主人与客人和谐相处了，还有何郁呢！

再取大肠经的下合穴上巨虚，《针灸学》载"下合穴的作用，是根据合治内腑的原则，按照疾病所属内腑不同，而取其所属的下合穴治疗"。上巨虚虽是足阳明经上的穴位，却是手阳明经的下合穴，善能调理大肠之气，多用泻法，使大肠郁闷之气有一出口泻出，郁除脉康复。再诊脉，大肠经郁脉消失，心知其内腑大肠已经痊愈矣。

2. 脉证实践

肚子痛，尤其是腹部某点疼痛，可能是很多原因造成的，如果这时其他脉象正常，大肠经的脉象发生变化，就应首先辨证为大肠经或连络脏腑病变，然后再分证施治。

实践一

20世纪70年代后期，我自己经常右下腹痛，开始医生认为可能是阑尾炎，然后就用青霉素，链霉素消炎，连打了一个星期的肌肉针，效果并不明显。医生怀疑，这么长时间的疼痛，可能有别的病变，让我做了一个全消化道的钡餐透视，也并未发现病灶。我自己也用了一些方法，但收效甚微，就这样右下腹一直疼了好多年。

后读张锡纯的《医学衷中参西录》论升陷汤所主病症，有大气下陷引发的腹疼。联想到自己当时身体虚弱，当兵时得的肺结核感染合并支气管炎年年咳嗽现已经成了肺气肿。肺与大肠相表里，肺气主降、主阴；大肠气主升、主阳。而自己肺病必然会影响到大肠，右下腹为盲肠和升结肠的结合部，这时小肠吸收后的食物残渣，要通过盲肠而运送到升结肠去，是从下边向上面运送的，如果这时阳气不足，不能有效及时地运送上去，造成堆积，就会拉扯此处的肌肉，引起疼痛。经过诊断自己的脉，更证实了张锡纯老先生的论断，左手脉较右手脉弱，而右尺又比右寸更弱。

李时珍《濒湖脉学》中有"左大死血，右大虚看"之语，也就是如果某人的左手脉搏力量大于右手脉搏力量，是身体里已经有死血了。再根据各部位脉搏的正常与否，来辨别是身体那个部位出现死血了，也可理解为，现代医学所称的血栓与血管内瘀块。如果某人的左手脉搏力量小于右手脉搏的力量，就是一种虚证。再根据各部位脉搏的正常与否，来辨别身体哪个部位虚弱。我的右手寸部脉有力，而自己在医院检查已证实为肺气肿，这时脉证互参，辨证为实证；而自己右手尺部太弱于右寸，尺部为大肠脉，命门脉所属。自己右下腹疼痛，根据张锡纯的理论也是气不足的表现，气在中医阴阳里属阳的部分，而阴阳互根。犹如肺主阴，在压压板的一头，大肠主阳，在压压板的另一头，一边重必至另一边轻。如今肺气辨证为实而重，大肠辨证为虚而轻，只有补充大肠之气使与肺气相互平衡，才能恢复健康。

自己少年时学过针灸，略懂一些经络常识，只要明了其中之理，治疗选穴就容易了。我选了奇经八脉，督脉头顶上的百会穴按摩，用补法，只一会，右下腹的疼痛立减，经过几次治疗，基本痊愈。为什么选百会穴呢？百会在我们人体的阳经之海督脉上，又位属头顶，上为阳，下为阴，为阳经之阳穴，补之能补充身体之阳气，又能使身体中的阳气上提，犹如绞车绞东西上下一样，用补法是向上提，用泻法是向下放。后来遇到和自己一样有这种腹痛病症之人，告知其理、其法，试后都立刻见效。

实践二

一个战友的朋友听说我会切脉，非要让给他号号脉，举手之劳，就答应了。诊其脉，除了有其他脉不正常外，大肠脉有些弦，还一抽一抽的，如前面所讲的抽脉。说完其他病症，最后我讲："你肚子是不是疼呢？"他马上就答道："您真说对了，我得的是结肠炎，现在肚子还在疼呢。"我便对其说道："结肠炎应当好好治疗。""我治疗了很长时间了，还动了一回手术，但效果不是太好。"嘱其可灸天枢穴、中脘穴、足三里穴、内庭穴，再按摩手上的合谷穴，用补法试试。因为过去有位亲戚得结肠炎，我用灸的方法治疗，效果较好。2个星期后又见面，其对我说道："赵老师，我灸了你说的几个穴位，现在肚子这里已经不疼了。"

实践三

有位朋友的亲戚，让我给他号号脉，诊其脉，除了其他脉有不正常外，大肠脉抽而微大，抽脉为经络不通畅引起的痉挛；大肠微大脉为大肠发生病变时间还不长。我辨证其大肠经络不通而发生了初级病变，便问道："您肚子有时痛吗？""我肚子平时不疼，吃不合适时，偶然痛一下，就是肚子按着有个疙瘩，一按就有点胀。"其一边说，一边将衣服撩起来让我去摸那个疙瘩。我按摩其肚子里的疙瘩，发现疙瘩有鸡蛋大小但还不太硬，便问道："您做过结肠镜检查吗？""没有。""您需要去做个结肠镜检查，人到60多岁，不管有没有问题，医院的医生都建议，每年应该做一次结肠检查。"过了一个星期，朋友又领着亲戚，拿着结肠镜检查单过来。镜检发现直肠上段有个较大的息肉。

让朋友给亲戚针灸，选合谷穴、上巨虚穴用泻法；列缺穴、天枢穴用平补平泻法，2天1次，10次1个疗程。过了1个星期，又诊其脉，大肠抽脉已经没有了，但仍微大。嘱其针灸完1个疗程后，过段时间再去做个肠镜，对照看息肉的治疗效果，再进行针灸，将息肉治愈。

实践四

在陕西老年大学，一个学生课间休息时让给号号脉，大肠脉弦而微滑，考虑到弦为炎症，滑为有垃圾，辨证大肠经因有瘀塞而产生炎症。

告知其"大肠有点问题，需要去检查一下。"他赶紧就说，"我肚子左下腹痛，已经做结肠镜检查了，是乙状结肠处有溃疡，我害怕有病变，叫您看看脉有根没有？"我忙说："有根，不用怕，主要是有炎症和垃圾，你已经学过针灸了，用针灸的方法去治疗最好。""那针什么穴位？""针中脘穴，因腑会中脘，大肠属腑；上巨虚穴，是大肠的下合穴，善能调理大肠经；丰隆穴祛垃圾，内庭穴清扫院子。中脘先泻后补，其他穴都用泻法，您针一个疗程，基本就好了。""真的吗？""真的，您试试。"这个学生高兴地走了。

过去因为在课堂里讲过，无根脉的病患大部分最后都发展成了恶性肿瘤，所以，很多学生都惧怕自己患无根脉。

实践五

有个朋友感觉不舒服，让我给号脉。诊其脉，手指感觉大肠脉围着一个圆圈转，过去自称是"郁脉"，为气郁。辨证是大肠郁闷了，干活就会出问题，进而会影响功能，问道："你是不是最近肚子不太舒服，大便不正常？"其答道："前一段还好着，就是这几天肚子一直不舒服，还有点拉肚子，1天2~3次。"我对其说："没有大问题，是大肠干活时不高兴了，你自己按摩手上的合谷穴、列缺穴，用平补平泻的方法，以疏通大肠经气；我在下边给你按摩腿上的上巨虚穴，用泻法，让郁闷的大肠经气有地方泻出，看能不能改善你肚子的不舒服。"按摩了大约5分钟，其就说："赵老师，我现

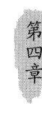

在肚子不难受了。"

3. 用穴解析

百会穴

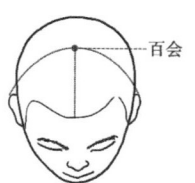

百会穴

督脉腧穴，又为督脉与手足三阳经交会穴。在头中线顶部略后方，两耳尖连线之中点凹陷中取穴。直刺1~2分或向后沿皮刺3分，灸5~7壮，虚补实泻。

主治：头风头痛、中风半身不遂、脑重鼻塞、头痛目眩、耳鸣、昏厥、惊痫、惊悸健忘、心神恍惚、食无味、胃下垂、中气下陷、子宫脱垂、脱肛。

百会穴古人谓："有百脉朝会之势，百病皆治，故名百会"。凡阳气不足，阳气下陷引发的疾病皆多用之。

中脘穴

任脉腧穴，手太阳、手少阳、足阳明、任脉之会穴，胃之募穴。又为八会穴之一，腑会中脘。在腹正中线上，脐上四寸，当歧骨（两边最下面肋骨连接胸骨中点处）与神阙连线之中点处，仰卧取穴。针8~20分，灸5~14壮，先泻后补。

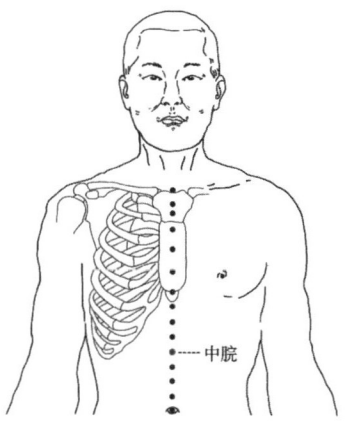

中脘穴

主治：胃痛、腹胀、反胃吞酸、消化不良、呕吐、胃及食管肿瘤、脾胃虚弱、胃虚耳鸣、霍乱、泄泻、痢疾。

因为"腑会中脘"，所以其他腑病皆可选中脘穴调理。治疗胃的重病及久病，针刺时进针深度应达20分，到达深度后先泻后补，迅速出针。这是我过去向一位祖传中医所学，后来才慢慢悟出其理。《素问·灵兰秘典论》载："胃者，仓廪之官，五味出焉。"先泻是把仓库清空；后补是修复仓库设施。仓库打扫干净了，设施修复了，向里面再放东西还会不放心吗！

天枢穴

足阳明胃经腧穴，大肠经之募穴。在肚脐中点即神阙穴平开二寸取穴。针5分，灸5~15壮，多补少泻。

主治：腹胀气喘、上气冲胸、烦满呕吐、泄泻、痢疾、腹痛、绕脐痛、肠痈、肠鸣、霍乱、水肿、月经不调。

古人谓天枢穴："魂魄之舍，故不宜深针。"《铜人》有"灸百壮"之语，故遇寒证腹痛可多灸。

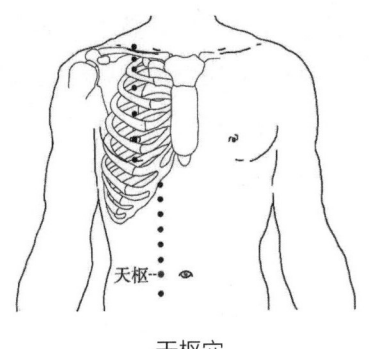

天枢穴

合谷穴

手阳明大肠经腧穴，手阳明之脉所过为原。在第一、第二掌骨之间，当第二掌骨桡侧中点凹陷中取穴。直刺5~8分，灸3~7壮，热泻寒补，孕妇禁针灸。

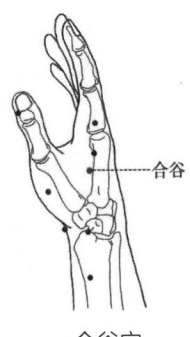

合谷穴

主治：头痛、目翳、目赤肿痛、耳聋、鼻衄、鼻渊、齿痛、下齿龋、咽喉肿痛、咳嗽、口眼㖞斜、无汗、多汗、腹痛、便秘、痢疾、经闭、滞产、小儿惊风、痄腮、隐疹。

合谷穴是调整气机的主穴，古人谓："血旺益胎，气旺难孕"，补合谷则气旺，故孕妇不宜用补法针灸此穴。

古人谓："发汗，补合谷，泻复溜；止汗，泻合谷，补复溜。"同为一穴，为什么能发汗又能止汗呢？思考多年，联想"万物一理"，终有所悟。合谷穴主气，又因为气为阳，阳为火。犹如灶里火旺，锅里的水就容易沸腾，沸腾后，水蒸气就会蒸腾涌出。同理，补合谷能补阳气，阳气一旺，犹如旺火烧得锅里水沸腾，水变成气，蒸腾出毛孔而为汗。复溜为肾脉经穴，主水。泻复溜，能使锅里水减少，水少火又旺，更易沸腾，如水蒸腾汗自出矣！泻合谷犹如将灶火调小；补复溜犹如给锅里加水，火小了而水又增多，一时难于沸腾，无气蒸腾出来，哪里会有汗呢。

足三里穴

足阳明胃经腧穴，足阳明之脉所入为"合土"。在膝下三寸，胫骨前嵴下沿，外一横指凹陷中取穴。直刺5~10分，灸5~15壮，虚补实泻。

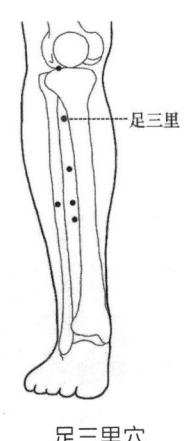

足三里穴

主治：目不明、头晕、胃热头痛、胃虚头痛、脏气虚惫、真气不足、五劳羸瘦、七伤虚乏、胸中瘀血、心腹胀满、胃中寒、腹痛、胃痛、消化不良、虚喘、癫狂、中风瘫痪、水肿、膝痛、小儿疳疾。

自古以来，足三里都为强壮要穴。因胃经五行属"土"，足三里穴又为胃脉"合土"，古人称为"土中之土"。中华先贤智慧中"土生万物"，因为土地中才能种庄稼，所以要使庄稼长得好，农民每年都要给土地里施肥。针灸足三里穴，用补法，就犹如是给自身贫瘠的土地施肥，体内"土地"肥沃了，人身这棵"庄稼"还能长不好吗！

古人要求常人在三十岁前最好不要多灸足三里穴，因为三十岁前，人就犹如在新开垦的处女地上种庄稼，几年中不用去施肥，因为土地千百年来积蓄的营养物质还较多，这时再去施肥，有可能肥料太多把庄稼烧死。

上巨虚穴

足阳明胃经腧穴，又为大肠经的下合穴。足三里下三寸处取穴，直刺5~12分，灸5~7壮，得气即泻。

主治：中风瘫痪、骨髓冷疼、气上冲胸、喘息不能行、不能久立、伤寒胃中热、腹痛、腹胀、肠鸣、肠中切痛、肠痛、便秘、泄泻、痢疾。

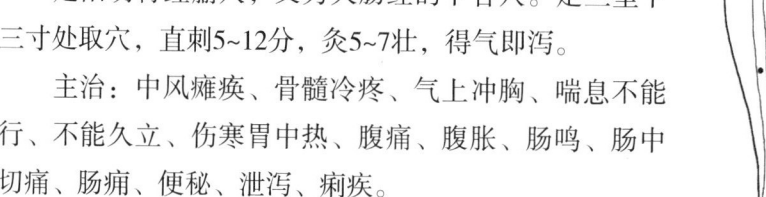

上巨虚穴

上巨虚穴因为是大肠经脉的下合穴，所以大肠经和大肠腑有疾病时，常选此穴用泻法治疗，以泻除其内部邪气。

内庭穴

足阳明胃经腧穴，足阳明胃脉所溜为"荥水"。在足第二、三趾缝间，当趾缝上沿处取穴。斜刺3~5分，灸三壮，多泻少补。

主治：脑皮痛、鼻衄、上齿龋、齿痛、口喎、喉痹、腹痛、腹胀、泄泻、痢疾、恶闻人声、伤寒手足逆冷、足背肿痛、热病。

古人给穴位起名，多有深意。"内庭"顾名思义，为门内庭院。人们居住的庭院需经常打扫，才会干净卫

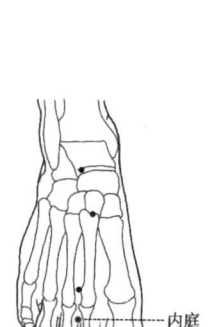

内庭穴

生，居住的人们方能少生疾病。同理，经常针灸内庭穴，用泻法，犹如清扫身体内的庭院，使其保持干净卫生。

（二）大肠经为病

大肠经有问题，能引发很多疾病，调理适当，能起到立竿见影的效果。我按照古书上所讲的方法，进行实践，极其确切的疗效，使我领悟到经络的神奇。

1. 脉证实践

实践一

1998年的夏天，老伴给我说："水平，我今年不知怎么了，这么能出汗，

你看出成什么了。"我一看，汗把衣服都湿透了，就对老伴说："那给你扎针止汗行不？""行。"老伴答道。我给其两手的合谷穴各针一针，用泻法；给腿上的复溜穴各针一针，用补法。留针30分钟，取针后老伴马上就不出汗了。

第2天，老伴喊道："这咋一点汗都不出了，快把我憋死了。"我赶紧就又给其针合谷穴，用补法；针复溜穴用泻法，留针15分钟，取针后老伴就能微微出汗了。

多年过去了，直到现在写书时，老伴就再也没有像那年大汗如雨下的现象了。

实践二

食指为手阳明大肠经的起点和经过的地方，食指疼痛和大肠经息息相关，可以用经络疗法治理，多能"效如桴鼓"。

在陕西老年大学正上课时，有位学生说："赵老师，我右手食指特别痛，抄笔记都写不成了，您给我看看。"我当即给他按摩大肠经的止点，对侧的迎香穴，1分钟后问其："你活动一下，看食指还疼不？"其将食指来回活动了几下，说道："神了，真不疼了。"

对待这种手指疼痛，如筋骨还未发生损伤性病变，用经脉起止穴按摩的方法，都会在1分钟内见效。用这种方法受益的人，我这里已经超过百数。

实践三

2004年初春，和我一起考国家高级按摩师证的同学，自办诊所开业，让我去帮一个星期的忙。其间有个60岁左右的女患者，在其女的陪伴下来到诊所。其女称："我母亲牙疼，在医院看了有一个多月了，检查牙齿和牙周都没有问题，就是满口牙里面疼得厉害，不能咀嚼食物。"

我听后，首先想到会不会是心脏疾病引起的牙疼，因为冠心病也能引起牙疼，而且也是满口牙疼。诊脉后，其心脏脉象没有大的问题，而胃经和大肠经脉象微弦而滑，微弦为不通；滑为痰饮。辨证为痰阻经络而引起的牙周疼痛，因为大肠经绕下牙床而过；胃经绕上牙床而过，"不通则痛"。

我首先用过去向一位祖传中医学的大肠经合谷穴治牙疼的方法，用泻法按摩，其马上就说："疼痛轻了。"接着配合胃经颊车穴以治下牙疼；配合三焦经角孙穴以治上牙疼，都用泻法按摩。20分钟后我问其："您试着咬咬牙，看牙还疼不？"其咬咬牙后，高兴地说："现在牙不疼了，我明天再来按摩。"

实践四

有次聚会，一个朋友喊道："赵老师，你给我看看，我右下腹这里疼得厉害，是不是得阑尾炎了？"

我过去诊其脉，右手寸部脉极弱无力，关部脉虽然较寸部微有力，但和正常脉比较还是弱，尺部大肠经脉微郁；左手三部脉比右手三部脉，更弱而无力。根据脉象，右手脉较左手脉大为虚；右手寸部，关部脉弱是阳气下陷；大肠经脉微郁，为经气循行不畅。辨证：因为阳气下陷，致尺部大肠经气，不能向上升发而郁结，引发右下腹疼痛，在外显示为郁脉。这时如能提升阳气，使上下沟通，其疾自愈。

施治：选提升阳气最好的穴位百会穴，用顺时针方向，即补法，按摩了不到5分钟，其就说道："我肚子下面不疼了。"

第2个星期朋友相聚时，其对我讲道："赵老师，我上星期回去后，自己给百会穴又针灸了一次，现在都一个星期了，右下腹部再没有疼过。"

2. 用穴解析

颊车穴

足阳明胃经腧穴。在下颌角的前上方，咬肌附着部，上下牙齿咬紧时出现肌肉隆起，张开嘴时，手指压点反呈现凹陷处取穴。直刺3~5分，灸3~7壮，虚补实泻。

主治：口眼㖞斜、齿痛、口噤不语、牙关不开、颊颌肿、颈强不得回顾。

颊车穴配合谷穴是治疗下齿痛的有名组方，用之疗效极佳。

颊车穴

角孙穴

手少阳三焦经腧穴，又为手足少阳、手太阳经交会穴。在耳尖正上方，口张合有骨活动的凹陷处取穴。向下斜刺1~2分，灸3壮，多泻少补。

主治：目生翳、急性结膜炎、龋齿、齿龈肿、牙疼不能咬合、唇燥、腮腺炎。

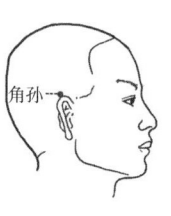

角孙穴

角孙穴配合谷穴是治疗上齿痛的有名组方，尤其是牙疼不敢咬合的患者，疗效极佳。

迎香穴

手阳明大肠经腧穴，手、足阳明经之会穴。在鼻翼外缘中点平齐的鼻唇沟里取穴。针3分，禁灸，虚补实泻。

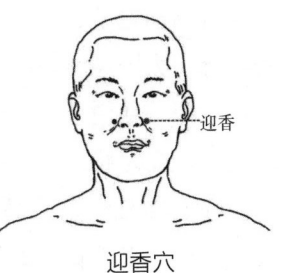

迎香穴

主治：面痒浮肿、鼻塞不闻香臭、鼻涡多涕、鼻息肉、鼻衄、偏风口㖞、嘴唇肿痛。

迎香穴为大肠经止点穴，我用此穴，按摩治疗食指疼痛极效，多在1分钟内止痛。如果颈动脉力量大于手后桡动脉，按摩时用泻法；反之，则用补法。

复溜穴

足少阴肾经腧穴，足少阴之脉所行为"经金"。足内踝后凹陷中直上两寸处取穴。直刺3~5分，灸3~7壮，肾虚补之。

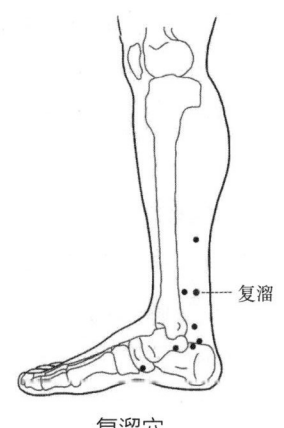

复溜穴

主治：目视不清、善怒多言、舌干、齿龋、流涎、脉搏细微、腰脊痛、胃热、泄泻、腹胀如鼓、四肢肿、足痿、骨寒热、五淋、身热无汗、多汗、盗汗。

复溜穴：足少阴之脉所行为"经金"，因为肾经属水，金生水，所以为肾经之"母"。因为肾经之病多虚证，故选此穴多补之。针刺可补肾之阴虚；灸疗可补肾之阳虚，针后加灸可治肾衰。

复溜穴配合谷穴，用不同的补泻即能治无汗；也能治多汗。"补合谷、泻复溜治无汗；补复溜、泻合谷治多汗。"

（三）常见大肠炎症的辨证施治

1. 脉证实践

大肠发生炎症，多和饮食无常或食不洁之物有关，有时又恰逢受凉，而使病痛更剧，常可引起呕吐、腹泻、肚疼、发烧等症状。大肠经脉象上多出现弦而有力的脉象，弦主炎症，有力为邪气盛，就可辨证为大肠炎症。如果弦脉合并数脉，多为热性病证引发炎症，弦脉合并紧脉，多和受凉引起的炎症有关。

实践一

有一天，已经21点多了，老伴对我说道："水平，我怎么这么难受，是不是心脏出问题了，你给我看看。"我赶快给她号脉，其他脉搏基本正常，唯独胃经脉、大肠经脉极弦数，极弦为较重炎症，极数为热。脑海里一下就出现霍乱的景象，便说道："你得霍乱了。"古人认为霍乱有"挥霍撩乱"之意，以示极其难受之状，而现代认为是由病菌感染的急性肠胃炎。

我心知其病重，马上打了一盆热水对其说："你先洗脚，上床我给你针灸一下。"正洗脚，老伴急着要吐，我去拿盆都没来得及，就一下吐到洗脚盆里了。当躺到床上准备针灸时，老伴又喊："不行，我得上卫生间。"半小时里，又吐了1次，还连着上卫生间拉了2次，而且上床一躺又有便意。无奈，我让她站着，先给其十指的十宣穴放血，血一放完，老伴就说："好受多了，好受多了。"十宣穴放血能使身体内的毒素外泄，进而治疗疾病，尤其是各类急性传染病，极有效果。

然后给老伴针刺，中脘先泻后补，建里补，足三里、上巨虚、内庭都用泻法。老伴这次凶险的霍乱，针灸了1次即愈。

实践二

有一次亲戚带着其四岁孩子过来说："叔，您给孩子看看怎样。"

我号孩子的脉，右尺大肠经脉弦而有力，弦而有力为炎症，辨证大肠发生炎症了。就问孩子"你肚子疼吗？""不痛。"孩子顺口说道。这时其父说："她在家说肚子痛，才来让您给看一下。""孩子可能是吃什么东西不合适了，大肠有炎症，扎一下针就好了。"其父又说道："没吃什么，就是从冰箱里拿出昨天没吃完的西瓜，我们都吃了没事，就她肚子痛。"我又说："孩子小，抵抗力弱，不能和大人比。"

当时要给其扎针，但孩子的思想怎么都做不通。没办法，只能嘱其回去，给孩子吃点消炎药。孩子回去后连拉了4天的肚子，每天都拉10次左右，有时来不及，都拉到裤子上。

第5天亲戚没办法，又把孩子带过来，孩子勉强同意针灸。先给十宣放血，再按摩提拉夹脊穴，1次即愈。

实践三

一位亲戚患病，在医院看了，诊断为急性肠胃炎，输液2天仍上吐下泻，过来让看看。

诊其脉，唯有大肠经、胃经脉象都较弦，弦为炎症。辨证：因为胃肠发生炎症，引起上吐下泻。因手阳明大肠经与足阳明胃经都属于阳明经，所以两个经脉常会同时患病。虽然中间隔着小肠，而往往小肠却没有染病，是因为小肠属太阳经。如此看来，很多病应是从经络中传输染病的。

首先给其十宣放血；而后针刺中脘穴，先泻后补；再针刺合谷、足三里，全用泻法，只针灸了1次即愈。

实践四

有年到外地的一位亲戚家，侄女给我说："叔，几年来，我每天都拉肚子，有时白天最多要拉十几次，晚上睡觉也要起来拉两三次。在几个医院看了一年多了，诊断都是慢性结肠炎，开的药吃得不少，但没有多少效果。"

诊其脉，脉象都迟，大肠脉迟弱，迟为寒；弱为阳虚血衰，辨证为阳气不足，引起大肠寒凉，致大肠出现无菌炎症。因为阳气不足，不能有效推动脏腑运行，使吸收受阻而泄泻。施治应补其阳气，温其脏腑而化其寒邪，其症才能速愈。

我在那里住了1个星期，因其白天要上班，每天晚上都给其灸中脘、神阙、关元、足三里这些穴位。侄女婿说："还真有效，这几天晚上不见她起来上卫生间了。"

2．用穴解析

建里穴

任脉腧穴。腹正中线上，脐上三寸，仰卧取穴。直刺8~12分，灸5~7壮，虚补实泻。

主治：身肿、上气、呕逆、腹胀、胃痛、食欲不振、消化不良、脾虚。

建里穴在中脘穴下一寸，古人认为：中脘穴为胃之募穴，主治胃腑疾患；建里穴主治脾脏疾患。

夹脊穴

经外奇穴，又称华佗夹脊穴。位于第一胸椎下直至第五腰椎下，各脊椎棘突之间旁开5分处取穴。脊柱每侧17穴，两边共34穴。穴位在紧靠脊柱两侧，形如夹持脊柱，故名"夹脊"。治疗时，一般向外斜刺5~8分，灸3~7壮，虚补实泻。

主治：各脊椎所挂脏腑之疾患、久病不愈的咳嗽、消化不良、泄泻。

夹脊穴位较多，年幼的孩子不宜针灸。小儿的病症，可以按摩和提拉夹脊穴处的肌肉，以刺激穴位，达到愈病目的。

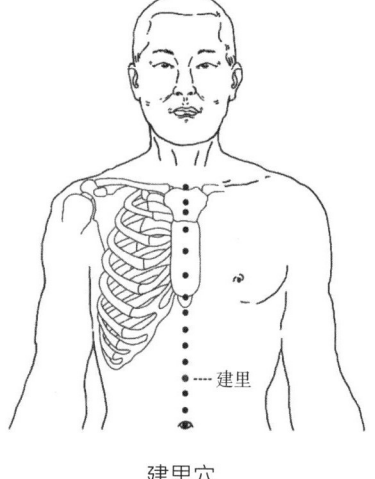

建里穴

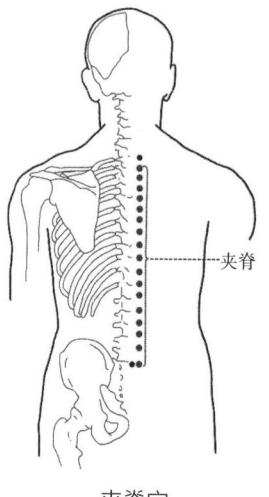

夹脊

夹脊穴

（四）常见大肠的恶性肿瘤

现代随着人们生活条件的好转，人们的饮食习惯的改变及各种因素的叠加，我国大肠的肿瘤发病率逐年上升，已经成为五大发病肿瘤之一。

大肠经的脉以柔和，力量不大为正常。如果有腹部的不适，而大肠脉力量又过强，而其他经络脉象正常，就应怀疑大肠有较严重的病变。《濒湖脉学》载："心腹之痛，其类有九。细迟愈速，浮大延久。"因为这种脉象隐含的疾病，治疗起来比较困难，需要很长时间才有可能治愈，故"浮大延久"。

实践一

20世纪90年代后期，我岳母患了肚子不舒服，拉肚子的病症，到医院诊断为消化不良，多给开一些益生菌制剂，多酶片之类，吃了一段时间，效果不好。我诊其大肠经脉十分有力，大肠经脉有力为病较重，《濒湖脉学》中"浮大延久"即刻浮现在我脑海。辨证：大肠已经发生了病变，而且较难医治。

我劝岳母去医院做个结肠检查，老人家却指着桌上的药说："这都是在大医院看的，医生给开的药。"没有办法，我直接到中药店抓了十副中药，每副白花蛇舌草100克、半枝莲50克让其煎服，并给针灸，拉肚子的症状有所好转。我跟姊妹们说："咱妈大肠脉象不好，要劝老人家去做一个结肠镜检查。"后来，大姐终于劝老人家去到医院，请医生给做了结肠镜检查。检查发现，直肠上端有个3厘米大的菜花样肿块，是标准的恶性肿瘤，医生让尽快动手术。

老伴因为经常见我用中草药治疗肿瘤，尤其是我大嫂的恶性肿瘤，已经过了11年还健在，于是将她的另外三个姊妹约到家中一起商量："咱们让老人家试着用中药治疗，尽量少受些痛苦。"但其他姊妹都不同意，齐说应该听医生的"尽快去做手术治疗"，老伴只好少数服从多数。

没多久医院就安排了手术，当时手术很成功。切下来的一段肠子，医生翻过来让我们看，里面有个直径四五厘米的肿块，真像一朵含苞欲开的菊花一样。

手术后不久，岳母就开始进行放疗。但老人家从本年的11月动完手术，只坚持到第2年的8月，就撒手离开了我们。

实践二

有位亲戚，因肚疼而让看看。诊其脉，大肠经脉浮大无根，大肠经脉浮大为病难治。无根应该发生了病变，辨证大肠已有病变，应尽快诊治。我劝其尽快到医院做个结肠镜检查，检查结果，降结肠上有一个鸡蛋大小的肿块，医生建议手术治疗。

但亲戚害怕手术，希望用中药治疗。嘱其用白花蛇舌草100克、半枝莲50克、大血藤10克，水煎服。有时间我到其家给予针灸，主选截根穴、合谷穴、上巨虚穴，都用泻法。

亲戚一直坚持服用上面3味中药，过了大约4年时间，再去做结肠镜检查，已经完全正常了，才结束服用中药。我写此书时，已经过去约十年了，亲戚还健在。

实践三

2012年初，有次一位朋友询问："赵老师，我母亲右胳膊上，手背那面长了三四个，直径两厘米左右的硬疙瘩，不知怎么回事？"我指着手阳明大肠经循行路线问道，是不是在这里，其回答道："是在这里。"我给其讲："我原来看到过报道，有些肠胃恶性肿瘤的患者，在手阳明大肠经的胳膊循行处，经常发现有不疼痛的硬疙瘩，这很可能是消化道肿瘤的外在表现。"朋友顿时紧张起来，"那我把我妈领来，你给号一下脉。"当朋友的母亲过来后，诊其脉，胃脉还较正常，但大肠脉大而无根。辨证：大肠脉搏动力量大为病重，无根应为恶性肿瘤，后来她到医院的检查也印证了我的判断。

嘱其用白花蛇舌草100克、半枝莲50克、大血藤10克，每次煎2小时以上，只煎1次，分早晚2次服。因为朋友会针灸，嘱其给母亲针灸截根、合谷、上巨虚；因有高血压，加针脑清，都用泻法。

3个多月后，手背上面胳膊处的疙瘩逐渐消退完了，而大肠脉也趋于柔

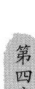

和，但药一直吃了1年以上。如今3年都过去了，朋友的老母亲，虽然80多岁了，依然健在。

实践四

2015年12月坐公交车时，和过去在陕西老年大学学习的一位学员相遇，这位学员对我说："赵老师，我有个病例，您应该写入书中，对人们有极好的启示。"

案例如下：

我姐2004年患肺癌，在第四军医大学西京医院，动了手术后还做了足够的化疗。8年后的2012年，发现肺和胸腔又有了肿瘤，又用伽马刀进行了切除，然后又做化疗。在化疗其间，我姐经常腹泻，检查发现直肠上也被转移上了恶性肿瘤，又动手术将整个直肠和肛门都切除了。因为医生认为我姐年纪大了，做大肠造瘘没有必要，所以手术后大便不成形，随时都向外排便。由于连着两次手术和前期的化疗，我姐恶心吃不下饭，身体极弱，行走都十分困难，只能长期躺卧在床上。医生说："这样的身体再也经不起放化疗了，已经七十多岁，回家她想吃什么就吃些，尽心吧。"

我姐出院回到家后，我对外甥说："我过去在陕西老年大学里学习，有位赵老师上中医课时，给我们讲了治疗恶性肿瘤的中药，我学习的本子上治肺癌、大肠癌等癌症的药方都有，要不然给你母亲用中药试试。"外甥同意后，我们只能自己商量研究，因为我姐最早是患肺癌，然后转移到其他部位和直肠，确定应该用治肺癌的中药：白花蛇舌草100克、半枝莲50克、白英30克，水煎后一小勺一小勺给姐喂服。服中药后不久，我姐大便就有了一些规律，慢慢变成了条状，人也有了些精神，能吃一点饭了。服药两个月后，我姐已经可以自理了。

我姐身体一好转，他们家人觉得，可以将中药停服一段时间，但一不吃中药，我姐大便又没有规律了，人也觉得精神一天不如一天。所以，我们又将中药每天一剂给姐煎服，一直坚持到如今。现在都3年了，我姐身体还可以，生活完全是她自理。

心悟：大肠经脉大而无根，一般都是有恶性肿瘤的脉象，有条件的应尽快去做结肠镜检查。检查出恶性肿瘤或未检查出恶性肿瘤，都应用中药加针灸进行治疗，要使无根脉恢复到有根后，还需要再治疗一段时间。

大肠脉大而有根，证明其病难治，前面已做论述。但这其中也有30%左右是恶性肿瘤。一般在其他部位的脉中，都是无根脉而证实多为恶性肿瘤。根据我多年的实践，唯有大肠脉例外，要特别注意。

（五）大肠经穴治青盲及青光眼

《中医名词术语选释》载："青盲：本病系因肝肾不足，精血亏损，兼以脾胃虚弱，精气不能上达于目而起。开始视力减退，逐渐发展，可至失明，是一种病程较长的慢性眼病，类似视神经萎缩。青盲的早期阶段，患者自觉视物昏糊渺茫，称之为'视瞻昏渺'，如兼见眼前有一片阴影，甚至呈现青绿碧蓝或赤黄之色，称之为'视瞻有色'，随着视力的进一步减退以至失明，但双目外观并无异常，则称之为'青盲'。"

《针灸大成·商阳穴》载："目青盲，灸三壮，左取右，右取左，如食顷立已。"当年看到这条"如食顷立已"，使我兴奋不已，吃顿饭的时间，就能将青盲治好，是不是太神奇了。凡有人告诉我："自己眼睛视力逐渐减退，有时看东西有一块颜色不正常。"观其眼外观正常，诊其脉，有些人并没有大的异常；有些人的脉，肝脉很弱。都嘱其灸商阳穴，很快视力就恢复到了正常。

1. 脉证实践

实践一

有次到外地的亲戚家，堂嫂有位三十岁的侄女，自诉"两眼睛看东西越来越模糊，好像有层东西挡着，看不清楚。"

我观看其眼，外观并无异常；诊其脉，肝经脉象极弱。肝经脉弱为肝阳虚，《黄帝内经》载"肝开窍于目"，因为其肝经脉气极弱，所以上升无力，为眼睛输送的精气不足，致两目营养不良而为病。辨证：肝经之气不能上达于目，有效营养其眼，致眼睛发生"青盲"。

我即刻到厨房切了两片生姜，用针在姜片上刺了几个针眼，然后放到其商阳穴上，用艾柱各灸了四壮。约10分钟后灸完，这位亲戚就说："眼睛亮了，看远处也清晰了。"真如《针灸大成·商阳》论述："目青盲，灸三壮，左取右，右取左，如食顷立已。"

实践二

有位师傅，眼睛时常发胀，到医院检查，眼压较高，医生诊断为青光眼。医院让做手术，来向我征求意见。我当时对治疗青光眼并没有经验，就对师傅说："我给您试着治一下，有效果咱们就治，没效果也不会有什么副作用，再去做手术。"

过去看《针灸大成·商阳》时曾自思："青盲"为身体精气不能上达于

目，引起眼内营养不良所致，应为经络上行于眼睛的压力不足而引起，所以《针灸大成》让"灸而治之"，以补充其精气。"青光眼"为眼内压力过大而致，能不能在商阳穴放血而减压呢？征得师傅同意后，我拿三棱针给师傅双手商阳穴放血，2个商阳穴放完血，师傅即感眼睛不胀了。连着3个星期，在商阳穴放了3次血。

师傅在商阳穴放血20多天后，仍然又去原医院检测眼睛，眼压已经恢复到了正常值，青光眼的症状也没有了。

2. 用穴解析

商阳穴

手阳明大肠经腧穴，手阳明之脉所出为"井金"。在手食指桡侧，距爪甲角后1分许取穴。斜刺1分，或三棱针点刺出血，灸3～4壮，虚补实泻。

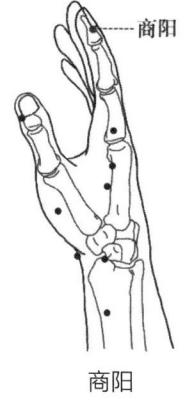

主治：耳聋、耳鸣、青盲、口干、齿痛、咽喉肿痛、颌肿、中风昏迷、热病汗不出、恶寒、手指麻木。

使用大肠经穴位时，应辨明虚实。按《灵枢·经脉》"大肠手阳明之脉，盛者泻之，虚则补之。盛者，人迎大三倍于寸口；虚者，人迎反小于寸口也"诊脉辨证，既简单，又实用。

商阳

第三节 ❧ 足阳明胃经

一、经脉流注

足阳明胃经起于鼻翼两侧的迎香穴，上行到鼻根部，与旁侧足太阳经交会，向下沿着鼻的外侧承泣穴，进入上齿龈内，回出环绕口唇，向下交会于颏唇沟承浆穴的任脉处，再向下沿着口腮后下方，出于下颌大迎处，沿着下颌角颊车，上行耳前，经过足少阳经的上关穴，沿着发际，到达前额的头维穴处。

面部支脉：从大迎前下走人迎，沿着喉咙，进入缺盆部，向下通过横膈，属于胃，联络脾脏。

缺盆部直行的脉：经乳头，向下挟脐旁，进入少腹两侧气冲穴。

胃下口部支脉：沿着腹里向下到气冲会合，再由此下行至髀关，直抵伏兔部，下至膝盖，沿着胫骨外侧前缘，下经足跗，进入第二足趾外侧端的历兑穴。

　　胫部支脉：从膝下三寸足三里穴处分出，进入足中趾外侧。

　　足跗部支脉：从跗上冲阳穴处分出，进入足大趾内侧端的隐白穴处，与足太阴脾经相联接。

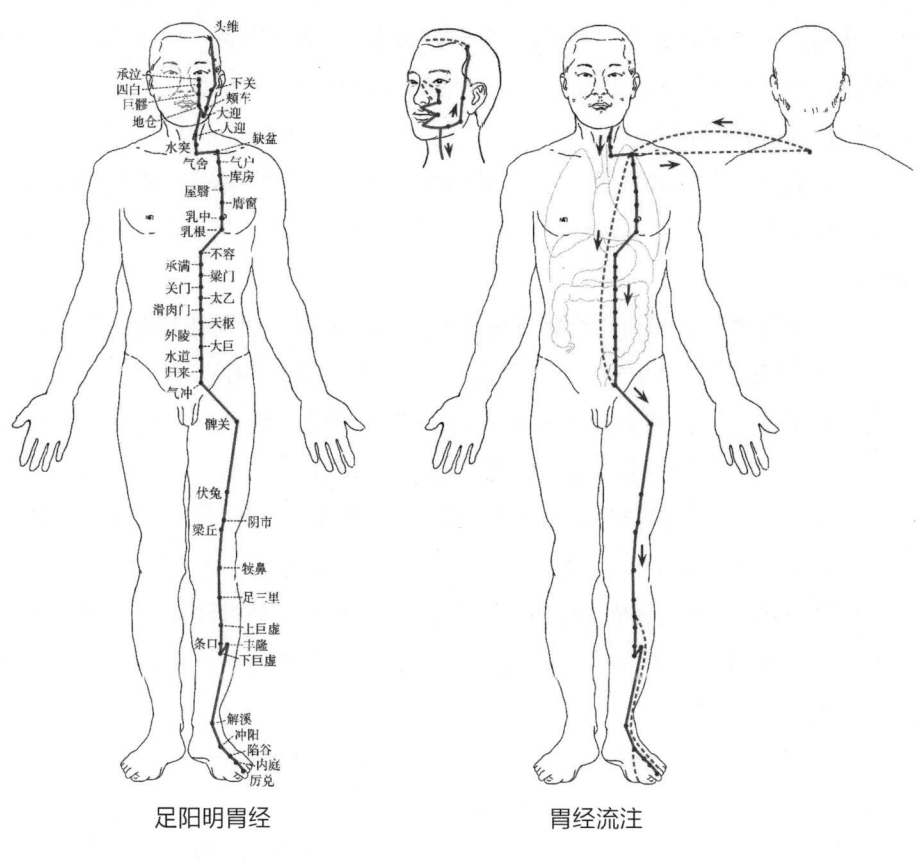

足阳明胃经　　　　　　　　胃经流注

二、胃经要点

　　（1）足阳明胃经五行属"土"，腧穴起于承泣，终于历兑，左右共九十穴。五输穴配五行是："井金"穴历兑、"荥水"穴内庭、"输木"穴陷谷、"经火"穴解溪、"合土"穴足三里。其他特定穴是：原穴冲阳、本穴足三里、络穴丰隆、郄穴梁丘、俞穴胃俞、募穴中脘。

　　（2）足阳明胃经及所连络脏腑为病，主要表现有：头暴痛、鼻衄、口喝、唇疹、咽喉肿痛、热病、癫狂、呕吐、泄泻、腹胀、胃痛、肠鸣、消谷善饥、头、胸、腿、膝、足、经脉循行部位疼痛，发热或寒慄。

　　（3）《灵枢·经脉》载："胃足阳明之脉，是动则病洒洒振寒，善呻数

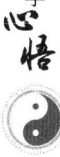
欠，颜黑，病至则恶人与火，闻木声则惕然而惊，心欲动，独闭户牖而处。甚则欲登高而歌，弃衣而走。贲响腹胀，是为骭厥。是主血所生病者，狂疟温淫，汗出鼽衄，口喝唇胗，颈肿喉痹，大腹水肿，膝膑肿痛，循膺乳气街、股、伏兔、骭外廉、足跗上皆痛，中趾不用。气盛则身以前皆热，其有余于胃，则消谷善饥，溺色黄。气不足则身以前皆寒慄，胃中寒则胀满。为此诸病，盛则泻之，虚则补之，热则疾之，寒则留之，陷下则灸之，不盛不虚，以经取之。盛者，人迎大三倍于寸口，虚者，人迎反小于寸口也。"

（4）心悟应用。

"为此诸病，盛则泻之"：遇到胃经邪气盛引起的诸病，依据"盛则泻其子、母病泻其子"的中医理论，首选胃经"井金"即"儿子穴"厉兑，用泻法治疗。

"虚则补之"：遇到胃经精气虚所致诸病，依据"虚则补其母、子病补其母"的中医理论，首选胃经"经火"即"母亲穴"解溪，用补法治疗。

"热则疾之"：胃经热证所致诸病，首选胃经"经火"穴解溪，用留针时间较短的"疾之"泻法治疗，将胃经过多之火泻掉。

"寒则留之"：胃经寒证所致诸病，首选胃经"输木"穴陷谷、"经火"穴解溪，用留针时间较长的"留之"补法治疗将胃经之火补旺。

"陷下则灸之"：胃经脉搏极沉弱为"陷下"，是胃经阳气极弱，不能有效鼓动脉搏所致。首选胃经"俞穴"胃俞，用艾灸的方法治疗，艾灸胃俞穴，善能补偿胃经阳气。

"不盛不虚，以经取之"：人迎脉和寸口脉，搏动的力量大小相同为"不盛不虚"。这时如果胃经出现病症，首选胃经的"经金"穴解溪穴、"本穴"即"合土"足三里，为"以经取之"，用平补平泻的手法。

"盛者，人迎大三倍于寸口，虚者，人迎反小于寸口也"：人迎在上部属阳，人迎大三倍于寸口的胃经脉，属阳盛，所以"盛者，人迎大三倍于寸口"，为阳盛阴虚。若人迎小于寸口的胃经脉，为阳虚，所以"虚者，人迎反小于寸口也"，为阳虚阴盛。

三、胃经脉部与正常的脉象

1. 胃经的脉部

位于右手关部外侧，内侧为脾经脉。

2．胃经诊法

胃脉的正常脉象：应以和缓，手指感觉不快不慢又特别舒服为良。《濒湖脉学》载："脾胃脉来，总宜和缓。"

四、胃经常见病症的辨证施治

（一）胃经慢性炎症辨证施治

1．脉象心悟

洪脉

《黄帝内经》载："来盛去衰。"

《濒湖脉学》载："脉来洪盛去还衰，满指滔滔应夏时。洪脉来时拍拍然，去衰来盛似波澜。"

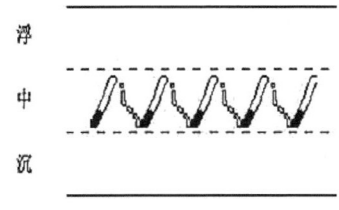

洪脉示意图

洪脉在指下的感觉，是脉搏起来时急而有力，回去时脉搏缓而无力。我自思万物一理，洪脉可能就像洪水来时汹涌澎湃，退去时缓慢减弱一样，故得名。

洪脉又称大脉，所以常以洪大称之。它以脉形粗大，搏动有力为特征。洪脉来时搏动有力，是阳热亢盛的病变；去衰则是阴液不足的病变。阴阳本是相互依存，相互制约，是一个事物的两个方面，阳属火，阴属水。如今火盛而使水的消耗加剧，水的减少又难制约火的烈焰。犹如灶上的火太旺，而锅里的水太少一样，如果不泻火补水，锅就会有烧毁的危险。

《濒湖脉学》洪脉分部诗："寸洪在左主心炎，右寸洪时肺不堪。肝火胃虚关内察，肾虚阴火尺中看。"按李时珍老人家所述，洪脉皆由阳火亢盛为病。自己心悟，略述如下。

左寸属心，心在五行中属火，心经洪脉表象心火亢盛。今心火炎炎，大有燎原之势，烧毁万物，急宜泻火清心。右寸属肺，肺在五行中属金，肺经洪脉表象肺火亢盛。肺金不堪烈火炙烤，将有熔化之危，急宜釜底抽薪，添水凉金。左关属肝，肝在五行中属木，肝经洪脉表象肝火亢盛。肝木受火热炙烤，将有烧毁之危，为了自救，树根大量吸收土壤中水分，散热救困，急宜消火增水，救树木于临焚之危。右关属胃，胃在五行中属土，胃经洪脉表象胃火亢盛。胃土受火热天气普照，土内水分急剧减少，土原能生万物，而今水枯使生气全无，万物岌岌可危，急宜天降甘露，滋润降温。左尺属肾，右尺属命门，都为先天之肾气所主，五行中属水，尺部洪脉表象水下火山欲出，热蒸水腾，暗耗水之精气。急宜引火归源，将"阴火"藏于地壳深处，使地层温而不烫，才能使世界和谐。

沉脉

《脉经》载："沉脉，重手按至筋骨乃得。"

《濒湖脉学》载："水行润下脉来沉，筋骨之间软滑匀。女子寸兮男子尺，四时如此号为平。"

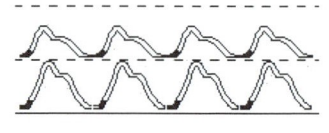

沉脉示意图

沉脉，手指轻按感觉不到脉搏的跳动，重按方能感觉到脉搏的跳动。这种跳动柔和均匀，出现在女子寸部或男子尺部，只要一年四季都是如此，都应是正常的脉象。男子为阳，寸脉属阳，所以男子寸部脉常比尺部脉，搏动有力；女子为阴，尺部脉属阴，所以女子尺部脉，常比寸部脉搏动有力。

沉脉因为在肌肉深处，故代表身体内部疾患。脉象沉而有力：沉为里，有力为实，为身体内有积滞或有实证。脉象沉而无力：沉为里，无力为阳气不足，不足为虚，故多为内部阳虚气陷。脉象沉而数：沉为里，数为热邪，故多为热邪入内或内生热邪。脉象沉而迟：沉为里，迟为寒邪，故多为内有寒邪。脉象沉而弦有力：沉为里，弦有力为炎症，故多为内部炎症。脉象沉而弦无力：沉为里，弦而无力，为经脉或血脉不通引起的疼痛，故为内部不通而痛。脉象沉而滑：沉为里，滑为痰饮，即垃圾，故内多有垃圾为患。脉象沉而缓：沉为里，缓为湿，故多为内有湿邪。

沉脉在各脉部都有可能出现，显示其脉部及所属经脉、脏腑内部的病症。可根据脉搏的力量强弱或与其他脉象的结合，具体辨别病情。

2. 浅表性胃炎

20世纪80年代后期，我经常到医院里给人号脉，进行脉学的诊断学习。因为大部分患者都在排队，常常手拿病历，等候看病。这时只要征得病人同意，我就上前去给号脉。然后再看看他们的病历，比照着学习，收获颇多。当时遇到的很多人，都是和胃相关的病症在医院看病，而西医所认为的浅表性胃炎，又占了很大一部分。

我发觉浅表性胃炎，胃脉都比较洪大。诊脉时遇到胃脉较大的患者，是和其他部位的脉象相比较而言，手指下的感觉，胃脉搏动比别的脉部力量大。为什么会出现这种脉象呢？我自己反复思悟认为，浅表性的胃炎，属于无菌性的一种炎症，这种病症多因郁闷气滞引起，因为气滞，使胃气疏泻不畅，所以引起胃胀；胃里面气的压力增大，影响到胃的正常蠕动，而使其消化不良，这应该是浅表性胃炎的成因。胃部的胀满，表现在胃经脉象上，也同样是胀满的，故有其内，必象于外。所以我们通过脉象，能够探知身体内脏腑的变化，进而达到正确的辨证。

这种浅表性的胃炎，我用针灸经络的方法治疗极有效，多可起到立竿见影的效果。一般针刺"中脘穴"见效最快，因为中脘为胃之募穴，需要先泻后补。"胃为仓廪之官"，主消化吸收及运送食物。不把仓库清理干净，新的货物就不能很好的入库。故针刺时须先用泻法，为的是清理仓库；泻后再补，为的是恢复仓库的功能。犹如仓库中的搬运机械，经过长时间的使用，油料消耗较多，磨损严重，所以，需要保养。这时我们给它们补充一些必需的"油料"，修缮其损坏的"设备"，是为了让其更好地工作。

古人针灸，设立有"先泻后补"的，也有"先补后泻"的多种方法，实为其病症所需而设，故使用针灸治疗疾病："补泻不明，针灸不成。"

同时再针肝经的期门穴，用泻法。浅表性胃炎多因心情不舒畅引发，而肝主情志，在五行中属"木"，人受到不良情绪的影响，最容易伤肝。肝受抑制，犹如人为压抑树木，而树木在树枝被压抑的情况下，只能将根向土地里发展，进行索取，这就是人们所说的"木克土"。在五行里胃属"土"，"胃土"受"肝木"之克，功能受限，自然发挥不了自己的主动作用，而显现病症。

但为什么选期门穴呢？我经过多年的实践探索，认识到古人给肝经这个穴位，取名"期门"的深刻含义。"期门"：期望值之门。很多人之所以心情不好，爱生气，看什么都不顺眼，是自身的"期望值"过高了。这样不但会伤害别人，更容易伤害到自己的身体。

经常和一些长寿老人交谈，他们谈的大多是现在怎么好："我们现在的生活不知好到哪里去了，吃的饭比过去地主老财都好。"为什么会这样呢？是他们的期望值不高。所以他们心胸豁达，身体健康，故能长寿。

我拜的拳术师傅，今年已经106岁了，每天的必要任务仍是去买菜，所以对菜的行情了然于心。2013年春节，师傅在即将100岁时，给自己家门上写了一副对联，上联是"鱼肉青蔬涨而月月富裕"；下联是"健康长寿乐此岁岁平安"；横批是"蛇年大吉"。对待"鱼肉青蔬"价格的不断上涨，过过苦日子的老人家认为，自己现在的退休工资，还能做到"月月富裕"，高兴得不得了，而"乐此岁岁平安"。

但现在很多人，已经有很多钱了，却经常怨天尤人，比住的房没有人家的别墅大；比开的车不够豪华；比用的不够奢侈，当大部分奢望都得到满足时，而自己却走上了黄泉路。那些自己拼命取得的成果，给谁享受呢！这些都是期望值太高惹的祸。

泻期门穴能降低人的期望值，期望值降低，不良的心情基础得到改良，自然心情舒畅。这些良性的诱导作用到病体，身体内自然的本能，会修复患病的肌体组织，使它们康复。

因为我用以上的理念，选穴治疗浅表性胃炎，虽然只有中脘、期门两穴，却取得了意想不到、立竿见影的疗效。

实践一

我有一个师弟，因工作的需要，经常陪人在外面吃饭喝酒，而使自己的胃受到了损害。工作的压力也使他经常不开心，有几年经常胃胀痛。

我诊其脉，胃脉大而略弦，大为胃胀；弦为炎症，辨证为浅表性胃炎。因其害怕扎针而不敢针灸，选择用西药治疗，吃了很长时间的药，疗效甚微。师弟有次到我家中，因为胃痛得厉害，不得已让我给针灸，暂时止一下痛。我先只给其针了中脘穴，先泻后补，当即出针。他马上就说"针灸还这么灵，就这一下胃就不疼了"，即刻对扎针的恐惧全消。

后来他又找我："赵哥，您上次给我针灸了一次，还真管用，胃好多了，最近都没有剧烈的痛过，再给我扎下针，把胃彻底治好吧。"

我就选中脘穴针刺两寸，先泻后补，即刻出针；期门穴用泻法，留针30分钟。给予又针灸了一次，后来再没有听他说胃痛了。

实践二

有位亲戚来家找我说："水平，最近我胃经常发胀，有时隐约作痛，不想吃饭，你给我看下胃怎么了，是否发生了病变？"

诊其脉，唯有胃经脉大而有力；肝经脉为郁脉，胃脉大而有力为胃部胀满；肝脉郁为肝郁不舒。辨证：由于心情不好，引发肝郁不舒，进而克制胃腑，使其运化失常而产生胀满、疼痛。我便对亲戚说道："胃没有大问题，也就是现代人们所说的'浅表性胃炎'，是心情不好引起得，您是否最近心情不好？""就是家里的事，把人成天烦的。""人烦也是一天，高兴也是一天，还是快乐过吧。没有过不了的坎，只有放不下的心。"

然后给其针灸：中脘穴先泻后补，不留针；期门穴用泻法，留针30分钟。针刺完亲戚便说："现在胃不胀了，里面咕噜咕噜地响，还挺舒服。"

后来再见到亲戚，问其现在胃怎样，亲戚答道："自从你上回给我扎完针，胃再没有不舒服过。"

3. 萎缩性胃炎

有一种人们常称的"萎缩性胃炎"，对人的影响更大，发生恶性病变的概率较高。这种病的症状有上腹部不适、隐痛、消化不良、恶心、呕吐等。一般脉象上表现为，胃脉的沉细弦。沉脉切时用力方能感觉到脉的跳动，因埋藏较深，故代表里证；细脉因其脉搏跳动极细而无力，像一根细线一样，是身体血液消耗过量，无力充盈脉搏而致。因为血属于阴，所以常代表阴虚；弦脉多代表炎症。根据脉象辨证分析，胃的这种病症是由于身体中血气不足，进而引起的一种炎症。

而在有萎缩性胃炎人的脉搏中，一般都发现胆脉也不正常。询问患者后得知，有些人患有胆囊炎，有些人患有胆结石，有些人胆囊内已经生长息肉了。因为胆属木，胃属土，而五行中"木克土"。经过思考，认为萎缩性胃炎，不单是一个脏腑的病变，而且和其他脏腑相关，尤其是和胆腑病变相关联。

实践一

有一个朋友的姐姐，确诊有萎缩性胃炎，经常胃痛，而且呕宿食，就是前一天吃的饭第二天能再吐出来。吃饭就腹胀，胃痛。因怕病变，每年都要做胃镜检查。有次我到朋友家相遇，听说我会诊脉，非要我给看一下。

诊其脉，胃脉沉细弦，胆脉弦滑。胃脉沉为里证，细为阴虚，弦为炎症，辨证是胃的内部疾病；胆脉弦为炎症，滑为有垃圾，辨证为胆的炎症和病变，古人谓："胆病，呕宿食。"总辨证：其萎缩性胃炎，是由于胆、胃不和日久，消耗阴液过渡，产生垃圾引发炎症所致。中医理论胆属"木"，胃属"土"，五行中"木克土"。如今其胆、胃不和，胆木过于克制胃土，使土内水分过于消耗而发生病变。

我看了其拿的多年胃镜检查单，都诊断为萎缩性胃炎。问其检查过胆没有，其回答道："在医院看胃病，医生多年来只让检查胃而没有检查过胆。"嘱其先去做一个肝胆脾胰的B超再说，检查后诊断胆内有息肉，而且已经有三毫米了。

在朋友的要求下，给其姐进行针灸治疗。每次主要选：中脘穴先泻后补；足三里平补平泻；日月、阳陵泉、胆囊穴、内庭穴都用泻法。只针了七次，症状基本得到了改善。因为其要回老家，没有再针。

两年后再次相遇，询问其病情时她对我说："自从两年前您给针灸后，我饭

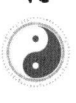

后腹胀已经没有了，第二天早上呕吐再也没有发生，自我感觉胃已经全好了。"

实践二

在老年大学，有个学员让我给诊脉，其胃脉细弦，胆脉微弦。

便告诉其："你胃有炎症，时间已经较长了，胆也有点问题，最好去做个胃镜和肝胆的B超。"

其马上回答道："我在医院都看了好几年了，检查是萎缩性胃炎，还有胆结石。你有什么好的办法吗？"

我给其讲："最好的办法为针灸，如果自己能针最好，如果自己不会针可到医院去针，选中脘、足三里、内庭、阳陵泉、丘墟等穴就可以了。"

4. 用穴解析

期门穴

足厥阴肝经腧穴，足厥阴之脉募穴，足厥阴、太阴、阴维之会穴。在胸中线外开四寸，第六、七肋间隙处取穴。向外斜刺5~7分，灸3~5壮，多用泻法。

主治：面赤火燥、口干消渴、呕吐、呃逆、喜呕酸、胸中烦热、胸胁胀满、伤寒心痛、伤寒过经不解、妇人热入血室。

《针灸大成》载："太阳与少阳并病，头项强痛，或眩冒，时如结胸，心下痞硬者，留刺大椎第二行肺俞，肝俞，慎不可发汗，发汗则谵语，五六日谵语不止，当刺期门。"

《中医名词术语选释》载："热入血室语出《伤寒论·辨太阳病脉证并治法》。指妇女在月经期间感受外邪，邪热与血互相搏结所出现的病症。临床表现为下腹部或胸胁下硬满，晚间或说乱话，神志异常等。"

治抑郁症，我选期门穴针刺，用泻法；百会穴灸5壮，用补法，再配脉象有病之经穴位，有良效；此法治心情不舒畅极效。

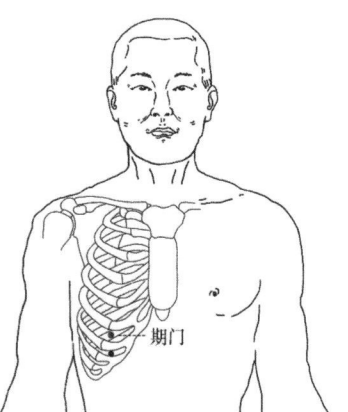

期门穴

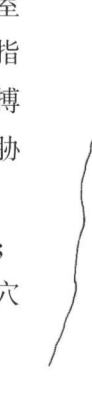

日月穴

日月穴

足少阳胆经腧穴，足少阳之脉募穴，足少阳、足太阴、阳维脉交会穴。在男子乳头正下方，距胸中线约四寸，第七、八肋骨间取穴。向外斜刺5~7分，灸5壮，多泻少补。

主治：胁肋疼痛、呕吐、吞酸、多唾、呃逆、善悲、黄疸、四肢不收。

经曰："腑病取其募"，日月穴为胆经募穴，故胆病常用之。尤其胆气偏盛者，用平补平泻针法，疗效较好。

胆囊穴

经外奇穴。位于下肢腓骨小头前下方，阳陵泉下一寸许凹陷处，胆有病时按下有疼痛点取穴。直刺15~20分，灸3~5壮，多用泻法。

主治：急慢性胆囊炎、胆绞痛、胆结石、胆道蛔虫症、胆性心痛、胃炎、胃痛。

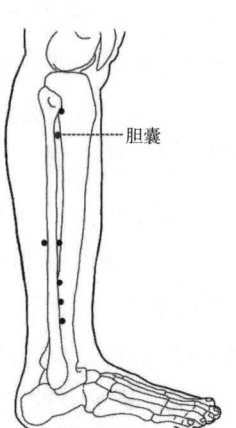

胆囊穴

胆囊穴止胆绞痛效果最好，同时对胆引起的心痛也有较好疗效，与胆有关联的萎缩性胃炎，选本穴与胃穴共同针灸，能发挥更好的疗效。

丘墟穴

足少阳胆经腧穴，足少阳之脉所过为原。在足外踝前下缘，当趾长伸肌腱的外侧凹陷处取穴。针3~5分，灸3~5壮，多泻少补。

主治：目生翳膜、偏头痛、颈项痛、善太息、胸

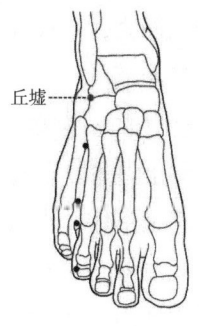

丘墟穴

胁满痛不得息、腋下肿、胆道疾患、髀枢中痛、卒疝、转筋、下肢痿痹、疟疾。

胆和肝共同主筋，故筋病常和肝胆有关。我自己体验心悟：肝主筋的收紧；胆主筋的松弛。丘墟穴为胆经原穴，凡胆经循行处出现的筋骨疼痛，皆可选此穴治之。

（二）胃的急性炎症辨证施治

1. 脉象心悟

实脉

《脉经》载："实脉，浮沉皆得，脉大而长，应指幅幅然。"

《濒湖脉学·实》载："浮沉皆得大而长，应指无虚幅幅强。热蕴三焦成壮火，通肠发汗始安康。"

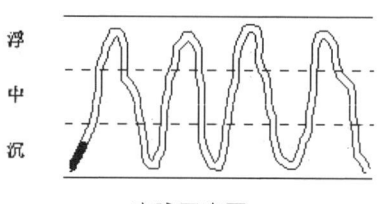

实脉示意图

实脉无论轻取或重按，都感觉到脉搏强劲有力，所谓"浮沉皆得大而长，应指无虚幅幅强"即真实写照。

实脉这种脉象代表内有实证，实证为病邪较重，《素问·通评虚实论》载"邪气盛为实"。因为是身体内一些垃圾蓄积过甚所致，和自然界的垃圾一样，堆积过甚，内部会产生热量，有些甚至能够自燃，所以才能"热蕴三焦成壮火"。应该用通肠泄下或发汗解热的方法，祛除蕴积邪热，才能邪去正安，恢复健康。诊脉时，可以根据脉部的不同，辨证是某经为病，再选取本经所属的相应穴位，用泻法进行治疗。

2. 胃的急性炎症

多因食用不洁食物或受凉或吃凉的东西引起，痛的十分剧烈，有些人伴有上吐下泻的症状。这种病证，胃经脉象会弦而有力，如果加上受凉的刺激脉象会弦而紧，治疗起来应辨证施治。

实践一

老伴的一个要好姊妹，有一天打电话说："我难受得不行了，你在家吧，马上过来。"过来时见她的两个家人，一边一个搀着，进家门后，其在沙发上都坐不住，直接就躺到沙发上了。

我赶紧过去诊其脉，胃、大肠、胆经脉都弦而有力，弦而有力为急性炎症，辨证为急性胃肠炎加胆囊炎症。

就问道："吃什么东西不合适了，引起急性肠胃炎和胆囊炎？"她的孩子回答道："昨天下午吃了早上打开，没吃完的西瓜后就肚子痛，吃了药也不管事，连吐带拉，吐了有五六回，连胆汁都吐出来了，拉肚子已经七八回了，尽是水。"

我先给按摩穴位，一会其说"肚子不太疼了"，才把针灸盒拿出来，针刺中脘先泻后补，建里穴补，胆囊穴泻，足三里平补平泻，内庭泻，合谷平补平泻，列缺平补平泻。留针半小时，针完疼痛全消。

因一天来上吐下泻，没有吃喝，下地走路还感觉到身体无力。休息了一会，自己就能下楼回去了。

实践二

有个朋友的孩子，夏天正热时装修房子，就在门口买一些冰水，雪糕等解暑，引发剧烈胃疼。

过来一诊脉，胃脉弦紧，弦为炎症，紧为寒邪，辨证是饮食寒凉伤了胃的阳气，引起的急性炎性胃疼。

给其用针灸治疗，选合谷，用补法，列缺用泻法，为主客相配；气海、足三里，用补法补其阳气，三阴交，用泻法泻其阴邪，留针半小时，扎完针后胃痛就痊愈了。

为什么这次胃痛和上面的补泻不同呢？因为这次是过食寒凉，造成阳气受损而引起。犹如我们做饭，锅里水很多，而灶里燃气不足，火就着不大，这时水烧不开，饭就做不熟。我们可有两个选择来处理，在火着不大的时候可将锅里的水舀出来一些，先少做一点饭吃；如果有办法将火力加大，就在允许的范围内，尽快加大火量，使水烧开。所以选合谷、气海、足三里用补法，是为了把火加大；列缺、三阴交都是阴经穴，相当于水，当火着不旺时，用泻法，犹如将锅里的水舀出来一些，使其快开。看病如做饭，虽万物不同，其理则一。

实践三

有天晚上准备睡觉了，突然听见门铃响。亲戚抱着5岁的孩子过来，孩子直喊胃疼，我赶紧过去给孩子检查。

诊其脉，胃脉数而弦，摸其额头已经发高烧了。数为热，弦为炎症，辨证为急性胃炎引发的高热。

此病针灸治疗，效果最好。但孩子怎么说都不让针，只好给按摩些穴位，当时孩子胃就不疼了。因为炎症没有完全消下去，嘱亲戚回去再给孩子吃些消炎药。

第3天早晨，孩子的爷爷给我打电话："水平，你快过来，孩子昨天吃药全都吐了，什么东西都吃不了。今天在床上躺着都不动弹，该怎么办？"诊其脉，胃脉弦数有力，大肠脉也弦数，孩子高烧未退。弦为炎证；数为热，辨证急性胃炎已经发展成急性胃肠炎，并高烧不退。

孩子吃不下药，只能针灸了。我坐在孩子床边问道："你肚疼得厉害不？"孩子点点头。"爷爷给你扎针不太疼，那天要是同意扎针，这两天肚子就不会这么疼了。"做了半个小时思想工作，孩子终于同意针灸了。

针刺选：中脘先泻后补，即刻出针；建里平补平泻；天枢、足三里、内庭、里内庭都用泻法。

因为几天来孩子肚痛没睡好觉，针刺完中脘肚痛好转，正针着其他穴位，孩子就睡着了，40分钟后拔针都没有醒。摸其头，已经不太烧了。

给孩子扎针后第2天早上，其爷爷就给我打来电话，"水平，昨天扎完针，孩子就好多了，今天早上都下床到处玩呢，你放心，不用来了。"

3. 食伤

脾胃为后天之本，主饮食消化吸收，如食饮不节，常会造成食积于内，不能完全消化而引起病症，有时也会造成剧烈疼痛。古称"伤食"，实为食伤。《导引本经》载："人惟饮食不节，劳倦过甚，则脾气受伤矣。脾胃一伤，则饮食不化，口不知味，四肢困倦，心腹痞满，为吐泻，为肠澼。"

食伤的脉象，沉实、沉滑，为多见，如食积过久，伤及正气，脉里有些又会出现沉弦的脉象。《濒湖脉学·诸脉主病》载："沉脉主里，主寒主积。有力痰食，无力气郁。""滑脉主痰或伤于食。"

古人有"戒满意之食，省爽口之味。"之箴言。告诫人们，最喜欢、满意的食物要戒掉，坚决不吃，因为一吃，由于满意度太高，就容易超量，超量身体消化不完，就会形成积滞，造成自身的疾患；爽口好吃的东西要省着吃，一次少吃点，可以经常吃。如果一次吃得过多，伤了脾胃，以后见了就恶心，又有什么好处呢！

实践一

有一位亲戚，在家吃饭时，平常吃得并不多，但一上酒席桌，就控制不住自己，很能吃了。古人有"饮食自倍，脾胃乃伤"之阐述，这样一次就把脾胃伤了。这个亲戚，如果偶尔在饭店吃了中午饭后，下午就吃不下饭了。胃经常不舒服，有时胃部胀痛，难以忍受，嘴里老有一股味。诊其胃脉沉弦带滑，沉为里病；弦为炎症；滑为积滞或痰饮。辨证：因为伤食后胃存有积滞，引起胃的炎症。

选取承浆穴、大陵穴消除口中异味，内庭穴清扫庭院，都用泻法；中脘穴先泻后补；建里穴、足三里穴，平补平泻调理脾胃，使其恢复到正常，胃部胀痛很快就痊愈了。

但其仍然管不住自己的嘴，屡治屡伤。世间常言道"管住嘴，迈开腿"，对有些人真是太难了。

实践二

一般幼儿食积，脉多沉实，因有些孩子吃东西不知饥饱，一直要吃得腹大如鼓，老百姓戏称："吃到喉咙眼才肯罢休"，因为胃里面已经填实，故表现在脉象上为沉实脉。沉脉为里证，实脉为积滞，故是胃内有郁积而引起的病变造成。

亲戚的一个孩子饭量特别大，最喜欢吃饺子，经常食伤。我给拿了一些炒鸡内金粉，叫他奶奶给放一些在面里烙成薄饼吃，起消食的作用。

但有一次孩子肚疼特别厉害，其父母抱着到家里来，放到沙发上还喊肚痛。我一号脉，胃为沉实脉，知是又伤食了。给按揉足三里、内庭、里内庭穴，都用泻法，不到10分钟，孩子就说肚子不疼了。

内庭穴和里内庭穴，两穴同用，对伤食有较好的疗效，一般多用泻法。内庭和里内庭穴相当于庭院，应当经常打扫。用泻法，就相当于清扫我们身体内的庭院，把垃圾扫走，庭院自然就干净了。

实践三

有位朋友的孙女，出生才3个月，大便一会儿一点，呈绿色。其母给其一喂奶，幼女就又哭又闹，手脚不停地乱抓乱蹬，在医院检查没有问题。有一天我正在公园锻炼，朋友和儿媳抱着孩子过来，让我给看看。

孩子因为太小，不能诊脉。我就观察孩子的手掌和食指，在食指根和中节，出现了流珠和针形纹，《针灸大成·保婴神术·三关》载："流珠——○，只一点红色。主膈热，三焦不和，饮食所伤，欲吐泻，肠鸣自利，烦躁啼哭。宜消食，补脾胃；针形——丨，主心肝热极生风，惊悸顿闷，困倦不食，痰盛发搐。又曰：悬针，主泻痢。"辨证：孩子因为饮食所伤，内有积滞，造成泻泄和烦躁。施治应该先消其积滞，再健其脾胃。

我便对朋友说："孩子没有大问题，主要是吃着了，这么小，怎么就吃着了？"朋友当着儿媳的面说道："孩子出生后，只要一哭，她妈就给喂奶，我给她说：'孩子哭是在自我运动，不能孩子一哭就喂，要给孩子定时喂奶，可是儿媳听不进去。"我又对其儿媳说："越是太爱孩子，越要心放得开，一定要按时给孩子喂奶，才能保证孩子的健康成长。见孩子一哭，就喂奶，好像是爱孩子，如果以后孩子连哭都不会，您想可悲不！"

嘱朋友回去给孩子按摩：中脘穴先泻后补；建里穴补；内庭、里内庭穴都用泻法，每个穴位按摩5分钟，每天按摩3次，吃完奶后1小时再按摩。

过了几天，我们朋友聚会时，刚见面朋友就对我说："赵老师，我按您说的方法，给孙女按摩了2天，孩子大便就正常了，吃奶也不闹了。儿媳听您说了以后，对孩子的心总算放开了，也能按时给孩子喂奶了。"

4. 用穴解析

承浆穴

任脉腧穴，任脉、手阳明大肠经、足阳明胃经交会穴。在颏唇沟正中凹陷处取穴，针2~3分，灸3~7壮，多泻少补。

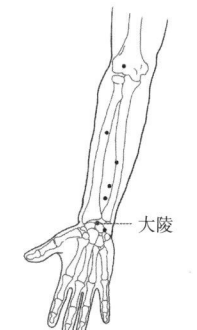

承浆穴

主治：口眼㖞斜、半身不遂、面肿消渴、齿痛、齿冷、口臭、流涎、暴暗不能言。

承浆穴为任脉要穴。《针灸大成·督任要穴·任脉》载："人病七疝八瘕，寒温不调，口舌生疮，头项强痛，斯乃任脉起于中极下，上毛，循腹，到关元，直至咽喉天突，过承浆而生病。可刺任脉承浆穴，在髭间陷中，刺入同身寸三分，灸七壮，止七七壮"。

大陵穴

手厥阴心包经腧穴，手厥阴之脉所注为"输土"，又为本经原穴。在掌后腕横纹正中，两筋间陷中取穴。直刺3~5分，灸3壮，心包经实泻之。

大陵穴

主治：目赤目黄、呕哕无度、口干、口臭、喉痹、短气、身热头痛、善笑不休、喜悲泣惊恐、狂言不乐、小便如血、疬疮疥癣。

《玉龙歌》载："口臭之疾最可憎，劳心只为苦多情，大陵穴内人中泻，心得清凉气自平。"我学后选大陵穴配承浆穴，用泻法按摩，就可以祛除口中臭味，不到10分钟见效。

气海穴

任脉腧穴。在腹正中线上，脐下一寸五分处取穴。直刺8~12分，《铜人》载："针八分，得气即泻，泻后宜补之，可灸百壮"。

主治：脏虚气疲、真气不足、气喘心下痛，肌体羸瘦、阳气欲脱、四肢力弱、中风脱证、绕脐肚疼、月经不调、遗精、遗尿、水肿、腰痛、四肢厥冷等。

气海穴为强壮要穴，男子生气之海。古人有"春灸气海"之说，就是每年立春前后共十天，每天灸气海36壮，一共灸完360壮。年老体衰的人群，每年立春都灸，对保持身体健康极有好处。刘洁声所著《太乙神针灸临证录》里有详细阐述。

经外奇穴。在足底第二、三趾缝下沿，正对胃经的内庭穴取穴。直刺3~5分，灸3~5壮，多用泻法。

主治：饮食积滞、急性胃痛、小儿惊风、癫痫、足趾疼痛。

本穴是治疗饮食积滞的名穴，小儿积滞不让针灸时，可用泻法按摩。

足阳明胃经腧穴，足阳明之脉所出为"井金"。在足第二趾外侧，距爪甲角后一分许取穴。斜刺1分，或三棱针点刺放血，灸1~3壮，胃实泻之。

主治：头痛、面肿、喉痹、上齿龋、口喝、唇疹、鼻衄、颈肿、尸厥、癫狂、登高而歌、弃衣而走、消谷善饥、多梦、胃经循行处疼痛。

厉兑穴是胃经上病下治的名穴，胃经上部病症常用之。五行上胃属土，厉兑穴为"井金"，因为土生金，所以厉兑穴为胃经的儿子。根据"实则泻其子"的中医理论，我选厉兑穴用泻法治胃经实证、热证极效。

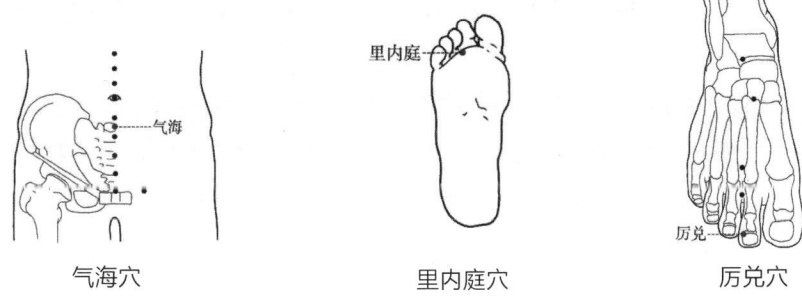

气海穴   里内庭穴   厉兑穴

（三）胃经头痛

1. 脉证实践

胃经为病，能引起多种头痛。一般实证多为定时发生的头暴痛；虚证多为长时间，难以缓解的头痛。可根据脉象具体辨证施治。

2004年5月，我第一次到某单位讲课。课间休息时，一位40岁左右的女同志对我说："赵老师，我头痛已经有十几年了，天天都头痛，现在还痛。在很多大医院都看了，头部能做的检查都做了，就是查不出是什么病，你一定要给我看看。"我对其说："那就号号脉再看吧。"

诊其脉，唯有胃脉极细弱，细为阴虚；弱为阳虚，其他脉部脉象还基本正常。根据脉象，辨证为胃虚引起的头痛。

我让其坐到凳子上，选两腿胃经上的足三里穴，用补法按摩。十几分钟后，我问道："你现在头还痛吗？"其马上答道："头不疼了。"因为我还要继续讲课，嘱其有时间可顺时针按摩这个穴位。

第2天讲完课，刚走出单位，这位女同志就叫住了我："赵老师，您昨天教我按摩的那个穴位，我回去有时间就揉，昨天下午到今天头都没有疼，头一天不疼，这十几年来都没有过，真谢谢您了。"

胃虚引起的头痛，选足三里最好。足三里为胃经合穴，善能强壮身体，身体虚弱，皆可选用足三里补之。

实践二

2016年，陕西老年大学放暑假期间，有位徒弟让我和老伴到他们那里去玩。

有天徒弟让我到他们医院，帮助判断几个疑难病症，其中有个五十岁的头痛患者，长期头痛，做了很多检查，却查不出致病原因。

诊其脉，其他脉基本正常，唯独胃经脉象极弱，弱为阳虚。辨证：因为身体内阳气，是身体所有器官的动力；所以胃经脉阳虚，无力正常推动经脉参与循环，致胃经循行不畅而瘀阻，产生"不通则痛"的头痛。

我便对徒弟说："这位患者是胃经之气过弱，引起的头痛，选足三里穴用补法针灸，效果最好。"徒弟又过来诊脉后说道："过去我也给这位患者诊断过，虽然知道胃经脉很弱，但怎么也没有想到胃经能引起头痛。"

徒弟拿出一次性毫针，给患者针刺足三里穴，用补法。针刺后几分钟，这位患者就对徒弟说："医生：我现在头不痛了。"

实践三

2008年初，某医院里我的学生，她们科有个男医生，才30岁，每天头暴痛。下午3点左右开始慢慢头痛，如果这时吃两片止痛药，也就好了。如果有事太忙，没有及时吃止痛药，过1个多小时后，头就暴痛起来了，再吃止痛药就一点作用都没有了。头痛难忍，会将中午吃的饭全部吐出，这样的头痛，一直会延续到凌晨1~2点方止。因为本人是军医，又在军医大学附属医院工作，所有应该做的检查都做了2遍，没有查出病因，治疗也就无法进行。

听学生讲我诊脉挺好，非要过来让给他看看。学生给我说了，我没有答应，告诉她："那有不是医生的给医生看病。"半年后，在这个学生多次要求下，才答应让过来看看。

诊其脉，胃经脉实大有力，《素问·通评虚实论篇》载："邪气盛则实，精气夺则虚。"胃经脉实大有力，为胃经邪气过盛；脾经脉较弱，弱为阳气不足，其他脉象还基本正常。根据脉象辨证：胃强脾弱引起头暴痛。

脾胃两脏腑本为表里，即相互为伍又相互制约，今脾弱不能制约胃，胃太强而辱夺脾权。原本脾气以上行为顺，胃气以下走为顺。今脾脉太弱，是脾脏之气过弱，所以致脾经之气上行无力；胃脉实大，是邪气瘀阻胃经，所以致胃气下走无路，顺经脉逆行冲上头而引发头暴痛。为什么头暴痛一直会延续到凌晨1~2点钟才能止呢？我根据中医理论认为，凌晨1~3点为丑时，是肝经最旺的时间。肝属"木"，胃属"土"，"木克土"。因为这个时间是经气循行到肝经的时辰，所以肝木最旺，才克制住了实大上冲的胃气。胃气被克，实为上冲之气减弱，暂时有所收敛，头暴痛方止。

根据辨证我给其讲："你头暴痛是胃经引起的。"因其是正牌军医大学，西医学研究生出身的医生，怎么都不相信胃能引起头暴痛。我拿出《针灸大成》，翻到胃经的头维穴"主头痛如破"让他看，但他仍半信半疑。学生在旁边撮合着让我治疗一下让他看看，没办法，只好用针灸的方法给其治疗。

因为其病因是胃气实大逆行上涌，故选胃经的厉兑穴、内庭穴、足三里、头维穴全部用泻法，只针不灸；因脾虚，选脾经三阴交穴，任脉建里穴，用补法。全部先针刺下面的穴位，逐步再针上面的穴位，引胃气下行。

针灸后第3天，其在学生陪同下又来了。其对我说道："赵老师，您前天给针灸后，我昨天头痛感觉轻了，赵老帅请您彻底给我治治吧！"

给其针灸过3次后，不用吃药，头痛发作起来也没有那么剧烈了。共针刺了10次，1个疗程后，其头痛彻底治愈，后来其头再也没有那样暴疼了。

2. 用穴解析

头维穴

足阳明胃经腧穴，又为足少阳、足阳明、阳维之会穴。在头额角发际，当鬓发前缘直上，入发际五分取穴。沿皮向后针5~7分，禁灸，虚补实泻。

主治：头痛如破、目痛如脱、目风泪出、视物不明、眼睑跳动。

本穴是治疗胃经引发头暴痛的主穴，一般实证多用之。

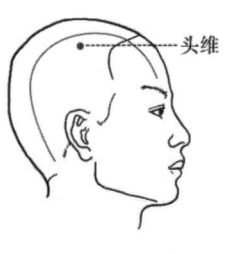

头维穴

（四）胃经瘀滞引发的疼痛

1. 肩关节周围炎

胃经如果受寒邪侵袭，初期因邪气势力强大，与身体正气相搏，故胃脉紧而有力。时间久后，其邪深入，胃脉也随之变为沉紧。因为寒邪主收引，所以这种寒邪在体内日久，会造成经络的瘀阻"不通则痛"，在身体的某处产生疼痛，这时脉象会变为沉弦。故李时珍老人家称："总是寒邪来作寇，内为腹痛外身疼。"

肩关节周围炎，俗称肩周炎、五十肩、冻结肩，是50岁左右年纪人们常见的疾病。多由肩部受寒引起，表现为肩部疼痛，发凉，活动时更痛，以致肩部活动受限。由于胃经循行也经过肩部，受到风寒的侵袭，也会造成瘀阻，引起"不通则痛"。这时选相对应的胃经或其他经脉的穴位来治疗，多能起到立竿见影的疗效。

实践一

2008年9月，我到陕西省老年大学临时接替某老师代的中医研究生班。讲第一堂课时，有个快50岁的学员问道："赵老师，我有肩周炎，肩部活动时特别疼，手都够不到头上去，有什么好的治法吗？"我问道："你会针灸吗？""不会。"其为难地回答。我就耐心地给其讲："足三里下面有个穴位叫条口穴，治疗肩周炎极好。不会针，可以去买一些艾条，拿着点燃的艾条，熏烤穴位叫灸。自己拿着艾条灸条口穴，灸20分钟左右，就能治你的肩疼。灸两三次就能痊愈，最快的灸一次就好了。这个我一说你就能做到，回去试试。"然后我在其腿上胃经的条口穴处，用笔给画了个圆圈。

第2个星期去讲课时，这个学员在教室门口叫住我："赵老师，我用您说的灸法，在画圈的地方灸了20多分钟，感觉肩部有一股凉气跑出去，当时肩膀就不疼了。您看，我的胳膊现在能抬到头上了。这方法真太好了，我赶紧告诉了好多朋友：'有这么好的方法，快到老年大学报名去学。'我这次带来了7个人，都要上您的课。"

实践二

有次在陕西省老年大学正上课，有个学员过来说："赵老师，我右肩膀后面这里疼，您看胳膊都抬不起来，放不到桌子上面，您讲课时，我连笔记都做不了，给我看下吧。"我让其站着，给其按摩阴陵泉下一寸处的疼痛点，用泻法，并要求其活动着胳膊。几分钟后，其胳膊就能活动自如了。其说道："真神，肩膀不疼了。"

在旁边看的学员问道："赵老师，您原来给我们讲胃经条口穴治肩周炎，您今天怎么给她按腿里面，不选条口呢？"我给他们讲道："因为她今天疼得地方主要在肩后面，后面属阳，所以选阴经的穴位，《黄帝内经》称为'阳病治阴'。这个穴位名'颈十穴'，能使肩后邪气从这里透出。你们看，她肩后属阳面的邪气消除，肩膀自然就不疼了。"

实践三

有次儿子回来，叫道："老爸，我肩膀上面疼，给我揉揉吧。"没多问，我就给儿子按摩了条口穴，让其活动着，几分钟后还说疼。我想自己应该判断有误，就问道："怎么把肩膀弄疼的？"儿子指着肩头说道："我和别人掰手腕，把这里拉伤了。"

这种肩膀疼痛，是肩部肌肉拉伤，按条口穴、颈十穴都不能解决。我拿出针灸盒，让儿子将手抬平扶着墙壁，拿针刺进他的肩膀处的肩髃穴，进针一寸，用平补平泻手法。留针半小时后拔去针，再让其活动肩膀，儿子对我说道："爸，我肩膀活动已经不感到疼痛了。"

肩关节周围炎，如果是受寒邪引起疼痛，部位偏身前的，体前属阴，首选能透出阴邪的，足阳明胃经的条口穴治疗。条口穴位于足三里穴的下边，是胃经引导风寒邪气的出口，针灸后能使邪气透出而邪去病安。在中医理论中有"上病下治，下病上治，阴病治阳，阳病治阴，远端取穴"之阐述。在这种理论的指导下，世代更有多如牛毛的成功治愈病案，供有兴趣的人们参考。

肩周炎疼痛部位偏身后的，身后属于阳，所以选能透出阳经邪气的，脾经阴陵泉下一寸处的经外奇穴"颈十穴"。这属于"阴穴治阳病""上病下治"之范畴。

有些肩痛是由于出力太猛，拉伤了肌腱造成，现代医学需要动手术进行缝合。可是我们华夏民族自古就流传着"甄权针肩髃而立射"的佳话。我学着用针肩髃的方法，治疗肩部拉伤引起的剧痛，取得了较好的疗效。

2. 经络瘀阻致痈疽

《灵枢·经脉》有"经脉者，所以能决死生，处百病，调虚实，不可不通"的阐述，让我在治疗痈疽病中，对此有了深刻的感受。

什么是痈呢？《中医名词术语选释》载："凡肿疡表现为红肿高起，焮热疼痛，周围界限清楚，在未成脓之前无疮头而易消散，已成脓易溃破，溃后脓液稠黏，疮口易敛的，都称为'痈'。痈即气血受毒邪所困而壅塞不通之意，属阳证。初起常伴有实热证候，如身热、口渴、便秘、尿赤、舌红苔黄、

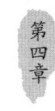

脉洪数有力等。"

实践一

有一天，自己觉得特别累，因为忙也没多想。晚上睡觉躺下后，手往胸口一放，一股刺痛让我把手赶快拿开，轻轻一摸，胸部已经肿起了一块。

我在被子里诊自己的脉，胃经脉数而弦，数为热；弦为炎症。辨证胃经有热而致炎症。再看看肿块，是要发痛了，位置正在胸部胃经循行经脉上面。天已经很晚了，老伴也进入了梦乡，怕起来打扰她，我就躺在床上逆时针按摩胃经上的内庭穴。10分钟左右，再摸肿起的地方，已经下去不少了，疼痛也好了许多。第2天早上起床，我坐在床上又按摩了一会内庭穴，胸部的肿块就痊愈了。

实践二

2001年冬天，老伴刚办完退休手续不久，有天对我说："水平，你过来看下，我腿上怎么突然起了这么大的疙瘩。"我过去一看，老伴大腿内侧，足太阴经循行处，鼓起一个馒头大小的肿块，但皮肤色泽未变。我用手按摩肿起处感觉很凉，但里面很硬，问老伴："你感觉疼吗？""不疼。"我初步认定这是股疽，因为疽多为受寒邪而致，初起漫肿不痛，后期溃烂后流出的脓水清稀，极难愈合，属于阴证的一种。

诊其脉，其他脉没有大的问题，唯有脾经脉紧而弦。紧为风寒，弦为炎症。辨证为脾经受风寒侵袭，瘀阻经络，引起大腿内的炎症，属股疽的范畴。

《灵枢·痈疽篇》载："发于股胫，名曰股胫疽，其状不甚变，而痈脓搏骨。"《中医名词术语选释》载："疽：本病多因风寒湿凝结而成，或因情志郁结、肝脾两亏、气滞痰凝而致。初起坚硬成块，大如指头，皮色不变，缓慢漫肿，化脓，脓深至骨，难溃难收。如发于股部的叫'股疽'或'大腿疽'。"

我选老伴出疽的腿下方脾经上的三阴交穴，用泻法按摩约10分钟，发现老伴腿上的肿块慢慢消了下去，只是手摸着感觉里面还有硬块。第2天我又给老伴在三阴交穴处，用泻法按摩了1次，里面的硬块就彻底消散了。多年过去了，老伴大腿那里再也未出现肿块。

治疗痈疽的这种方法，是我在《医学衷中参西录》书里学到的。张锡纯老人家在这本书中写道："见到一个朋友医生治疗痈肿，特别神奇。一位患痈肿的病人，手臂上鼓起一个又肿又红的大包。这位祖传的针灸医生，就在痈肿的上下两端，循行经脉的两个穴位针刺，然后不停地转动针柄，他在旁边眼看着，肿起的大包一会就消下去了。"

我就学着用这种方法治疗一些初起的痈疽，都手到病除。痈疽化脓以后，这种方法就不灵了。但这次给自己治，还是首次。这种方法简便易行，但需要了解经络的走向和必要的穴位。如果能掌握这种方法，将给自己和家人减少很多痛苦。古时有位医生曾说："父母不懂医者为不慈，子女不懂医者为不孝。"至理名言也！

3. 用穴解析

条口穴

足阳明胃经腧穴。在膝下八寸，足三里直下五寸，按压有疼痛处取穴。直刺5~9分，灸5~7壮，多用泻法。

主治：风气、脘腹疼痛、转筋、不能久立、足寒膝痛、脚痛胻肿、足下热、足麻木。

经络传输犹如有压力的封闭管道，如果内部的压力过高，就会对管道造成破坏。为了保证管道的正常运行，所以人们在设计管道时，都会在上面安装自动减压阀，当压力超过限定范围时，减压阀会自动开启，释放过高的压强，使其平安运行。

条口穴

人在身体正常时，调节经络内部压力的穴位，即"阀门"开启正常，不会造成体内压力失衡。当受到外因或内因不良因素的影响，使人体调节"阀门"的功能失常，就会使经络内的压力，不能保持正常而使人患病。压力过低为虚证，多由精气消耗过多所致；压力过高为实证，多由邪气充盛所致。故《素问·通评虚实论》载："邪气盛为实，精气夺为虚"。

条口穴，就是人类调节经络压力的一个阀门，为什么呢？过去古人是对经络有了全面的认知后，才对人身上面的穴位郑重予以署名。所以，穴位名里含有门、关、口、孔等字的各穴，相当于北京的"前门"、甘肃的"玉门关"、离家出走的"西口"、建筑内各处开的"透气孔"一样，有通道的含义。肩周炎常是由于寒邪气盛引起，选条口这个阀门，用泻法放出过盛的邪气，邪去，肩周炎自消。虽上病下治，其病愈速。

颈十穴

经外奇穴。在脾经阴陵泉穴下一寸处，按压时疼痛处取穴。针5~10分，灸

7～9壮，多用泻法。

主治：颈部疼痛、肩部疼痛。

颈十穴是我在电视养生节目中学习到的，本为治颈部胀痛的穴位。我在使用中发现对肩部疼痛，尤其是治疗肩部稍后处疼痛效果较好。

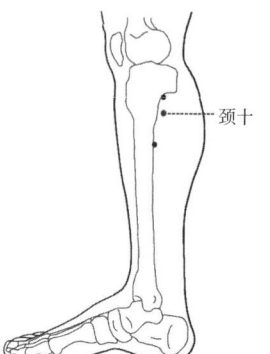

颈十穴

肩髃穴

手阳明胃经腧穴，手阳明、阳跷之会穴。在上臂抬举至水平位时，当肩峰锁骨关节外，前面的凹陷中取穴。针5~10分，灸5~7壮，灸不及针，按病情补泻。

主治：风病、半身不遂、热风肩中热、肩臂疼痛、头不可回顾、手不能向头、臂无力、挛急、风热瘾疹。

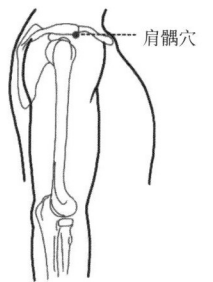

肩髃穴

《针灸大成·肩髃穴》载："唐鲁州刺史库狄嵌风痹，不能挽弓，甄权针肩髃，针进即可射。"遇到现代医学所称的肩袖拉伤，多有突发肩部剧痛。我参考古法，让患者手臂抬平，手放于支撑物上，用针刺肩髃穴的方法，留针30～40分钟，多能一次治愈。

（五）食物中毒

有天傍晚，一个朋友来找我："赵老师，我特别难受，上吐下泻，头发晕，你给我看看。"

我一诊脉，肺脉已经一点摸不着了；胃脉却洪大有力。胃脉洪大有力是热邪亢盛；肺脉消失，可能是什么东西严重伤了肺气。根据脉象和症状分析，怀疑是吃什么东西中毒了。

便问道："你吃了什么东西？可能是食物中毒了。"朋友说道："今天中午，我们院子里有个朋友，在外面挖了几根很像人参的东西，说是人参，给了我一个，我切着吃了几片。吃后就不舒服，两个小时不到，就上吐下泻，胃朝上翻涌，特别难受。"

我赶紧取出一次性的采血针，给其十宣放血，放完后，其略感好受一些。因为我常自己在家，试着用些不熟悉的中药，亲身体悟药性，不舒服时就吃些能解毒的甘草。所以家里有常备的生甘草粉，是用来应急解毒的。拿过来让朋友吃了一勺，用温开水冲服。10分钟左右，其难受的症状就基本消失了。

（六）常见胃部恶性肿瘤

胃部的恶性肿瘤，在未动手术时，用针灸和中药治疗，也可取得较好的疗效。即使动了手术，也应及时用针灸和中药治疗，预防复发，不要错过最佳的治疗时机。

1. 脉象心悟

弱脉

《脉经》载："弱脉，极软而沉细，按之乃得，举手无有。"

《濒湖脉学》载："弱来无力按之柔，柔细而沉不见浮。阳陷入阴精血弱，白头犹可少年愁"。

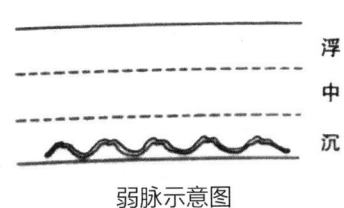

弱脉示意图

弱脉轻取难于感觉到脉的搏动，重按虽能感觉到搏动，但搏动极其柔细无力。主要是阳气衰微，不能升发，故脉搏沉而不能满部，所以轻取不到。细：为阴，为血；而无力为阳气极虚，故也为阴血虚弱。这种阳气和阴血两虚的脉象，在老年人身上出现，犹可理解；而这种气血两虚的脉象，如果出现在青少年身上，就让人犯愁了。

哪个脉部出现了弱脉，就代表相联系的经脉与脏腑气、血极弱了。应尽快用补益阳气，调养营血的方法进行治疗。

《灵枢·经脉》载："陷下则灸之。"遇到这种弱脉，就为"陷下"，选用相关"俞穴"用灸法治疗，效果最好。如果没有灸的工具，采用补法按摩相应穴位，也能取得较好疗效。

实践一

2010年初春，一个当医生的学生向我提出："老师，我有个师兄，听我经常提到您，想请您帮个忙，看行不？""什么事？""我这个师兄的父亲，才60多岁，得了胃癌，已经动过手术，而且做了8个疗程的化疗，现在饭都吃不了，连喝水都恶心，想请您过去看一下。""那你安排，就过去看看吧。"过了几天，他师兄的亲戚开车接我们过去，到了其父亲家里，看其父半躺在沙发上，眼睛无神地睁着，身上已经瘦得皮包骨头了。见我们进去，略起身给我们打了个招呼，我赶紧走过去劝其别动，就给诊脉。

诊其脉，胃经脉极弱无根，是已知胃癌；上焦经脉极细无根，极细为阴虚，无根为胃癌转移；胆经脉洪大有力，为胆热邪气盛；肝经脉郁而微有力，郁脉为心情不舒畅，微有力为邪气不强；心与肾脉虽弱，但还比较柔和，没有大的问题。辨证：胃癌已转移到上焦，病人心理压力较大。肝胆脉太强，就会木克土。胃土本身有疾，又被木克，所以不能进食。"人是铁，饭是钢，一顿不吃心发慌"。现在病人不能进食，怎么能去抗击病魔。

我就坐在他身边给其先做按摩，选：胆经的"儿子"穴阳辅，肝经的"原穴"太冲，都用泻法，先解土被木克之困。10分钟左右再诊其脉，肝胆经脉象已经变小而柔和了。这时我才选胃经的"合土"穴足三里，用补法按摩。

我看着屋内的挂钟，默默计算着按摩的时间。刚20分钟，其就对着坐在旁边的老伴说道："我饿了，给我拿点吃的。"他的老伴，马上就用微波炉给蒸了两个鸡蛋的鸡蛋羹，拿过来一会儿就吃完了。然后，我让学生给开中药进行调理。下午我们离开时，其已经能送我们到门口了。

肝胆属木；脾胃属土。当"木克土"时，切不可一味补土。万物一理，犹如家里的盆花，五行也为属"木"，生长时间长了，花儿的根已经长满花盆底部，将土克死了，再上肥，花儿也长不好。有种花经验的人，这时会将花连根挖出，先把花儿的部分老根、病根、死根去除掉，再放入花盆里，补些肥沃的新土，花儿才能茁壮生长。

实践二

有次到一个学拳的师傅家，这位师傅因年纪与我相同，一直把我当朋友看待。刚坐下，就遇到他的一个同学也过来串门，进门就对我说："赵师，过去就听说你会诊脉，这次相见，你给我号号脉。"

诊其脉，胃经脉弦而无根，胆脉弦。胃经脉弦为炎症，无根应为重病或病变，辨证胃有炎症和病变；胆脉弦，也为炎症。

告诉其胃和胆有些问题，应该去检查一下，因第一次见面，没有多说。其坐了一会就回去了。走了以后，我问师傅："你们关系怎样？"师傅说："我和她丈夫是同学，关系很好，这次听说你来，我才打电话让她过来，叫你给她号下脉。最近两个月，她吃饭还可以，可是一下瘦了二十多斤，去医院检查几次，也没有查出病。"嘱其告诉同学："她需要做个胃镜，和肝胆脾胰的B超，我怀疑她胃有病变，还须做癌胚几样化验。"

过了几天，师傅领着他同学一家人到我家来。胃镜检查为糜烂性胃炎和肠化症；B超检查肝胆脾胰没有问题；癌胚五项检查全超出正常值，但没有发现具体的肿瘤。

师傅让我给治疗，根据脉象辨证，我就用治胃癌的方剂加减：白花蛇舌草100克、半枝莲50克、乌药10克，以治胃癌；金钱草20克、炒鸡内金9克，治疗胆疾，焦三仙各6克，帮助消化，让其水煎服。并给针灸截根穴、中脘穴、日月穴、足三里穴、阳陵泉穴、内庭穴，多用泻法，2天针1次，共针灸了10次为1个疗程。

治疗1个疗程后，又让其去原医院做检查，癌胚五项指标，都恢复到了正常值，其他项目检查也都正常了。

3. 用穴解析

阳辅穴

足少阳胆经腧穴，足少阳之脉所行为"经火"。在足外踝尖上四寸，微偏前，当腓骨前缘取之。直刺5~7分，灸3~5壮，胆实泻之。

主治：口苦太息、面如有尘、偏头痛、目锐眦痛、善洁面青、喉痹、百节酸痛、痛无常处、胸、胁、下肢外侧痛、疟疾。

足少阳之脉五行属"木"，阳辅穴五行属"经火"。木生火，所以，阳辅穴为胆经之"儿子"。根据"实则泻其子"的中医理论，足少阳胆经实证选此穴泻之。

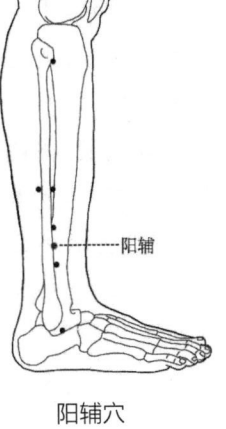

阳辅穴

太冲穴

足厥阴肝经腧穴，足厥阴之脉所注为"输土"，又为肝之原穴。在足第一、二跖骨结合部前凹陷中取穴。直刺5分，灸3~5壮，虚补实泻。

主治：头痛、目赤肿痛、面目色青、呕血呕逆、眩晕、失眠、肝心痛、肝炎、肝郁、小便不利、月经不调、崩漏、小儿惊风。

太冲为肝之原穴，配期门穴治肝经引起的抑郁症有较好疗效。

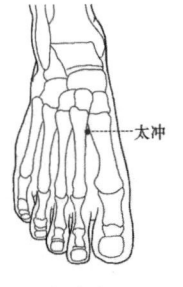

太冲穴

（七）阳明经病与白虎汤证

伤寒证传于阳明经时，其蕴蓄内热，医圣张仲景用清热泻火的"石膏30克、知母12克、甘草4克、粳米12克的白虎汤"，水煎服治疗，其病愈速，本方为现代医典剂量。我根据其义，遇到此种伤寒病症，多用针灸泻其内热，其病也能很快痊愈。但一次特殊的病例，让我对白虎汤证有了更多的认知。

1997年冬天，我正在工厂上班，同厂的一个工友找到我说："赵师，我昨晚喝了些酒，就靠在椅子上，把脚放到炉子边上睡着了，醒来后发现脚脖子疼痛，一看肿得这么大了，有什么好办法吗？"我观察其脚踝处，又红又肿，已经看不到踝骨了。用手摸着感觉烫手，脚面也有一些肿胀。辨证：酒性大热，其喝酒后脚又在炉边烤得时间太长，引酒热下移聚积，引发肿胀疼痛，但不知伤在何经，无从下手。

我对其说："给你号号脉，看是哪里的病？"诊其脉，胃脉洪大有力，其他脉搏基本正常。联想到伤寒传于阳明，热聚于中，也是胃脉洪大有力，古圣贤用寒凉的白虎汤治之。今日之病虽然和伤寒病各异，但脉象则相同。自古有异病同治，同病异治之先例，今日这种脚踝处红肿热疼，也是热聚于此，应舍症从脉。

我从工具柜里拿出中医书，找到白虎汤证，向工友说道："你的病适合这个药方，自己把方子抄下来，去买2副试试。"

第2天早上刚到厂里，这位工友就来告诉我："赵师，我昨天按你书上的方子去买了2副药，才一元八角钱。回去昨晚和今早才把1副药吃完，你看肿全消下去了。还有1副药，你看还吃不？""我看你的肿胀虽然消下去了，但内热还没有完全清除，就把2副药吃完，巩固巩固。"

就这2副白虎汤，工友脚踝处热肿疼痛，彻底治愈。

（八）阳明经病与承气汤证

1. 脉证实践

2007年冬天，有个学生来我家后，接到家里打来的电话，要他马上回去，给他八十四岁的姥姥看病。他姥姥今早开始拉肚子，到下午已经拉了有十次了。这个学生是某中医药大学研究生毕业，干中医主治大夫已经七八年了，是个特别好学的人。因为我们现代中医教学，对脉学不重视，虽然是中医药大学高学历毕业，但能正确用脉象辨证施治的，为数不多。所以，他有时间就跑到我这里来学习诊脉。

我拿着针灸盒，也一块随着去了他姥姥家。见他姥姥半躺在床上，他二姨在旁边守护着。我们过去后，他二姨说："今天早上，我妈有点拉肚子，带她去医院看了，医生给开了藿香正气胶囊。回来服用后，不知怎么回事，拉得更厉害了，从早到现在都拉了十几回了。下午还发起高烧，三十八度多。"

诊其脉，上焦脉数而弦，数为热；弦为炎证，胃经、大肠经脉实大而数，实大为邪气极盛的实证；数为热。辨证：上焦有热和炎证；胃、大肠同为阳明经，胃、大肠脉实大而数：实大为阳明经邪气盛或内有积滞；数为热，为阳明经实热积滞，引发泄泻高热。施治应清热泻火，可惜又吃了，用于"外解风寒，芳香化湿"的辛温性中成药：藿香正气胶囊，更使火上浇油，所以泻泄更厉害了。

《濒湖脉学·数脉》载："数而有力需凉泻，数而无力需温补"，的古人教诲，一下子就浮现在我的脑海里。我告诉学生："胃肠脉实大有力而数，属阳明经实热，标准的大承气汤证，施治需要用大承气汤泻其实热。但老人家年龄大了，怕承受不了，应改用小承气汤加减。你也过来号脉看看，胃、大肠经脉都实大而数。"

因为上焦脉数而弦，一般都有咽喉部发炎，我就问道："老人家，您喉咙疼痛不。""疼。"老人家无力地答道。"我给您扎一下针，喉咙马上就不疼了，您看行吗？""行，我扎过针。"我取出针盒，拿三棱针先给老人家的少商穴放血，刚放完，老人家就说道："喉咙不疼了。"在旁边伺候母亲的学生二姨，疑惑地问："妈，喉咙是不是不疼了？""真的不疼了！"后又针了合谷、曲池、列缺穴，全用泻法。针完老人家就感觉好多了。

学生将小承气汤药方开好后，心里仍有疑惑，拉肚子这么厉害，还要用泻下药，到药店只买了1副。就只吃了1副小承气汤，学生他姥姥泄泻发热的病，就痊愈了。

2. 用穴解析

曲池穴

手阳明大肠经腧穴，手阳明之脉所入为"合土"。屈肘时肘横纹外端，肘骨里侧凹陷中，曲肘手向胸取穴。直刺5~7分，灸3~7壮，大肠虚补之。

主治：喉痹、喜忘、风疹、半身不遂、伤寒发热、上肢不遂、膝部不遂、月经不调、腹痛、腹泻、痢疾、皮肤干燥。

曲池穴配合谷、三阴交、筑宾穴各灸5壮，用补法，10次1个疗程。对过敏性疾病，有较好疗效。

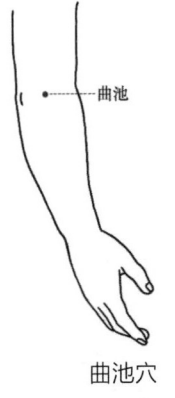

曲池穴

（九）胃不和则卧不安

《素问·病能论篇》载："人有卧而不安者何也？岐伯曰：脏有所伤，及精有所之寄则安，故人不能悬其病也。"胃部有疾患时，也能使人不得安眠，《素问·逆调论篇》就有"胃不和则卧不安"的阐述，而真正让我有深刻感悟的，却是段离奇的经历。

在陕西老年大学，有天中午讲完课后，刚走到楼口，一位四十多岁的女士拦住我说道："老师，您给我爸看看吧！"我看后并不认识，就向其讲："我不是医生，学生都知道我不能给外人治病，带你爸到医院去看吧。"说完就要走，这位女士拉住我的衣服，死活不让走。刚下课的学生们看到都来给我解围，但怎么也拉不开这位女士的手。这位女士又说道："我是你学生的妹妹，我爸都7天睡不着觉了，3天中我带着老爸都跑了3个大医院，没有效果。实在没有办法，老师您一定得给我爸看看。"遇到这位孝顺而又固执的女士，我无奈给其父诊脉。

诊其脉，唯有胃脉实大而微滑，实大为有积滞；微滑为有垃圾，垃圾积滞又产生了邪热。邪热为阳，古人谓"阳入于阴则寐"，现在阳盛难入阴，所以影响到了睡眠。其他脉部基本还正常，辨证：胃不和而引发的睡眠极度异常。

我顺嘴说道："胃不和而寝不安。"围着的人里有些学过诊脉的学生，听到后都过来给其诊脉。

我借着这个空隙给这位女士说道："有一种中成药，特别适合你爸的病，就是牛黄清胃丸。咱们前面那条街上的同仁堂药店就有，你过去买1盒，按说明吃，吃不完你爸的病就好了。"

同年九月，新的学年开始后，在陕西老年大学又见到这位女士。她对我说："赵老师，我那天听您的话，带着老爸当即去买了1盒牛黄清胃丸，在药店就按说明叫我爸吃了2丸。他回到家，下午3点就睡着了，吃晚饭时叫都叫不醒。中医真太神奇了，我今年早早就跟着我姐报了中医班，也来跟您学中医。"

（十）胃病致心痛

心绞痛表现在胃部，经常遇到，电视上见过报道，养生节目中也有论述，有些人因胃部疼痛就医，进行检查治疗，被认为是胃病，几年后突然晕倒，被120送到医院，诊断是急性心梗。过去认为的胃痛，原来是心绞痛反映在胃部，被误诊了。但胃病引起的心绞痛，却没有见报道过。

有次聚会，一位朋友领着快四十岁的女婿过来。其因为左胸部绞痛在医院就诊，医生认为是冠心病引起的心绞痛，让服用丹参滴丸，吃了一段时间，左胸部还痛。朋友女婿手指着左胸上部对我说道："赵老师，我就是这里，现在还痛，平时吃完药，能少微缓解一点，但过一会就又痛得厉害。您给看看，是不是心脏病。"

诊其脉，心脉微有抽脉；胃脉细而弦。抽脉为痉挛抽搐；细为病久阴虚；弦为炎症。考虑心脉虽为抽脉，但脉象柔和，不应引起这么长久的疼痛。胃脉细而弦应为病久了，会影响到心。因为五行上心属"火"；胃属"土"，火生土，所以胃是心的儿子，儿子有病殃及母亲，古谓"子盗母气"，因而辨证为胃病引起的心区疼痛。

因为此病很少见，我没有说病情，就请朋友们都过来诊断脉象。十几个朋友号完脉，认为心脏脉和胃脉都有问题，应该是胃病和心绞痛。

我告诉大家："这是胃引起的胸痛，为子病殃及其母。"朋友女婿马上答道："我胃没有感觉到难受呀。""你这是胃痛反映到心脏，引起的胸部疼痛。我给你用针刺治疗一下胃经，你感觉一下看是否有效。"

让其躺在拼起的椅子上，先给针刺中脘穴，先泻后补；建里穴用补法，进针后即刻出针。问其："胸口疼的怎样？""疼的轻了。"然后又针内庭、足三里穴用泻法，太溪穴、蠡沟穴、内关穴用平补平泻法，留针30分钟出针。

其站起来后对我说道："赵老师，胸口一点也不痛了。胃还能引起心疼，怪不得我吃丹参滴丸，效果不好。"

（十一）气不足则身以前皆寒慄

《灵枢·经脉》载："胃足阳明之脉，气不足则身以前皆寒慄，胃中寒则胀满。"我学习后，常注意观察一些捂住腹部，不停颤抖之人，多为阳明经气不足，又感受寒邪所致。这时如能选取相关穴位进行施治，多能"效如桴鼓"。

1. 脉证实践

实践一

2015年深秋，一位深圳的朋友到西安来，我领他去博物馆里参观，深秋的天气，房子里面有些凉。正看着，他对我说道："赵老师，我胃怎么突然这么疼？"我看其用手捂着胃，身体抖着。顾不着多想和诊脉，就用手掐住其两手食指第二指缝处，两三分钟后，其就说道："胃不疼了。"

走出房子，到了太阳能晒着的地方，我对其说："晒会太阳，暖和一会。西安比深圳凉得多，你这是今天吃了些凉柿子，又到这凉房子里受凉了，所以引发胃疼。"其好奇地问道："你刚才为什么给我掐了下两手食指，胃很快就不痛了，是什么原因？""人身体上每个器官都是全息的，所有脏腑都会和其他器官相连系，在某器官某处都会显现各脏腑相对应的反射点。我们知道了这些反射点，就可以用相对应的点，治疗所对应脏腑器官的病。刚才掐你食指的第二节指缝处，就是胃的反射点，名'胃点'。""中医真神奇，你刚才

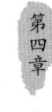

一掐上，胃痛就开始缓解，就那几分钟，彻底都不痛了，现在胃一点痛的感觉都没有了。"

实践二

2015年11月中旬，有次我们朋友中午聚会时，一位朋友叫着对我说道："赵老师给我看看，我今早起来还好好的，出去到公园跑了一会，胸口和肚子就不停地颤抖起来了，咋都停不下来，你看，现在还不停地抖。"

我一看，其身体是在不停地抖；诊其脉，唯有胃经和大肠经都微紧，微紧为寒邪，辨证为身体虚弱而阳明经又感受了寒邪。《灵枢·经脉》载"胃足阳明之脉，是动则病洒洒振寒，气不足则身以前皆寒慄"就是其真实的写照。

我便对其说："你平时身体就较弱，冬天早上还出去跑步，这回是阳明经受寒引起的寒慄。把手伸过来，我给你按摩一下。"我掐住其两手食指第二节指缝处的胃点穴，其身体的颤抖即刻便缓了下来，掐了七八分钟，身体颤抖就完全停止了。然后我又给其用补法按摩合谷、曲池穴，大约五分钟，其就说道："赵老师，这会我身上不凉了，从上到下开始发热，好了，不用按摩了。"

2. 用穴解析

胃点穴

经外奇穴，在手掌面，食指第二节指缝中点取穴。针1分，灸3壮，平补平泻。如无条件针灸时，可用手指掐住穴位处，也有很好的疗效。

主治：胃痛、胃炎、胃伤寒、呕吐、胃经循行处疼痛。

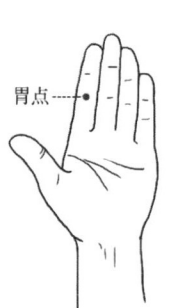

胃点穴

手食指第二节指缝正中处，针灸书中称此处为小肠点。我自己有次在外面突然胃痛时，偶然掐错了地方，掐到了手食指第二节指缝处，顿时觉得胃痛减轻了，又掐了一会，胃痛奇迹般的好了。后来我又用这种方法给自己和亲朋、亲戚、朋友用过，对胃病疼痛都有较好的疗效，因此将此处定为"胃点穴"。

胃点穴还可以治疗胃经循行不畅引起的疼痛。在陕西老年大学，有次正上课时，一位学员指着自己的头对我说："赵老师，我头右边突然疼得厉害，有什么方法能止痛？"因为正上课，不能给其诊断脉象，但看学员手指着头的位置，正好在头部胃经循行线上，便对这位学员说道："您掐下手上的胃点穴，可以缓解头部疼痛。"

第2个星期上课时，这位学员对我说："赵老师，上个星期我上课时突然头痛，就自己用手按摩头痛的地方，都揉肿了也止不住痛，我才向您询问怎么治疗。您让我掐胃点后，头上的疼痛很快就缓解了。回家以后，头右边又开始痛了，我就又掐胃点穴，几天里把胃点穴处都掐出水疱了，但头痛彻底好了。我就不明白，您为什么让我掐胃点穴？""因为您当时手指着头痛的位置，我看是在胃经循行线上，所以让您掐胃点穴。"

第四节 足太阴脾经

一、经脉流注

足太阴脾经，起于足大趾末端的隐白穴，沿着大趾内侧赤白肉际，过大趾本节后的半圆骨，上行至内踝前面，再上腿肚，沿着胫骨后面，交出足厥阴的前面，经膝、股部内侧前缘，进入腹部，属脾脏，联络胃，通过横膈上行，挟食管两旁，连系舌根、分散于舌下。

胃部支脉：向上再通过横膈，流注于心中，与手少阴经相联接。

二、脾经要点

（1）足太阴脾经五行属"土"，腧穴起于隐白终于大包，左右共四十二穴。五输穴配五行是："井木"穴隐白、"荥火"穴大都、"输土"穴太白、"经金"穴商丘、"合水"穴阴陵泉。其他特定穴是：原穴太白、本穴太白、郄穴地机、俞穴脾俞、募穴章门、十二经脉中唯独脾经有两个络穴公孙和大包。

（2）足太阴脾经脉及所属脏腑发生病变主要表现为舌根强痛、食则呕、嗳气、胃脘痛、腹胀、便溏、黄疸、得气出则快然如衰、身体沉重无力。

（3）《灵枢·经脉》载："脾足太阴之脉，是动则病舌本强，食则呕，胃脘痛，腹胀，善噫，得后与气，则快然如衰，身体皆重。是主脾所生病者，舌本痛，体不能动摇，食不下，烦心，心下急痛，溏瘕泄，水闭，黄疸，不能卧，强立，股膝内肿厥，足大趾不用。为此诸病，盛则泻之，虚则补之，热则疾之，寒则留之，陷下则灸之，不盛不虚，以经取之。盛者，寸口大三倍于人迎；虚者，寸口反小于人迎也。"

（4）心悟应用。

"为此诸病，盛则泻之"：遇到脾经邪气盛引起的诸病，依据"盛则

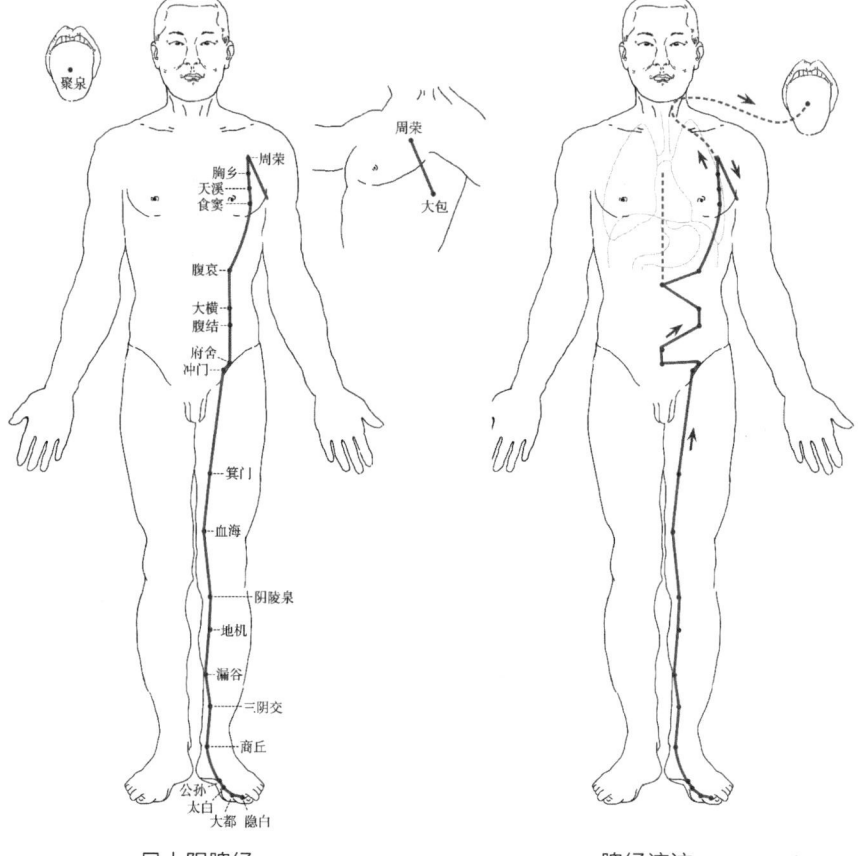

足太阴脾经　　　　　　　　　脾经流注

泻其子、母病泻其子"的中医理论，首选脾经的"经金"即"儿子穴"商丘穴，用泻法祛除亢盛的邪气。

"虚则补之"：遇到精气虚所致诸病，依据"虚则补其母、子病补其母"的中医理论，首选脾经"荥火"即"母亲穴"大都，用补法治疗。

"热则疾之"：遇到脾经热证所致诸病，首选脾经"荥火"穴大都穴，用留针时间较短的"疾之"泻法治疗，使脾经过旺之火得到泻除。

"寒则留之"：遇到脾经寒证所致诸病，首选脾经的"经火"穴大都，用留针时间较长的补法治疗。

"陷下则灸之"：脉搏极沉弱为"陷下"，是脾经阳气极弱，不能有效鼓动脉搏所致。首选脾经"俞穴"脾俞，用艾灸的方法治疗，可以有效补充脾经阳气。

"不盛不虚，以经取之"：人迎与寸口脉搏力量大小一样为"不盛不虚"，这时如果脾经出现病症，首选脾经的"本穴"太白和"经金"穴商丘，用平补平泻的手法进行调理，为"以经取之"。

"盛者，寸口大三倍于人迎；虚者，寸口反小于人迎也"：脾经脉在寸口属阴，脾经脉，搏动力量大三倍于人迎，为阴盛；所以"盛者，寸口大三倍于人迎"，为阴盛阳虚。若脾经脉搏动力量小于人迎，为阴虚，所以"虚者，寸口反小于人迎也"，为阴虚阳盛。

三、脾经脉部与正常的脉象

1. 脾经脉部

在右手关部内侧，即尺侧；外侧，即桡侧为胃经脉部，两部都属于中焦。

2. 脾经诊法

脾经的脉象，应不快不慢，手感和缓顺畅为良。《濒湖脉学》载："脾胃脉来，总宜和缓。"

四、脾经常见病症的辨证施治

（一）脾病与泄泻

脾主运化，为后天之本。人在出生以后，主要赖以脾胃功能的运化，保证生长发育的需要。脾的主要作用，是将吃到胃里，经过消化的饮食精微物质，吸收并输送到脏腑和人体各器官，使之获得继续运转的能量。"后天之本"，可以单指脾，也可以脾胃并提。消化输送不良，多责于脾。

1. 脉象心悟

水之流脉

《灵枢·玉机真脏论》载："脾脉者土也，孤脏以灌四傍者也。其来如水之流者，此谓太过，病在外。"

我还未发现解释"水之流"脉象的书籍，只能用万物一理的比象思维去思考。脾脉如"水之流"：也应该如水的波浪一样，一起一落的向下游流去。我诊脉时手感觉到的这种脉搏，也是向上搏动一下，即刻又向尺部方向滑落，就犹如水流中的波涛一样。

脾脉部出现"水之流脉"，是反映脾脏的功能出现了问题。脾的主要功能是运化水谷精微，运化"太过"，则流失，病表现在"外"面。犹如司机开汽车运送货物，精神不集中，遇到弯道，一失神不知拐弯，一直向前开，就有可能冲入到沟里去，把货物甩掉。脾为什么会运化"太过"

呢？是由于约束脾脏的力量不足引起的，这个力量就是体内的"神气"。《黄帝内经·玉机真脏论》载："黄帝道：吾得脉之大要，天下至数，五色脉变，揆度奇恒，道在于一，神转不回，回则不转，乃失其机。"因为这时脾脏的功能"神转不回"，一直向前而不知回转，所以不能有效将进入体内的水谷精微，充分运化利用，而是向前直接推进了大肠这个"沟"里。《黄帝内经·灵兰秘典论》载："大肠者，传道之官，变化出焉。"大肠的主要工作，就是将进入它领域的东西有效排出。因为脾脏无规律向大肠倾倒"货物"，所以表现为，患者每天多次急促的排便。

因为"水之流脉"是表示脾脏功能的脉象，所以只能在脾经脉部使用。如果人们能静心体会脉搏中的脉象，您会惊奇地发现，任何脉象都可以在自然界找到它存在的现象。用这种自然现象的道理，去剖析脉象的脉理，即刻便能对脉象反映的病态心领神会。

2. 脉证实践

2004年春，我到外地的三哥家去，见嫂子在屋里面哭，便问哥是怎么回事？我哥回答道："你嫂子患拉肚子，早上刚去过卫生间，就到咱们家属院里市场去买菜。不等买完就又要拉，马上往回跑，正开门时就拉到裤子里了。天天都这样，简直不敢出门。在医院看了都有半年了，几个医院的医生都说是结肠炎。给开的结肠炎片或其他药，吃了不少，也不见有效果。"

给嫂子诊脉，发现大肠脉搏动正常，没有病的脉象；而脾脉搏动却如水之流一样。脑海里即时浮现《素问·玉机真脏论》"脾脉者：其来如水之流者，此谓太过，病在外"和《灵枢·经脉》"是主脾所生病者，溏瘕泄"的阐述。

什么是溏瘕泄呢？泻下仅是一般清稀垢秽的粪便，则称为"溏泄"或"泄利"。后世所说的痢疾，有里急后重症状的，古时称为"瘕泄"。《难经·五十七难》载："大瘕泄者，里急后重，数至圊（即厕所）而不能便，茎中痛。"

我告诉嫂子："您大肠没有病，拉肚子是脾脏不好造成的，脾脉'太过'，表现为外在的拉肚子。"脾脏不好还能造成拉肚子，哥和嫂子怎么也理解不了。"这样，嫂子，我给您针灸治疗拉肚子，您愿意不？""只要能把拉肚子治好，咋治都行。"

辨证已明，我首选嫂子背部的心俞、脾俞、肺俞，补其母而泻其子。因为，心为脾之母，肺为脾之子。经曰："子病补其母，母病泻其子。"而且"心为君主之官，神明出焉"，选心俞穴还可以调节体内的"神气"。

再选章门、中脘、建里、关元、足三里、阴陵泉、三阴交穴，针后加灸，留针半小时出针。因为，脾募章门，脏会章门，调理脾脏，首选此穴，用补法。脾胃相为表里，中脘先泻后补调胃；建里用补法调脾，表里阴阳相和，其病自去。关元、足三里都是强壮要穴，用补法强身健体。阴陵泉，三阴交都为脾经穴位，共用能使泌尿功能加强，用泻法，可使大肠内多余的水分从泌尿系排出。只针了1次，嫂子从第2天开始就不拉肚子了。

我去三哥家来回只有4天，回西安准备走时，我哥说："水平，你回西安时，把针灸用的工具和针灸的书给我留下，我也要学习针灸。"

第二年我又去三哥家时，嫂子说："自从你那次给我针灸后，这一年来再也没有拉过肚子。"

3. 用穴解析

心俞穴

足太阳膀胱经腧穴，在第五胸椎棘突下，脊柱中线旁开一寸五分处取穴。微向脊柱斜刺3~5分，灸3~5壮，心阳虚补之。

主治：汗出唇赤，鼻衄、目昏、咯血、呕吐、健忘、语悲泣心烦、惊悸、心气乱恍惚、癫狂、小儿心气不足，数岁不语。

我在实践中发现，心俞穴是治疗心脏房颤的有效穴位。遇到心脏房颤的患者，用补法按摩、针灸心俞穴，都能很快抑制房颤，使心脏搏动恢复正常。

章门穴

足厥阴肝经腧穴，脾经之募穴，足厥阴、足少阳之会穴，又为八会穴之一，脏会章门。在侧腹部，第十一肋游离端头下际取穴。向外斜刺6~8分，灸

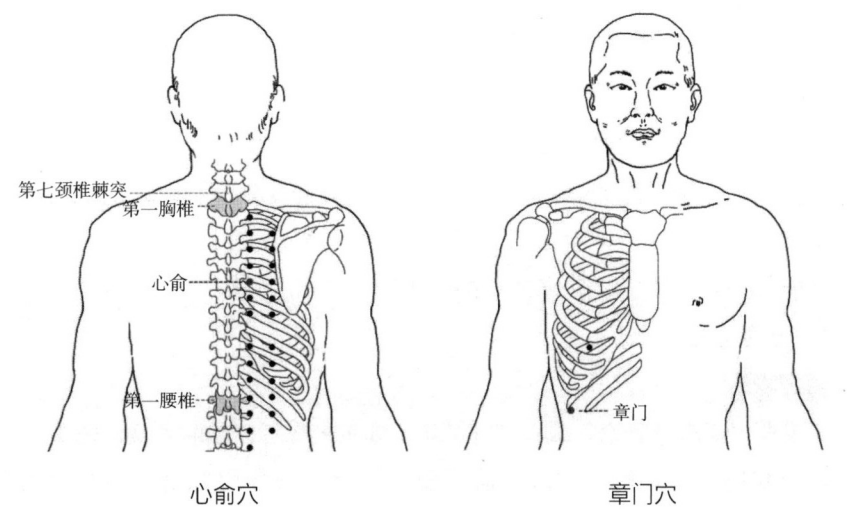

第七颈椎棘突
第一胸椎
心俞
第一腰椎

心俞穴   章门穴

章门

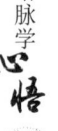

7~100壮，多补少泻。

主治：呕吐、食不化、烦热口干、喘息、心痛、胸胁痛、身疲脏虚、脾胃虚弱、腰脊冷疼、溺多白浊、奔豚积聚、腰脊痛强、四肢懈惰。

章门穴是强壮五脏的要穴，五脏中某脏虚弱，都可配合各连络的经脉穴位共同针灸。但章门穴应当多灸，愈病方速。

关元穴

任脉腧穴，手太阳小肠经募穴，又为任脉与足三阴经交会穴。在腹正中线上，肚脐下三寸，曲骨上两寸处取穴。直刺8~12分，灸7~360壮，多补少泻。

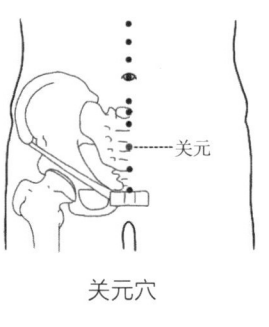

关元穴

主治：中风脱证、风眩头痛、心衰、积冷虚乏、脐下绞痛、失精、阳痿、溺血、疝气、月经不调、崩漏、产后出血、五淋、泄利、小便不通、小便频数。

关元穴为强壮要穴，年老体弱者皆可多灸。古有"秋灸关元"之阐述，也就是在立秋这一天，六十岁以上，体弱多病的老人，可在此穴灸360壮，对身体恢复健康极有好处。年轻人可根据自己的身体状况，适量少灸些壮数。一般身体弱的30~40岁之人灸90壮；40~50岁之人灸180壮；50~60岁之人灸270壮。后人发展为在立秋前后共十天，灸完360壮，这样可以轻松完成，效果也同样好。每次灸完，一般体弱阳虚之人，还应再灸足三里穴5~9壮；体弱阴虚之人，应再灸三阴交穴5~7壮，以引火下行。

（二）脾病肚胀

人们有时会出现腹部胀满，特别难受，想放屁但放不出来，到医院去也没有较好的治疗方法。但是如果能将肚子里的胀气排出，人又觉得特别轻松，什么病症也没有了。学习了《灵枢·经脉》中"脾足太阴之脉，是动则病，腹胀，得后与气，则快然如衰。"之后，方知是脾经受外邪影响，出现得病症。经过思索，认为应该扶正而祛邪，经过实践，最终选取大都穴用补法针灸或按摩，常能起到立竿见影，使之速愈的效果。

1. 脉象心悟

鸟之喙脉

《灵枢·玉机真脏论》载："脾脉者，如鸟之喙者，此谓不及，病在中。"至今我还未发现解释"鸟之喙"脉的书籍。只能用万物一理的比象思维去思考，脾脉象鸟喙啄食一样，直上直下，十分有力。

鸟之喙，鸟嘴也。鸟嘴为鸟类生存的重要器官，它们都坚硬有力。每天黎明，人类大部分还未起床，就听见屋外鸟类叽叽喳喳的叫声，它们已经在到处寻觅食物了。鸟类为什么要起那么早呢？因为鸟类没有储存食物的习惯，晚上没有吃的东西，天刚明就饿了，只能到处寻找食物。用它们有力的喙，一叨一叨的拣食虫子、谷种等，以满足自己生存的需要。

大自然在设计人类脉象时，参考鸟类饥饿时，奋力用喙啄食的样子，来显象脾脏"不及"的脉象。脾主运化，当运化之物不足，或脾运化虚弱无力时，身体器官就得不到足够的能源供给，可能就会像鸟饥饿一样，需要寻找"食物"了。这时它们就会在脾经脉部，搏动出像鸟喙用力啄食样的脉象，希望用这种脉象告诉人们，身体内已经出现"饥荒"，需要对脾脏进行调理了。

"鸟之喙"脉，只适合在脾经脉部使用。这种脾经脉部十分有力的脉象，不是实症，而是内部脾虚的外在显示，诊脉时应该明知其理，才能正确辨证；施治更应"虚则补之"。

2. 脉证实践

2006年，我住在一个朋友家，有次一个师傅来找我，刚进家门就说："水平，快给我看看，我肚子都快胀破了。"

顾不得问，先诊其脉，脾脉特别有力，像鸟啄食一样。《黄帝内经·玉机真脏论》"脾脉者，如鸟之喙者，此谓不及，病在中"的阐述即刻浮现在脑海里。脾主运化，"不及"为运化功能虚弱，据此辨证为脾虚为病，脾虚则运化不良，所食精微不能有效利用，则产生废气使肚极胀，施治应该补脾。

让其坐在沙发上，我拿个小板凳坐在旁边，给其按摩脚上脾经的"母亲穴"大都，用补法。因为大都穴为足太阴之脉所溜为"荥火"，而脾经属土，"火生土"，所以为脾经之"母"，中医理论有"虚则补其母"。

给其按摩大都穴10分钟左右，只听其放了一连串的响屁后说："舒服了，真舒服。"这和《灵枢·经脉》中"脾足太阴，得后与气，则快然如衰"描述的一模一样。

这时看其痛苦解除了，才询问道："您这几天吃什么东西不合适，把脾脏伤了。""我都是家常便饭，没有吃特别的东西呀。就是前几天有人给我送了一袋桃子，我怕坏了，放到冰箱里，每天拿出一个吃，还能把脾吃坏了？""您听说过'桃饱杏伤人，梅李树下埋死人'吧。其中桃吃多了就容易让人饱胀伤脾，而从冰箱里拿出的凉桃更伤脾。所以前人将这三种水果写成民谚，让人们吃时需要注意。""哦，还真是应该注意。"

3. 用穴解析

大都穴

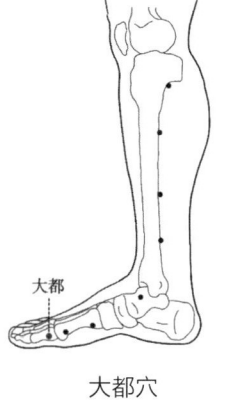
大都穴

足太阴脾经腧穴，足太阴之脉所溜为"荥火"。在足大趾内侧，第一跖趾关节前部，紧靠关节的骨缝处，赤白肉际处取穴。针2~3分，灸3壮，脾虚补之。

主治：吐逆目眩、身重骨疼、腹胀胸满、胃心痛、腰痛不可俯仰、泄泻、热病无汗、烦热闷乱。

大都穴为足太阴脾经所溜为"荥火"，足太阴脾经五行为"土"，火生土，所以为脾经之母。根据中医"虚则补其母"理论，脾虚选大都穴补之，其病愈速。

《肘后歌》载："腰腿疼痛十年春，应针不了便惺惺，大都引气探根本，服药寻方枉费金。"所以，对久治不愈的腰腿疼痛，选大都穴用补法，再配相应的穴位，有较好的疗效。我在应用大都穴时，还意外发现，用补法，对治疗脾经胸部循行处疼痛有特效。

（三）脾病与高血糖

脾主运化，运化不好，大量的糖分营养不能被利用，储积在血液中，引发高血糖。我们古代明医称之为"消渴"。主要病症有吃得多、喝得多、尿得多而消瘦，中医理论认为发病机理，年轻人多与脾胃有关，老年人多与脾肾有关。

1. 脉象心悟

虚脉

《脉经》载："虚脉，迟大而软，按之无力，隐指豁豁然空。"

《濒湖脉学》载："举之迟大按之松，脉状无涯类谷空。"

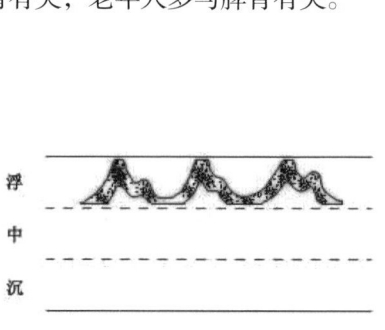
虚脉示意图

辨别虚脉，总以手指下感觉脉搏跳动，无力虚大而软为要点，不论轻、中、重取脉搏都是软弱无力的。犹如没有充满气的皮球，手指按压感觉总是虚软的。但虚脉不一定都"迟"，只有在兼阳虚时才会出现"虚而迟"的脉象。

虚脉是由于正气亏损所致，多由先天不足或后天过度耗损所致。但应辨证是阴、阳、气、血那些具体方面虚，才能分而施治。一般脉虚而数，多为气、阴俱虚；虚而迟，多为气、阳俱虚；虚而沉，多为气虚下陷；虚而浮，多为气、血俱虚。

中医理论认为，阴、阳、气、血互为根基，所以不能完全割裂地看待虚脉。在施治中应以恢复元气为主，调以脾、肾，使后天之本得以恢复，才能进而补充先天之本。《针灸大成·足太阴脾经穴歌》载："万物从土而归出，补肾又不若补脾。"

2. 脉证实践

实践一

在陕西老年大学，有个学员上课时对我讲："赵老师，我有段时间不知怎样了，每天口渴得要命，就连晚上都要喝一壶水，不喝水口干得特别难受。后来到医院检查，才知自己得了糖尿病。"

我向她讲："中医不叫糖尿病，名消渴症，是症状而不是病因，后期有三多一少的症状。年轻时得病，主要是脾胃功能失调造成的。脾为脏主阴属水；胃为腑主阳属火。得消渴症年轻人多为胃强脾弱，胃为阳经属火，胃强就属火太旺；脾为阴经属水，脾弱就属水太少，使阴阳不能相互制约。火太旺就会烤得人热，热就蒸发量大，蒸发量大就需要补充水分，所以就喝得多；胃强火太旺，饮食就消化的快，消化快人就容易饿，饿了就要吃，所以吃的多、喝得多；吃得多，脾弱又运化不及，运化不了身体就不能利用，身体能利用的东西少，没有足够的营养保障，身体就会消瘦；不能利用的东西身体只能排掉，所以尿得多。你看，古人定病名'消渴'，起得多好。"

学员迫切地问道："赵老师，有什么办法治吗？""我们既然知道了发病的机理，治疗起来就有方向了。"

诊其脉，胃脉、脾脉都有力。胃脉浮沉都有力是实脉，实脉为实证或胃火旺。因胃属阳为火，胃脉有力代表胃阳盛；脾属阴，脾脉象鸟喙一样坚硬有力，却为"不及"的虚证。犹如鸟饿了，急促要叼食一样，所以《黄帝内经·玉机真脏论篇》里阐述"脾脉如鸟之喙者，此为不及，病在中"，辨证为胃强脾弱致血糖高，施治应补脾泻胃。

我就向学生讲道："你是胃强脾弱，可以泻胃经的足三里、内庭穴；补脾经的大都、三阴交、地机穴，都只针不灸。你已经学过针灸了，这几个穴位都在下肢，没什么危险，自己针灸试试。"

在陕西老年大学中医研究生班，学年结束开座谈会时，这个学员给全班的同学讲道："我过去有糖尿病，已经吃了二十多年的降糖药了。自从学了中医和针灸，我按照赵老师给我选的穴位自己针灸。经过一段时间的针灸治疗，餐前我测量血糖是5.1，餐后血糖才6.7。现在我已经几个月没有吃降糖药了，但是血糖一直检测正常。"

实践二

有个朋友的家属，也是糖尿病。吃降糖药空腹血糖都在11以上，怎么都降不下来。在公园锻炼时相遇，让我给看一下。

诊其脉，六部脉皆虚数，跳得快为"数"，搏动无力为"虚"。《濒湖脉学》载："数脉为阳热可知，只将心肾火来医。实宜凉泻虚温补，肺病秋深却畏之。"辨证为虚热证，其根本病因在肾和脾。因为肾为先天之本。肾中的肾阳，犹如是驱动身体蒸汽机里的火；肾中的肾阴，犹如是蒸汽机锅炉里的水，只有火和水的比例正常，才能产生足够的蒸气，驱动机车运动。由于某些人先天不足或由于后天损耗过大，使肾的"火"和"水"都不充足，所以产生的能量不足。犹如心脏功能衰弱，不能正常搏动完成任务，只好增加搏动次数来推动气血，所以脉搏快而无力。

脾为后天之本，本应用后天的饮食精华补充先天，营养后天，但自体先衰，无暇顾及先天和后天。犹如有病而掉队之人，只能迈着短小而无力的步伐，加快脚步追赶。

遇到这种病症，可以按照古人"数而无力需温补"的原则治疗。我找到公园里的长椅，让其趴在上面，先给其整理脊柱，然后补其心俞、脾俞、肾俞、地机、三阴交等穴位。嘱其可在不停降糖药的前提下，再吃些中成药生脉饮和济生肾气丸，给身体心、肾、脾补充些能量，使其部分修复。

过了2个星期，见到我那位朋友，他对我说道："赵老师，我家属加服中药以后，现在餐前检测血糖已经降到7.0左右了，浑身无力的症状也改善了很多，多谢您了。"

3. 用穴解析

地机穴

足太阴脾经腧穴，足太阴之脉郄穴。在内踝尖与阴陵泉的连线上，膝下五寸取穴。直刺 3~5分，灸3~5壮，虚补实泻。

主治：不嗜食、腹胁胀、溏泄、男精不足、女子癥瘕、月经不调、水肿腹坚、小便不利、腰痛不可俯仰。

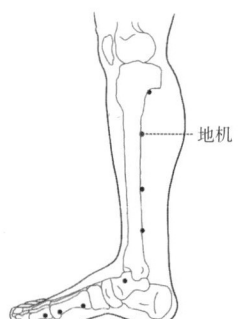

地机穴

地机穴是治疗糖尿病的名穴，血糖高的人针灸时应该首选此穴，再配合相应穴位治疗，可以取得较好疗效。

（四）脾脉与胰腺炎

胰腺是人体较大的一个器官，功能也很重要。但奇怪的是，大自然在造人的时候，没有给胰腺配置独自的经脉。所以十二经脉，奇经八脉中没有用胰命名的。但在中医理论中，胰腺是配置于脾经的，所以有"胰为脾之末"的古训。

当初学习《黄帝内经》时，对此也很疑惑，如果胰腺出现病症，应该在那个脉部发现呢？在学习《素问·邪气脏腑病形》时，看到论述脾脉"大甚为击仆；微大为疝气，腹里大，脓血在肠胃之外"的阐述，反复看都不能理解。自己思考，腹部里肠、胃、肝、胆、脾都有固定的脉位，如果有病，可以在各自脉部中诊查到病脉，那么"脓血在肠胃之外"就只能是胰腺为病了。

经过反复琢磨，总算有些明白了。胰腺虽然是人体的重要器官，但平常不容易生病，尤其是在生活水平低下的古代，更不容易发病。所以大自然在造人的时候，没有考虑到人类发展后，有些人会有极其富足的生活，尤其是没有节制的大鱼、大肉、大油与大酒，会给胰脏造成极大负担，产生严重危害，便没有给胰脏单独造就经络和脉部，而是用脾脏的经络和其相连接。因为大自然造人时，让胰腺接受脾脏的领导而工作，所以胰腺的疾患只能在脾经的脉部去体会了。

我参考中医理论和脉学，辨析胰腺病一定和脾经脉象有关系。《黄帝内经》中阐述脾脉部出现"微大脉"，表象"脓血在肠胃之外"，应该是早期胰腺炎病症极难发现，而到后期胰腺里面溃脓了，才会被医生或人们发现，但为时晚矣！

1. 脉象心悟

胰腺炎脉

此脉是我根据《素问·邪气脏腑病形》"脾脉，微大为疝气，腹里大，脓血在肠胃之外"学习后而命名的脉象。虽然有几十人次的胰腺炎脉象验证，但仍需广大脉学爱好者多作验证。

胰腺炎脉：这种脉象只是在脾经的脉部，脉搏相对搏动力量偏大，而且和弦脉同时出现，才能辨证为胰腺炎脉。脾脉微大是和其他脉象比较而言，尤其是和胃脉相比对。

在上腹部或胃后或背部有疼痛症状，又脾脉微大而带弦脉时，就可辨证为胰腺炎了。如果脾脉微大，又弦而有力时，可以辨证为急性胰腺炎；如果脾脉微大而细弦，就可以辨证为慢性胰腺炎了。这时再按压第八胸椎下正中凹陷处，如果出现明显的疼痛感，可以进一步验证是胰腺有炎症了。

2. 脉证实践

实践一

真是有人要考验我，学习《素问·邪气脏腑病形》"脾脉，微大为痞气，腹里大，脓血在肠胃之外"的阐述，刚思考明白了一点，就遇到了"急诊"。

一天接到一位亲戚打来电话："姨夫，我胃疼得厉害，您快过来给看看。"当见到老伴的外甥，一米八三个子的他，弯着腰，手压着胃部，大汗淋漓，脸上显露出痛苦的表情。因为听说是胃疼，没顾及诊脉，我就先拿针灸的针，给其针刺了两腿的足三里穴，以止其胃疼。扎完针后问道："现在胃疼的好些了吗？""还是那样。"我马上意识到，外甥疼痛虽然在胃部，但不是胃疼，针灸方向选择错了。

急忙诊脉，胃脉正常；脾脉微大而弦，微大为"脓血在肠胃之外"；弦为炎症，辨证为胰腺炎症。看外甥疼痛的模样，应为急性胰腺炎。

情况紧急，随手又拿过一个小针，隔着衣服，刺入其第八胸椎下的凹陷中，我称此处为"胰点穴"。外甥马上说道："姨夫，胃不疼了。"

后来我又到其家中给针灸了3次，并让其每天水煎白花蛇舌草100克内服，只用了一个星期，外甥胰腺炎就彻底痊愈了。

白花蛇舌草煎剂，可提高人的网状细胞及白细胞的吞噬能力，虽然它没有或仅有微弱的抗菌作用，但能通过上述途径提高机体对疾病的抵抗能力，从而起到抗菌消炎的作用。20世纪80年代，我学习用白花蛇舌草医病以后，曾告诉很多人用此药治疗阑尾炎，或其他化脓性疾病，都收到很好的疗效。

实践二

2010年，在陕西老年大学正讲课时，有个学员过来对我说："赵老师，我胃疼得不行了，您快给我治治吧。"看着这位学员脸色煞白，豆大的汗珠顺着脸颊向下流，急忙让其坐在我讲课的椅子上。两手同时就去掐她双腿的足三里穴，然后问道："疼痛怎么样了，有改善吗？""一点也没有改善。"

我马上意识到治疗方向错了，赶紧诊其脉，其他脉基本都正常，唯独脾脉微大而弦有力，微大为胰腺病；弦有力为急性炎症，辨证为急性胰腺炎。

我即刻用泻法按摩，其背部第八胸椎下的"胰点穴"，学员马上回应道："赵老师，胃不疼了。"

看学生疼痛缓解，我这才告诉她："你得的是急性胰腺炎，马上到医院去，请医生做一个胰腺的B超；再做个血的淀粉酶化验，要尽快治疗。"

当即其在两个学员陪同下，去了学校旁边的医院。挂上急诊后就向医生说："我得了急性胰腺炎，给做个胰腺B超和淀粉酶的检查。"医生反问道："你怎么知道得的是胰腺炎？""我们陕西老年大学讲中医的老师，给号过脉说的。""胡说八道，号脉还能号出胰腺炎！"医生不以为然说着。为了证实自己判断的正确，医生还是开出了那两个检查单。当检查完，陪着去的学员拿着检查单回来，交给医生。医生看后，见两张检查单都报告是胰腺炎时，便对我们的学生说道："你们老师真神，还真是胰腺炎，号脉还真能号出胰腺炎。你们老师在哪里讲课，我也过去听课。"医院马上安排住院，半个月后，这位学员才痊愈出院。

这位学员回到学校后对我说："赵老师，我刚出医院就赶来上课了。那次您给我按摩后，直到住进医院，胰腺都没有再痛过。住院期间，老有医生护士过来问我：'中医也太神奇了，你给我们说说，怎样号脉就能诊断是胰腺炎'。"

实践三

2015年10月4日，正在写书，本家的亲戚打电话来："老爷，您在家吗？""在家。""我媳妇头晕，躺到床上都不敢睁眼，一睁眼就天旋地转；而且胃部特别疼，恶心呕吐，我给她的十宣穴针刺放血；足三里、历兑等穴都针灸了，也不见好转。我们马上开车过去，您给看看。"

当亲戚搀扶着媳妇过来，让其坐在椅子上，其仍用手捂着肚子，不敢睁眼。诊其脉，颈项部脉象微弦，微弦代表颈椎病症，辨证是颈椎出问题了；脾经脉部微大而弦，微大而弦是"肠胃外有脓血"，辨证为胰腺炎；胆经脉弦而力量不大，弦为炎症，胆囊也发炎了；而且所有脉象都数，数为热，摸其头，已经发烧了。总辨证：眩晕应是颈椎病变引起；胃部处疼痛，应是胰腺炎症引起的疼痛，进而引发的恶心呕吐，与胃无关；因为，胰液的出口和胆汁的出口都需经过胆总管，所以，胰腺的炎症经过胆总管时又感染了胆囊，使其也发生了炎症；炎症又引发体温增高。

我首先给其颈椎做检查，发现颈椎第三、四椎体左右错位，第六、七椎体后突。给予按摩复位后，让其睁眼看看，其说道："现在不太晕了。"

然后给其针灸，选大椎、胰点、中枢、脊中、阳辅、合谷，全用泻法。

针扎进去后，其就说道："这会胃疼痛轻多了。"

30分钟后拔去针，我对其说："你在屋里走一会，看身体哪里还有不舒服"。其在屋里转了几圈说道："现在感觉好了，身体哪里都不难受了。"

嘱其回去后，再用白花蛇舌草100克、黄芩20克，水煎2小时，只煎1次，分早晚2次服，连服6天，彻底将炎症治愈。一个星期后亲戚打电话告诉我："老爷，我媳妇的病全好了，您请放心。"

实践四

有位朋友的孩子，也已经40岁了，正上夜班时突然胸口和胁肋两边都疼，每次呼吸都会引起剧痛，早上下班后，家人开车拉过来让我看看。

诊其脉，脾经脉微大而极弦，微大为胰腺病症；极弦为邪气极盛的炎症。胆经脉弦，弦为炎症。辨证：急性胰腺炎并发胆囊炎。

我便对其说道："您前几个月得的急性胰腺炎，已经治好，怎么又突然复发了？是不是又吃牛肉了？"牛肉能使胰腺炎复发。我多年来，询问一些得过胰腺炎、治愈后又复发的人们，在复发前有什么特别的饮食，回答大都有"吃过牛肉"，所以建议得过胰腺炎的患者，最好不要再吃牛肉。

朋友孩子马上说道："赵老师，怪不得，昨天我妈给做的牛肉韭黄馅的饺子，我吃了不少，昨晚我就开始难受，而且越来越难受，胸口和背部都疼得很厉害。开始还觉得是心绞痛，但吃了药也不缓解，家里赶紧把我拉过来让您给看看。"

我首先选其背部第八胸椎下的胰点穴，用泻法给予针刺；再选中枢、阳陵泉两穴都用泻法针刺。

留针期间，看其脸色慢慢从黑黄色变得有些血色，朋友孩子也说道："赵老师，现在胸和背都不太疼了。"

留针30分钟后取针，其在屋里转了几圈说道："赵老师，我这会身上一点也不难受了。"嘱其："现在只是针灸控制了病情，但炎症还没有完全好，回去后用白花蛇舌草100克，黄芩30克、金钱草20克，水煎服，每天1副，连吃6天。而且以后再不要吃牛肉了。"

又一次我们朋友聚会时，朋友对我说道："赵老师，我们孩子吃了几天药后，现在彻底好了。"

3. 用穴解析

胰点穴

应为督脉腧穴。位于脊柱督脉线上，第八胸椎下凹陷正中取穴。针3~5

分，不灸，多泻少补。

主治：胰腺炎、胰腺癌。

第八胸椎下和两边俞穴处，一般针灸书或穴位图中都空着，没有穴位。过去自己看着穴位图谱，曾浮思联想，身体里所有脏、腑、气、血、骨、膈等，在脊柱每个椎体下两边，都有其俞穴。大自然造人时不可能有如此疏漏，将此处空着，应该是这个地方的穴位，人们不经常用，后来在传承中失传了。

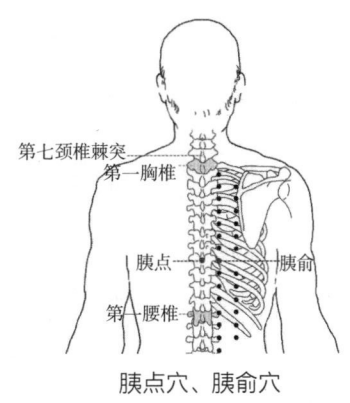

第七颈椎棘突
第一胸椎
胰点
胰俞
第一腰椎

胰点穴、胰俞穴

那么应该是什么俞穴呢？联想到身体内脏腑，只有胰腺没有俞穴，是不是应该是胰俞呢？后来在一本古书中看到："第八胸椎下旁开1.5寸为䐈俞。"查字典后得知"䐈"即胰腺也，按此，随即将第八胸椎下，旁开1.5寸空白处定为"胰俞"。

第八胸椎下，在自己查看过的书中，没有发现论述。只在有些人体经络模型中看到，第八胸椎下定为"胃大俞"。因为我在遇到确诊为胰腺炎、胰腺癌的亲友，胰腺处剧烈疼痛时，给其用泻法针刺、按摩此处，即刻便能完全消除疼痛；按摩1次约5分钟，止痛效果可以长达3～4个小时。所以，就将此处定名为"胰点穴"。

胰俞穴

应为足太阳膀胱经腧穴。在第八胸椎棘突下，向外平开1.5寸处，俞穴纵线上取穴，向脊柱方向斜刺3~5分，灸5~7壮，多泻少补。

主治：胰腺炎、胰腺癌、腹痛、腹胀、腹凉。

中枢穴

督脉腧穴。在第十、十一胸椎棘突之间凹陷中取穴，直刺3~5分，灸3~5壮，按病情补泻。

主治：视力减退、胃痛、呕吐、腹胀满、黄疸、肝炎、胆囊炎、腰背痛、俯仰不利。

脊中穴

督脉腧穴。在第十一、十二胸椎棘突之间凹陷中取穴。直刺3~5分，灸5~7壮，按病情补泻。

主治：癫痫、黄疸、腹泻、腹痛、痔疾、小儿脱肛。

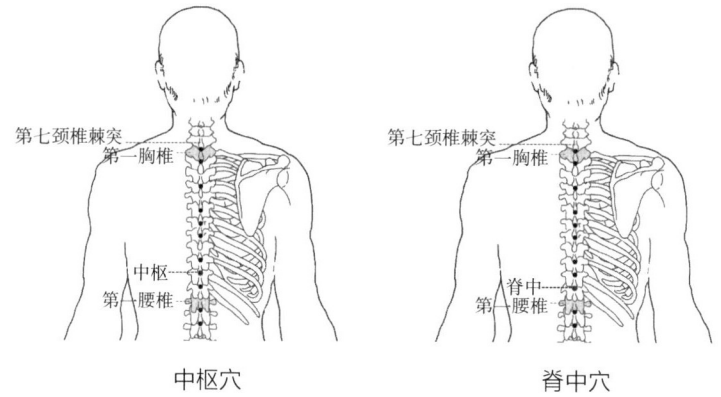

中枢穴   脊中穴

（五）脾病头如裹

中医理论里，脾脏的主要功能是运化水谷精微，运化失常，会产生很多疑难病症。如果对这些病症无从下手时，应该先"揆度"脾经脉是否正常，对辨证论治有一定的帮助。《素问·经脉别论篇》载："饮入于胃，游溢精气，上输于脾；脾气散精，上归于肺；通调水道，下输膀胱；水精四布，五经并行，合于四时五脏阴阳，揆度以为常也。"

《素问·生气通天论》载："因于湿，首如裹，湿热不攘，大筋缜短，小筋弛长，缜短为拘，弛长为痿。"脾脏在五行中属"土"，土善生万物，但土过湿就会成泥，泥土的生发之气将极大减弱。所以"脾受湿困"，能引起"头如蒙裹着东西而沉重；大筋软短而拘挛；小筋弛纵而萎弱"。这时如能及时采取，"健脾祛湿"的方法施治，可以取得"效如桴鼓"的疗效。

1. 脉证实践

有一天一位朋友给我打电话："赵老师，您在家吗？在家我就过去了。我实在没办法，您给我看看吧。"

朋友在家人的陪伴下过来对我说："赵老师，我这几天头上好像有个东西包裹着一样，又沉又木；右眼的眼皮也不知怎么了，塌拉着睁不开眼。到医院看了，医生认为是脑梗，但脑部CT检查都正常。又认为是神经的问题，做了很多检查，还是没有搞清病因。您看，给开了这么多的药，我怎么越吃越难受。"我查看朋友拿来的化验单、B超、CT片、检查单都没有什么问题。药也是些他汀类、中药活血化瘀类、营养神经类的药。

诊其脉，六部脉中唯独脾脉异常，极为有力。《素问·玉机真脏论》"脾脉者：如鸟之喙者，此谓不及，病在中"的阐述马上浮现在脑海里，因此辨证为脾虚。

我便对其说道："你所有这些病症，都是脾脏的问题。你原来脾脏就不是太好，这次又是脾脏极虚引起的。你曾经学过号脉，自己摸下，看看脾脉是不是力量很大，大为脾虚。脾主运化，运化不好，头上组织缺少营养，才产生古人阐述的'首如裹'；'小筋弛长'致眼皮下垂，无力睁开眼的症状。"

朋友自己诊断脉象后说道："脾脉还真是力量大，像您给我们讲过的'鸟之喙脉'，但是您不说，我自己分辨不出来，还是号脉号的少。"

我选其脾经的"母亲"大都穴、原穴太白穴，用补法给予按摩。过了20分钟左右，其说道："赵老师，我感觉头上好多了，没有那么沉重、木了。"又给其按摩了一会，眼皮也能抬起来了。

嘱其记住按摩的穴位，回去自己用顺时针的方向按揉。再去买1盒人参健脾丸，按上面写得说明服用。

第二天下午，这位朋友打电话给我："赵老师，我今天病症全好了，右眼皮一下就全睁开了，头也不沉重了，您请放心。"

2. 用穴解析

太白穴

足太阴脾经腧穴，足太阴之脉所注为"输土"，又为脾经原穴。在足第一跖骨小头的后下方，赤白肉际处取穴。直刺3分，灸3壮，虚补实泻。

主治：呕吐、气逆、消化不良、腹胀胸满、心痛脉缓、胃心痛、肠鸣、身体沉重、腰痛、大便难、泄泻。

太白穴是治疗身体沉重、头如裹的有效穴位。过去自己身体很弱，也曾头如裹过，选此穴配大都，用补法治愈。

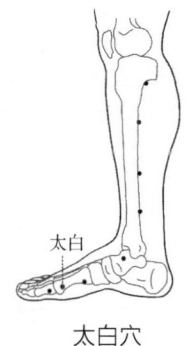

太白穴

（六）脾病四肢重

《黄帝内经·经脉》载："脾足太阴之脉，是动则身体皆重。"因为脾为后天之本，所以脾经及所属脏腑受外邪侵袭，最容易引起身体及四肢沉重的疾患。如能有效对脾经尽快调理，有助于疾病的痊愈。

实践一

20世纪80年代，自己的身体极度不佳。肺结核引发的肺气肿、黄疸性肝炎、前列腺炎、胃炎、长期偏头痛等疾病困扰着我。胸部因为肺气肿已经撑成了桶状，身体因为无力挺起而成为驼背；面色青黄，人们见到躲之犹恐不及；

整天感到四肢沉重无力，1.75米身高的我，体重从70千克降到了50千克左右。那时到医院就医时，有幸遇到王海山老中医，劝我应该在家休息治疗。在老人家精心治疗的三个月里，黄疸性肝炎彻底治愈，胃炎、咽炎也都治好了。其他症状正在改善之时，可是老人家因年事已高，不在医院坐诊了。我只能再到其他一些医院治病，却收效甚微。

自思这些年来学习中医，为什么不把自己作为医治的对象，应该首先让自己身体健康起来，学习的医学知识别人才有望认可。我每天拖着无力的身子，到公园里去锻炼身体，同时参考医学书籍学着给自己治病。

《针灸大成》里有"脾虚则身体瘦而四肢不举"的阐述，就学后给自己按摩针灸，先调理后天之本的脾胃。首选脾经的母亲穴大都、原穴太白、胃募穴的中脘、胃经合穴足三里进行调理，慢慢使脾胃先复，饮食渐增，四肢沉重无力的现象得到了改善。到90年代初，脸上有了些红色，治疗初见成效。

2008年，到陕西老年大学讲中医经络时，脸色已经看不出病态了。曾经连着三年讲课最多时，一个星期有15个小时的课程，而且都是自己编写讲义，也都坚持下来了。

实践二

有次朋友聚会，一位朋友说道："赵老师，我昨天在外面吃了些凉皮，就感觉身体不太舒服。今天早上肚子还没有什么问题，就是全身无力，腿好像灌了铅一样，硬是鼓着劲才走过来。您给号下脉，看究竟是身体哪里出问题了。"

诊其脉，唯有脾脉如水之流而郁，脾脉如水之流，是脾经邪气盛所致；郁脉为脾经受抑制不能抒发所致。根据脉象辨证：过食凉的食物，导致脾经疾病。因为"脾脉者土也，孤脏以灌四傍者也"。所以脾脉为病，向身体周围灌输的营养不足，使肌体细胞，缺乏营养支持而动力不足，是身体"全身无力，腿好像灌了铅一样"的主要病因。

我便对其说道："你的脾脉为'水之流'而'郁'，主要是脾脏受较盛邪气所侵袭，而致的病症。但'邪气盛为实'，千万不敢补，只能用泻法治疗。《素问·玉机真脏论篇》'脾脉者，其来如水之流者，此谓太过，病在外'，就说的这种病"。朋友激动地答道："我还想，身上没劲可能是身体虚了，得用点西洋参补补，还没来得及，就过来了。幸亏今天来了，要不然就出大事了。"

因为"水之流脉"比较少见，我便对在座的朋友说道："大家过来号下脉，她脾经脉部出现了'水之流脉'，一般不容易遇到这种脉，大家要仔细体会。她的脾脉，轻取还有郁脉，大家要注意分辨。有了这种脉，是脾经邪气盛，千万不可以当作虚证病治。"

有位朋友诊完脉后说道："我妈前几天也是吃了些凉西瓜后，不想吃饭，浑身无力，我号她脾经就是这种脉，也不知道是什么病？我想母亲过去得过脑梗，这几天就给她灸：神阙、关元、足三里、悬钟穴，但灸完我妈说：'我咋更难受了'。赵老师，遇到脾经这种脉，您说应该怎么治？""《黄帝内经》里有'盛则泻其子''母病泻其子'的阐述，应该首选其经的'儿子'穴用泻法治疗。因为脾经的'儿子'穴是商丘，所以就选商丘穴。您给母亲灸那些穴位，全是补的穴位，您母亲只有更难受了。"

然后，我让患病的朋友坐着将脚抬起，放在另一个椅子上，给其用泻法按摩商丘穴。刚开始按着商丘穴，朋友就喊叫："疼、疼，疼死了。赵老师您轻点。"给其轻轻按摩10分钟左右，再重按时，其已经没有剧烈疼痛了。

按摩完后，朋友站起来走了几步后说："我现在觉得腿和身上都有力了，没有早上过来腿好像迈不动的感觉了。"

（七）脾病舌本强

舌发生病变，强硬，使说话不清楚，严重的最后不能说话，有些和脾经有关。脾的经脉流注中论述："脾脉通过横膈上行，挟食管两旁，连系舌根，分散于舌下。"所以，脾经如果不通畅，也会造成舌的病症。《黄帝内经·经脉》载："脾足太阴之脉，是动则病舌本强。"

如果是由脾经不通畅引起舌的病症，应尽快通过辨证取穴，进行针灸治疗。如超过7~10天的最佳治疗期，再想治愈就很困难了。

1. 脉证实践

实践一

有次在公园和一位师傅相遇，他给我介绍他旁边站的一个快七十岁的朋友。他的这个朋友一年前因舌发硬，说不清话，在很多大医院都治疗了，却越来越不见好转，现在已经一点话也说不出了。

师傅的这位朋友因说不出话，拿出纸笔和我交流。写了他这一年多治病的过程，在治疗中所去的医院里，都未能诊断出是什么原因引起的这种病症。

师傅让我给看看，诊其脉，六部脉都硬而有力，辨证六部脉硬而有力是动脉硬化，因为动脉硬化后脉也变硬；而其中脾脉更硬而有力，这表象为脾虚，因为脾虚脉如"鸟之喙"。考虑到脾为后天之本，这种硬化应和脾的运化不良有关。而造成脾的运化不良，首先应该是经脉不通畅引起。《素问·经脉》载："经脉者，所以能决死生，处百病，调虚实，不可不通。"现今是脾经脉不通而引起"舌本强"，但病程太久，治愈的希望很渺茫了。

但其用书写的方式求师傅让我给治疗，师傅无奈，只能要求我给针灸试试。第一次针灸，选哑门、膈俞、脾俞、内关、三阴交、商丘穴，都用平补平泻法。其针后即能喊出他老伴的名字。一共针了7次，也只限于此，再没有进展，只能作罢。

实践二

有位朋友某天对我说："赵老师，我感觉舌根发硬有二十多天了，说话都不清楚，您给我看看。"

诊其脉，脾经脉大，其他脉部的脉都虚弱，脾脉大为虚。尤其是脾虚后，容易为邪气侵犯，能引起"舌本强"，《灵枢·经脉》载"脾足太阴之脉，是动则病舌本强"，所以辨证舌根发硬应是脾经病症所致。

因为这位朋友自己会针灸，嘱咐其回去自己针灸；每天再用中药生蒲黄10克水煎服。过了一段时间又相见时，这位朋友对我说道："赵老师，我回去后针灸了关元、足三里、大都等穴，用补法；同时每天用生蒲黄10克，水煎服，一个星期后感觉舌根灵活了，就停止了治疗。谁知没过三天，舌根又发硬了。"

"这种病最好的治疗时间是在7至10天之内，过了最佳治疗期就不容易治愈了。您因为错过了最佳治疗的时机，所以要有长期治疗的心理准备，需要继续针灸和服药。"这位朋友，又坚持针灸和服药治疗了1个多月，舌根发硬的症状才完全消除。

后来这位朋友到外地和孩子一起生活，没有再见过面。因为写书需要证实，第3年我发微信向其询问："您过去舌根发硬的症状，现在怎样了？"她回复："至今再没有犯过此毛病。"

关于舌强，在最初患病的几天针灸治疗疗效最好。如没有条件针灸，可选中药生蒲黄10克，每天水煎服。这是我过去看到书中记载的民间验方，也有较好的疗效。需要注意的是，服药仍需要在患病初期几天内进行，治晚了疗效也不佳。

2. 用穴解析

哑门穴

督脉腧穴，本穴为督脉、阳维脉交会穴。在背后正中线，发际上五分，第一、二颈椎之间，正中凹陷中取穴。针尖向喉结方向刺3~5分，禁灸，《铜人》只泻不补。

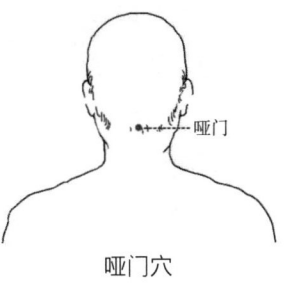

哑门穴

主治：舌强不语、暴喑、重舌、衄血不止、癫狂、瘛疭、伤风头重汗不出。

针刺哑门穴时注意力要集中，当进针中感觉患者身体一震时，就要停止进针。

膈俞穴

足太阳膀胱经腧穴，又为八会穴之血会。在背部第七胸椎棘突下，旁开一寸五分取穴。微向脊柱方向斜刺3~5分，灸3~5壮，多泻少补。

主治：咳逆、呕吐、噎膈、潮热、盗汗、自汗、心痛、身痛肿胀、不能食、食则心痛、四肢怠惰、各种血证、皮肤病。

膈俞穴是治疗血液病的主穴。因为很多皮肤病也和血液有关，所以在治疗难治的皮肤病时，选相应经脉穴位配合膈俞同治，可以取得较好疗效。

商丘穴

足太阴脾经腧穴，足太阴之脉所行为"经金"。在足内踝下，微前凹陷处，舟骨结节与内踝尖连线上取穴。直刺2~3分，灸3~5壮，脾实泻之。

主治：舌本强、舌痛、魇梦、气逆、寒热好呕、善思善味、食不消、腹胀、体重节痛、怠惰嗜卧、心善悲、骨痹、痔疾、便秘泄泻。

商丘穴：足太阴之脉所行为"经金"，为调理脾经瘀阻不畅的有效穴位，又是治疗痔疾极好的穴位，《百证赋》载："商丘痔瘤而最良。"

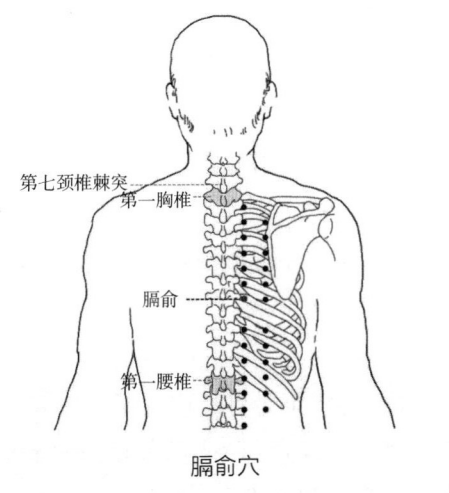

第七颈椎棘突
第一胸椎
膈俞
第一腰椎

膈俞穴

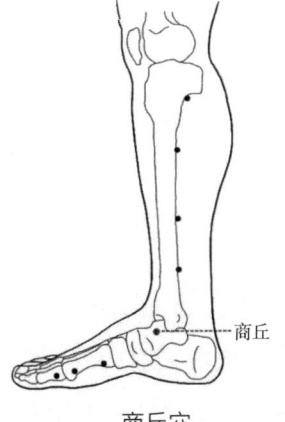

商丘

商丘穴

第四章 十二经脉与脉学心悟

（八）脾经伤寒

脾经伤寒为六经伤寒的一种，相当于现代一种重感冒，如果能明确辨证，再进行施治，即可"效如桴鼓"。

实践一

2015年冬天，一个亲戚打电话问道："哥，你在家吗？""在家，有什么事？""我这两天身上冷痛得特别难受，你在家我就过去看看究竟怎么了？"

诊其脉，脾脉极紧，其他脉部脉象基本正常。紧为风寒，辨证为脾经受风寒侵袭而患上了脾伤寒。根据"壮阳光以消阴翳"的中医理论，选足太阳经背部的脾俞穴补其脾阳，太阳之火得补，阴寒自消；犹如强壮了阳光，使烈日当头，阴寒还会留存吗？

让其趴在沙发上，找到脾俞穴处，刚按上，其就说道："哥，疼得很。"我即改用轻手法，使用补法给其按摩，约10分钟时其说道："不太疼了。"我又用力给按摩了2分钟，对其说道："你起来活动活动，看身上还难受不？"其起来在屋里转了两圈说道："好了，身上都不难受了。"

实践二

有位朋友感冒后对我说："赵老师，我感冒了，头痛、身痛、发冷、不想吃饭，您给我看看，是什么经脉感冒了？"

诊其脉，唯独脾经脉紧而有力，紧为寒邪，有力为邪气盛。辨证：脾经受较盛邪气侵袭，造成脾经伤寒。

我便对其说："您的脾经脉象紧而有力，是标准的脾经伤寒。您自己也学过号脉，自己诊断一下脉象，以后就知道这是紧脉。"

朋友诊断自己的脉搏后说道："这种脉象还真像您给我们讲的，像绳子转动一样，现在我知道紧脉是什么样了。"

然后让其趴在沙发上，选大椎、脾俞穴，用补法按摩，补充其阳气和脾经之阳，以祛除其寒邪。

按摩了十几分钟后，让朋友起来看身体好转了没有，朋友在屋里转了两圈后说："现在身上暖和起来了，头和身上都不疼了。"

（九）脾病腰髀疼痛

《针灸大成·肘后歌》载："腰腿疼痛十年春，应针不了便惺惺，大都引气探根本，服药寻方枉费金。"我学习后注意到一些腰腿疼痛的亲友，如果诊脉时唯有脾经脉象不正常，就可以辨证为脾经为病引起的腰髀疼痛。

实践一

我过去有次端水盆时，将骶胯部扭伤，曾有一段时间，骶胯部极疼，坐着站不起来，需要拉或扶着物体才能站起来。我让朋友按摩、针灸，但效果都不理想。自己就用针刺鼻子部位上的骶胯点，也就是鼻翼正中间处止疼，虽然针刺时特别有效，但是将针一拔出来，骶胯处又剧烈疼痛了。

那段时间，我就在书中寻找治疗骶胯疼痛的方法，看到《肘后歌》中对大都穴的阐述，就用补法针刺大都穴，还真有止疼的效果，只针刺了3次，就痊愈了。

实践二

有次朋友聚会，刚进饭店，就有位朋友叫道："赵老师，快给我把腰看一下，这几天快把我疼死了。前几天，我就拿了个小盆，隔着桌子给我家那口子递送了一下，腰髋处就疼痛地坐下起不来，起来坐不下，非要扶着物体才能站或坐。让几个朋友都给按摩了，能稍微缓解一点，但过后仍剧烈疼痛。"

诊其脉，唯有脾经脉为力量较小的弦脉，弦脉为痰饮或经络瘀阻。辨证：中医有"脾为生痰之源"的理论，朋友脾脏可能有段时间已经不太健康，致身体内"痰"生成，使身体内经络已经瘀阻，"不通则痛"。递盆子的动作，只是引发疼痛的导火索而已。

用几个椅子拼起来，让其趴在上面，先给调整腰髋，调整完后，再给其用补法，按摩两脚上的大都穴，其右脚的大都穴处特别疼痛，直到按摩不痛时才停止。这时朋友说道："赵老师，您刚给我按摩脚时，我就感觉腰髋处疼痛开始缓解，现在一点也不疼了。"

第五节 🍃 手少阴心经

一、经脉流注

手少阴心经起于心中，出属于"心系"（指心与其他脏腑相联系的部位），向下通过横隔，联络小肠。

"心系"向上的脉：挟食管上行，连系于"目系"（指眼与脑连系的组织）。

"心系"直行的脉：再向下出于腋窝部的极泉穴，沿着上臂内侧后缘，行于手太阴经和手厥阴经的后面，到达肘窝的少海穴，沿着前臂侧后缘，至掌后豆骨部，进入掌内，沿小指内侧至爪甲后的少冲穴，再出指端与小肠经相联接。

二、心经要点

（1）手少阴心经五行属火，腧穴起自极泉终于少冲，左右共十八穴。五输穴配五行是："井木"穴少冲、"荥火"穴少府、"输土"穴神门、"经金"穴灵道、"合水"穴少海。其他特定穴是：原穴神门、本穴少府、络穴通里、郄穴阴郄、俞穴心俞、募穴巨阙。

（2）手少阴心经及所属脏腑发生病变，主要表现为：口渴欲饮、腮赤舌干、目黄、健忘恍惚、癫狂谵语、心悸、心痛、昏厥晕扑、肩臂逆冷、上臂内侧后缘经脉循行部位疼痛、麻痹、厥冷等。

（3）《灵枢·经脉》载："心手少阴之脉：是动则病嗌干，心痛，渴而欲饮，是为臂厥。是主心所生病者，目黄，胁痛，臑臂内后廉痛厥，掌中热痛。为此诸病，盛则泻之，虚则补之，热则疾之，寒则留之，陷下则灸

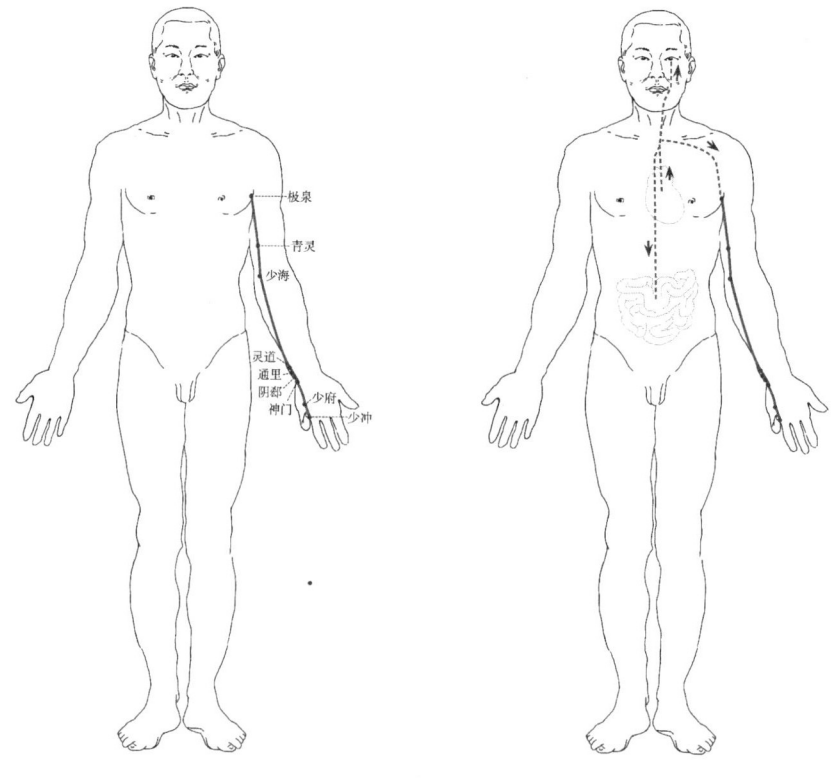

手少阴心经　　　　　　　　　　　　心经流注

之，不盛不虚，以经取之。盛者，寸口大再倍于人迎；虚者，寸口反小于人迎也。"

（4）心悟应用。

"为此诸病，盛则泻之"：遇到心经邪气盛所致诸病，依据"盛则泻其子、母病泻其子"的中医理论，首选心经"输土"即"儿子穴"神门穴，用泻法治疗。

"虚则补之"：遇到心经精气虚所致诸病，依据"虚则补其母、子病补其母"的中医理论，首选心经的"井木"即"母亲穴"少冲，用补法治疗。

"热者疾之"：遇到心经热证所致诸病，首选心经"荥火"穴少府，用留针时间较短的"疾之"泻法治疗，使过多之火被泻除。

"寒则留之"：遇到心经寒证所致诸病，首选心经"井木"穴少冲和"荥火"穴少府，用留针时间较长的"留之"补法，进行治疗。

"陷下则灸之"：心经脉搏极沉弱为"陷下"，是心经阳气极弱，不能有效鼓动脉搏所致。首选心经的"俞穴"心俞，用艾灸的方法治疗，能有效补充心经阳气。

"不盛不虚，以经取之"：人迎与寸口脉，搏动的力量大小一样为"不盛不虚"。这时如果心经出现病症，首选心经的"经金"穴灵道，为"以经取之"，用平补平泻的手法调理心经。

"盛者，寸口大再倍于人迎；虚者，寸口反小于人迎也"：心经脉在寸口属阴，心经脉大再倍于人迎，为阴盛；所以"盛者，寸口大再倍于人迎"，为阴盛阳虚。若心经脉小于人迎，为阴虚；所以"虚者，寸口反小于人迎也"，为阴虚阳盛。

三、心经脉部与正常的脉象

1. 心经的脉部

在左手寸部中间；外面桡侧，为手厥阴心包经脉部；里面尺侧，为手太阳小肠经脉部。但是，手厥阴心包经、手太阳小肠经在正常无病时，脉部是不显现脉搏的，诊断脉时应有所鉴别。

2. 心经诊法

正常的心脉，微浮，浮中略显得微大。就是用手指轻按在心经脉部，就能感觉到脉搏的跳动，再稍用力，便觉得脉体变宽大了，按之柔和，不快不慢为健康之脉。《濒湖脉学》载："浮为心肺。心脉之浮，浮大而散。"

四、心经常见病症的辨证施治

《素问·灵兰秘典论》中阐述："心者，君主之官，神明出焉。"意为一国之主，统治全国，所以是身体中最重要的器官，与性命攸关。人们应该尽早对心经及所属脏腑，进行保健或疾病的治疗，才有可能保寿到其天年。

（一）常见心脏突发急症的辨证施治

心脏突发急性心梗、急性心衰，需要在第一时间进行急救，措施得当，往往能救人一命。稍有迟疑，等救护车来，极有可能为时已晚。

1. 脉证实践

实践一

2013年，在陕西老年大学讲课，课间我刚到办公室休息。突然有学员跑来喊道："赵老师快走，班里有学生在椅子上坐着，突然晕倒了，摔倒到地上。"我快步跑到教室，见一位六十多岁的男学员，躺在地上。两个学员分别掐着其两手的"心点穴"。旁边几位学生叫着其名，已经没有任何反应了。

我过去赶快诊其脉，手桡动脉和颈动脉都感觉不到搏动了，有可能是急性心梗引发的心脏骤停。急忙抡起拳头在其背部、前胸稍用力捶打十几下，再诊其脉，已经有微弱的搏动了。这时我即刻给其补心经的"母亲穴"少冲穴，叫一个学员给其补另一只手少冲穴。三四分钟后，这个学员苏醒过来了。我同其他学员把他搀扶起来，坐回椅子上。和学员继续给其按摩内关穴、少冲穴，都用补法。过20分钟左右，再诊其脉，心脉已经基本恢复正常了。

教务处的老师也过来了，让通知家属来接其去医院检查。这个学员稳定下来后对我说："赵老师，我已经好了，您快去给大家讲课吧。"我在讲课时，看到这位学员也在记笔记，便对其劝道："好好休息一会，不要记录了，等您家属过来，再到医院检查一下。"这位学员在家属的陪伴下，到医院进行检查，心电图正常。

实践二

有次到老伴大姐家，我正在屋里给姐夫扎针。突然听见老伴在客厅喊道："水平，快出来，看咱姐咋突然成这样了？"我过去见大姐坐在椅子上，手捂着胸口，脸上豆大的汗珠向下滚落着。见到这种情景，即刻在其背部用拳头捶了几下，姐大出一口气说："刚才我都快憋死了。"

这时诊其脉，心经脉郁而数，郁为不通，数为心衰，因为心衰脉多数而无力，有可能是较大血栓堵住了血管造成急性心梗，并且出现心脏衰竭的表现。

我马上取来针，给大姐针刺内关、神门、阴郄，平补平泻，20分钟后拔针。再诊其脉，心脏脉象已经恢复正常了。

遇到某些急性病，应该尽快诊断手腕处的脉搏，如果手少阴心经脉出现郁脉，才能辨证为急性心梗。这种急性心梗，应尽快稍用力捶其后背和前胸，使堵住血管的血栓松动而血流通过，给抢救赢得时间。但捶时力量要适中，不要造成二次伤害。此为抢救急性心梗的有效方法，往往能救人一命。

实践三

我们驴友经常爬山，有次我们去秦岭，刚爬到了山顶上一块平地，有个驴友突然说道："我不行了。"一下躺倒在地上，急促地喘着气。我即刻过去诊其脉，心脉极弱而数，心跳应在120次以上。极弱为心阳极虚，数为心衰，辨证为急性心衰。马上和其他驴友一起给她补少冲穴、内关穴10分钟左右，其说道："我感觉这会心脏好了。"再诊其脉，心经脉象已经恢复正常了。在山顶上休息了一会，其就和我们一起，下山回家了。

还有一次我们驴友出去爬秦岭的下山途中，一个驴友说有些难受。诊其脉，脉搏象振动一样，没有规律，类似心房纤颤的表现。我马上给其按摩背部的心俞穴，几分钟后房颤得到缓解。大家休息了一会继续往前走，刚走了几百米，其又说不行了。诊其脉，脉搏又像振动一样。又给其补背部的心俞穴，并加补内关穴，很快就恢复正常了。还没走，正在休息时，其病又复发了。又给按摩心俞和内关穴位较长时间，心律才恢复了正常。

还有一次碰到的是一个心肌梗死的病例。也是去爬秦岭，我们刚在前面爬上了一个陡坡，就听后面人喊："赵老师，快回来，有人不行了。"我即刻转身向回走，只见一个驴友靠坐在土坡上，面色煞白，大汗淋漓，大口喘着气，两个驴友给掐着心点穴。诊其脉，心脉郁而弱，郁为不通，弱为阳虚，有可能是血栓瘀阻造成急性心梗，引起心绞痛、呼吸异常。急忙捶其背十几下，以振松瘀阻的血栓，转过身来用泻法按摩其神门穴，叫其他驴友按摩另一只手的神门穴。大约5分钟后，再诊其脉，心脉已经基本恢复了。休息了一会，我们开始下山，从几十公里外的户县山上回到西安，这个驴友再没有发生不适。

嘱其回去后，让家人用补法按摩背部的心俞穴，有时间每次再灸心俞五壮。在我们以后的两年爬山中，其再没有复发过房颤。

实践四

有位同学打电话："水平，我牙疼痛，到你那里针灸，有时间吗？"我就问道："你牙哪边痛？""我满嘴牙都痛。""满嘴牙痛可能是心脏不好引起的，先不要管牙，到医院检查一下心脏。"因为我知道有时心梗，也会引起满嘴牙痛。

但同学仍然来家了，诊其脉，心脉郁而弱，郁为不通；弱为心阳气不足。辨证为心梗引发的心阳衰弱。

我便对其说道："你是心脏不好，引发的满嘴牙疼痛，针灸效果不好。""我都来了，你就给我扎针吧！"

无奈只好给其针灸。为了保护心脏，我先针刺其两手的内关穴，然后才针治牙疼的合谷穴等。正扎着针，突然其大汗淋漓，脸色煞白，说道："我不行了。"

诊其脉，心脉郁弱而极数，郁为不通；弱为心阳气衰微；极数为急性心衰。有可能是心梗引发的急性心衰。我马上拔掉已扎的针，扶着躺到沙发上，用手补其少冲穴、内关穴，泻神门穴，同学五六分钟后才缓过神来。又让其躺到沙发上休息了一会，才起来回家。

2. 用穴解析

在处置心脏急症时，常来不及针灸，多用手直接按摩相关穴位。我自己经验：急性心梗先敲击其前胸和后背，选神门穴、心点穴用泻法，疗效较好。急性心衰选少冲穴、内关穴用补法，疗效较好；如果是急性左心衰，口内大量吐血的，再加按阴郄穴，有止血的功效。房颤选心俞穴、内关穴用补法，疗效较好。

神门穴

手少阴心经腧穴，手少阴之脉所注为"输土"，又为心经原穴。在掌后锐骨端，腕横纹尺侧凹陷中取穴。直刺3~4分，灸3~5壮，心实泻之。

主治：面赤喜笑、目黄胁痛、咽干欲饮、喘逆身热、心痛、心烦、癫狂、痴呆、痫证、健忘、怔忡、惊悸、失眠、手臂寒、掌中热。

针灸神门穴，治疗现代医学所称的"小儿自闭症"，疗效极好。"自闭症"心门关闭也，中医理论认为心主神，神门穴顾名思义，"心神出入之门也"。"心门"调理到开启自如，心神出入自由，还有什么"自闭症"。但应在早期治疗，疾病时间过长，犹如"门"已经"锈死"，再想开启就难了。

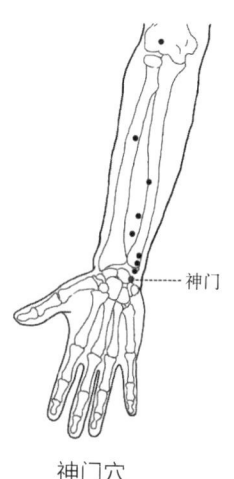

神门

神门穴

神门穴五行属"土"，心经属"火"，"火生土"，所以神门穴为心经

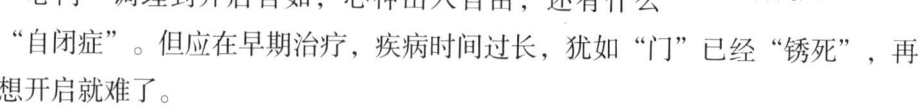

之"子"，中医理论："实则泻其子"。因为冠心病或心梗，为血栓堵塞或瘀阻血管而形成的病症，所以辨证为实证。在未急性发作期，经常用泻法针灸神门、内关穴；不能针灸的也可以采用按摩的方法，可以泻除部分瘀阻的血栓，能有效预防急性心梗的发作。

心点穴

经外奇穴。在手中指端，第一关节指缝中点取穴。针1分，不灸。急救时，可用指甲同时用力掐住患者两手心点穴，不补不泻。

主治：急性心梗、急性脑梗、急性脑出血、神经官能症、荨麻疹。

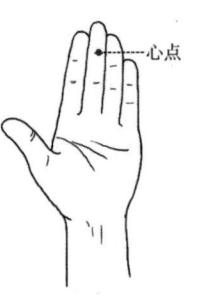

心点穴

心点穴，我最早见于《图解手穴健康疗法》一书，原名"心穴"，并无急救的功能。在一次偶然的使用中，发现有急救功能。心点穴用于急救，效果显著而无其他副作用，后来成为我常用的急救穴，曾救过一些人的命。

我在陕西老年大学讲课时讲了心点穴的急救功能，学生们学习后，在国内、国外遇到急性心梗患者、急性脑出血患者、急性脑梗患者，又无医药抢救时，他们就用双手用力掐住心点的方法，及时缓解了突遇暴病之人的症状，有效抢救了这些患者的生命。

少冲穴

手少阴心经腧穴，手少阴之脉所出为"井木"。在手小指桡侧，距爪甲角后一分处取穴。斜刺1分或三棱针点刺出血，灸1~3壮，心虚补之。

主治：心痛、心悸、心衰、热病烦满、上气嗌干、悲惊寒热、臑臂内后廉痛、中风昏迷、癫狂。

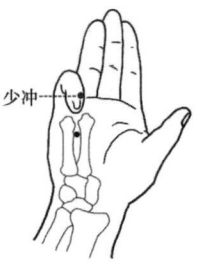

少冲穴

少冲穴五行中属"木"，心经属"火"，"木生火"，所以为心经之"母"。经曰："虚则补其母。"当心衰心脏搏动极快时，用补法，针刺或按摩少冲穴有较好的疗效。当心火不足，心脏搏动缓慢时，用补法针后加灸疗效较好。

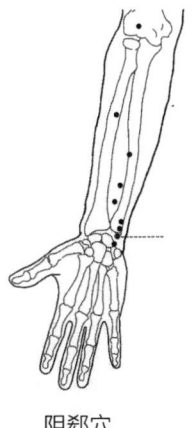

阴郄穴

阴郄穴

手少阴心经腧穴，手少阴之脉郄穴。在手腕横纹尺侧，掌后锐骨端陷中向上五分取穴。针3~4分，灸3~7壮，虚补实泻。

主治：鼻衄、吐血、心痛、厥逆气惊、胸满、洒淅畏寒。

阴郄穴是治疗左心衰，致大量吐血的有效穴位。

（二）常见心脏慢性病的辨证施治

1. 胸痹与冠心病

患有前胸或背后心区部位疼痛、气喘、胸闷、心悸等症状，属于心脏问题的，中医称为胸痹（痹：闭阻不通之意）。和西医心脏因冠状动脉，血流不通畅引发的冠心病，有相似之处，但代表的含义更广泛。因现代人对冠心病太熟悉了，所以将两个病名虽不同，但相似的病症共同论述。

胸痹与冠心病的脉象，初期都会发生郁脉。郁脉：脉搏跳动显示多点呈圆圈状跳动，代表郁而不畅之意。如果心经脉部出现郁脉，用现代人的理念，就可辨证为已经患冠心病了。可根据心经脉部郁脉的强弱来判断冠心病的轻重程度。

实践一

我有个亲戚，20世纪90年代初，刚60岁退休时就已经有严重的冠心病了，当时这位亲戚将遗嘱都写好了。

我去看望，诊其脉，心经脉部已经有较有力的郁脉了，郁为经脉循行不畅；脉搏力量较有力，为邪气较盛。辨证：为较严重的胸痹，即现代医学所称的冠心病。

对于这种病，药物治疗效果不是太好。现代医学多采用放支架或搭桥的手术方法，进行治疗。但成本很高，而且不能有效防止再复发。

我就和亲戚聊天："我在参考消息上看到一篇文章，讲到用运动治疗冠心病的方法，就是慢跑加走路，具体是：'慢慢跑，当感觉到气喘时，就走一会，不喘了再慢跑一会。开始坚持5~10分钟就可以，适应后再慢慢增加时间，直到一次能跑、走到30分钟以上。'只要能坚持，就能治好冠心病。我还跟一位祖传针灸中医学的，每天按摩心经的神门穴，用泻法，就是逆时针揉。神门穴是心经的原穴，又是'儿子'穴，母病泻其子，是治疗冠心病的主要穴位；再选内关穴，心绞痛时用泻法，就是逆时针揉；不疼时用补法，就是顺时针揉。内关也是治疗身体内疾病的主要穴位，两穴同用，对治疗冠心病极有效，您可以试试。"

这位亲戚很有毅力，每天坚持跑步、走路和按摩。几年后我有事去找他，还在公园跑步，要求我跟他一边跑一边说。比他小20岁的我，跑了一会，怎么也跟不上了。20年后，这位亲戚在医院做心脏检查，居然查不到一点冠心病的蛛丝马迹了。

实践二

有次一位亲戚，带着上高中的17岁儿子过来，因快高考了，叫看身体咋样。诊其脉，各部脉象都不太好，尤其是心脉，已经出现中等力度的郁脉了，郁脉为血流不畅，中等力度为病已经发展到中度了。辨证：身体较弱，已经患有中等程度的冠心病。

我向孩子问道："你胸口有时疼吗？""有时疼。"我告诉亲戚："你儿子这么小，已经有冠心病了，一定要让孩子每天有一定的时间去锻炼身体。""啊！有冠心病了。现在的孩子哪有时间锻炼身体，早上去上学，直到晚上，上完晚自习课才能回家，到家都21点多了。每天24点作业都写不完，有时写着作业都睡着了。"亲戚无奈地说道。我告诉她："学习再好，没有身体有什么用！现在孩子从幼儿园开始就背着书包去学习，然后就是这个兴趣班，那个文化班。到处都是'不要让孩子输在起跑线上'，大人乐此不疲，孩子疲于奔命。小小年纪，已经得上老年病了。我号出最小的冠心病，检查证实时，孩子才11岁。千万不能让孩子没有'输在起跑线上'，却伤在了'起跑线上'。"

没过1个月，这个孩子他们班在上体育课时，一个学生在跑步测试中晕倒。老师给急救中心打电话后，十几分钟"120"就赶了过来，但医生检查，这个学生已经死亡了。

孩子亲眼看到这个场景，吓坏了。又到家里来问道："姨爷，我的心脏病到什么程度了？""已经是中等程度的冠心病，如果现在还不开始锻炼治疗，两年后可能就像你同学一样，跑长一点路就猝死了。"

这时亲戚和孩子才接受我的建议，每天到小区旁的广场慢跑加走路，有时间就按摩神门和内关穴。1个月后，孩子再过来诊脉，心经脉部的郁脉，已经开始好转了。

2. 心悸

心悸，心脏搏动突然加快，超出正常范畴；现代医学称为神经性心动过速。心脏常在无诱因的情况下，跳动突然加快，一般都在每分钟100次以上，过一段时间又恢复为正常跳动。有时也会因情绪波动，或劳累过度而发作，多呈阵发性。

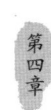

实践一

讲课时认识了一位老师，四十多岁，自称心悸已有十多年的病史了。在医院检查，医生认为是神经性心动过速，治疗了很长时间，效果不明显。因我去讲的是中医课，其知道了我懂得一点中医，便问我中医有什么办法治疗心动过速。我告诉他："过去我在一本书中见到有医生，用俞府穴透璇玑穴的针刺方法，治疗心脏急症，效果很好。我学着用这种方法治疗心脏病，却意外发现治疗心动过速极效，多数人一次见效。你可以到医院，找针灸医生，选俞府穴透针璇玑穴试试。"

过了一段时间又相遇，其对我说："赵老师，我到医院去了，让医生给针刺俞府透璇玑，针灸医生说'没有听说过这种针刺方法'，不给针灸，您就给我针针吧。"

诊其脉，心悸的时候心脏搏动，每分钟超过了110次，但脉象柔和。脉搏跳得快，中医称为数脉；数为热，中医早就有"数热迟寒"的理论。辨证心脏本身没有器质性的病变，只是由心热引起。

我用两寸长的毫针，给其从左胸锁骨下的肾经最后一个穴位，俞府穴进针，沿皮刺到胸骨上端任脉的璇玑穴，只针一边，男左女右，留针20分钟拔针。再诊其脉，每分钟心脏搏动，已经恢复到正常的80多下了。

两年多后又见面时问其："你心脏现在怎么样了？""自从您那次给我扎针以后，心脏这两年再未发生心动过速。"

实践二

在陕西老年大学，有个学员也时发心悸，正上课时过来告诉我："赵老师，我又心动过速了，我数了，刚才每分钟跳107次。""你拿针了吗？""带着呢。""一会下课给你针下就好了。"

课间休息，我用俞府透璇玑的针法，给其针刺后，脉搏很快就恢复正常了。又一个星期上课时，这个学员过来告诉我："赵老师，我回去学着您用的针法，给自己又针了1次，这几天还没有发生过心动过速。"

在这个中医研究生班，3年学满毕业开座谈会时，这个学员又在会上提道："我过去经常心动过速，多少年都治疗不好。自从学习针刺俞府透璇玑后，虽然只针刺了2次，这都2年多了，再没有发生过心动过速。"

3. 用穴解析

俞府穴

足少阴肾经腧穴，在锁骨下缘，当胸骨中线外二寸处，凹陷中取穴。斜刺5~20分，灸3~5壮，多用平补平泻法。

主治：咳逆上气、呕吐、气喘、胸中痛、腹胀不下食饮。

俞府穴透璇玑穴治疗心动过速，有很好疗效，但针灸书中却没有记载。偶尔在一本医学杂志中看到，有医生用这种透穴针法用于心脏急症的抢救，效果较好。我在学习后应用中发现，对心悸也有极好疗效。

璇玑穴

任脉腧穴，在胸骨正中线上，平第一胸肋关节处凹陷中取穴。向下沿皮刺2~3分，灸3~5壮，虚补实泻。

主治：咳逆上气、喉鸣喘不能言、喉痹咽痛、胸胁胀痛。

璇玑穴是调理阴经的枢纽，阴经开关失灵皆可用之。

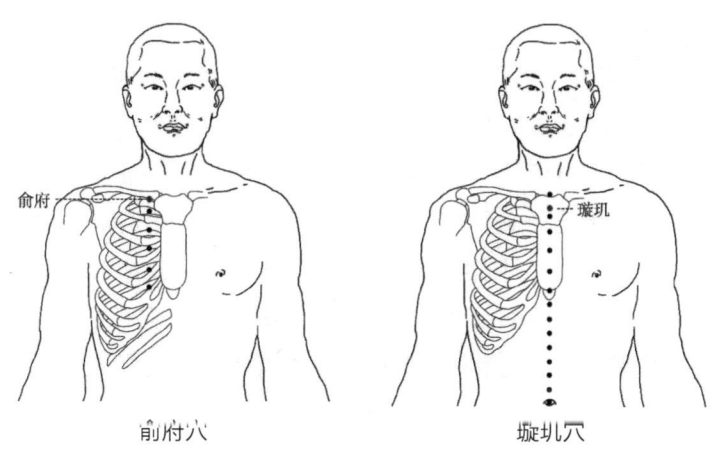

俞府穴　　　　　　　　璇玑穴

4. 用穴心悟

（1）俞府穴：俞，即输，转输；府，即府库，储藏会聚之处。俞府穴为足少阴肾经最后一个穴位，因为足少阴肾经五行属"水"，所以肾经携"水"气到此会聚并转输。

（2）璇玑穴：璇，同旋，转动；玑，同机，机关。璇玑穴为任脉腧穴，而任脉为阴经之海，和诸阴经交会贯通，但交会贯通需要开启机关。璇玑穴，犹如阀门机关，旋动放水的阀门，才能使水流动贯通。

（3）俞府穴、透璇玑穴治疗心悸，疗效极好，但原理是什么呢？我经过反复思考联想，终于有点悟明白了。

手少阴心经和足少阴肾经，共为少阴经。犹如一个藤上的两只"瓜"，手少阴心经的这只"瓜"，在五行中属火；足少阴肾经的这只"瓜"，在五行中属水。它们通过"瓜藤"的联系沟通，火温暖着水；水为火降着温，使其保持着恒温，相互都能健康的生长。由于某种不明的因素，"瓜藤"经脉发生了瘀阻，水的流通受到了影响，不能很好地给火降温，火就会越烧越旺，温度也会越升越高。心脏这只"瓜"，就会因为温度过高而转速提升，这可能就是心悸，现代医学称为神经性心动过速的原因。

足少阴肾经属水，任脉又为阴经之海。如果这时，人为地在阻隔两大水系中挖出一条运河，使水又有一条通畅的循环通道，来给火降温，使火的温度回到正常的范围，心脏这台机器转速就会趋于正常。

俞府穴针透璇玑穴，犹如在彼此水系之间，造就了一条水的通道。使足少阴肾经在俞府聚积的水气，流向璇玑穴处，再打开旋转的机关，让水流到达需要的地方。这时水与心火均衡存在，达到阴阳平衡，心脏过热的现象得到消退，心悸何能不止！

我在陕西老年大学时，有次给一个班讲完俞府穴针刺透璇玑穴这堂课后，有位六十多岁的学员对我说："赵老师，我20世纪90年代腿痛，看到一篇文章，用拳头轻轻敲击锁骨这里，可以治疗骨性腿痛。我敲击了一段时间后，腿痛就痊愈了，可惜现在找不到那篇文章了。从此，我知道敲击锁骨这里对腿好，二十多年来，每天有时间就用拳头轻轻敲击。如今我都六十六岁了，最近去医院检查身体，各方面都正常，皮肤上还没有一点老年斑，尤其是颈动脉，血管里一点瘀块都没有，光滑得很。医生都挺奇怪，说道：'这么大年纪了，颈动脉里面还没有瘀块，这么干净，真是少见。'原来我不知道敲击的原理，今天您讲足少阴肾经的俞府穴，我才突然明白，拳头敲击的中心，刚好就是'足少阴肾经的俞府穴'处，多年经常的敲击，使肾经转输之气保持通畅，才是我身体健康的原因。"

听完学员的讲述，我顿悟《素问·上古天真论》中的这段话："丈夫八岁，肾气实，发长齿更，二八，肾气盛，天癸至，精气溢泻，阴阳和，故能有子，三八，肾气平均，筋骨劲强，故真牙生而长极，四八，筋骨隆盛，肌肉满壮，五八，肾气衰，发堕齿槁。六八，阳气衰竭于上，面焦，发鬓斑白，七八，肝气衰，筋不能动，八八，天癸竭，精少，肾脏衰，形体皆极，则齿发去。肾者主水，受五脏六腑之精而藏之，故五脏盛乃能泻。今五脏皆衰，筋骨解堕，天癸尽矣。故发鬓白，身体重，行步不正，而无子耳。帝曰：有其年已老而有子者何也？岐伯曰：此其天寿过度，气脉常通，而肾气有余也。"

两位先圣黄帝和岐伯在对话中，明确告知我们，人体的生、长、盛、衰皆源于肾。这位学员经常敲击"肾经俞府穴"处，不自觉地将肾经调理到了健康状态，才使其"天寿过度，气脉常通，而肾气有余也"。

（三）心脏急性炎症的辨证施治

手少阴心经受外邪侵袭，会传入心脏。严重的会发生急性炎症。症状初期为高烧不退、胸疼、谵语，如果治疗不及时或不正确，就会对心脏造成长期的损害，有些患者甚至有生命危险。

1. 心肌炎

实践一

2007年初冬，有位跟我学习太极拳的学生，领着五岁的儿子到公园对我说："赵师，我儿子因高烧39℃到医院治疗，医生诊断是感冒，但打了三天吊针，高烧不退，您给瞧瞧，看究竟是什么病？"

诊其脉，唯独心经脉弦而数，弦为炎症，数为热，辨证为心脏炎症引发高热。即问孩子："你胸口疼吧？""疼。"中医理论有"心不受邪，心包受之"，思考应为心脏外围炎症，我即对学生说："孩子得的是现代医学所称的心肌炎，已经都胸疼了，你做父亲的都不知道。让孩子回去用黄芩10克、金银花10克、蒲公英10克、大黄4克，3副，水煎服。"

第2天早上我刚起床，学生就打来电话："赵师，昨天下午我们就煎药给孩子吃了，今天凌晨3点孩子大便1次后，烧就退了。剩下两副药还吃不？""孩子病还没有全好，把三副药吃完吧。"

后来这个学生对我说："我的孩子那次发烧，您让吃的中药，就吃了3副，孩子就痊愈了。这个病可能是传染的，在我们住的单元楼道里，同时有三个孩子得病，症状都相同，那2个孩子，后来医生也诊断为心肌炎，住了半个多月医院才治愈。但我现在看见那2个孩子，他们稍微跑步或上楼，都气喘得比较厉害，可能留下后遗症了。"

实践二

有一年亲戚的孩子才4岁，半夜突然高烧到40℃，凌晨两点把孩子抱过来。诊其脉，心脉弦而数，弦为炎症；数为热，辨证为心脏炎症引发高热；肺脉微弦，辨证肺也受外邪感染了。

孩子已经处于半昏迷状态，先给十宣放血，高烧略降。嘱其回去用防风4克、秦艽4克、黄芩10克、金银花6克、大黄3克，4副，水煎服。

第二天亲戚打电话说："孩子体温降到38℃左右了。"第3天打电话告诉我："孩子烧退了，已经跑着玩了，姨夫您放心。"

2. 心肌炎后遗症

心脏受外邪侵犯后，有些人往往留下一些后遗症，如气喘、乏力等，并伴随多年。用药物治疗，常疗效甚微；如选用针灸治疗，可取得较好的疗效。

实践一

2005年，老伴单位的一个同事，因为腰脊患病，听说我会按摩，请我给予按摩。治疗好后，其说："赵师，我女儿今年28岁，一活动就气喘，上三楼中间都要休息一会，才能上去，已经好些年了。到医院看了很多次，心、肺检查都好着呢，不知道是哪里的问题。今天您来了，给我女儿看看吧。"

诊其脉，心脉沉、细、微弦，其他脉象基本正常。沉为里证；细为阴虚，是病程过久伤阴所致；微弦是轻微炎症。辨证为心脏受外邪侵袭日久，仍有余邪存留。

就问其母："你女儿以前得过心肌炎吧？""没有，就是女子十二岁那年，发高烧，在医院住了十几天才好。当时医生诊断为病毒性感冒，但从那时开始，女子就成这样了。""那次得的可能就是病毒性心肌炎。""赵师，我现在就剩下这个女儿，他哥前几年不在了，你一定要给我女儿治好。"

考虑到其病程太久，经络已经发生病变，最好是用针灸打通经络。选背部膀胱经上的厥阴俞、心俞、督俞、膈俞调理其心经及相关经脉，用泻法泻其邪气；选手厥阴经的内关，用平补平泻疏通内部经络；选心经原穴神门，用泻法泻其心经邪气；选脾经三阴交穴，用补法补其血以治阴虚。

共针灸了7次，她就痊愈了，现在可以一气爬上三楼，也不感到气喘了。

实践二

一个亲戚外地的5岁孙女，中秋节到西安。因孩子老看着没精打采，领过来让我看看。

诊其脉，心脉沉而微弦。就问道："孩子前段时间得心肌炎了？""不知道，前几个月，大概是春末夏初时，有次发高烧到40℃左右，医生说是病毒性感冒，打了一个星期吊瓶才退烧。""可能那次就是心肌炎，把孩子的心脏伤了。"

孩子小不让扎针，只能给按摩下背部厥阴俞、心俞、督俞、膈俞；胳膊上的内关、神门穴位，嘱其有时间给孩子按摩这些穴位。亲戚问："孩子今后心脏还能恢复吗？""孩子还小，正成长呢，经常给孩子按摩这些穴位，就康复了。"

1年多后，这个亲戚的孩子再到西安来，诊其脉，心经脉已经恢复正常了。孩子脸色也红润起来，身体也有劲了。

3. 用穴解析

厥阴俞穴

足太阳膀胱经腧穴，又为心包经背俞穴。在背部第四胸椎棘突下，旁开一寸五分处取穴。微斜向脊柱方向刺3~5分，灸5~7壮，心包阳虚补之。

主治：咳逆牙痛、心痛、心律不齐、胸满呕吐、胸闷、失眠。

厥阴俞为心包经之背俞穴，内通心包络。因邪气侵犯心脏时心包受之，所以厥阴俞是治疗，心脏感受外邪时必选穴位。

督俞穴

足太阳膀胱经腧穴。在背部第六胸椎棘突下，旁开一寸五分处取穴。微斜向脊柱方向刺3~5分，灸5~7壮，阳虚补，阴虚泻。

主治：心痛、气逆、膈肌痉挛、腹痛肠鸣、银屑病。

督俞为督脉之气在背部输注、转出之处，善能调理督脉经气。

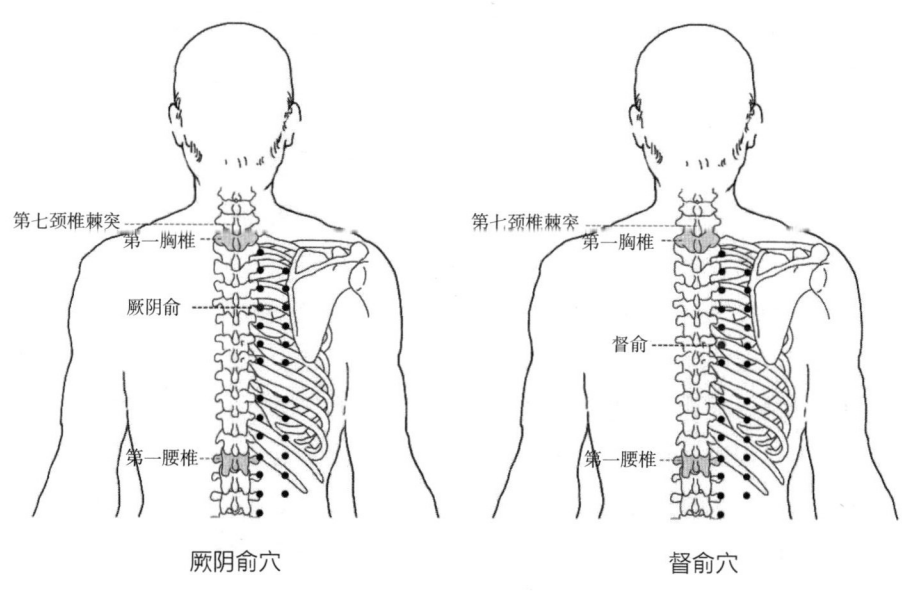

厥阴俞穴　　　　　　　　　　督俞穴

（四）心脏瓣膜病变的脉象及辨证施治

心脏瓣膜发生病变，不论是二尖瓣，三尖瓣关闭不全，都会造成心脏血液反流。患者会心慌、气短、胸满，严重的会有生命危险。这时诊断脉搏，在心经脉部，会出现二尖瓣关闭不全的脉象，或三尖瓣关闭不全的脉象。

1. 脉象心悟

二尖瓣脉

心脏左心房与左心室之间，有一个能关闭和开启的"门"，形态有二个突起，所以称为二尖瓣。在心经脉部，脉象的搏动，从心经脉部的右下角向心经脉部左上角呈现细线样斜着滑动的脉象，为心脏二尖瓣关闭不全脉。

二尖瓣脉，是我遇到的一种特殊脉象，至今还未见到对这种脉象的阐述。20世纪80年代，我给一个确诊患风湿性心脏病，二尖瓣关闭不全的人诊脉，发现其心脉从右下斜着向左上滑动。后来又给有些确诊为二尖瓣关闭不全的人诊脉，都有心脉从右下斜着向左上滑动的脉象。就自定，这种脉象为心脏二尖瓣关闭不全脉。

为什么这种脉象会从右下向左上滑动呢？我参考了心脏学、解剖学等书籍，总算有点悟明白了。二尖瓣为左心房与左心室中间的瓣膜，出现关闭不全，自然会反映到脉象上。心脏发生疾患时，为了让人们分辨清楚，是左心房与左心室中间的瓣膜出现了问题，特将心脏脉象从右下斜着向左上滑动。犹如路标上指示的箭头，给人指明，你的心脏左边出现问题了。如果您能彻悟其理，就尽快治疗吧！

三尖瓣脉

心脏右心房与右心室之间，有一个能关闭和开启的"门"，形态有三个突起，所以称为三尖瓣。在心经脉部，脉象的搏动，从心经脉部的左下角，向心经脉部右上角，呈现细线样斜着滑动的脉象，为心脏三尖瓣关闭不全脉。

三尖瓣脉，是我遇到的一种特殊脉象，至今还未见到对这种脉象的阐述。自从我学会诊断二尖瓣脉后，又发现有人心经脉，是从左下向右上斜着滑动，但这又是一种什么脉象呢？直到有次给一个人诊脉，发现其心经脉，是从左下向右上呈细线样斜着滑动的，因为我还不能诊断这是心脏的什么病脉，便对诊脉者说道："我感觉您心脏有些问题，但不知道是什么病？""我心脏是不太好，医院检查是三尖瓣关闭不全。"后来又遇到了几个人有这样的脉象，他们都是在医院，检查确诊为三尖瓣关闭不全的患者，才确定心经脉部从左下向右上斜着滑动的脉象为三尖瓣关闭不全脉。

这种心脏三尖瓣关闭不全的脉象，是心脏右心房与右心室之间的三尖瓣，出现了关闭不全，让人们领悟，右面心脏里边出现了问题，尽快去治疗吧！

通过对二尖瓣、三尖瓣关闭不全脉象的发现，认识到人体可能还有太多的迷惑，等待人类去解悟。

2. 脉证实践

自从我体验到心脏瓣膜病变脉象后，一直在寻求医治的方法。有次在给一位患者按摩间使穴后，再诊脉时发现，其原有的二尖瓣关闭不全脉没有了，心脏脉象也恢复了正常，心慌和胸闷的症状都消失了。

但有些二尖瓣关闭不全的人，我给按摩或针灸间使穴后，脉象仍未改变。是什么原因呢？后来发现，有二尖瓣或三尖瓣关闭不全脉象的人，在间使穴上下的手厥阴心包经，胳膊循行线上都有压痛点。我用逆时针的泻法，按摩两胳膊上的压痛点，几分钟后再诊其脉，脉象都恢复正常了。

有时我常想，这种心脏二尖瓣、三尖瓣关闭不全，是否和我们房屋的门一样，开合自如，关能闭严，密不透风；开能畅通，进出无阻。但是，偶然有颗小石子，卡在门与门框之间，关门时突然发现门关不严，检查到后清除掉石子，门又恢复了正常。有这种心脏中间之"门"关闭不全病症时，用泻法按摩或针灸，手厥阴心包经胳膊循行处的痛点，可能和剔除门缝之间的小石子相似，杂物得到有效清除，心脏之"门"关闭正常，二尖瓣、三尖瓣关闭不全脉象，自然就消除了。

实践一

在陕西老年大学，有次课间我在办公室休息，有几个学员过来求我诊脉。其中有个六十岁左右的男学员，诊其心脉从右下斜着向左上滑动。我便道："你心脏有点问题，是二尖瓣关闭不全。用泻法，按摩一下间使穴上下的压痛点，就好了。"

这个学员站起来后，对着办公室里其他老师，大声说道："赵老师还能号出心脏二尖瓣关闭不全，我刚在医院检查过，心脏就是二尖瓣关闭不全。"

实践二

在陕西老年大学，有次课间休息，我刚向教室外走，一位五十多岁的男学员叫住我："赵老师，我有点不舒服，心现在特别慌，您给看看。"

诊其脉，心脉从左下斜着向右上滑动。辨证：心脏三尖瓣关闭不全，心脏不能有效将血液运送到肺脏，进行血氧交换，血液里含氧量不足，是引起心慌等症状的主要原因。

我便对其说道："您心脏三尖瓣关闭不全了。"随即在其间使穴上下找到疼点，用逆时针的方法给其按摩。

过了一会，就听学员说道："赵老师，好了，我心脏不难受了，您快去休息吧。"再诊其脉，三尖瓣关闭不全的脉象已经消失了。

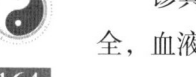
实践三

有次我们去爬山，在山下集结时，一位驴友对我说："赵老师，我这几天心慌、胸闷、晚上睡眠不好，给我看看。"

诊其脉，心经脉从右下斜着向左上滑动。辨证：由于心脏二尖瓣关闭不全，血液不能有效输送出去，造成心慌，胸闷等症状。

便说道："您心脏难受，是心脏二尖瓣关闭不全引起的。"随即在其间使穴上下处，找到压痛点用泻法按摩，又在内关穴处，也找到压痛点用泻法按摩。

按摩了10分钟左右，其笑着说："赵老师，我胸口好舒服，心不慌了。"再诊其脉，心经脉也恢复了正常。

3. 用穴解析

间使穴

手厥阴心包经腧穴，手厥阴之脉所行为"经金"。在掌后腕横纹上三寸，两筋间陷处取穴。直刺5~7分，灸5~7壮，多用泻法。

主治：霍乱干呕、咽中如梗、瘖不得语、中风气塞，涎上昏危、心痛、心悸、烦躁、癫狂、怵惕、肘挛、臂痛、妇女月经不调。

间使穴

间使穴是治疗无形奇邪的有效穴位，可用泻法针灸或按摩。《中医名词术语选释·奇邪》载："邪气的性质奇特，发病规律与一般不同。"《素问·三部九侯论》载："其病者在奇邪，奇邪之脉，则缪刺之。"

（五）心火旺为病

心脏在五行中属"火"，火盛会烧烤的身热和口干。有些人由于心火盛，造成口干难耐，需要不停喝水，缓解口渴。如果用经络疗法，选心经"儿子穴"神门，用泻法泻除心经过盛之火，口渴的症状也就迎刃而解了。

实践一

一个朋友带其战友过来，他的这个战友口常感觉干渴。10分钟不喝水，口就干的难受，所以不论到任何地方，手里都要拿着水杯。

诊其脉，心脉洪大有力，洪大为热；肝脉沉大，沉大为内热。肝在五行中属"木"；心在五行中属"火"。木又能生火，火旺消耗身体内的阴液，所以口干烦渴。辨证为肝心热，引起口渴。

施治应泻"木"去"火"，选肝经原穴太冲、心经原穴神门，用逆时针手法给其按摩了约20分钟。然后教其自己学着按摩，并嘱其有时间就这样按摩。

按摩完，其站起来看看表，惊奇地说道："都40分钟了，我没喝水，现在也不渴。"两个月后，其在朋友陪伴下又来了。进门就说："赵老师，您教我的方法真好，把我多年的口渴给治好了，出来再不用抱着水杯了。"

实践二

有位亲戚到家来对我说"水平，我最近口干，嘴唇更特别干，半个小时不喝水，就特别难受，你给我看看。"

诊其脉，心脉微洪大，肾脉较弱。心经属火，心脉微洪大为火旺；肾经属水，肾脉较弱为肾水不足。辨证为肾水不足，不能有效抑制心火，使心火偏亢而引发口干。

给其针灸，选肾经原穴太溪，用补法补其水；选心经原穴神门，用泻法，泻其偏亢之火。留针20分钟后拔针，其口干、嘴唇干的症状，即完全消失了。

实践三

心火偏旺，肾水不足，会使人口干外，还会影响睡眠，古人称此为"心肾不交"，用交泰丸治之，常获良效。但因交泰丸只有黄连、肉桂两味药，中成药价钱很低，现在很少有人经营，需要时极难买到。

有个朋友的战友，晚上极难入睡，在医院看了很长时间，吃了不少的药，但疗效不好。领过来让我给看，见其拿来所在医院开的药，多为一些养血安神类中药或安眠类西药。

诊其脉，心脉洪大，肾脉较弱。心脉洪大为心热；肾脉较弱为肾水不足，辨证为心肾不交所致的失眠。便问道："你是不是常口干，容易上火？""就是，尤其是口常发干。""你睡眠不好主要是心火太旺，肾水不足引起的，中医称为'心肾不交'。这种病不但睡眠不好，还有口干、容易上火。有一种交泰丸的中成药，特别适合你，到药店看能买到不。这药太便宜，卖的人太少了。我给你说两个穴位，你先按摩着，也能起到一定疗效。一个是手腕这里的神门穴，用逆时针按摩；另外一个是内踝后面凹陷处的太溪穴，用顺时针按摩，有时间就每个穴位各按摩5~10分钟。"

过了不到一个月，这个朋友又领着他战友来家，进门就说："赵老师，我去了很多药店，都没有买到交泰丸。就按照您教的方法按摩，这才二十多天，睡觉正常了，嘴也不干了。别看小小的两个穴位，居然有这么好的疗效，中医经络真神。我这次特意把媳妇也带来了，您也给她看看。她刚退休，以后也让我媳妇到老年大学去学习经络。"

实践四

有次在某单位讲课，有位妇女问我："赵老师，我每天晚上睡觉就犯愁，躺在床上很长时间都睡不着，翻来覆去的，直到凌晨一两点钟才能入睡，但到五点多钟就醒了，还瞌睡，就又睡不着了。白天没有精神，老想睡觉。老师，您有什么办法吗？"

诊其脉，唯独心脉洪大，洪大为热盛，辨证为心火太盛，炙烤心神不宁，影响睡眠。

嘱其"你晚上躺下睡不着时，用食指压在手腕后的神门穴，大拇指压在腕后两筋间的内关穴处，两个手指一压一松，同时按摩这2个穴位，对你这种失眠疗效挺好，你试试看。"一边说，一边教她用两指分别按摩手后的穴位。

第2天接着去讲课时，这位妇女过来对我说："赵老师，我昨晚九点多上床后，就按照您说得方法，这样按摩两个穴位，不知不觉就睡着了，早上醒来看表都七点多了。中医的穴位治疗失眠，真太管用了。"

第六节 ✺ 手太阳小肠经

一、经脉流注

手太阳小肠经起于手小指外侧端的少泽穴，沿着手背外侧至腕部出于尺骨茎突，直上沿前臂后缘，经尺骨鹰嘴与肱骨内上髁之间，再沿上臂外侧后缘，出于肩关节，绕行肩胛部，交会于脊柱上督脉大椎穴，再绕行进入缺盆部后向下，联络心脏，沿着食管，通过横膈，到达胃部，归入小肠腑；缺盆部支脉，沿着颈部，上达面颊，至外眼角，又转入耳中；它颊部的支脉，别走目眶下部，到达鼻旁，上行于内眼角，斜行向下联络颧部，经睛明穴与足太阳膀胱经相接。

二、小肠经要点

（1）手太阳小肠经五行属"火"，腧穴起自少泽终于听宫，左右共三十八穴。五输穴配五行是："井金"穴少泽、"荥水"穴前谷、"输木"穴后溪、"经火"穴阳谷、"合土"穴小海。其他特定穴是：本穴阳谷、原穴腕骨、络穴支正、郄穴养老、俞穴小肠俞、募穴关元。

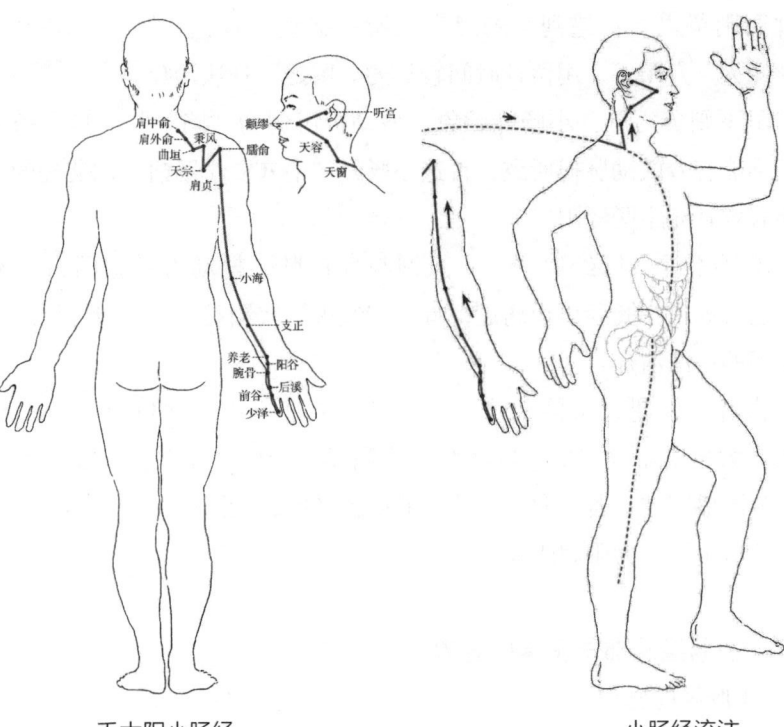

手太阳小肠经　　　　　　　　　　小肠经流注

（2）本经脉及所属脏腑发生病变，主要表现有耳聋、目黄、颊肿、口腔糜烂、咽喉肿痛、小腹痛、腰脊痛、疝气、小便赤涩、肩、肘、臂外侧小肠经循行部位肿疼、麻痹等。

（3）《灵枢·经脉》载："小肠手太阳之脉：是动则病嗌痛，颔肿，不可以顾，肩似拔，臑似折。是主液所生病者，耳聋、目黄、颊肿，颈、颔、肩、臑、肘、臂外后廉痛。为此诸病，盛则泻之，虚则补之，热则疾之，寒则留之，陷下则灸之，不盛不虚，以经取之。盛者，人迎大再倍于寸口，虚者，人迎反小于寸口也。"

（4）心悟应用。

"为此诸病，盛则泻之"：遇到小肠经邪气盛引起的诸病，依据"盛则泻其子、母病泻其子"的中医理论，首选小肠经"合土"即"儿子穴"小海，用泻法治疗。

"虚则补之"：遇到小肠经精气虚所致诸病，依据"虚则补其母、子病补其母"的中医理论，首选小肠经"输木"即"母亲穴"后溪，用补法治疗。

"热则疾之"：遇到热证所致诸病，首选小肠经"经火"穴阳谷，用留针时间较短的"疾之"泻法治疗使小肠经过多之火被消除。

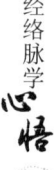

"寒则留之"：遇到小肠经寒证所致诸病，首选小肠经"输木"穴后溪、"经火"穴阳谷，用留针时间较长的"留之"补法治疗。

"陷下则灸之"：小肠经脉象，搏动极沉弱为"陷下"，是小肠经阳气极弱，不能有效鼓动脉搏所致，首选小肠经"俞穴"小肠俞，用艾灸的方法治疗，能有效补充小肠经阳气。

"不盛不虚，以经取之"：人迎与寸口脉，搏动力量相同为"不盛不虚"，这时如果小肠经出现病症，首选"经火"穴阳谷，为"以经取之"，用平补平泻的手法治疗。

"盛者，人迎大再倍于寸口；虚者，人迎反小于寸口也"：人迎脉属阳，人迎大再倍于寸口的小肠经脉，为阳盛，所以"盛者，人迎大再倍于寸口"，为阳盛阴虚。若人迎小于寸口的小肠经脉，为阳虚，所以"虚者，人迎反小于寸口也"，为阳虚阴盛。

三、小肠经脉部与正常的脉象

1. 小肠经的脉部

位于左手寸部里侧即尺侧；桡侧即外侧为手厥阴心包经脉部；中间为心经脉部。小肠经和心包经在无病时，其脉象在脉部是不显现的。《黄帝内经》载"恶者现，善者不现"，即指此种脉象。

2. 小肠经诊法

在小肠经的脉部诊脉时，只要感觉有脉搏跳动，就为小肠经患病之脉。再根据脉搏的浮、沉、迟、数等，辨别患者疾病所属的，阴、阳、表、里、寒、热、虚、实与轻重程度。

四、小肠经常见病症的辨证施治

（一）小肠经火症

小肠经五行属火，与心火相表里。所以患病多以热症为主，有些病看似与小肠无关，但与小肠经流注有所联系，施治中用泻小肠经火的方法治疗，或在小肠经脉上选穴点刺放血，都能收到极好的疗效。

1. 脉证实践

实践一

最近一些年来，人们热衷于让刚出生的婴儿去游泳，在小孩脖子上套个游泳圈，放到池子里，任婴儿自由扑腾。商家宣传是："尽早对婴儿进行体能锻炼，不要让孩子输在起跑线上。"

有位亲戚的孩子出生不久，就加入了游泳队伍。很快，孩子两眼受到邪气感染，红肿难受，眼睛分泌物增多，粘得孩子眼皮都睁不开。在西安某大医院的眼科去看，诊断为病毒性结膜炎，给开了几种眼药水。回家后给孩子按医嘱点眼，一个星期仍未好。

孩子的爷爷给我打电话让过去看看，只见孩子两眼红肿，眼屎很多。随即给孩子两手小指的少泽穴和耳后显青的静脉放血。第二天亲戚就打电话告诉我："水平，孩子两眼已经不红了，眼屎也基本上没有了，请放心。"

实践二

2006年的某天，一位师傅给我打电话："水平，我眼上出了个麦粒肿，医院让动手术，你有办法治吗？""可用针点刺小指头，指甲角外稍后的少泽穴出血，在脊背上面看看，此病背上会有个小红疙瘩，用针将其挑开，会见到里面有根很细的白线，把里面的白线挑断，很快就会好了。"

过后不久，我到其家去。这位师傅说："水平，你上回给我说的方法真好，我叫老伴给小指头上穴位针刺放完血，看脊背上还真有个小红疙瘩，老伴把里面的白线用针一挑就断了。没想到，第二天眼皮上的麦粒肿就好了，你在那里学的这种方法？""这是我在《杨医亚针灸学》书里看到后，自己就实践着给自己先治，见效果极好，才给别人也用书中的方法治疗。不光是治麦粒肿，还有治红眼等很多方法，都是治一个好一个。中医的好方法太多了，到老我们也学不完。"

实践三

过去有段时间我自己经常上火，口腔内有指甲大块黏膜糜烂，十分疼痛。我去买了阿莫西林药吃了一个星期，也未好转。自诊其脉，小肠和心经脉象都洪大，洪大为热，辨证为心与小肠热盛引起口腔糜烂。

选心经和小肠经及调理阳火的穴位：神门、少泽、阳谷、阳溪，针刺都用泻法。第二天嘴内疼痛减轻，第三天就痊愈了。

2. 用穴解析

少泽穴

手太阳小肠经腧穴，手太阳之脉所出为"井金"。在手小指外侧，爪甲角后一分处取穴。斜刺1分，或三棱针点刺放血，灸1~3壮，多用泻法。

主治：头痛、鼻衄、目翳、喉痹舌强、口干心烦、颈项急不得回顾、热病、中风昏迷、乳汁少。

少泽穴是治疗小肠经火盛，引发眼疾的特效穴位，多用点刺放血疗法。

阳谷穴

手太阳小肠经腧穴，手太阳之脉所行为"经火"。手腕关节之尺侧，腕豆骨与尺骨茎突之间凹陷处，屈腕取穴。直刺3~4分，灸3壮，热泻寒补。

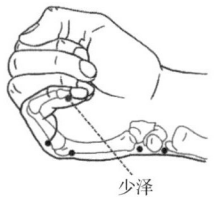

少泽穴

主治：头眩目痛、耳聋耳鸣、颈颌肿、吐舌、齿龋痛、癫疾狂走、妄言、热病无汗、小儿瘛疭、舌强不嗍乳、臂外侧小肠经循行处疼痛。

阳谷穴：阳，为火；谷，为凹地，山谷。故阳谷穴为山谷中之火，易向上燃烧。人有上火之疾患时多选用治之。

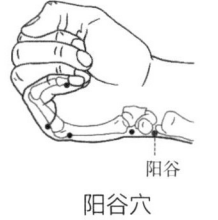

阳谷穴

少府穴

手少阴心经腧穴，手少阴之脉所溜为"荥火"。在手第四、五掌骨间，握拳时适当小指尖到达处取穴。直刺2~5分，灸3~5壮，心火盛泻之。

主治：烦满少气、悲恐畏人、心悸、心痛、胸痛、小指拘挛、掌中热、阴痛、阴痒、遗尿、小便不利。

少府穴为治心火下移小肠，引发血尿的主穴，也是治疗男性前列腺炎的要穴。

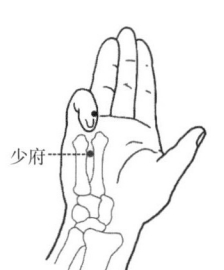

少府穴

耳后青筋

耳后发青的小血管，三棱针或采血针点刺放血。耳后所显现的发青小血管皆可放血。

主治：肝火上亢、急性结膜炎、急性角膜炎、眼睛分泌物过多、眼睛发热。

耳后青筋此穴，是我向一位祖传中医学的。后又在《杨医亚针灸学》书中看到少泽穴治热证眼疾，所以将两穴合用。曾多次用少泽穴配耳后青筋放血，治疗俗称的红眼病，也就是各种急性结膜炎极效，一般都在放血后24小时内痊愈。

（二）太阳经伤寒

太阳经伤寒就是现在感冒的一种。医圣张仲景著的《伤寒论》，就是论治伤寒之书，以六经辨证而论治，最先阐述的就是太阳经伤寒。其中太阳经伤寒又分两种。

（1）太阳经实证伤寒。《伤寒论》载："太阳病，或已发热，或未发热，必恶寒，体痛，呕逆，脉阴阳俱紧者，名曰伤寒。太阳病头疼，发热，身疼，腰痛，骨节疼痛，恶风，无汗而喘者，麻黄汤主之。""脉阴阳俱紧者"：寸部手太阳小肠经为阳；尺部的足太阳经为阴。脉紧之象，为风寒。因为手、足太阳经受风寒侵袭患病，所以患者发热或未发热都"必恶寒"。

（2）太阳经虚证伤寒。《伤寒论》载："太阳病，发热，汗出，恶风，脉缓者，名为中风。太阳中风，阳浮而阴弱。阳浮者热自发，阴弱者汗自出，啬啬恶寒，淅淅恶风，翕翕发热，鼻鸣干呕者，桂枝汤主之。""脉缓者"：脉搏跳动较慢，为营气无力正常鼓动脉搏；如兼见浮象，浮为风。则为风邪在表，内部营气不足，故"阳浮而阴弱"。"阳浮者热自发，阴弱者汗自出。"阳者：寸部，火也。浮者：风；表也。因为火借风势越烧越旺，所以身体发热，故"热自发"。阴者：尺部，水也。弱者：虚弱，少也。锅里水少而灶里大火燃烧，水只能快速蒸腾而散热，故"阴弱者汗自出"。

《难经·五十八难》载："伤寒有五：有中风，有伤寒，有湿温，有热病，有温病，其所苦各不同。中风之脉，阳浮而滑，阴濡而弱；湿温之脉，阳濡而弱，阴小而急；伤寒之脉，阴阳俱盛而紧涩；热病之脉，阴阳俱浮，浮之而滑，沉之散涩；温病之脉，行在诸经，不知何经之动也，各随其经所在而取之。"

1. 脉象心悟

濡脉

《脉经》载："濡脉，极软而浮细，如绵在水中，轻手相得，按之无有。"

《濒湖脉学》载："濡形浮细按须轻，水面浮绵力不禁。"

濡：音"软"，义也同软。濡脉只在浮部出现，手指感觉像按在松软的棉絮或水泡上一样。轻轻地诊脉，便感觉到极软无力的脉搏跳动，稍加些力诊脉，却感觉脉搏的跳动似乎没有了。

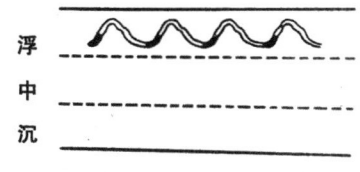

濡脉示意图

濡脉多因营血亏损，阳气微弱引起，故有濡脉皆为虚证。在辨证中应分别是阴虚还是阳虚。我个人体会，如果濡脉出现在某阳经脉部，因为是阳经虚弱了，就可辨证为此经及所属脏腑阳虚；如果濡脉出现在某阴经脉部，因为是阴经虚弱了，就可辨证为此经及所属脏腑阴虚。可选用出现濡脉本经的"母亲穴""原穴"用补法治疗，有较好的疗效。

《濒湖脉学》描述濡脉："病后产中犹有药，平人若见是无根。"我个人体会，濡脉和无根脉最大的区别：濡脉轻取浮细软，而少用力则脉搏就感觉不到跳动了；无根脉浮取、中取都正常，而重按才感觉不到脉搏的跳动，为无根。所以李时珍老人家讲的"平人若见是无根"，我们应分析去看，切不可将濡脉当无根脉去辨析。因为濡脉，是出现在身体极虚之人的脉部，所以"平人"，即身体正常之人是不可能出现濡脉的。

《难经·五十八难》载："湿温之脉：阳濡而弱，阴小而急。"阳：指寸部。阴：指尺部。濡和弱都是虚证之脉：濡脉只在浮部出现，有阳气微弱和营血亏损的区别；弱脉只在沉部出现，表现的只是阳虚。小：指脉搏力量不大。急：紧急。后人多以紧脉代替急脉。

2. 脉证实践

实践一

有个亲戚，晚上在女儿、女婿的陪同下到我家来。其自述："我有些发热、喉痛、浑身痛、微恶寒、无汗。想可能是身体有炎症，就吃了些阿莫西林，谁知更难受了。"

诊其脉，手太阳小肠经和足太阳经脉象都紧而有力。紧为风寒，出现在手、足太阳经脉部，辨证为太阳经伤寒，也就是太阳经感冒的一种，属于实证。《伤寒论》载："脉阴阳俱紧者，名曰伤寒。"

嘱其到药店买一副麻黄汤方药，水煎服，发出汗就好了。

第二天傍晚这位亲戚又打电话过来："我昨天晚上回去，药店已经关门，没有买上麻黄汤药。孩子就用热水给我泡脚，出了点汗，想着就好了，今天下午怎么又发冷发热了？"我便对其讲："伤寒是会顺经传的，现在病从太阳经传到少阳经了。少阳经为半表半里，寒热往来，所以发冷发热。去买盒小柴胡颗粒，是治少阳经感冒的。"

太阳经感冒，会顺经相传。古人谓"第一天宜在太阳，第二天宜在少阳，第三天宜在阳明，第四天宜在太阴，第五天宜在少阴，第六天宜在厥阴"，所以治疗这种感冒，切不可一个方剂吃几天。要根据疾病的变化，适时调整方药。

实践二

有个朋友感冒后找我："赵哥，我感冒了，特别难受，给看看。"诊其脉，手太阳小肠脉浮而微滑；足太阳膀胱经脉濡而缓。根据《难经》"中风之脉，阳浮而滑，阴濡而弱"和《伤寒论》"太阳中风，阳浮而阴弱。阳浮者热自发，阴弱者汗自出"，辨证为太阳经中风，也就是现在所称太阳经感冒，属于虚证的一种。

便问道："你身上出汗了吧？""是，身上就是有汗，您一下子就说准了。"我拿过来中医书对其说："你这为太阳经感冒的一种，属于虚证，用桂枝汤最好。你按照书中的方子去买两副，水煎服，吃完就好了。"

第二天，朋友打来电话："赵哥，按您说的，昨天我买了两副桂枝汤药，只吃了一副，就感觉好了，剩下的一副还吃吗？""好了就不用吃了。"

（三）太阳经风气

《素问·风论篇》载："风气与太阳俱入，行诸脉俞，散于分肉之间，与卫气相干，其道不利，故使肌肉愤䐜而有疡；卫气有所凝而不行，故其肉有不仁也。"

风邪从背部诸脏腑俞穴进入体内，可影响诸脏腑的正常运行。因为，风邪可使"卫气有所凝而不行，故其肉有不仁也"。所以，能引起人的肉体某部疼痛特别剧烈，或某些特异的病变。因为风邪无形无象，所以很多患者，感觉某部肌肉或脏腑特别难受，但在医院做了多种检查，却查不出病因。

我曾根据《素问·风论篇》的理论，诊断出很多因足太阳经俞穴受风邪侵袭引发的特异疾患。初开始时，都告诉患者："您得了心风或肾风或某脏腑等风病，应到医院认真看看。"但在医院，不论到中医或西医处，他们告诉医生说自己得了什么"风病"，要求医治，得到的答复都是："没听说过这种病。"可惜《素问·风论篇》没得到认真的重视。

为了探索治疗这种风邪为病，我曾试用了很多种方法，但效果最好的是灸法。具体方法是：如有心风，可灸风门、心俞各15分钟。2天灸1次，10次1个疗程，都能痊愈。如有肝风，可灸风门、肝俞；如有肾风，可灸风门、肾俞。依此类推，都选风门和相应受风的俞穴，灸时全用补法。

风门穴：风出入之门也，用补法灸可增强此门的功能，使其门开合自如。应该关时关闭，不让风邪进入人体；应该开时开启，使体内风邪透出。

灸疗相应受风邪侵袭的俞穴，可增强相应俞穴联系的脏腑阳气，阳气即对外邪的抵抗、免疫力。阳气充沛，勇于祛风邪出脏腑，其病自愈。

心俞穴受风后，在背部手太阳经左肩胛骨循行处，会发生疼痛，心脏有时也会出现绞痛、胸闷、心悸等症状。因风邪是从太阳经处进入人体，进而影响心经的，所以，这种以心脏患病症状突出的脉象，是在小肠经脉部显现，谓之"心风脉"。诊脉时，手太阳小肠经脉部会出现"浮弦脉"，浮为风；弦为瘀阻不通，即可辨证为"心风"。

心与小肠相表里，而小肠又为太阳经，和足太阳膀胱经相通，是身体最外层的经脉，极易受风邪侵袭。染病后会影响到心脏，引起很多心脏病的症状。

1. 脉证实践

实践一

过去有位亲戚，左肩胛骨后面疼痛，心绞痛，一疼起来就两腿无力，不能行走，有时疼得都说："活不成了。"到医院诊治，医生认为是心脏的问题，需要住院治疗。

住院前我诊其脉，心脏脉象并无大问题；而小肠脉为浮微弦脉，浮为风，微弦脉又为经脉瘀阻不通，不通则痛，辨证为太阳经受风邪侵袭，影响到心经脉，使其瘀阻不畅，"不通则痛"。

嘱其道："您心脏没有大问题，这是'心风'，需要灸背部的风门穴和心俞穴，每次灸15分钟，灸1个疗程就好了。"但那时亲戚对我诊脉的准确度还存疑虑，怎么也不相信，坚持到医院去住院。

这位亲戚在医院住了十多天，心脏各种能做的检查都做了，冠状动脉只有30%多的堵塞，没有发现心脏有问题。虽然经过多种方法治疗，而疼痛依旧。

出院后我给其灸风门、心俞，用补法，1次痛减，3次胸背处就不痛了。按要求应该灸够1个疗程，其不疼了，也就不愿意灸了。这样往往不能彻底治愈，其后又复发了。

实践二

有位朋友，冬天在背部刮痧，风邪从背部俞穴进入，引起心绞痛，左肩胛处疼痛，开始认为自己得冠心病了，但到医院检查，心脏没有问题。

诊其脉，心脉正常；小肠脉微浮弦。浮为风；弦为不通，不通则痛，辨证为心风引起的心绞痛和左肩胛处疼痛。

嘱其让家人给灸：风门、心俞穴，每次各15分钟，用补法，2天灸1次，10次1个疗程。才灸了两三次，心脏绞痛、左肩胛处疼痛就消除了。但其坚持将一疗程灸完，多年过去了，心风再没有复发过。

实践三

在接触的人群中，有很多人都有不同程度的小肠脉浮弦脉。询问其"左肩胛这里痛，心区不舒服"，基本都有这种症状。有些人刚患心风，虽在小肠脉象上有所反映，但询问其还没有症状，过一段时间后病才发作。

有位亲戚，诊其脉，小肠脉浮弦，应为心风。我指着其左肩胛部说道："你这里疼吧。""不疼。"过了1个星期，这位亲戚又到家来说道："水平，上星期您说我背后疼，当时一点感觉都没有。第2天背后左肩胛处才开始疼，心脏也开始不舒服，真让您说着了。"

实践四

有次朋友聚会，一位朋友对我说："赵老师您给我号下脉，看下哪里的病。3天来我喉咙、下颌处疼得厉害，给手上的少商、关冲都放了血，也不见好转。这几天只能吃很稀的流食，吃了1次大米稀饭，大米粒怎么都咽不下去，好像喉咙快堵实了。"

诊其脉，其他脉都很弱，唯独小肠经脉浮弦有力，浮为风；弦有力为炎症。根据脉象辨证：其他脉都很弱是由于这几天喉咙疼痛，没有正常饮食，各脏腑经络营养不足所致，不是引发病患之脉；小肠经脉浮弦有力是其受风邪侵袭后引起的炎性病症，在脉象上的反映。施治应该先治其病之源，小肠经脉的受风病症得到治疗，其他病症自然会痊愈。

根据脉象辨证依据，选小肠经背部的天宗穴处，找疼痛点给其采用来回推压的方法按摩。按摩几分钟后，其用手按压几下喉部和下颌处说道："现在下颌和喉咙不太疼了。"又接着用原方法给其按摩了一会，其吞咽几下口水后又说道："赵老师，我现在喉咙和下颌这里一点都不疼了。"

当饭店里饭菜给我们上来后，这位朋友先喝了两小碗稀饭，就着吃了些菜，又吃了个荷叶饼加肉。朋友们关心地问道："您现在吃东西喉咙能咽下去了吗？""现在吃了这么多饭，也不感觉喉咙疼了。"

2. 用穴解析

天宗穴

手太阳小肠经腧穴。在肩胛岗下窝的中央，约与臑俞、肩贞呈三角形处取穴。针5分，灸3壮，多用平补平泻法。

主治：颊颌肿痛、气喘、肩臂酸疼、肘外后廉痛。

天宗穴

第七节 ❧ 足太阳膀胱经

一、经脉流注

足太阳膀胱经起于目内眦的睛明穴，向上过额，交会于头顶督脉的百会穴；其头顶部的支脉，从头顶至耳上角的头骨处；头顶部直行的脉，从头顶入里，联络于脑，回出来分开下行至项后，沿着肩胛部内侧，挟行脊柱两旁，到达腰中，沿着脊旁肌肉进入内腔，联络肾脏，入属膀胱。腰部的支脉：从腰部分出，向下通过臀部，进入腘窝中。后项的支脉：通过左右肩胛内缘直下，挟脊柱两旁，经过臀部足少阳经的环跳穴下行，沿着大腿外侧，与腰部下来的支脉会合于腘窝中。从此向下，通过腿肚内，出于外踝的后面，沿着第五跖骨粗隆，到小趾外侧端的至阴穴，与足少阴经相连接。

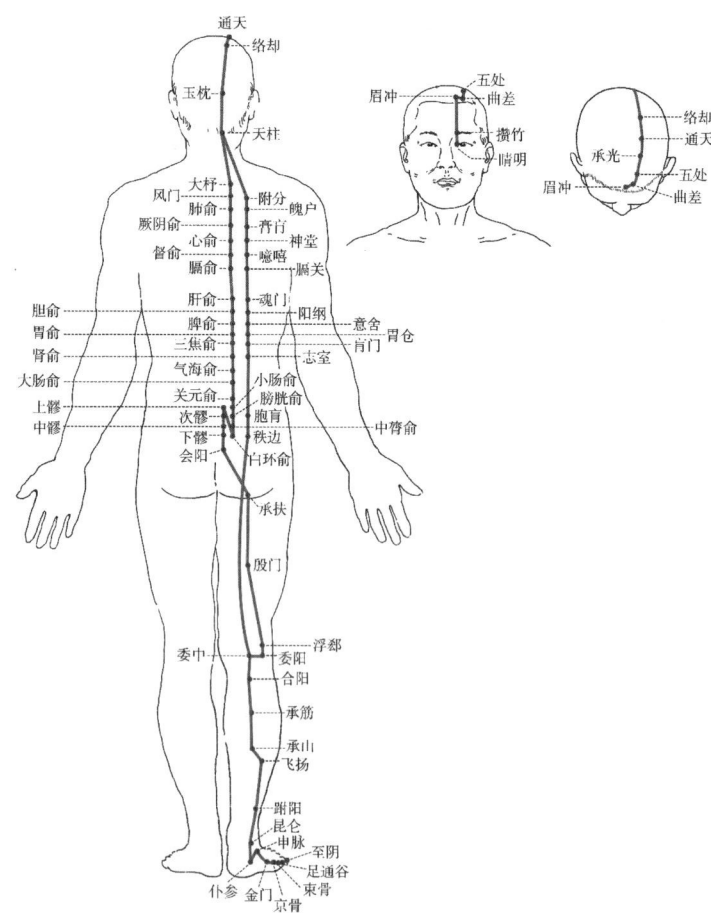

足太阳膀胱经

二、膀胱经要点

（1）足太阳膀胱经五行属"水"，腧穴起于睛明，终于至阴，左右共一百三十四穴。五输穴配五行是："井金"穴至阴、"荥水"穴通谷、"输木"穴束骨、"经火"穴昆仑、"合土"穴委中。其他特定穴是：本穴通谷、原穴京骨、络穴飞扬、郄穴金门、俞穴膀胱俞、募穴中极。

（2）本经脉及所属脏腑发生病变，主要表现症状为：发热恶寒、头痛、鼻塞流涕、鼻衄、目痛流泪、癫狂、疟疾、背部俞穴所连脏腑、器官疾患、小便不利、遗尿、尿血、尿痛等。项、背、腰、臀和膝后面至足部，膀胱经循行部位肿疼、麻痹、厥冷等。

（3）《灵枢·经脉》载："膀胱足太阳之脉：是动则病冲头痛，目似脱，项如拔，脊痛，腰似折，髀不可以

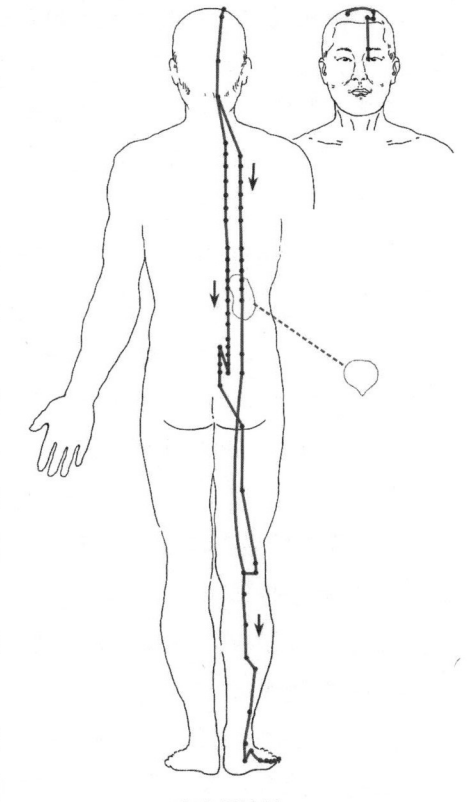

膀胱经流注

曲，腘如结，腨如裂，是为踝厥。是主筋所生病者，痔、疟、狂、癫疾、头囟项痛，目黄，泪出，鼻衄，项、背、腰、尻、腘腨、脚皆痛、小趾不用。为此诸病，盛则泻之，虚则补之，热则疾之，寒则留之，陷下则灸之，不盛不虚，以经取之。盛者，人迎大再倍于寸口；虚者，人迎反小于寸口也。"

（4）心悟应用。

"为此诸病，盛则泻之"：遇到膀胱经邪气盛引起的诸病，依据"盛则泻其子、母病泻其子"的中医理论，首选膀胱经"输木"即"儿子穴"束骨，用泻法治疗。

"虚则补之"：遇到膀胱经精气弱所致诸病，依据"虚则补其母、子病补其母"。的中医理论，首选"井金"即"母亲穴"至阴，用补法治疗。

"热则疾之"：遇到膀胱经热证所致诸病，首选"经火"穴昆仑，用留针时间较短的"疾之"泻法治疗。

"寒则留之"：遇到膀胱经寒证所致诸病，首选"输木"穴束骨、"经

火"穴昆仑，用留针时间较长的"留之"补法治疗。

"陷下则灸之"：膀胱经，脉搏极沉弱为"陷下"，是由于经脉阳气极弱，不能有效鼓动脉搏所致。首选"俞穴"膀胱俞，用艾灸的方法补充阳气，阳气得到有效补充，"陷下"之脉搏自然搏起。

"不盛不虚，以经取之"：人迎和寸口脉力量大小一样为"不盛不虚"，首选"经火"穴昆仑和"本穴"通谷，为"以经取之"。用平补平泻的治疗方法，调理使其恢复正常，"不盛不虚"所致诸病愈速。

"盛者，人迎大再倍于寸口；虚者，人迎反小于寸口也"：人迎在上属阳，人迎脉大于寸口的膀胱经脉，为阳盛，所以"盛者，人迎大再倍于寸口"，为阳盛阴虚。若人迎脉小于寸口的膀胱经脉，为阳虚，所以"虚者，人迎反小于寸口也"，为阳虚阴盛。

三、膀胱经脉部与正常的脉象

1. 膀胱经脉部

在左手尺部内侧，即尺侧；外侧，即桡侧为足少阴肾经脉部。

2. 膀胱经诊法

正常的足太阳经脉搏，跳动的力量不大不小，不快不慢，手下感觉柔和、微沉为良好。男人的足太阳膀胱的脉搏，力量应略小于寸部；女人的足太阳膀胱的脉搏，力量应略大于寸部，才为正常。

四、膀胱经常见病症的辨证施治

（一）俞穴瘀阻为病

足太阳经是身体中最长的一条经络，其中纵贯脊柱两侧的经脉中，有和身体内部各脏腑、组织、器官，相连系的"俞穴"，如果这些俞穴和内部脏腑、组织、器官，相连系的经络不通畅，会造成身体的各种病症。这时如果诊其脉，会发现足太阳膀胱经脉部出现"郁脉"，或不正常的脉象，而其他脉部脉象正常，就可以辨证为膀胱经瘀阻致病。这时选膀胱经相应的俞穴，进行疏通治疗，病情很快就能得到缓解。

1. 心俞瘀阻为病

足太阳膀胱经上的心俞穴发生瘀阻，会给患者造成极度痛苦，很多人甚至觉得生不如死。常见有心绞痛、胸闷、胸痛、背后心区处剧痛、喘不上气等，被紧急送到医院后，医生多诊断为急性心脏疾患，但心脏的各项检查却寻觅不到病因。

如果这时诊断其患者的脉部，会发现心经脉象没有大的问题；而膀胱经脉出现郁脉或微弦脉，郁脉为气郁不通，微弦为瘀阻不畅，即可辨证为膀胱经瘀阻不通，"不通则痛"，引起心、胸、背处严重的症状。这时如用针灸、按摩或其他的方法，疏通了膀胱经脉，引起患者生不如死的症状也会瞬间消失得无影无踪。

实践一

有位我称嫂子的家人，一天下午突然打来电话："水平，你嫂子今天中午突然胸闷，喘不过气。到西安军大西京医院，被诊断为急性心梗，已经收住院，在心脏二科治疗，你有时间过来看看。"我接完电话，就和老伴急忙赶去医院，到医院已经傍晚了。

只见嫂子靠着被子坐在床上，胳膊上挂着吊针，鼻子上插着氧气，但还是艰难的喘着气。看我过来，因说不出话，略点了下头打了个招呼。

诊其脉，心脉基本正常，但膀胱脉却为郁脉，脉搏不在一个点上，而是转着圈搏动，为膀胱经循行受阻。辨证：膀胱经瘀阻不通，可能是连接心脏的俞穴处瘀阻，引起心脏的系列病症。

不容迟疑，我一手将嫂子向前扶着，一手两个指头同时按向背部的心俞穴，发现右侧的心俞穴处，有个形状像小核桃大的疙瘩，采用泻法按摩，很快疙瘩就消退了。三四分钟后，嫂子叹一声后说："能喘上气了，都快把我憋死了。"这时我将被子取掉，让嫂子平躺上，蹲在病床边，再给其按摩膀胱经的原穴京骨，也用泻法。

正在这时，心脏二科的主任来通知家属："明天早上8点做心脏造影，准备给心脏血管放支架，去交3万元钱。"我抬起头来对主任讲："心脏没有大的问题，是膀胱经不通引起的。"但嫂子的儿子马上接着说："既然住进医院了，那就全面的检查吧。"

按摩完京骨穴，又诊其脉，胆脉也出现了微郁脉。又选胆经的阳辅穴、丘墟穴用泻法按摩。10分钟左右，再诊其脉，脉搏都正常了。

嫂子精神也恢复了，自己坐起来说道："好了，好了，身上不难受了。水平，我昨天晚上开始胸闷、气短、憋得上不来气，到省医院看急诊，当时连坐的力气都没有了。老伴和儿媳陪着，我感觉快不行了，叫他们快给出差的儿子打电话。但医院检查没有找到问题，给打了一些扩张血管的药，感觉好些，就回去了。今天凌晨，又不行了，就又赶到军大西京医院看急诊。医生给打了些吊针，感觉好了一些，就又回去了。刚回到家不久，中午又突然胸闷，上不来气。又被送到军大西京医院急诊室，马上就给插上了氧气，打了扩张血管的药，但还不行，连躺都躺不下，医生让马上住院，今天下午儿子才从北京赶回来。你来时看到，我憋闷的喘不过气，就你这按摩一会就好了。"

第2天早上做完心脏造影，冠状动脉最多只堵塞30%～40%。心脏科室两个主任商量后对嫂子说："心脏没有问题，您出院后还是去看看中医吧。"

实践二

有位朋友的外地朋友，50多岁，心区难受的像有人用手攥住一样，一年多来天天如此。在全国几个大医院都做了全面检查，光心脏造影都做了三次，发现冠状动脉也只堵塞了40%左右。找不出病因，医生认为没有病，朋友领过来让我看看。

其过来后对我叙述："赵老师，我心脏痛，在医院看了好长时间了，各项检查都正常，医生找不出病因，便说我没有病，搞得我都不敢相信现代医学了。但我自己心脏这里真的难受，给医生讲述我难受的程度，有些医生认为我是装的；有些医生还认为我是抑郁症。您给我看看，是什么原因造成的？"

诊其脉，膀胱经脉为郁脉，其他脉部搏动基本正常。膀胱经郁脉为经络不通，辨证为膀胱经瘀阻，引起心脏特别难受。

让其伏卧在沙发上，检查背部的膀胱经循行处，发现其心俞处有条筋结突起。让朋友和其老伴过来用手摸，也都感觉到此处筋特别硬。我用手慢慢在筋结处推拿按摩，约10分钟才把筋结拨开，又用手掐了会其脚踝处膀胱经的昆仑穴。然后让其起来，看感觉怎样。

其站起来，走了一会说道："赵老师，刚才按摩前我心脏还像被人揪着一样，现在好了，没有那种难受了。真谢谢您，夏天有时间到我们天水去玩，那里比西安凉快。"

2. 胆俞瘀阻为病

足太阳膀胱经胆俞处瘀阻，会引起右胁处疼痛，常被认为胆或肝出现病症，但肝胆却检查不出病因。有时胆经脉部，也会出现微弦脉，微弦为经脉循行不畅，辨证为胆经瘀阻，但按胆经病症治疗，常收效甚微。

如果这时诊断膀胱经脉部出现郁脉，郁脉为经脉循行不畅，应该首先疏通膀胱经脉，再观察胆经病症，多数已经应迎刃而解了。

实践一

有位亲戚经常到家里来诊脉，我每次都感到其胆脉微弦，微弦为炎症或瘀阻，辨证为胆有炎症或胆经瘀阻。亲戚自我也常感右后背处和右肋下疼痛，让其多次去医院做胆的检查，但胆的指标和B超都正常。因为其有泌尿系感染，膀胱脉也不正常，所以，我也没有往膀胱经上想。

偶然一次诊其脉，发现脊柱也有了问题。让趴在沙发上，给其按摩完脊柱，同时又按摩了背部的膀胱经上的俞穴。其起来后说："背后一下子轻松了，胆这也不疼了。"我马上又诊其脉，胆脉也正常了。

实践二

有位学员，课间休息时找我说："赵老师，我胆这里突然疼得厉害，您给我看看吧。"诊其脉，胆脉并无问题，而膀胱经脉却是郁脉，辨证为膀胱经不通引起的胆区疼痛。

让手扶住墙，给其按摩背部的膀胱经处的胆俞穴，用泻法。五六分钟后，其就说道："赵老师，我胆区这里不疼了。"

实践三

有位老乡才20多岁，胆区有次突然疼痛，到医院检查，诊断为胆管有些狭窄，但吃药却没有效果，还是老疼。

有次到家里来，谈起此事，我就给其诊脉，胆脉洪大，为胆热；膀胱经为抽脉，抽脉是经脉循行不畅，引发经脉痉挛。辨证：胆热、膀胱经瘀阻不通，引起胆区疼痛。

让先趴在沙发上，按摩其背部的膀胱经，发现右侧胆俞穴处，有根大筋特别硬，揉了很长时间，才软下来。然后让翻过身来，按摩膀胱经原穴京骨、腿上的胆经处和阳辅穴，都用泻法。按摩完其起来后说："这会胆区不疼了。"

3. 大肠俞瘀阻为病

足太阳膀胱经大肠俞处瘀阻不通，常能造成大肠的病症，但按大肠病症治疗，疗效不好。如果诊断其膀胱经脉也不正常，则应先调整膀胱经脉，常可以收到满意的疗效。

实践一

有位亲戚的同学，42岁，因肚痛、拉肚子很长时间，在几个大医院诊治，没有效果。后又在第四军医大学西京医院住院治疗，住了一个多月的医院，疗效不佳。泄泻应该做的医学检查都检查了，仍没有查清病情。曾听亲戚讲过，自己的小孩患肚痛泄泻，一天拉十多次。在我这里只诊脉就辨明病情，用针灸给治好了，非要亲戚引过来看看。

诊其脉，大肠经脉为弱脉；而膀胱经脉郁而无根。大肠长期泄泻，阳气已经被伤，弱脉为阳虚，所以，出现弱脉实属正常。根据《濒湖脉学·杂病脉象》"心腹之痛，其类有九。细迟愈速，浮大延久"辨证：虽为泄泻，而大肠并无大碍；膀胱经脉部出现郁脉，为经脉循行不通畅、脉象无根，为重病潜藏。辨证为膀胱病引发泄泻，膀胱是身体内排泄废水的主要器官，因为有病，正常排泄功能受阻，多余的水分从肠道排出，造成泄泻。

给其按摩背部时，发现背部膀胱经处有两条特硬的大筋，揉了很长时间才微软。又给其按摩膀胱经上的大肠俞，用补法；膀胱俞，用泻法，两个穴位处都特别疼，共按摩了三四次才基本恢复正常。

同时按膀胱恶性肿瘤给予中药治疗：白花蛇舌草100克、半枝莲50克、蒲公英30克、车前草25克、金钱草20克，水煎服。

共服药3个月左右，膀胱无根脉才恢复正常；泄泻没有治疗，也随之痊愈。

实践二

有位朋友，在某大医院工作。自己肚疼有一个月左右，检查不出原因，治疗效果也不好。到家来让我看看。

诊其脉，肠、胃经脉象都正常，而膀胱经为郁脉，郁为不通。辨证：膀胱经瘀阻不通引起的肚痛"不通则痛"。

让其趴在沙发上，给按摩背部的膀胱经时，发现大肠俞处特别疼痛，用泻法按摩四五分钟后，大肠俞处疼痛才开始慢慢缓解，直到按摩不疼时才停止。其起来后说道："我刚才肚子还疼呢，您给揉了后背，现在肚子不疼了。"

4. 肝俞瘀阻为病

足太阳膀胱经肝俞处瘀阻，常可造成肝经脉象不正常，或肝部不舒服。但按肝病治疗，常常收效甚微。如果同时诊断膀胱经脉象也不正常，应该同时调理膀胱经共同治疗，方能收到满意的疗效。

实践一

有位亲戚和他们的小孩，只要我在家，差不多每个星期都要到家里来，让给他们都诊下脉，看身体怎样。

那年孩子四岁，有次诊其脉，发现肝经脉出现较强的弦脉；膀胱脉出现郁脉。如果按肝脉的弦象，应当辨证为重症肝炎。考虑到孩子不到外面吃饭，又没有和患肝病的人接触，一般不会这么早有这么重的肝炎脉象。而今膀胱脉又有郁脉，考虑其肝经脉象会不会是和膀胱经瘀阻有关。

我让孩子趴在沙发上，给其按摩背部的膀胱经，特别按压了肝俞穴处，孩子感觉此处特别疼痛。按摩完后，再诊其脉，肝经脉象已经恢复正常。又一个星期来家时，再给孩子诊脉，肝脉仍然完全正常。

实践二

有位朋友肝胆部的右胁处，经常疼痛，但所有应该检查的项目，都做了，仍然没有找到病因。有次到家里来，谈起此病，让我给看。

诊其脉，肝、胆经脉象都微弦，微弦为瘀阻；督脉弦，为督脉脊柱处瘀阻不畅；膀胱经脉郁，为膀胱经脉循行不舒畅。辨证：肝、胆、督脉、膀胱经都瘀阻不通畅，造成肝、胆部的右胁处，经常疼痛。

让其趴在沙发上，首先检查脊柱，发现脊柱弯曲，有些脊椎后突，调整正常后又检查膀胱经，背部有多处筋结，慢慢按摩开后，让其起来看感觉怎样。其起来后，活动了一会身体说道："您给背部按摩后，感觉全身都轻松，我这会肝胆处也不疼了。"

5. 用穴解析

京骨穴

足太阳膀胱经腧穴，足太阳之脉原穴。在足外侧缘，第五跖骨粗隆下，微前方凹陷中取穴。直刺3~5分，灸3~7壮，用泻法。《针灸大成·京骨》载："足太阳脉所过为原。膀胱虚实皆拔之。"

主治：头痛如破、颈项痛、腰痛不可屈伸、身后侧痛、髀枢痛、足外侧疼痛、内眼角赤烂、目翳、鼻衄、心痛、癫痫。

《针灸大成·京骨》篇中就有用本穴治"心痛"的记载，我自己体会用本穴，治疗由于太阳经瘀阻，或心俞穴受风邪侵袭，引起的心痛症状而非心脏病，疗效较好。

胆俞穴

足太阳膀胱经腧穴，胆经的背俞穴。在第十胸椎棘突下，脊椎中线旁开一寸五分取穴。向脊椎方向斜刺3~5分，灸5~7壮，胆经阳虚补之。

主治：目黄、口苦舌干、偏头痛、潮热、多睡、胸肋痛。

大肠俞穴

足太阳膀胱经腧穴，大肠经背俞穴。在第十六椎棘突下，或第四腰椎棘突下，脊椎中线旁开一寸五分取穴。向脊椎方向斜刺3~5分，灸5~7壮，大肠经阳虚补之。

主治：腰痛、多食身瘦、腹中气胀、肠鸣、泄泻、小腹绞痛、大小便不利、便秘。

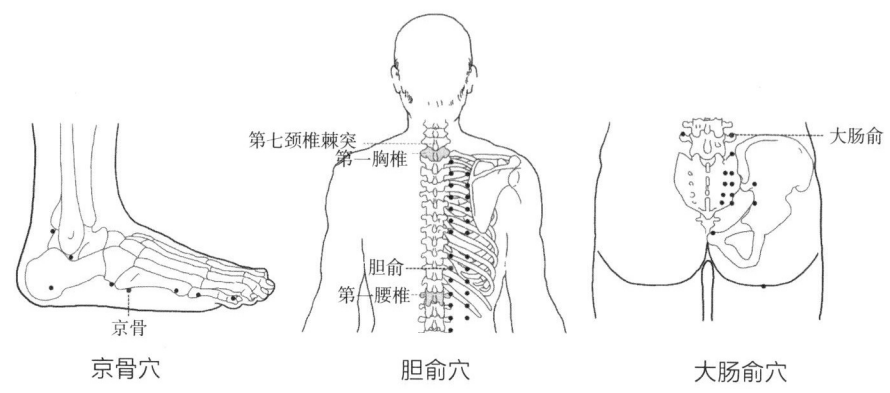

第七颈椎棘突
第一胸椎
胆俞
第一腰椎
大肠俞
京骨

京骨穴　　　　　　　　　　胆俞穴　　　　　　　　　大肠俞穴

膀胱俞穴

足太阳膀胱经腧穴，膀胱经背俞穴。在十九椎棘突下，或第二骶后孔相平处，脊椎中线旁开一寸五分取穴。直刺5~8分，灸5~7壮，膀胱经瘀阻泻之。

主治：腰痛、腰骶痛、遗尿、小便不通、尿热、尿痛、泄泻腹痛、便秘。

《针灸大成·膀胱俞》篇中就有治"泄利腹痛"的记载，我学习后，用此穴治由膀胱经瘀阻，造成的腹痛泄泻，疗效显著。

肝俞穴

足太阳膀胱经腧穴，肝经的背俞穴。在第九胸椎棘突下，脊椎中线旁开一寸五分取穴。向脊椎方向斜刺3~5分，灸5~7壮，肝阳虚补之。

主治：目土视、热病后常流泪、目眩、目赤、夜盲、鼻发酸、口干、肝咳、黄疸、痉挛、肋痛、脊背痛、癫痫。

昆仑穴

足太阳膀胱经腧穴，足太阳之脉所行为"经火"。足外踝后与跟腱之中点凹陷处取穴。向内踝尖方向处斜刺5分，灸3~5壮，孕妇禁针，虚补实泻。

主治：头痛、目眩、鼻衄、项强、咳喘、肩臂拘急、腰背痛、心痛与背相接、腘如结、踝如裂、小儿痫症、难产、胞衣不出。

《针灸大成·昆仑》载："心痛与背相接。"我学习后，用昆仑穴治疗由于膀胱经瘀阻，造成心脏压缩性的疼痛，有较好疗效。过去，我在偶然使用昆仑穴时发现，其对治疗男子、妇女阴部潮湿有特效，用补法按摩5分钟左右，就会感觉阴部潮湿开始好转。

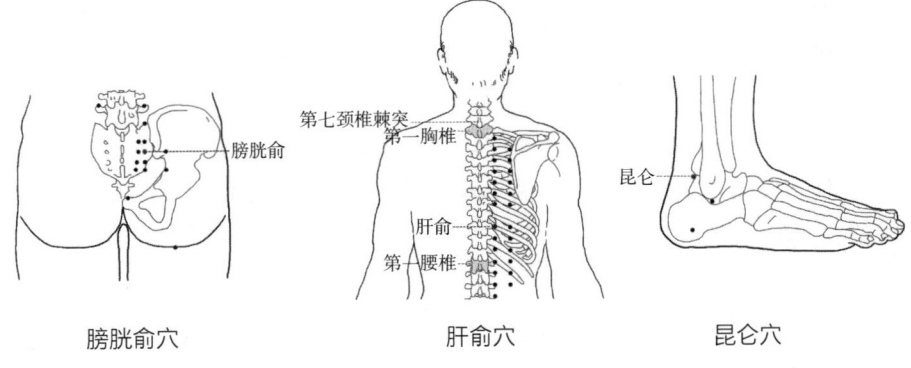

第七颈椎棘突
第一胸椎
膀胱俞
肝俞
第一腰椎
昆仑

膀胱俞穴　　　　　　　　肝俞穴　　　　　　　　昆仑穴

（二）膀胱经瘀阻疼痛

膀胱经是身体中最长的经络，在不同的地方瘀阻，可以造成多种多样的疼痛。这时诊脉，如发现膀胱经脉部出现微弦脉、郁脉、滑脉，而其他脉部搏动正常，就可辨证为膀胱经脉瘀阻为病。

1. 脉证实践

实践一

有次朋友聚会，有位朋友说道："赵老师，我额头这里很疼，用了很多方法都不管用，你给我看看。"

诊其脉，唯独膀胱经脉为滑脉，滑脉为痰饮，辨证：膀胱经脉瘀阻造成的额头疼痛。

选取头顶百会穴边，膀胱经循行处的压痛点进行按摩，用泻法。三四分钟后，其就说道："额头不疼了。"

实践二

一次和朋友们一块去武当山旅游，上到最高处的金顶，再沿着开采出的台阶下山。一路跳着向下走，在半山处，突然自己左腿委中穴处剧烈疼痛，用手一摸，腿后膀胱经循行处鼓起一条大筋。

自诊脉，膀胱经脉微弦，微弦为经脉循行不畅。辨证：膀胱经瘀阻，造成经气循行不畅所致。

我用手指掐住内眼角膀胱经的起始穴睛明，腿部疼痛略减，就这样慢慢下了山。

回到家后腿仍疼痛，腿腘窝的膀胱经处，仍旧鼓起一条大筋。我拿出针灸的毫针，让老伴在鼓起的大筋最高处给我扎一针，马上出针，不要按针眼，让瘀阻的经气透出。针完，里面憋着的气放出后，鼓起的大筋马上就瘪了，疼痛也随之消失。

实践三

有位朋友到家来，说自己肩膀上疼痛。诊其脉，膀胱经为郁脉，其他脉象基本正常，辨证：膀胱经肩部循行处，不通引起的肩膀疼痛。

让其坐在椅子上，按摩脚上膀胱经的原穴京骨，用泻法。约7分钟后，问其肩部还疼吗，她回答："不疼了。"

实践四

有次朋友聚会，一位朋友对我说："赵老师，我老感觉自己背部肩胛骨下里面，好像有个针扎在那里，针刺般的疼痛。"我观看其指着的病患处，没有发现异物，但针刺样疼点，刚好在膀胱经上。辨证为此处膀胱经瘀阻，引起针刺样疼痛。

我就选其膀胱经的原穴京骨，给其按摩，却发现京骨后面，膀胱经循行处有个明显的压疼点，在压疼点上用泻法按摩三四分钟时，就听其说道："赵老师，我脊背后面扎的针好像没有了。"

2. 用穴解析

睛明穴

足太阳膀胱经腧穴，手、足太阳、足阳明、阴跷、阳跷五脉交会穴。在鼻根两旁，内眼角微上方凹陷处取穴。针时让患者眼球不要动，沿眼眶边缘直刺2~4分，不捻转、提插，不灸。按摩时可用逆时针的泻法。

主治：远视不明、恶风泪出、憎寒头痛、夜盲、色盲、目眩、角膜炎、视神经炎、泪囊炎、目翳。

睛明穴因是五脉交会穴，又是膀胱经起始第一个穴位，所以我常用于，治疗膀胱经循行处腿部疼痛，为"下病上治"，有较好的疗效。

睛明穴

（三）膀胱常见炎症

膀胱出现炎症，会在膀胱经脉部出现较有力的弦脉。主要症状有：尿痛、尿急、小肚胀痛，严重的会尿血、发高烧，属于现代医学泌尿系感染范畴。患病时应彻底治疗并完全治愈，否则将转为慢性，需进行较长时间的治疗。

1. 脉证实践

实践一

有位亲戚患尿痛、尿急、尿血，在医院检查为急性膀胱炎。注射了一个星期的抗生素，仍尿痛，化验尿里仍有红细胞，让我给看看。

诊其脉，膀胱经脉弦而有力，弦为炎症；有力为邪气盛，辨证为膀胱急性炎症。

选内关、中极、阴陵泉、三阴交、太溪、京骨穴，进行针刺治疗，全部用泻法。2天针1次，共针刺了7次，就痊愈了。

实践二

有一年我们战友春节聚会，战友让我给他们号号脉。在给一位战友的妻子诊脉时发现，其膀胱脉沉而微弦，沉为里病；微弦为轻微炎症，辨证为膀胱炎时间已经较长，虽有所好转，但没有完全治愈。

便问道："你前一段时间得膀胱炎了，现在还没有完全好。""你真说对了，我是去年十月得的病，有天突然小便时特别难受，并看尿发红。赶紧到医院去看，检查后医生说是急性膀胱炎。打了十二天的抗生素，两次尿常规检查都正常了，但到现在小便时仍感到有些不舒服。""泌尿系感染最难完全治愈，因为有些细菌遇到药物，就分泌一种物质，把自己裹起来，潜藏在泌尿系的角落里，遇到机会就又兴妖作怪。就是尿检都正常了，还应该再用一个星期的药，彻底把邪气清除才行。"

嘱其再用中药治疗一段时间：蒲公英30克、车前草20克、石韦9克、黄芩12克、金钱草15克，6副，水煎服。过了一些时间又见面时其说："我把那些中药一共吃了12副，现在小便时没有不舒服的感觉了。"

实践三

在陕西省老年大学，课间休息时，有位50岁左右的女学员问道："赵老师，我泌尿系感染都好多年了，一直不能彻底治愈，您能给我教怎么治吗？"

诊其脉，膀胱脉沉弦，沉为里病；弦为炎症，辨证为慢性膀胱炎。便嘱其："你已经学会针灸了，泌尿系感染，用扎针的方法治疗效果最好。选中极、阴陵泉、三阴交、束骨穴，只针不灸，都用泻法。按我以前给你们讲的穴位针法去针，一定能治好。"

又一个星期上课时，这个学员告诉我："赵老师，我按照您说的穴位，上星期针刺了几回，尤其是针刺中极穴，按照您讲的针法，针两寸深，下身就好像触电一样，针一动就电击一下。第一次针刺完，就感觉泌尿系好多了，我一定要把自己的病治好。"

学年结束座谈时，这位学员讲道："我用学到的经络知识，自己扎针，治好了多年不愈的泌尿系感染。"

2. 用穴解析

中极穴

任脉腧穴，膀胱经募穴，任脉与足三阴经交会穴。在腹部正中线上，肚脐中点下四寸，曲骨上一寸取穴。直刺8~20分，灸5~100壮，多用泻法。

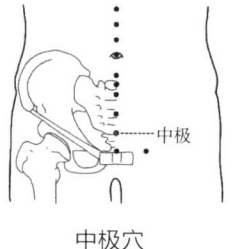

中极穴

主治：阳气虚弱、冷气积聚，时上冲心、奔豚抢心、小便频数、尿闭、尿热、尿痛、男子失精绝子、妇人不孕。

中极穴是治疗泌尿系各种感染的要穴，针刺疗效较好。《针灸大成·中极》里引用《明堂》载"灸不及针"。

曾读日本人代田文志著的《针灸临床治疗学》，记录用中极穴治疗慢性泌尿系疾病："病人××、32岁，女性，教师家属。本病人害了七年严重的膀胱炎，亦伴有尿道炎，在这长期岁月中，虽用尽了一切现代医学的治疗方法而皆几无效。我接手施灸后，治了半年也没有好的成绩，正感棘手之际，有一天，忽然想起向下腹部施针，却意外奏效，从这天起病势就很快好转起来了。"

我自己体会，对治疗各种感染性炎症，用针刺的方法比用艾灸的方法疗效要好。针刺中极穴治疗泌尿系感染，进针应深，可达两寸，有电击感疗效才好。针刺前应让患者先小便，排空膀胱。

古人有"肚腹深如井"之论述，所以中极穴针刺选准穴位，相对进针深些，对身体也不会造成伤害。

束骨穴

足太阳膀胱经腧穴，足太阳之脉所注为"输木"。在足第五跖骨小头后下方，赤白肉际处取穴。直刺3分，灸3~5壮，膀胱实泻之。

主治：头囟项痛、癫痫、目眩身热、目黄泪出、眼内角赤烂、耳聋、发背、痈疽、背生疔疮、腰脊痛如折、髀不可曲、腘如结、腨如裂、泄泻、痔瘤。

束骨

束骨穴

膀胱经五行属"水"，束骨穴五行属"木"，水生木，所以，束骨穴为膀胱经之子。背部膀胱经循行处，出现痈疽、疔疮，多为实症。经曰："实则泻其子。"我自己体验，痈疽、疔疮等，在背部膀胱经循行处初发红肿之时，尽快选束骨穴，用泻法针刺，可使红肿疙瘩立即消失而痊愈。

（四）膀胱经无根脉

因为膀胱经脉部出现无根脉，患恶性肿瘤的概率极高，所以辨证时应首先怀疑是膀胱肿瘤，尤其是恶性肿瘤的可能。应尽快让患者去做相应的检查，即使检查正常，也需要进行预防性的治疗，可用针灸和药物共同治疗，尽快消除无根脉。

实践一

有一次朋友们聚会，在诊一位朋友脉时，发现其膀胱经脉无根，无根为重病潜藏。辨证：膀胱已经发生了病变。

让其他朋友也过来诊其脉，也都体会到膀胱经是无根脉。嘱其回去后自己针刺：截根、京骨、中极穴，都用泻法，2天1次，10次1个疗程。2个星期后，膀胱经脉已经有根了。

因其在外面吃饭，别人极力让吃鱼，吃完后第二天，自己诊膀胱经脉又无根了，叫朋友们帮着诊脉，也都感觉膀胱经脉无根。

自己又扎针了一段时间，让我诊脉，仍感觉到膀胱经脉根很弱，时有时无。我对其说："你再自己号一下膀胱经脉，看脉根还没有好。"其自己诊后说道："就是，膀胱脉根还没有正常。但我最近再也没敢吃发物，回家我妈做的鱼让我吃，我都瞒着说：'我最近皮肤过敏，不敢吃鱼'。就吃了那一次鱼，又让我扎了这么长时间针，脉象还没有完全恢复。"

第2年我们朋友聚会时，朋友又让我给诊脉，膀胱经脉已经很柔和，脉根也完全恢复正常。我便对朋友说："膀胱经脉已经完全正常了，其他脉部的脉象也都很好，看来您这一年自我保健效果不错。"

实践二

在陕西老年大学，一次课间休息时，有位学员对我说："赵老师，自从您给我们讲过脉学以后，我就经常给自己诊断脉象，有段时间我诊自己的膀胱脉无根，当时我一点症状都没有，但我记着您在课堂上讲的'只要诊断出无根脉，不论有无症状，或现代医学检查仍然正常，都应该积极去治疗，把无根脉消除掉。'我就到医院去要求给膀胱做检查，B超检查，膀胱里壁上有个0.8厘米直径的肿块，医生要求做进一步检查。我想，已经知道是无根脉了，就按膀胱肿瘤治吧。我照着您在课堂上讲得治膀胱肿瘤的方子：'白花蛇舌草100克、半枝莲50克、蒲公英30克，水煎2小时，只煎1次，分早晚2次服。'连着吃了3个多月，我诊断自己的膀胱脉象正常了，再去医院检查，膀胱壁上的肿块没有了。多亏我来老年大学学了中医，要不然等有了症状再去医院检查，可能都是晚期了。"

我就对这位学员说："我常在课堂上讲：'最好的医生是自己，'这次您就做了一回好医生。""赵老师，还是要感谢您给我们教了脉学，要不然我也不会辨证。中医真是博大精深，我以后还要跟随您学习中医。"

（五）膀胱经穴针刺治疗急性腰扭伤

腰部急性疼痛，多和用力不当，致使腰椎挫伤或腰肌扭伤有关。应尽快使用复位手法，进行腰脊复位治疗，同时选腰部膀胱经循行处出现的红点，又名急性腰扭伤点，进行针刺。再看腿腘窝部膀胱经上的委中穴处，如有瘀血的青筋，可用三棱针刺破，放出瘀血，一般腰部疼痛可以即刻减轻或立愈。

1. 脉证实践

实践一

有位朋友在擦拭家里窗户时，不小心从椅子上摔下来，将腰扭伤了。被家人扶着到我屋里来，自己独立站着都困难，进屋就被扶着躺卧在沙发上。

我诊其脉，膀胱经脉为郁脉，郁为不通，辨证为腰部膀胱经循行处因瘀阻不通而痛；肾经脉也为郁脉，郁为不通，辨证为腰脊受伤措位，肾气在腰脊内循行受阻所致。

先让其趴在沙发上检查脊柱，发现腰2和腰4、5椎体都错位了。先给腰脊复位，复原后其马上说道："腰不太疼了。"再撩起衣服，看其腰部，有两个小米粒大，鲜红的点，拿毫针刺两寸深，随即出针，不按压针眼。然后又给委中穴处的青筋放血，疏通膀胱经后，其基本上感觉腰部不疼了。自己从沙发上起来，可以在屋里来回走动，过了一会独自可以下楼回家去了。后来又治疗1次，就彻底痊愈了。

实践二

我家楼上的邻居，有次敲门说道："赵叔，我腰扭伤了，特别疼，您给我按摩下吧。"检查其腰部，发现第二、三腰椎后突。用按摩手法给其腰椎复原，其站起来走了几步说道："现在腰一点都不疼了。"

第二天，其又来了说道："赵叔，昨天您给我按摩完腰都不疼了，今天不知怎么，腰又疼起来了。"

我诊其脉，膀胱经为郁脉，郁为不通，辨证为膀胱经瘀阻引发腰痛。检查其腰，昨天腰椎复位处正常，便知不是腰脊痛。

将其裤腿拉起来，看两腿腘窝委中穴处，分别都有几条紫色的瘀血青筋，辨证为昨天腰椎间盘脱出，同时也致腰部膀胱经瘀阻，因为当时瘀阻较轻，所以并未引起腰部疼痛，一天后瘀阻越来越重，所以腰又疼痛了。

取三棱针，刺破膀胱经委中穴处几个瘀青的血管，流出了很多瘀血。放血后其即说："赵叔，腰疼现在没有了。"以后也再没有听邻居说腰疼复发。

2. 用穴解析

急性腰扭伤点

在腰椎间盘刚脱出或急性腰扭伤时，在腰部脊椎两侧膀胱经循行处，会不规则出现一至几个鲜红的小米粒大的点。挫伤程度越重，范围越大，红点越多。这些个红点，称为急性腰扭伤点。

针刺时直刺红点上1~2寸，不灸、不留针，用泻法，出针不按压针眼。

主治：急性腰扭伤。

1972年，我在西北边疆守备师当兵时，看到兰州军区发行的报刊里有位军医写得一篇文章介绍："自己发现很多年轻的战士，在军队训练或战备施工中，因负重过大，致腰部扭挫伤而十分疼痛。在检查腰部时，都发现这些扭挫伤腰部的战士，腰部会出现小米粒大的红点，有些人是一个，有些人是几个，而正常人却没有这些红点。查看资料，没有这方面的记载。自我思考，这些红点会是腰扭伤的外在表现吗？就针刺这些红点，腰疼的战士，大部分感觉疼痛立减，有些还即刻痊愈。"

我因参军前学过针灸，看到这篇文章后就牢记于心。复员以后学着用这种方法，去治疗急性腰痛的病患，确有良效。

委中穴

足太阳膀胱经腧穴，足太阳之脉所入为"合土"。在膝关节后面，腘窝横纹中点处取穴。直刺5~8分，或点刺出血或点刺周围出现青紫血管出血，禁灸，多用泻法。

主治：拇指痛、腰痛、腰重不举、髀枢痛、风痹、痛疹、尿闭、遗尿。《针灸大成·委中穴》载："伤寒四肢热，热病汗不出。取其经血立愈。"

委中穴

古人有"腰背委中求"之论述，我学习后用此穴治疗腰痛。在没有针时，可让患者伏卧，一手将其患者脚踝略抬起，使膝后成弯状，用另一手大拇指轻压在委中穴处。请患者放松，在其不经意时，用大拇指突然用力，旋转按压委中穴，患者会因疼痛而大叫一声，常常就这样一压，有些腰痛可立愈。

（六）膀胱经至阴穴治症

我国古人用膀胱经至阴穴治疗胎位不正、滞产、胞衣不下等，一些针灸书中都有记载，我实践后确有立竿见影的效果。

过去我哥的一位同学，听说我自学中医，就对我讲："中医很神奇，学好了即可救自己，也能造福他人。我们的孩子在出生前横位，有个中医在我妻子的两个脚，小脚趾上的至阴穴各灸了3壮，孩子很快就正过来了，顺产生下了宝贝女儿。"后来遇到横位的孕妇，我就告诉她们这个故事，其灸后都取得很好的效果。

1. 脉证实践

实践一

到陕西老年大学讲课时，论述经络中间，讲了至阴穴可治胎位不正。听课的有个学员，还特别问我："赵老师，灸至阴穴治胎位不正，真像您说的效果那么神奇？""真的。"她的女儿在美国，正准备怀孕，怕到生产时胎位不正，就把这个方法牢记于心。

一年后，突然接到一个外国的陌生电话，我问："你是哪位？"对方马上说道："赵老师，我是您的学生赵某，现在美国给女儿看孩子。告诉您一个好消息，我用您教的方法，实践了一把，还真有效。我女儿生孩子前，胎位不正，医生都准备剖腹生产。我用从中国带去的艾条，给女儿灸至阴穴，但没有效果。突然想起您讲过，用艾柱灸效果最好，就用生姜片垫在下面，用艾柱在女儿两脚至阴穴上，各灸了三壮，胎位一下子就正过来了，顺利生下小外孙。在场的美国医生都觉得太神奇，不可理解。"

实践二

2011年，在陕西老年大学，有天早上往教室去准备讲课，一个学生在楼梯口拦住我："赵老师，快给救救急。"我忙问："怎么了？""您的学生某某，她的女儿在上海生孩子，过去照看。刚打来电话说：'女儿才生下孩子，但胎盘有一块在子宫里没有下来，快问下赵老师，看有什么办法？'赵老师，电话还没有挂，您快接。"我接过学生的手机，向对方说道："您可以给女儿按摩三阴交和至阴穴，用泻法，这两个穴位同用，可治胞衣不下，有排出胎盘的功能，您试试。"

下课后这个学生告诉我："赵老师，刚才那个学生来电话说；'把三阴交和至阴穴用泻法揉了两三分钟，那块胎盘就排下来了。在旁边接生的教授还问："这么好的方法，你们是在哪里学的"。赵老师，经络真太神了。"

2. 用穴解析

至阴穴

足太阳膀胱经腧穴，足太阳之脉所出为"井金"。在足小趾外侧，距爪甲角后一分许取之。向后斜刺1~2分或点刺放血，灸3壮，膀胱虚补之。

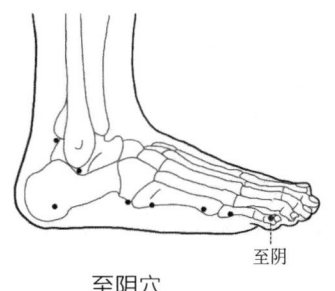
至阴穴

主治：头痛、目翳、目痛、鼻塞、鼻衄、昏厥、失精、小便不利、难产、滞产、胎位不正、胞衣不下、足下热。

我自己体会，凡是指、趾端的穴位，点刺放血，用于急救，效果都较好。所以至阴穴点刺放血，即可用于昏厥急救，也可用于急性尿闭。

第八节 ✿ 足少阴肾经

一、经脉流注

足少阴肾经，起自小趾的下端，斜向足心的涌泉穴，再出于舟骨粗隆下，沿内踝后，分布在足跟中，再向上行于腿肚内侧，出于腘窝的内缘，上行股部内后缘，通过脊柱，入属肾脏，联络膀胱。

肾脏部直行的脉，从肾向上通过肝和横膈，进入肺中，沿着喉咙，挟于舌根部。

肺部支脉：从肺部出来，联络心脏，流注于胸中，与手厥阴心包经相连接。

二、肾经要点

（1）足少阴肾经五行属"水"，腧穴起于涌泉，终于俞府，左右共五十四穴。五输穴配五行是："井木"穴涌泉、"荥火"穴然谷、"输土"穴太溪、"经金"穴复溜、"合水"穴阴谷。其他特定穴是：本穴阴谷、原穴太溪、络穴大钟、郄穴水泉、俞穴肾俞、募穴京门。

（2）本经脉及所属脏腑发生病变，主要表现有：耳聋、耳鸣、眼花、口

193

第四章 十二经脉与脉学心悟

干舌燥、咽喉肿痛、咯血、气喘、心悸、恐惧、腰痛、腰酸腿软、痿弱无力、阳痿、遗精、不孕、便秘、泄泻、水肿、下肢寒凉、足心热等症。

（3）《灵枢·经脉》载："肾足少阴之脉，是动则病饥不欲食，面如漆柴，咳唾则有血，喝喝而喘，坐而欲起，目慌慌如无所见，心如悬，若饥状。气不足则善恐，心惕惕如人将捕之，是为骨厥。是主肾所生病者，口热，舌干，咽肿，上气，嗌干及痛，烦心，心痛，黄疸，肠澼，脊股内后廉痛，痿厥，嗜卧，足下热而痛。为此诸病，盛则泻之，虚则补之，热则疾之，寒则留之，陷下则灸之，不盛不虚，以经取之。灸则强食生肉，缓带披发，大杖重履而步。盛者，寸口大再倍于人迎；虚者，寸口反小于人迎也。"

（4）心悟应用。

"为此诸病，盛则泻之"：遇到肾经邪气盛所致诸病，依据"盛则泻其子、母病泻其子"的中医理论，首选"井木"即"儿子穴"涌泉，用泻法泻除其亢盛的邪气。

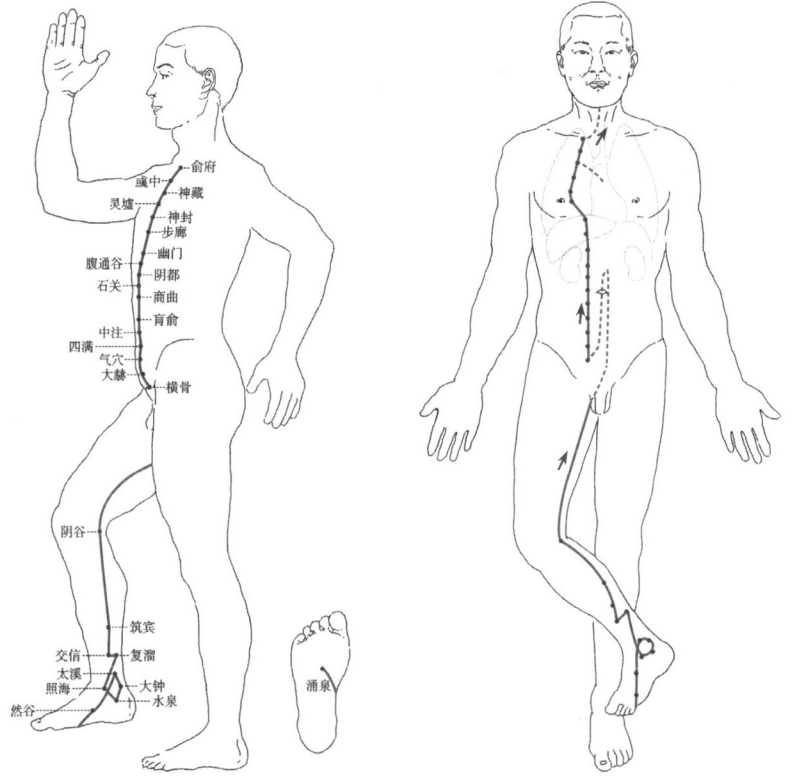

足少阴肾经　　　　　　　　　　足少阴肾经流注

"虚则补之"：遇到精气弱所致的虚证诸病，依据"虚则补其母、子病补其母"的中医理论，首选"经金"即"母亲穴"复溜，用补法治疗。

"热则疾之"：遇到热证所致诸病，首选"荥火"穴然谷，用留针时间较短的"疾之"泻法治疗，使过多之火引发的热证病因被消除。

"寒则留之"：遇到寒证所致诸病，首选"井木"穴涌泉、"荥火"穴然谷，用留针时间较长的"留之"补法治疗。

"陷下则灸之"：肾经脉搏极沉弱为"陷下"，是由于肾经阳气极弱，不能有效鼓动脉搏所致。首选肾经"俞穴"肾俞，用艾灸的方法治疗，能有效补充肾经阳气。

"不盛不虚，以经取之"：人迎和寸口脉搏跳动力量大小一样为"不盛不虚"。遇到不盛不虚所致诸病，首选"本穴"阴谷、"经金"穴复溜，为"以经取之"，用平补平泻的治疗方法调理。

"灸则强食生肉，缓带披发，大杖重履而步"：肾为先天之本，经常艾灸肾经某些穴位，可以补充人体先天元气。先天元气得到恢复后，还要注意后天的调养，"强食生肉"：为加强饮食的营养；"缓带披发"：为放松身体及情志；"大杖重履而步"：为加强锻炼等，才能使身体保持健康。

"盛者，寸口大再倍于人迎；虚者，寸口反小于人迎也"：肾经脉在寸口属阴，肾经脉搏动力量大于人迎为阴盛，所以"盛者，寸口大再倍于人迎"，为阴盛阳虚。因为肾经脉在寸口属阴，若肾经脉搏动力量小于人迎为阴虚，所以"虚者，寸口反小于人迎也"，为阴虚阳盛。

三、肾经脉部与正常的脉象

1. 肾经的脉部

在左手尺部的外侧，即桡侧；内侧，即尺侧为足太阳膀胱经脉部。

2. 肾经诊法

正常的肾经脉象应沉而和缓，不快不慢，搏动力量适中为良。男子的肾脉搏动力量应微小于寸部脉搏；女子的肾脉搏动力量应微大于寸部脉搏，方为正常。《濒湖脉学·五脏平脉》载："沉为肾肝，肾脉之沉，沉实而软。"

四、肾经常见病症的辨证施治

（一）肾脏急性炎症的辨证施治

肾经及所属脏腑的急性炎症，多和外邪侵袭肾脏有关。有些为伤寒隔经

第四章 十二经脉与脉学心悟

直接内传到少阴经，引发的肾经及所属脏腑炎症。很多这种炎症初起和感冒极其相似，都有高烧、身痛、乏力等症状，因初起时大部分患者腰痛、尿痛、尿急的症状还未出现，极易误诊。很多人都用感冒药治疗，尤其是有些治感冒的西药，往往会造成肾脏的损害，严重的能引起急性肾衰。有一年我连续遇到三个因用感冒药治疗，而引起的急性肾衰。如果诊脉时肾经脉部出现较有力的弦脉，应辨证为肾脏的炎症；同时如伴有高热、寒战、身痛、腰痛、乏力等症状，则应辨证为肾脏的急性炎症。这时用针灸治疗，效果较好。

1. 脉证实践

实践一

2008年初夏，过去教我学习太极拳的一位师傅，打来电话："水平，我老伴前几天突然发高烧，在某大医院去看，医生诊断为感冒，打了三天吊针，人感觉身体咋越来越难受，你过来给看看。"

我拿起针灸盒，马上坐车过去。看其仍高烧38℃多；诊其脉，唯有肾脉极虚数而弦，虚脉为肾气极弱；数脉为热；弦为炎症，辨证为外邪引发的急性肾炎，肾炎又造成高热。因为在医院诊断为感冒，用了解热退烧药，致肾脏受到了很大伤害。

马上为其针灸，选中极、阴陵泉、三阴交，都用泻法；内关、章门、关元、复溜、太溪、飞扬都用平补平泻法。连续去针灸了7天，就痊愈了，没有留下任何后遗症。

实践二

2008年秋天，有天早上儿子对我说："红红昨天晚上突然发高烧，我给吃了片感冒药。早上我要去上班，你和我妈过去看看。"

过去诊儿媳之脉，肾经脉数而弦有力，数为热；弦有力为急性炎症，辨证为急性肾炎而引起高热。用体温表让其量体温，高达39.4℃。

选合谷、曲池、内关、中极、阴陵泉、三阴交、太溪、飞扬、太冲穴，全用针刺泻法。针后再量体温，已经降到37.2℃了。

儿媳说："爸，您刚扎针时，我感觉好像有气从针眼里向外走，针完感觉邪气全跑出去了。我现在就觉得特别困，再睡一会就好了。""那你睡吧，中午你妈给你做饭。"

中午11点多，儿媳起来后又量体温，已经恢复到正常的36.5℃，肾经脉象也正常了。因患病后治疗及时，只针灸1次就痊愈了。

2. 用穴解析

飞扬穴

足太阳膀胱经腧穴，足太阳之脉络穴。在足外踝上七寸处取穴。直刺7~10分，灸5~7状，虚补实泻。

主治：目眩、头痛、逆气、癫痫、腰腿痛、泌尿系感染、关节炎、足趾不能屈伸、痔疾。《针灸大成·飞扬》载："实则鼽窒，头背痛，泻之；虚则鼽衄，补之。"

飞扬穴为足太阳之脉络穴，是足太阳膀胱经沟通足少阴肾经的通道，和肾经的太溪穴相配，对治疗肾病有较好疗效。

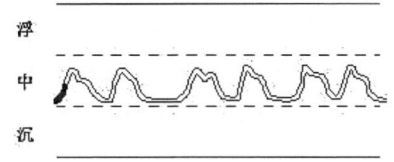

飞扬穴

（二）肾脏慢性炎症的辨证施治

肾经所属脏腑发生慢性炎症，多为急性炎症没有及时治愈，迁延日久所致。一般单纯的慢性炎症，肾经脉象多为细弦或弱弦，弦为炎症；细为病久伤阴；弱为病久伤阳。如有条件，用针灸和药物同时治疗，效果才好。

1. 脉象心悟

代脉

《濒湖脉学·代》载："动而中止不能还，复动因而作代看。病者得之犹可治，平人却与寿相关。"

脉搏跳动几次或多次，中间停跳一次，然后又照旧搏动，就为代脉。是由于元气亏

代脉示意图

损，元阳不足，致脏气衰弱而出现的脉象。病者出现这样的代脉，只要积极正确治疗，是可以有效治愈的。如果有人一直都有代脉，是由于先天不足所致，所以就会影响寿命，要想长寿就较难了。

代脉会在所有脉部出现，也会在某一脉部出现，如果某经脉部出现代脉，应辨证为某经脉及所属脏腑气血亏损，经气衰弱。可选本经的母亲穴、原穴、背俞穴或募穴、复溜、关元或气海进行针灸；偏阳虚的选背俞穴、气海；偏阴虚的选募穴、关元；阴阳俱虚的可多选用些穴位，用补法针灸，能较快治愈代脉。

散脉

《濒湖脉学·散》载："散似杨花散漫飞，去来无定至难齐。产为生兆胎为堕，久病逢之急速医。"

散脉因脉搏像杨花散漫飞舞，浮散无根，跳动无规律而得名。在诊脉时手指轻按脉部，感觉到的脉象，是无力和无规律的搏动；手指再稍加些力，却感觉不到脉搏的跳动了。这种脉象的出现，是由于元气亏损散乱的缘故。孕妇出现散脉，如果已经到临产

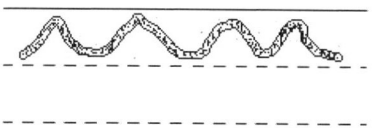

散脉示意图

时，这是将要分娩的征象；如果还不到产期，这种散脉的出现，可能是流产的先兆。久病某部脉出现散脉，就是某经脉及所属脏腑，元气衰竭的显现，需要紧急救治。

我曾经在有些突发脑溢血、急性心衰、久病后多脏器衰竭患者的脉部，诊出散脉。有些人经过急救、治疗后恢复了健康；但有些人虽然经多方努力，仍没有挽回生命。所以，如发现散脉，要引起诊脉者的高度重视。

震颤脉

脉跳搏动像物体震动颤慄一样，无规律，至数不清，即为震颤脉。

我第一次诊到震颤脉，是偶然遇到的一位年青人，自称快30岁。自述："26岁那年，感冒了服用感冒药后，感觉特别难受，到医院医生诊断为急性肾衰，就在医院开始血液透析，现在每星期都需要血液透析2次。"

诊其脉，肾经脉部脉象犹如震颤一样，其他脉部搏动还比较正常。因为自己从来未诊过这种脉象，也不知其特定的含义，根据这位年轻人的自述分析，可能和肾衰有关。因为在脉学书中没有看到过此种脉象的论述，自己无奈取名"震颤脉"。

嘱青年去买些艾卷，自己艾灸：关元、复溜、太溪，可能对肾衰有些治疗作用。因为是偶然相遇，没有留下联系方式，后来我又到其村寻找两次，想了解青年艾灸后的状况，可是再也没有打听到他的下落。

后来，又遇到有些肾衰的人，诊其肾脉，也发现有些人出现震颤脉，才确定肾经脉部出现这种振颤脉象，应该是肾衰的外在显现。

我诊脉时还发现，有些心脏病人，发生房颤时，所有脉部都出现了震颤脉。因为中医理论心主脉，心脏发生房颤时，不但心脉出现震颤，而且会影响其他脉部共同震颤。所以，诊脉时要有所区别。

因为我诊脉多年来，只发现心脏或肾脏发生病变，引起的震颤脉。寻其根源，都是由于它们同属于少阴经的阳气衰微所致；所以在施治中体会到，应首选心经或肾经的背俞穴，针后加灸；极虚弱的患者只灸不针，用补法治疗，

疗效才好。

2. 脉证实践

实践一

有位朋友，过去曾得过两次急性肾炎，都是在大医院用抗生素治疗，虽控制住了病情，但多年来尿检都不正常，尿里常有细菌和蛋白，被医院诊断为慢性肾炎。20世纪90年代后期，身体极度虚弱，病到眩晕的天旋地转，躺到床上不敢睁眼，更不能独立行走。虽在几个大医院治疗过，但收效甚微。

在家人的搀扶下，到家里来非要让我给看看。诊其脉，肾脉极细弱而微弦；肝脉洪大。肾脉极细为肾阴极虚；极弱为肾阳极虚；微弦是仍有炎症。肝脉洪大，洪大为热，为肝火过盛。辨证为肾病日久，致肾阴、肾阳皆极虚，不能养肝所致。五行中肾属"水"，肝属"木"，今肾水过度亏耗，致水少不能滋养肝木，木无水滋养而干枯，木枯而易生火，火性上焰影响脑部而致眩晕。

施治应用针灸，补肾水而抑肝木，基本穴位选：内关、章门、关元、阴谷、足三里、三阴交、复溜、太溪，针刺用补法；中极、阴陵泉、蠡沟、太冲、行间，针刺用泻法。

第四次来家针灸敲门，我开门后，其笑着对我说："赵哥，今天我不晕了。"共针灸了约20次，后期给针刺补法的穴位加灸，而彻底治愈。

直到准备写此病例的2015年，向其询问现在怎样时答道："自从90年代您给我针灸后，这些年来再没有天旋地转地眩晕过。"

实践二

2008年9月初，广州中医药大学附属医院的一位学生给我打电话："我母亲身体有病，诊断为心脏不好，搏动几下就停跳一次。在我们医院住了3个月，身体却越来越弱，母亲想让我陪着，到西安您那里去看看，行吗？""可以。"

这位学生和母亲坐飞机到西安，因已行走不便，住在有电梯的宾馆里，我过去给其针灸。这位学生的母亲，当年65岁，站着必须有人扶着或扶着物体，不然就发晕要倒。那时天气还很热，我们还都穿着半截袖的衣服，而其却穿着毛衣和厚外套。我问道："嫂子，您热不？""不热，我怕冷。"

诊其脉，各部脉都很弱，心经脉虽有代脉，但感觉脉跳的柔和；而肾经脉极弱而沉弦。脑内即时浮现《濒湖脉学·弱》"弱脉阴虚阳气衰，恶寒发热骨筋痿。多惊多汗精神减，益气调营急早医"。代脉是脉搏跳几下停一次，中医理论认为是元气衰弱的表现；弱脉为阳虚；沉为里证；弦为炎症。辨证：心经脉虽有代脉但脉象柔和，柔和古人谓"有神"，所以没有大问题，主要是元气不足引起；而肾脉极弱而沉弦，为肾病时间太久，使肾阳及元气大伤。足少阴肾经与手少阴心经都同属少阴经，肾为先天之本，主一身元气，由于肾经及所属脏腑患病太久，影响到心经。论治应以调补肾脏元气为主，兼以调理心经为辅。

我便说道："嫂子，您心脏没有大问题，主要是肾不好引起的，肾病时间太久了。""我小的时候，肾就不好，上大学时肾就有病了。"

因嫂子身体太弱，我不敢贸然针灸，先给按摩复溜穴，用补法。复溜穴为肾经的"母亲"穴，可补肾之元气，使微弱的脉搏跳动有力。按摩大约20分钟，再诊其脉，脉象已经不太弱了。

再选内关、关元、三阴交、复溜、太溪，用补法，针后加灸，针灸完后，嫂子起来下地行走，即可不扶东西了。

第2天我过去给嫂子针灸，诊其脉，肾经脉象已经不沉弱了，心脏也没有代脉了。除用上述穴位针灸外，又选手少阴心经中的灵道穴，用烧山火的方法进行针刺。灵道穴可使怕冷的身体得到改善，针完，嫂子即感到身体发热，不怕冷了。中午嫂子把外套、毛衣都脱了，也和我们一样，穿半截袖的衬衣出来去吃饭。

第3天，除用上述穴位针灸外，又加了章门穴针灸。针完，嫂子想到她西安的亲戚那里去看看，我就和学生一块陪着过去。到了那里，才知她亲戚住在四楼，没有电梯。谁知嫂子不用人扶，自己就爬上了四楼。

学生和他母亲到西安，来回只安排了7天时间，我过去共针灸了5次，她身体就得到了较大的恢复。嘱其回去后，有时间再自己针灸，以保持疗效。

2009年底，陕西老年大学刚放寒假，这位学生就请我和老伴到广州去。到了广州，见到嫂子身体更不好了。因为没有坚持针灸，肾脏更加衰弱，全身浮肿；24小时心脏监控显示，心脏停搏次数高达8000多次。

诊其脉，各部脉都有了代脉，跳两次就停跳一次；心脉虽弱，但还柔和；肾脉已呈散脉，还无规律的出现震颤脉。《濒湖脉学·代》载："代脉都因元气衰"，所以脉搏跳动两次就停跳一次，为元气大衰。《濒湖脉学·散》载："散居两尺元气乱"，肾脉居左尺，出现散脉，为元气已散乱；震颤脉为部分肾衰患者出现的脉象，犹如物体发生震荡后的颤动一样。辨证为肾病引起元气大衰，并影响到其他脏腑为病。论治以补充肾脏元气为主，兼补全身元气为辅。

因嫂子身体太弱，不敢给予针刺，先以艾灸为主，兼以按摩。选肾俞、神阙、气海、关元，每次各穴隔姜艾柱灸20~30壮；内关、水分、足三里、阴陵泉、三阴交、复溜、太溪，各灸5~9壮。除水分、阴陵泉，用泻法外，其他穴位全用补法。

3天后，诊其脉象有所恢复，才先针刺后加艾柱灸。在学生那里住了2个月，坚持给嫂子针灸。嫂子身上的浮肿基本退去，心部及其他脉部的代脉已经消失；肾脉还有些弱，但已经柔和，肾衰的震颤脉也消失了。

因为陕西老年大学2010年3月1日开课，我要回去讲课，2月底我和老伴就得回西安。嘱嫂子用艾灸盒子，经常自己灸上述穴位，因为救命只有依靠自己。几年过去了，2015年底我写这篇病例时，电话询问嫂子现在身体怎样，嫂子回答："我自己感觉还不错，身体基本没有再出现大的问题。"

3. 用穴解析

阴谷穴

足少阴肾经腧穴，足少阴之脉所入为"合水"，又为本穴。屈膝，在腘横纹内侧端，半腱肌腱与半膜肌腱之间凹陷处取穴。针3~5分，灸3~7壮，多用补法。

主治：舌纵涎下、烦逆、癫狂、溺难、尿路感染、阳痿、崩漏、腹胀满不得息、膝股内侧痛、膝痛如锥。

曾在书中看到过："针刺阴谷穴治遗精有奇效。"我学习后实践，确有奇效。方法为患者仰卧，两足心相对，再针刺阴谷穴，用补法，加针刺膀胱经腰部的志室穴疗效更好。

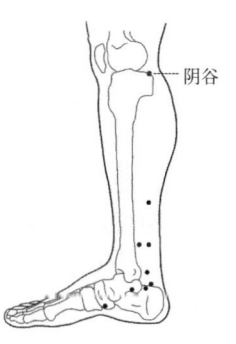

阴谷穴

蠡沟穴

足厥阴肝经腧穴，足厥阴之脉络穴。在内踝尖上五寸，胫骨内侧面，近内侧缘骨上凹陷处取之。沿皮刺3~5分，灸3~7壮，虚补实泻。

主治：梅核气、善恐、不乐、腰痛、足胫寒酸，屈伸难、小便不利、遗尿、月经不调、赤白带下。《针灸大成·蠡沟》载："气逆则睾丸卒痛，实则挺长，泻之；虚则暴痒，补之。"

蠡沟穴是治疗咽中如有物，而观之无物，中医称之为"梅核气"疾患的主穴，多用针刺泻法。梅核气多由肝气不舒引起的病症，针

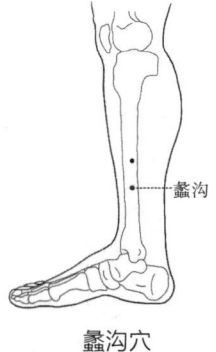

蠡沟穴

刺蠡沟穴，可引不舒的肝气流入胆经而消散，故极有效验。

行间穴

足厥阴肝经腧穴，足厥阴之脉所溜为"荥火"。在足第一、二趾缝间，趾蹼缘之后方取之。斜刺3~5分，灸3壮，肝实泻之。

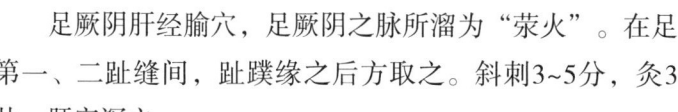

主治：头顶痛、目眩、目赤红肿、多泪、口祸、嗌干烦渴、短气、消渴嗜饮、咳逆呕血、善怒、癫痫、肝心痛、胁痛、脂肪肝、月经过多、尿道疼痛、小便不通、遗溺。

行间穴

行间穴所溜为"荥火"，用泻法针刺行间穴，可泻肝热。古人有"胆热而多睡；肝热而不眠"的阐述，故泻行间可治疗肝热而引起的失眠。

灵道穴

手少阴心经腧穴，手少阴之脉所行为"经金"。在前臂掌侧，尺侧腕屈肌腱桡侧缘，腕横纹上一寸半处取穴。直刺3~4分，灸3~5壮，身寒补之。

主治：暴瘖不能言、干呕、心痛、悲恐、瘈疭、癔症、腕臂痛。

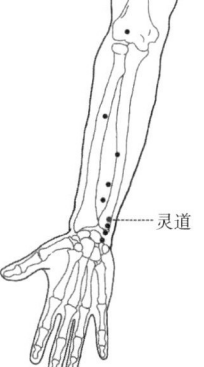

灵道穴

《肘后歌》载："骨寒髓冷火来烧，灵道妙穴分明记。"我学习后，对那些从身体内部发冷的亲友，即"骨寒髓冷"者，选灵道穴，用烧山火的针刺方法，即刻便能使他们身体内部温暖起来。

《针灸大成·三衢杨氏补泻》载："口诀：烧山火，能除寒，三进一退热涌涌，鼻吸气一口，呵五口。烧山之火能除寒，一退三飞病自安，始是五分终一寸，三番出入慢提看。凡用针之时，须拈运入五分之中，行九阳之数，其一寸者，即先浅后深也。若得气，便行运针之道。运者男左女右，渐渐运入一寸之内，三出三入，慢提紧按，若觉针头沉紧，其针插下之时，热气复生，冷气自除；未效，依前再施也。四肢似水最难禁，憎寒不住便来临，医师运起烧山火，患人时下得安宁。"

（三）肾经病失眠

肾经及所属脏腑为病，常常会引起患者失眠；足少阴肾经和手少阴心经，不能有效相互交会，也常使患者失眠。引起失眠的因素很多，应根据脉象具体分析，找出病因，辨证施治，其见效则速。

实践一

某医院我的一位学生，是广州中医药大学毕业的博士生。从医以后十多年时，她母亲突然得了一种奇怪的病，不明不白的过敏，晚上很难入睡，每晚最多能睡两三个小时。先在本地医院治疗，没有效果；后又到她所在的医院治疗，也没有明显的疗效。

她带着母亲过来，其母对我讲："我在武汉一大学教学，从住的地方到教室，要走过一条林荫道，已经几十年了，都没什么事。半年前开始，每逢从那里过时，身上就特别痒，从此，晚上入睡就特别困难。在医院诊断为过敏，用了很多方法，治疗却不见好。"

诊其脉，肾脉极滑，其他脉部基本正常。肾脉滑为痰阻，辨证为肾经内"垃圾"太多，使经脉阻滞，造成过敏和入睡困难。

我便对其说："您现在的病，主要是肾经不通引起的，过去多年没有得病，是因为经络都通畅。我先给您顺经按摩一下，疏通经络，再叫孩子给您开几副药吃，很快就好了。"

按摩完后，叫学生给他母亲开了6副增液汤加减。第3天，学生打电话告诉我"赵老师，我妈昨天才吃了1副药，昨天晚上从十点多一直睡到今早上七点。妈叫我一定要谢谢您。"

过了一段时间，学生母亲从武汉打来电话"赵老师，我已经回武汉了，药只吃了5副，现在身体全好了。您有时间和老伴一起来武汉，我接待你们。"

增液汤：生地30克、麦冬30克、元参30克，水煎服。可根据脉象再添加其他药物。这是我20世纪80年代，看到西安老中医王海山先生，给患者治病，增液汤的常用药量。意为增添身体内的水液，以冲洗身体内的垃圾，故名增液汤。犹如大雨过后，冲淋过的万物，倍感洁净清新，才会生长更加旺盛。

实践二

有位朋友一段时间睡觉不好，晚上很长时间睡不着，白天没精神打瞌睡。到家里来让我看看。

诊其脉，肾脉极细弱；心脉洪大。肾脉极细为阴虚，极弱为阳虚；心脉洪大为心火盛。辨证：肾水不足，不能有效抑制心火，使心火过盛，致睡眠失常。肾在五行中属水，肾阴极虚为肾所主的水极少，肾阳极虚为肾调节水的能力不足。心在五行中属火，因为得不到肾水的有效制约，所以火越烧越旺。中

第四章 十二经脉与脉学心悟

医理论"心主神"，心神被旺火烤炙，不得安宁，致睡眠不宁。施治首要是补肾水并使调节水的能力增强，以制约心火。

首选肾经"经金"穴复溜，用补法，为"子病补其母"，针后加灸。针刺复溜善能补其肾阴；艾灸复溜善能补其肾阳，肾阴、肾阳得到有效恢复，才有能力约束心火。再选心经"输土"穴神门，用泻法，为"母病泻其子"。只针不灸，可以泻除心经过盛之火。

只针灸了1次，其两天后给我打电话说道："赵老师，上次针灸以后，这两晚睡眠挺好，已经恢复正常，我就不过去针灸了。"

（四）肾经与脊柱的相互影响

《灵枢·经脉》载："肾足少阴之脉，贯脊，属肾。"因为肾的经脉和脊柱联系紧密，肾经及肾的病变会影响到脊柱；脊柱的病变也会影响到肾经或肾。尤其是腰部脊椎的病变，可在肾经脉部显现，多出现郁脉。由于腰脊发生侧弯，腰椎间盘或前突或后突或侧突，或膨出等，都会造成贯脊肾经之脉瘀阻，进而在肾经脉部显现出郁脉。这时如能调整脊柱，使其恢复正常，肾经脉部的郁脉就消失了。

1. 脉证实践

实践一

有次和驴友正爬着山，有位驴友突然喊道："赵老师等一下，我腰突然疼了，给我调一下。"

我找了块空地站住，诊其脉，肾经脉部出现了郁脉，郁为肾气不畅，辨证为腰脊出现问题了，引起肾经循行受阻。

一个驴友拿出野外专用的布，铺在空地上，让其爬在上面。

我检查其腰椎，发现第三腰椎向后突了，给其复原，嘱其"站起来走走，看腰还疼不疼"。其走了几步后说："赵老师，腰现在不疼了。"再诊其脉，肾经脉部的郁脉已经消失，脉象恢复正常了。

实践二

在老年大学讲课，因住得比较远，怕去迟了路上堵车，每次早上我都提前到学校，然后在学校后院锻炼1个小时左右身体。

有次正活动着，看见一个50岁左右的学员，在两个同学搀扶下，一瘸一拐的过来了。我马上迎过去，那个被搀扶的学员说道："赵老师，我从椅子上摔下来，到医院拍了片子，诊断为腰间盘几处膨出。医生要求做手术，我怕手术做不好会留下后遗症，要求保守治疗，可治疗了两个星期，走路腰还疼得厉害。您给我看看吧，给您添麻烦了。"

诊其脉，唯有肾经脉极郁，极郁为肾气极不通畅，辨证为腰脊受伤引发的肾气阻滞，造成"不通则痛"的腰痛。

当即找了几个椅子，让其趴在上面，检查腰部，发现第一腰椎后突，第四、五腰椎前突，而且整个脊柱也或左或右发生几处侧弯了。

我根据《针灸大成·承扶》"主腰脊相引如解"的阐述，提抖其大腿根部的承扶穴，使腰脊部的筋肉松懈，同时轻轻推动突出的脊椎，向右弯的向左推，向左弯的向右推；向后突的向下压，向前突的向后拉，很快就给其脊柱复完了位。

然后，让其下来自己不扶东西走下看看。其走了一会说道："腰走路不疼了。"2年后，见面其又对我说："赵老师，自从您那次给我腰复位后，我自己平时干活也特别小心，这两年腰没有再疼过。"

2. 用穴解析

承扶穴

足太阳膀胱经腧穴。位于大腿的后面，臀下横纹正中，伏卧取之。直刺7~10分，灸3~5壮，虚补实泻。

主治：腰脊相引如解、痔疾、腰痛、骶痛、股痛、大便难、小便不利、阴胞有寒、下肢麻痹或瘫痪等。

当初看到《针灸大成·承扶》"主腰脊相引如解"这句话，思考良久，不知其意，后来针灸或按摩用到此穴，也没有发现有特殊的功效。偶尔有

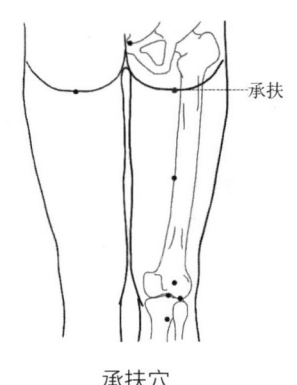

承扶穴

次给一位亲戚脊柱复位，我一手压在胸椎突起的椎体上，一手鬼使神差地掐住承扶穴处的肌肉，不自主地的抖动了几下，感觉到压在突起椎体上的手向下陷落，再看突起的椎体已经完全复位了。这时回味"主腰脊相引如解"这句话，突有所悟，承扶穴这样使用才能使脊柱两面的肌肉和筋脉松懈而利于错位的脊柱椎体复位。后来在《黄帝内经》中也看到这句话，才知其出处。看来，古人对经络穴位的理解和应用，是我们现代人无法想象的。

当使错位的脊柱椎体复位后，如何能使松懈的肌肉和筋脉再恢复正常，又使我陷入沉思中。我试着用了一些方法，唯有按摩完后，顺着脊背后面膀胱经循行的方向，轻轻从上向下捶击，再顺着督脉循行的方向，轻轻从下向上捶

击，连着做三遍，意外发现，松懈的肌肉和筋脉又恢复到了正常状态。

（五）肾经与心脏搏动的相互作用

因为心经与肾经同属少阴经，两经即相互独立又相辅相成，所以调理肾经的一些穴位，可以改变心脏病态的搏动。我根据《针灸大成·复溜穴》"主脉微细不见，或时无脉"、《玉龙赋》"要起六脉之沉匿，复溜称神"的阐述，用针灸或按摩复溜穴方法，调理心脏不规律的搏动，多能起到"如鼓应桴"的效果。

实践一

有次朋友聚会，一个朋友对我说："赵老师，最近工作忙，休息也不好，身体老感觉特别累，您给我看看哪里出毛病了。"

诊其脉，六部脉都极沉弱，而且心脉跳数下停跳1次，为代脉。沉脉为里面的病症，弱脉为阳气不足；代脉为元气衰。辨证：操劳过度，消耗精气，使元气衰弱，造成脉沉弱及代脉。施治：选先天之本的肾经"母亲穴"复溜，用补法，补其精气。

我用补法给其按摩复溜穴约10分钟，其说道："赵老师，我觉得身体好些，有劲了。"又按摩了一会，再诊其脉，六脉部的脉象，搏动已经基本正常，心经脉部的代脉也消失了。

实践二

有位朋友给我打电话说："赵老师，我爸前几天开始，心脏跳两三次就间歇一次，人也没有力气，停跳一次就觉得心脏难受一下，整天躺在床上不敢动。我这几天给他灸了少冲、神阙、关元、足三里穴，也不见起色，您有什么好方法吗？""心脏搏动有间歇为代脉，是元气衰弱的表象，李时珍老人家有'代脉都因元气衰'的阐述。我遇到这种情况，首先选复溜穴用隔姜灸，每次各灸20分钟，能有效补充身体元气，元气得复，很快代脉就能恢复正常，您试试。"

过了一会，这位朋友又打电话过来："赵老师，我用隔姜灸给我爸灸复溜穴，灸完第二壮我再给爸号脉，代脉已经没有了，灸了共20分钟，我老爸就觉得心脏很舒服，自己下床在屋里散步了。"

几个月后的春节，这位朋友到家来又提起此事："赵老师，灸复溜穴治代脉真快，给我爸灸了几次就完全好了。这次过年将爸妈接到我那里过年，您知道我家在7楼，又没有电梯，老爸都自己上去了。"

第九节 ✑ 手厥阴心包经

一、经脉流注

手厥阴心包经，起于胸中，出属心包络，向下通过横膈，从胸至腹依次联络上、中、下三焦。

胸部支脉：沿着胸中，出于胁部，当腋缝下三寸天池穴处，上行抵腋窝，沿上臂内侧，行于手太阴经和手少阴经之间，进入肘窝中，向下行于前臂掌长肌腱与桡侧腕屈肌腱的中间，进入掌内，沿着中指，到指端中冲穴。

掌中的支脉：从劳宫分出，沿着无名指到指端的关冲穴，与手少阳三焦经相连接。

二、心包经要点

（1）手厥阴心包经五行属"相火"，因为代心脏"君火"行事，是以君

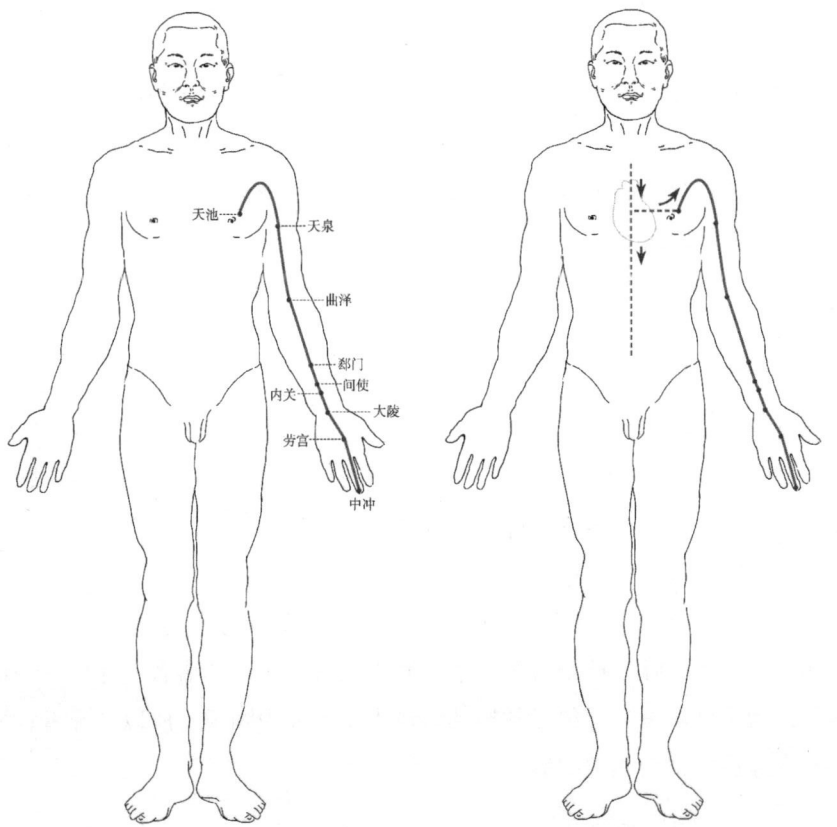

手厥阴心包经　　　　　　　　手厥阴心包经流注

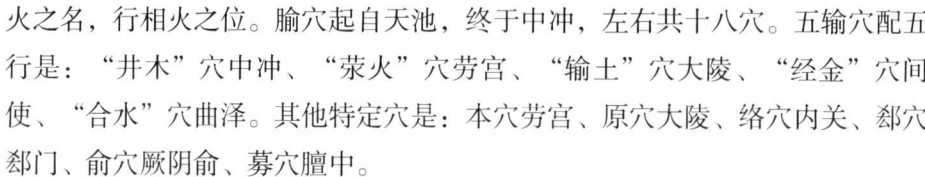

火之名，行相火之位。腧穴起自天池，终于中冲，左右共十八穴。五输穴配五行是："井木"穴中冲、"荥火"穴劳宫、"输土"穴大陵、"经金"穴间使、"合水"穴曲泽。其他特定穴是：本穴劳宫、原穴大陵、络穴内关、郄穴郄门、俞穴厥阴俞、募穴膻中。

（2）本经脉及所属脏腑发生病变，主要表现有：心痛、心悸、心烦、胸闷、癫狂、嬉笑无常、腋下肿、肘臂拘急或痉挛、掌心发热等证。

（3）《黄帝内经·经脉》载："心主手厥阴心包络之脉，是动则病手心热，臂肘挛急，腋肿，甚则胸胁支满，心中憺憺大动，面赤，目黄，喜笑不休。是主脉所生病者，烦心，心痛，掌中热。为此诸病，盛则泻之，虚则补之，热则疾之，寒则留之，陷下则灸之，不盛不虚，以经取之。盛者，寸口大一倍于人迎；虚者，寸口反小于人迎也。"

（4）心悟应用。

"为此诸病，盛则泻之"：遇到心包经邪气盛所致的诸病，依据"盛则泻其子、母病泻其子"的中医理论，首选心包经"输土"即"儿子穴"大陵，用泻法治疗。

"虚则补之"：遇到精气虚所致诸病，依据"虚则补其母、子病补其母"的中医理论，首选心包经"井木"即"母亲穴"中冲，用补法治疗。

"热则疾之"：遇到热证所致诸病，首选"荥火"穴劳宫，用留针时间较短的"疾之"泻法治疗。

"寒则留之"：遇到寒证所致诸病，首选"井木"穴中冲、"荥火"穴劳宫，用补法治疗。

"陷下则灸之"：心包经脉搏极沉弱为"陷下"，是心包经阳气极弱，不能有效鼓动脉搏所致。首选"俞穴"厥阴俞，用艾灸的方法治疗。

"不盛不虚，以经取之"：人迎和寸口脉搏跳动的力量大小一样为"不盛不虚"，心包经"不盛不虚"所致诸病，首选"本穴"劳宫、"经金"穴间使，为"以经取之"，用平补平泻的方法治疗。

"盛者，寸口大一倍于人迎；虚者，寸口反小于人迎也"：心包经在寸口属阴，心包经脉，搏动力量大于人迎为阴盛，所以"盛者，寸口大一倍于人迎"，为阴盛阳虚。心包经脉搏动力量小于人迎为阴虚，所以"虚者，寸口反小于人迎也"，为阴虚阳盛。

三、心包经脉部与正常的脉象

1. 心包经的脉部

在左手寸部的外侧，即桡侧；中间为心经的脉部；里侧，即尺侧为小肠经的脉部。

2. 心包经诊法

在手厥阴心包经及所属脏腑健康正常时，脉部搏动是不显现的，也就是在其所在脉部是诊断不到相关脉象的；如果在此诊断出脉搏的跳动，都为心包经的病脉。再根据脉搏的浮、沉、迟、数等不同，具体辨证是内因或外因为病，也就是《黄帝内经》中对某些脉象的阐述"恶者现，善者不现"。

四、心包经常见病症的辨证施治

（一）心包经常见急性病症的辨证施治

《灵枢·邪客篇》载："心者，五脏六腑之大主也，精神之所舍也，其脏坚固，邪弗能容也。容之则心伤，心伤则神去，神去则死矣。故诸邪之在于心者，皆在于心之包络。包络者，心主之脉也。"

手厥阴心包经又名心包络，是心脏的外卫，有保护心脏的功能，同时还有执行心主的命令作用。所以，中医世代医家认为，心包络能代心受邪。如温热病邪侵袭心包络，在临症上出现神昏、口噤、谵语等症状，称之为"邪入心包"；外感邪气侵袭手厥阴心包经，类似现代医学的某些重感冒病症，称为"厥阴伤寒"；心包络受阻，运行不畅，类似现代医学所称心脏冠状动脉瘀阻，称之为"心包络瘀阻"。

《针灸大成·手厥阴经》载："受足少阴之交，其系与三焦之系连属，故指相火之脏，实乃裹心之膜，此实安身立命之地，尤宜详察，默会其真。其调剂也，莫执一方；其针灸也，必循其道。达者慎焉，几于神矣。"

大自然在造人时，考虑到心脏的重要，在心脏外面又造就了"裹心之膜"，并赋予一条正经，命名"手厥阴心包经"。所以，手厥阴心包经"此实安身立命之地，尤宜详察"。如诊脉，发现手厥阴心包经处有脉搏出现，都为病脉，应引起诊脉者的高度重视。

1. 脉象心悟

促脉

《濒湖脉学·促》载："促脉数而时一止，此为阳极欲亡阴。三焦郁火炎炎盛，进必无生退可生。"

脉搏跳动快为数脉，在数脉中脉搏有间歇停跳，而间歇停跳次数又没有规律的脉象，称为"促脉"。出现促脉，是身体内的"火"太旺，快将身体内的"水"烧干了。犹如灶里的火太旺，使锅内的水极度蒸发，

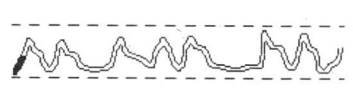

促脉示意图

快烧干了，如果水被完全蒸发，锅就有被烧毁的危险。因为火属阳；水属阴，所以古谓："此为阳极欲亡阴。"如果身体内的"火"越烧越旺，数脉中脉搏的间歇次数就会增多，当身体内的"水"，被完全烧干，患者也就没有生还的希望了；如果身体中的旺"火"受到抑制，数脉中脉搏的间歇次数就会减少，患者治愈的希望就加大了。古谓："三焦郁火炎炎盛，进必无生退有生。"

脉象"数"里夹杂有"歇止脉"的，才能称为"促脉"。多因热盛的邪气，影响脏腑肌体的血气正常运行所致。在某脉部出现促脉，就为某经脉及所属脏腑，邪热过盛，阴液已经消耗过度了。病轻的脉数轻而歇止脉少；病重的脉极数而歇止脉多。

诊脉时发现某脉部出现促脉，应急泻本经脉之"火穴"而存阴；补本经脉之"水穴"而救阴。可以选针刺、放血、按摩、药物等多种方法共用，使患者邪去身安。

2. 邪入心包

邪入心包属于中医所称的温病，基本上都有发冷、发烧、头痛、咳嗽、口干咽痛、烦渴思饮、心烦不安、重者则烦躁不眠、神昏谵语、手足震颤抽搐等。脉弦、数或促；舌苔由白转黄，甚者转黑而干。

实践一

有位朋友的大孩子六岁多，高烧到39℃，给我打电话。因为我当时在外地，让其尽快到医院给孩子去看病。过了2天又给我打电话："赵老师，大孩子到医院看了，医生诊断是病毒性感染，引起的咽喉部疱疹。用药后现在体温降到38℃多，但还喉咙痛，咳嗽，肩膀后面疼痛。家里快2岁的小孩子也病了，高烧而且抽搐，也到医院去看了，医生说是大孩子给传染的，用药后还是痉挛抽搐，怕把孩子抽搐坏了，您有什么好的办法吗？""你用我过去给你的采血针，先给孩子少商穴、十宣穴放血，抑制病的发展。我用微信给你发个中药方，给小的试用。"

4天后我刚回到家，这位朋友又打来电话："赵老师，家里小的孩子，我狠着心给少商穴、十宣穴放了血，又用您发的中药方吃了4天，已经到处玩，

完全好了。但大孩子一直用的西药，到现在还发烧、咳嗽、背后疼，手上还出了些疱疹。又去医院看了，医生说是身体里发汗透出的，不要紧，但孩子老说腿软没劲。您回来了吧，我带老大过去看看。"

孩子过来后，看其精疲力竭的样子，头都抬不起来。我摸头仍感觉还发着烧，诊其脉，唯独手厥阴心包经脉数、促而弦：数为热；弦为炎症；促为热极伤阴，辨证为心包发生炎症而引起发烧，因病时间过久伤阴，即古人谓之"邪入心包"的温病。

嘱朋友回去给孩子用：黄芩20克、金银花6克、蒲公英20克、秦艽5克、柴胡6克、厚朴4克、大黄4克（后下）、焦三仙各3克，4副，水煎服。

孩子吃完4副药，体温恢复正常，有了精神后出去玩也不觉得累了。"邪入心包"之症的温病，即痊愈了。

实践二

有位亲戚一早就给我打电话："水平，你中午讲完课直接到我这里吃饭。孙子前几天有些发烧，开始38℃左右，到医院医生说：'感冒了'。给打了三天吊瓶，今天我咋看烧得更厉害了，一早起来我就给量体温，39.4℃。看你上课忙，想着感冒这种小病就不跟你说了，谁知道却越来越厉害了。记着，下课就过来。"

过去我进门就问道："哥，孩子怎么样了？""刚给量的体温，40.2℃"。进屋看到五岁的孩子躺在沙发上，处于昏睡状态。

诊孩子的脉，手少阴心经脉微弦数；手厥阴心包经脉极弦数，极为邪气极盛；弦为炎症；数为热。辨证心和心包受极盛邪气所侵袭，引起炎症而致高热。因为"心不受邪，心包代之"，所以心包承受了绝大多数病邪，因病拖延，心也受拖累了。因为大部分病邪仍入于心包，引起高热，附和"温病"的"邪入心包"证。

即刻给孩子十宣穴、少商、关冲放血，放完血孩子才哭出声来。然后选中药：黄芩15克、金银花10克、蒲公英15克、厚朴6克、枳实6克、车前草10克、大黄5克（后下），3副，水煎服。

孩子的爷爷去抓药时，我给孩子按摩心包经的"儿子穴"大陵、三焦经络穴外关，全用泻法。再给孩子量体温，已经降到39℃以下了。

第2天我中午下课后，马上就去看孩子。见孩子已经在楼房里玩，心才放下了。他爷说："我刚给孙子量体温，已经在38℃以下了。"

第3天哥给我打电话："水平，我早上给孙子量体温，已经到正常的

36.7℃，请放心，下课就不要跑过来了。"

3. 厥阴伤寒

伤寒病邪从太阳经侵袭顺传，经阳明经、少阳经、太阴经、少阴经、到最后的厥阴经，已成强弩之末，不用治疗，也快痊愈了。而伤寒"隔经"直接传入厥阴经，为伤寒病中最重的一种。因为，伤寒邪气从体表侵入体内，轻易穿越五条经络防线，隔经传到最后的厥阴经。可想这种邪气能量之大，穿透力之强。

伤寒邪气侵犯厥阴经，有时只侵袭手厥阴心包经，或者只侵袭足厥阴肝经，或者手足厥阴同时受侵为病，这种病症都会在某个脉部显现出病脉。如果手、足厥阴经同时受到伤寒邪气侵袭，两部脉都会出现浮紧而弦的脉象。而厥阴伤寒会出现：高热、头痛、喉痛、胸痛、全身骨节痛、呕吐、不思饮食等症状，治疗不及时或辨证不明致治疗错误，多造成严重后果。厥阴伤寒，病情都特别严重，而单独的手厥阴伤寒比较少见，几十年中，连我自己在内患病，只遇见过四个人得这种，"手厥阴伤寒"病。《石室秘录·伤寒门》更是提醒人们："伤寒两感，隔经相传，每每杀人。过传者，有生有死矣。隔传者，死多于生矣。"

实践一

有次朋友聚会，一位五十多岁的朋友上午九点多过来就坐在椅子上，身子趴靠在桌边，无力地说道："赵老师，我前几天感冒了，吃了药，还不行，快难受死了。今天我挣扎着过来，就是想叫您给我看看。"

诊其脉，其他脉象还较正常，唯有手厥阴心包部脉浮紧弦，浮为风邪，紧为寒邪，弦为炎症，辨证手厥阴感受风寒邪气致心包经为病，即手厥阴伤寒。

当即问道："谁拿针盒了，给取个采血针。"有朋友递给我消毒用的酒精棉球，和一个采血针。选其两手：中冲穴、关冲穴、无名指指尖处，给这位手厥阴伤寒的朋友放血，每穴放3~4滴血。放完血，这位朋友即说道："现在不太难受了。"中午在一起吃饭时，这位朋友说道："我这会感觉身体已经全好了。"

实践二

有家亲戚，只要有时间，每个周末都要带孩子到家里来，给三口子号号脉，看没有问题，就放心了。

那年孩子四岁半，有次到家里来，孩子很高兴，给我和她奶奶说幼儿园的趣事。孩子母亲说道："叔，你给妞看下，看她身体怎样？幼儿园里很多孩子都病了，她们班40多个孩子，这个星期只有18个孩子去幼儿园。"

诊孩子的脉，手厥阴心包经脉特别浮紧有力，肺脉微浮弦，其他脉还比较正常。手厥阴脉浮紧有力，浮为风邪；紧而有力为很盛的寒邪，辨证为较重的手厥阴伤寒。肺脉微浮弦，微浮为轻微的感受风邪；微弦为炎证刚刚开始，辨证为肺经也受邪气侵袭了。再看孩子的手，食指、中指、无名指、小指、指肚和四缝穴处，都有很明显的青紫小血管显现。

我心里已经明白，这次孩子的病来势凶险，虽然孩子现在仍无不适的症状，但很可能明天就会暴发，等疾病得症状出来再治，就为时已晚了。

我和孩子商量："你这次病得很厉害，需要给手上的穴位放血，要不然你明天就会发高烧。"孩子勉强同意放血，我用采血针给少商穴、中冲穴、关冲穴、无明名指尖处、四缝穴上下青紫的小血管处放血，放出的血极黑，根本不像四岁多孩子的鲜红血。

放完血再诊孩子的脉，肺脉已经恢复正常；手厥阴脉仍紧而有力。辨证这次手厥阴伤寒较重，应遵循古人"一针、二灸、三吃药"的准则，针药同治。

黄芩15克、柴胡5克、蒲公英10克、防风6克、秦艽6克、大黄4克（后下）、车前草10克，4副，水煎服。

第二天下午，我打电话过去，问孩子怎样了，其父答道："昨晚回来就煎药给孩子喝了，今天早上孩子说很累，起来走路两个腿和膝关节处都疼，走路还有点跛。不想吃饭，只喝了一点稀饭。中午要睡觉，一下睡了4个多小时，但没有烧起来。"

第三天晚上，亲戚打电话来："叔，今天下午姐好多了，已经有劲去玩，喝了一碗稀饭，还吃了一个馍，您放心。"

中冲穴是手厥阴心包经"井木穴"，放血对治疗手厥阴心包经的急性病症有效。关冲穴为手少阳三焦经"井金穴"，因为三焦经与手厥阴心包经互为表里，两穴同时放血，对治疗手厥阴伤寒这种由表及里的病证，有较好疗效。无名指指尖处，为十宣穴之一，能有效泻除三焦中邪气。三穴同时放血，能很快祛除厥阴经邪气离开身体，如驱逐彻底，则能邪去身安，手厥阴伤寒自愈。

"邪入心包"是温热病的一种，手厥阴脉部，脉弦而数；"厥阴伤寒"是伤寒病的一种，手厥阴脉部、足厥阴脉部，脉浮紧而弦。两种病，症状上基本都有：恶寒、发热、头痛、咳嗽、咽痛、身痛、心烦不安、重者则烦躁不眠、神昏谵语、手足震颤等。但治疗方法迥异，应辨证施治。如果没有诊脉经验，分辨不明病证时，可参考刘洁声老中医的经验"患病初期，温病口渴；伤寒口不渴"。

实践三

有位亲戚打电话说："姨夫，我感冒两三天了，头痛、喉咙痛、关节痛、流清涕，恶心想吐，吃了两天感冒药也不管用，今天早上突然高烧39℃，我过去看看。"

诊其脉，手厥阴心包经脉浮紧有力而弦；足厥阴肝经脉浮紧有力而弦，浮为风；紧为外寒；有力为邪气盛；弦为炎症。辨证：厥阴经受风寒邪气侵袭，已经引发炎性病症，属于典型的厥阴经伤寒。

我便对亲戚说道："你这次感冒是厥阴经伤寒，感冒里最重的一种，看你难受的样子，就知道病不轻。因为耽误了几天，要治疗好，可能需要三、四天。我先给你手指放下血，回去再吃几天药。"

即刻给其少商、中冲、关冲、无明名指头尖点刺放血。放完血，亲戚说道："这一放血，没有刚才那么难受了。"

随后给其选用中药：秦艽10克、防风10克、黄芩30克、蒲公英30克、柴胡9克、茵陈6克、车前草15克、生姜3片，水煎服，4副。

第2天亲戚打来电话："姨夫，我昨天下午买了药，昨晚和今天早上把一副药吃完了，但今天中午又高烧到39℃多，需要到医院输液吗？""暂时不要去输液，因为你才吃了一副药，药还没有把病邪控制住，要继续服药。可以把中药多煎点，一天吃3次试试。"

第三天早上，亲戚打电话说："姨夫，我今天早上量体温，已经降到37度了，剩下的2副药还吃不？""这次感冒和从前的不一样，是感冒里最危险的一种，一定要把邪气祛除尽才行，应该把剩下的2副药吃完。"

亲戚吃完四副药后过来说："姨夫，我再给我看看，还需要吃药不？"诊其脉，手、足厥阴经脉象都已经恢复正常，便对亲戚说道："感冒彻底好了，不用吃药了。"

4. 心包经瘀阻

心包经发生瘀阻，症状类似于心梗，也有心绞痛、胸闷、喘息、大汗淋漓、恶心、呕吐、有些患者会发生胳膊疼痛，手中指疼痛等，但脉象不同。心梗脉象是心经脉部出现郁脉、滑脉或数弱脉；心包瘀阻脉象是心包经脉部出现郁脉或滑微弦脉。有条件的，可选手厥阴心包经，大陵穴至曲泽穴经脉循行处，隔一寸，就用三棱针点刺放血，即刻就能消除症状。没有条件的，直接用手指按摩手厥阴心包经，大陵穴至曲泽穴经脉循行处的压痛点，用泻法，即刻能缓解症状。

实践一

有天傍晚，听到急促的敲门声，我打开门，见是邻居。邻居叫道："赵叔，不进去了，我妈胸口疼，把吃的饭全吐了，您快过去给看看。"

进其屋，见屋内地上，两大片呕吐的污秽还没有来得及清除，其近六十岁的母亲，右侧卷曲着卧在床上，左手按着胸口，张嘴喘息，见我微点点头。

诊其脉，手厥阴心包脉滑而弦，滑为有垃圾而堵塞经脉；弦为不通，不通则痛，辨证为手厥阴心包经瘀阻，引发心区疼痛。

随即我拉起其胳膊，用泻法按摩手厥阴心包经，大陵穴至曲泽穴连线上的压痛点，用泻法以泻心包经的瘀阻。五六分钟后，其胸痛和喘息得到缓解，坐起来对我说道："多亏你在家。下午我吃完饭，胳膊就开始疼，心里有些不舒服，就躺到床上，想着休息一会就好了。谁知心口疼得越来越厉害，胸部还憋闷得很，气都端不过来，想吐，下床都来不及，就吐出来了。你给一按摩，这会心口不痛了；刚才右胳膊都疼得厉害，不敢动，现在也不疼了。"

嘱邻居再去药店，买盒速效救心丸给母亲含服，将瘀阻的经脉疏通，预防疾患的再次发生。

实践二

有天下午，接到一位亲戚电话："姨夫，我突然心口憋闷疼痛，气都好像喘不过来了，我让同事开车送我过来。"

亲戚过来即诊其脉，唯有手厥阴心包经脉为郁脉，郁为瘀阻不通，辨证：心包经瘀阻致胸口憋闷疼痛等。

我即刻在其背部，用拳头稍微用力捶打了几下，使瘀阻的经脉在震荡中有所松动。只听亲戚说道："这会好了，气不憋了，能正常呼吸了。"

我又选其两小臂上，手厥阴心包经循行处的痛点，用泻法按摩，五六分钟后再诊其脉，心包经脉象已经恢复正常了。

实践三

有些人心包经瘀阻，反映在经脉循行的中指处疼痛，严重的会中指红肿疼痛，不能弯曲，影响正常的生活。

有位朋友，六十三岁，突然右手中指红肿疼痛，握不住拳。吃饭只能用食指和拇指拿筷子，十分不方便。到某大医院内科去看，医生认为是某种虫子叮的，应该到外科去看。其申辩"不是虫子叮的"，但医生不信。又到外科，医生认为是疱疹，给开了些外用药，给中指搽了几天药，红肿疼痛丝毫未减。

其儿开车接我去给看看。

诊其脉，心脉微郁，郁为不通。因为知道其过去就有冠心病，所以辨证与中指病变无关。手厥阴心包脉也为郁脉，郁为不通。辨证心包脉因为垃圾瘀阻，影响正常循行。心包经循行经过中指，瘀阻不通，"不通则痛"，致循行中指处红肿疼痛。

根据中医理论，采取远端对侧取穴。选手厥阴心包经左侧的起始穴天池，我用泻法轻轻给其按摩，约1分钟，其活动着手说"手指不太疼了"，中指即能弯曲握拳。我又按摩了2分钟左右，肿胀的中指略消了一些。其说："赵师，现在中指头基本上不疼了。"嘱其："你有时间，就逆时针轻轻按摩自己左侧的天池穴，我给你揉的那个地方，要不了四五天，中指就会完全好了。"

后来又见到这位朋友，问及中指的肿痛。其说道："你那天给我按摩了胸部的穴位后，当时手中指就不痛了。我又接着两天，有时间就学着你的方法按摩那个穴位，很快就肿消完了，你看，现在手指活动都自如得很。"

实践四

手厥阴心包经与手少阳三焦经，相为表里。而手厥阴经流注："起于胸中，出属心包络，向下通过横膈，从胸至腹依次联络上、中、下三焦。"所以手厥阴发生瘀阻病变，也常会引起三焦处病症。这时诊断脉象，如果唯有手厥阴心包经脉象异常，就可以辨证手厥阴病变，引起的三焦经病症。

2016年11月21日，我们朋友聚会，有位朋友对我说："赵老师给我看看，昨天早上小肚子疼得很厉害，我号脉也找不出病因，就自己给足三里、内庭、合谷扎针，一点也不起作用，不知道是哪条经络病了？"

诊其脉，唯有心包经脉微弦而抽，微弦脉为瘀阻不通；抽脉为痉挛抽搐。辨证：手厥阴心包经因为瘀阻，引起痉挛抽搐，造成下腹部剧烈疼痛。施治应疏通心包经。

我便对其说："您这次肚痛是心包经瘀阻，上下循行不畅所致。您也学习过经脉流注，心包经直下联络上、中、下三焦。所以您这次肚疼，从脉象上辨证，唯有心包经脉象不正常，只能认为是心包经瘀阻所致。您按胃和大肠病去治，当然没有作用。""我当时也发现心包经脉象不正常，但我觉得和肚疼没有关系，就没有去联系经脉循行路线。怪不得我号大肠、胃脉没有问题。但是肚子疼，我想和它们有关，就选这两条经脉的穴位针灸，却没有效果。还是我把中医没有学活，到用时就分不清了。"

我拉起其右手，在手和胳膊手厥阴心包经循行处，按压着找瘀阻的疼痛点，发现其掌心微上手厥阴经循行线上，有个点压着极痛，就用泻法给其按摩。正揉着，就听其说道："赵老师，我肚子疼的轻了。"又将其左手心包经上的痛点揉开后，朋友说道："赵老师不揉了，肚子一点也不疼了。"

5. 用穴解析

关冲穴

手少阳三焦经腧穴，手少阳之脉所出为"井金"。在无明名指外侧端，距爪甲角后一分许取穴。针一分或三棱针点刺放血，灸1~3壮，多用泻法。

主治：晕厥、偏头痛、目翳、视物不明、咽喉肿痛、舌强、舌卷口干、不嗜食、热病心烦、胸中气噎、手臂挛痛。

关冲穴点刺放血治疗喉闭有效，对厥阴经、少阳经伤寒也有较好的疗效。

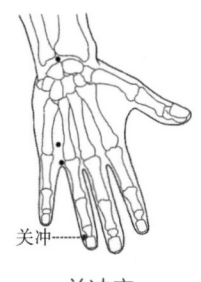

关冲穴

曲泽穴

手厥阴心包经腧穴，手厥阴之脉所入为"合水"。在肘横纹中，肱二头肌腱尺侧缘凹陷处，微屈肘取穴。直刺5~7分，灸3~5壮，虚补实泻。

主治：头清汗不过肩、烦渴口干、逆气呕血、善惊、身热、风疹、心痛、心悸、胃痛、烦躁、肘臂痛、手臂震颤。

有人头上出汗如水淋，而身上出汗甚少者，选曲泽穴用泻法针灸极效。曲泽穴到大陵穴，心包经脉循行线上，用三棱针点刺放血，对急性心梗、心包经瘀阻引起的持续心绞痛、胸痛有较好缓解作用。

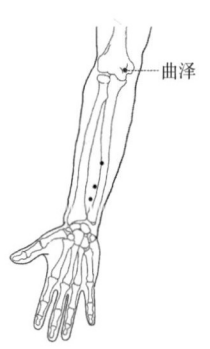

曲泽穴

四缝穴

经外奇穴。手掌向上，在位于手第二、三、四、五指靠近掌面的第一、二指关节横纹中点取穴。四：指手四指；缝：指关节横纹指缝中。多用三棱针或采血针点刺出血，或点刺后挤出少许黄白色透明黏液。

主治：小儿疳疾、惊悸、百日咳。

四缝穴点刺挤出黏液，对小孩在母腹或出生后受到

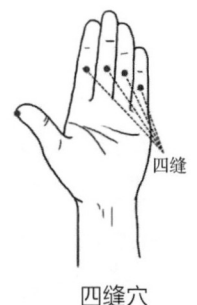

四缝穴

惊吓致精神发生障碍有效。当年我的母亲，没有上过学，大字不识一个，就用祖辈传下的这种方法，曾给我四缝处针刺挤出黏液治病，后来我还看到母亲给很多亲戚小孩治过，只要消毒到位，疗效很好而没有副作用。这种治法，应在患病初期尽早实施，疗效方好。

（二）心包经常见慢性病症的辨证施治

手厥阴心包经，慢性病症常见的有长时间胸部隐隐作痛、头痛、臂、膊、手，挛急、疼痛等，多因手厥阴心包经循行不畅所致。

实践一

健康人心包经脉象是不显现的，只要诊出脉搏，都为病脉。我在诊脉中发现，有很多年幼的孩子，心包经脉部都出现了脉搏，询问孩子，有些已经有胸疼的症状了。

究其原因，是现在的特大多数孩子，生活过于富裕，长辈过于娇惯；即使在较穷的家庭，很多也对孩子过于呵护，身体运动太少，使幼小的身体和心灵得不到应有的磨炼。大部分孩子身体和心理素质都较差，是患心包经疾患的主要原因。

有位朋友4岁多的外孙，咳嗽很长时间不愈，虽然看了中、西医，用中西药进行了治疗，却没有效果。有次朋友聚会，领过来叫看看。

看孩子，脸色发青黑，个子不高，很瘦弱。诊其脉，肺脉基本正常，心脉和心包脉都抽而微弦，抽为经络郁阻而痉挛，微弦为慢性炎症。根据中医理论"心不受邪，心包代之""五脏六腑皆能使人咳"，辨证为心包因慢性炎症疾患，使心包经正常循行受阻，而引发的咳嗽。

将饭店2个椅子并在一起，让孩子趴在椅子上。孩子心理很脆弱，光想哭，安慰并承诺轻轻按摩，才得到孩子的认可。

孩子背部膀胱经，左边厥阴俞处，轻轻挨着，孩子都觉得极痛；右边厥阴俞、心俞处有条硬筋突起。我用轻柔的泻法，慢慢给孩子按摩，以疏通心包经脉和心经脉。直到按摩将其突起硬筋拨开，疼痛点好转，才让孩子起来。看孩子，当时已经不咳嗽了。嘱朋友回去再给孩子按摩背部，厥阴俞、心俞处，将心包经脉络完全疏通，孩子的咳嗽才能痊愈。

实践二

过去大院里的邻居，有次相见，让给她10岁的儿子号脉。诊其脉，大部脉都正常，但手厥阴心包经脉象却较滑，滑为有垃圾，辨证为心包经瘀阻，使经脉循行不畅而致。中医有"不通则痛"之阐述，便问道："你给爷爷说说，胸口这里有时痛吗？" "平时不疼，我在学校只要稍微一跑步，心口这里就疼。"

我拉起孩子的胳膊，给其按摩手厥阴心包经上的内关穴，用补法，以疏通心包经。一会时间，孩子就说："感到胸口这里好像敞开一样，不闷了。"我指着内关穴处，嘱咐邻居和孩子："有时间就按摩这里的内关穴，胸口疼痛时候用逆时针方向揉，为泻法，以泻去引起疼痛的病邪；胸口不疼的时候用顺时针方向揉，为补法，以补充心包经的正气，正气充足，方能祛除瘀阻。经常按摩，以后就不会一跑步胸口就痛了。"

实践三

我在实践中发现，成人的手厥阴心包经病症，多因经络循行不畅，"不通则痛"。表现为胸、背疼痛，胸闷、气短，手臂内侧手厥阴心包经循行处疼痛等。手厥阴心包经脉象多出现郁脉、滑脉或微弦脉。郁脉多因经络之气，运行不畅而致；滑脉多因垃圾堵塞经脉，使经脉循行受阻所致；微弦脉多因经络不通，"不通而痛"引发的疼痛。虽然脉象不同，但辨证致病因素都是经脉不通；在施治中都应以疏通经络为主，方法以按摩、针灸为优。

有位一块爬山的驴友，有次见面说道："赵老师，我这三四天胸闷，有时就感觉憋得气上不来，脊背上面右边痛。我吃了些速效救心丸，但心里更难受了。您给我号号脉，看是不是心脏出问题了。"

诊其脉，心脉很弱，弱为心阳不足；心包脉微弦，微弦为脉络瘀阻，"不通则痛"。辨证为心气很弱，推动气血的力量不足，致心包经脉循行不畅而瘀阻，引起的胸闷、气短、疼痛等症状。

我对其说："我原来给大伙说过，心脉太弱的时候，不能吃速效救心丸。你心脉这么弱，当然越吃越难受。你这次病主要是心包经瘀阻造成的，应该治心包经才对。"

我先选其背部的厥阴俞，用泻法按摩，以疏通心包经。只一会，其就说道："胸口开了，不憋了。"然后我又给其用补法按摩，手小指上的心经"母亲"穴少冲，补其衰弱的心气。也就两三分钟，其笑着说道："赵老师，好了，好了，一点也不难受了。"

实践四

有次我早上在公园活动，有位朋友找到说："赵老师，我左胳膊弯这地方，这几天突然疼得厉害，在这拔了火罐，也止不住疼，您给我看一下。"

诊其脉，唯有心包经脉为郁脉，郁脉为经气瘀阻不通畅，辨证为心包经

第四章 十二经脉与脉学心悟

胳膊循行处瘀阻，"不通则痛"，而致肘窝疼痛。

我用手掌微用力拍打其肘窝处，以疏通肘部心包经。见微微发红，便问道："你现在活动，看疼痛是不是轻了。"其活动了几下胳膊说道："现在不太疼了。"

便告诉其："我过去胳膊这里和你一样疼过，用了很多方法，效果都不理想。偶尔恨病，自己用手掌使劲拍打疼的肘窝，却意外感觉疼痛异常的肘窝部，顿时不疼了。以后就用这种方法又拍打了几次，彻底把肘窝疼痛治好了。你自己有时间就把这里拍几下，过几天把这里拍通了，就不疼了。"

实践五

有次朋友聚会，有位朋友对我说："赵老师，我背部已经痛了几天，还心慌难受，以为是心风，灸了风门、心俞，但还难受，快给我看看。"

诊其脉，唯有手厥阴心包经脉郁而微弦，郁为经脉循行不畅；微弦为经脉不通畅而引发的疼痛，辨证为心包经瘀阻而造成背部疼痛和心慌难受。

在饭店里用四个椅子拼起来，让其趴在上面。检查背部厥阴俞处，发现两边都有特别硬的筋结，高高突起。轻轻按摩，都使其疼痛难忍。按摩用了较长时间，此处疼痛才得到缓解。这时对其说："你下来走走，看背部还疼不。"其下来走了几步，活动了背部后说道："背部不疼了，心也不慌了。"

实践六

2016年7月，我到西藏林芝旅游时，认识了一位朋友。这位朋友自述：胸部胸骨左侧，从上到下一直疼痛，在几个医院治疗，都认为是心脏引起的疼痛，但用了很多药也不管用。还曾到四川成都大医院做了心脏的全面检查，专家也未发现具体的病因，就这样一直痛了好几年。

诊其脉，唯有心包经脉郁而微弦，郁为瘀阻不通，微弦为"不通则痛"。辨证为心包经瘀阻，致胸骨左侧"不通则痛"。

我便问道："您现在胸口还痛吗？""还痛。"我拉起他的手，在其胳膊上手厥阴心包经，循行处的痛点用泻法按摩，也就几分钟的时间，这位朋友按着原来胸痛点说道："现在这里压着都不痛了。"

实践七

我过去喜欢义务给有病的人按摩，能从中进行学习实践，以提高自己的业余水平。为了防止交叉感染，每个人按摩完，我都要用自来水洗洗手，然后再给另外的人按摩。时间久了，两手的手指有些疼，而且发硬，尤其是右手中指，不但胀痛，而且连握拳都很困难。因为中指属于手厥阴心包经，自知是将经络伤了。我就用两寸长的毫针，顺着中指左右两边的赤白肉际处，从指端刺向指根，就感觉有凉气顺着两边的针孔，向外慢慢泻出，30分钟后拔去针，中指的疼痛发硬症状，基本都得到了改善。

刚给别人按摩完的手是热的，用凉水一洗，最容易激出病来，年轻时不懂这些道理，当慢慢自己摸索出了经验，可为时已晚。后来我在一本针灸书中看到作者用经络起止穴给患者治"鸡爪风"后，就学着用起止穴治疗手指疼痛。

第一次实践，就在自己身上，选和手指相关的六条经络，用每条经络离手指最远端的穴位，也就是起止穴，进行按摩。因为当时辨证自己是阴虚体质，所以选用补阴经，泻阳经的方法。而手三阴经都是从胸走向手指，所以选用手三阴经的起穴，也就是本条经脉在胸部的第一个穴位，用顺时针的补法按摩；而手三阳经都是从手指走向头部，所以选用手三阳的止穴，也就是本条经脉在头面部的最后一个穴位，用逆时针的泻法按摩。取得了意想不到的疗效，每个穴位按摩不到1分钟，相对应手指的疼痛，即刻就消除了。

这种治疗手指疼痛的方法，比我先前用针刺的方法先进太多了。后来我就选用这种方法，给自己和亲友们治疗手指疼痛，只要手指骨头未变型，肌肉筋脉无外伤，止痛效果都立竿见影。

第十节 ◎ 手少阳三焦经

一、经脉流注

手少阳三焦经起于无名指末端的关冲穴，向上出于手背第四、五掌骨间，沿着腕背，出于前臂外侧桡骨和尺骨之间，向上经过肘尖，沿上臂外侧，上达肩部，交出足少阳经的后面，向前进入缺盆部，分布于胸中膻中处，联络心包，向下通过横膈，从胸至腹，依次联属上、中、下三焦。

胸中的支脉：从胸向上，出于缺盆部，上走项部，沿耳后直上，出于耳上方，再屈而下行至面颊部，到达眼眶下。

耳部支脉：从耳后进入耳中，出走耳前，与前脉交叉于面颊部，到达眼外眦丝竹空穴处，和足少阳经相连接。

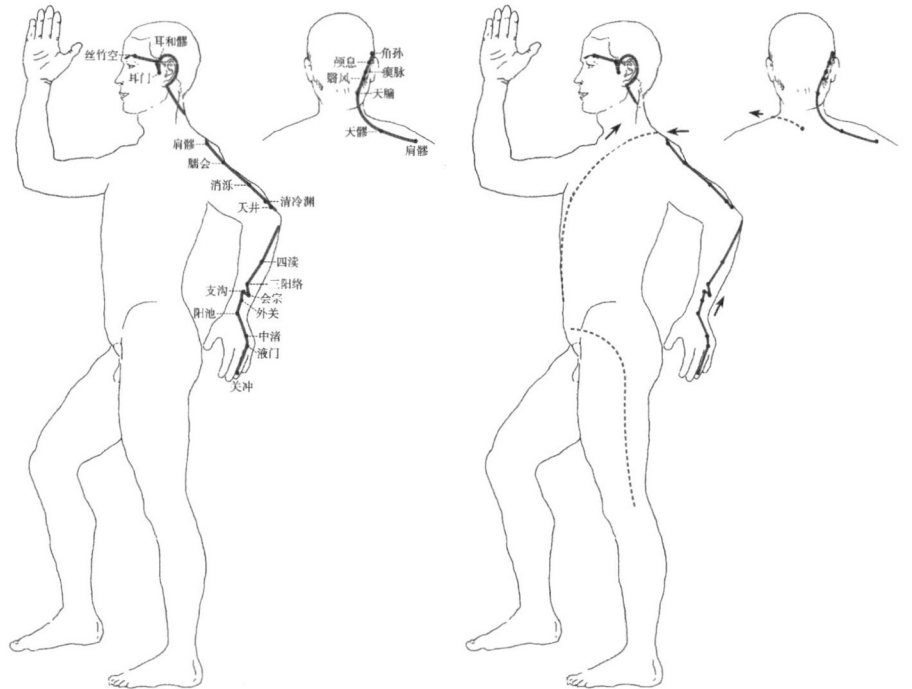

手少阳三焦经　　　　　　　　　手少阳三焦经流注

二、三焦经要点

（1）手少阳三焦经五行属"相火"，腧穴起于关冲，终于丝竹空，左右共四十六穴。五输穴配五行是："井金"穴关冲、"荥水"穴液门、"输木"穴中渚、"经火"穴支沟、"合土"穴天井。其他特定穴是：本穴支沟、原穴阳池、络穴外关、郄穴会宗、下合穴委阳、俞穴三焦俞、募穴石门。

（2）本经脉及所属脏腑发生病变，主要表现为：耳暴聋、耳雷鸣、耳聋、耳鸣、目外眦痛、眼痛、眼睛干涩、眼睛红肿、颊肿、咽喉肿痛、腹胀、水肿、遗尿、小便不利及本经循行部位肿痛、麻痹等。

（3）《黄帝内经·经脉》载："三焦手少阳之脉：是动则病耳聋浑浑焞焞，嗌肿，喉痹。是主气所生病者，汗出，目锐眦痛，颊痛，耳后、肩臑、肘、臂外皆痛，小指次指不用。为此诸病，盛则泻之，虚则补之，热则疾之，寒则留之，陷下则灸之，不盛不虚，以经取之。盛者，人迎大一倍于寸口，虚者，人迎反小于寸口也。"

（4）心悟应用。

"为此诸病，盛则泻之"：遇到三焦经邪气盛所致诸病，依据"盛则泻其子、母病泻其子"的中医理论，首选"合土"即"儿子穴"天井，用泻法治疗。

"虚则补之"：遇到三焦经精气虚所致诸病，依据"虚则补其母、子病补其母"的中医理论，首选"输木"即"母亲穴"中渚，用补法治疗。

"热则疾之"：遇到三焦经热证所致诸病，首选"经火"穴支沟，用留针时间较短的"疾之"泻法治疗。

"寒则留之"：遇到寒证所致诸病，首选"输木"穴中渚、"经火"穴支沟，用留针时间较长的"留之"补法治疗。

"陷下则灸之"：三焦经脉搏极沉弱为"陷下"，是经脉阳气极弱，不能有效鼓动脉搏所致。首选"俞穴"三焦俞，用艾灸的方法治疗。

"不盛不虚，以经取之"：人迎和寸口脉搏跳动力量大小一样为"不盛不虚"，这时如果三焦经及所属脏腑患病，首选"经火"穴又为"本穴"的支沟，为"以经取之"，用平补平泻的治疗方法。

"盛者，人迎大一倍于寸口；虚者，人迎反小于寸口也"：人迎位于上部属阳，人迎大于寸口的三焦经脉为阳盛；所以"盛者，人迎大一倍于寸口"，为阳盛阴虚。若人迎小于寸口的三焦经脉为阳虚，所以"虚者，人迎反小于寸口也"，为阳虚阴盛。

三、三焦经脉部与正常的脉象

1. 三焦经脉部

因为手少阳三焦经联属上中下三焦，所以其脉部分部于右手的寸、关、尺三部，寸部属于上焦，和肺、头脑、颈项，脉部相重叠；关部属于中焦，和胃、脾，脉部相重叠；尺部属于下焦，和大肠、命门脉部相重叠。

2. 三焦经诊法

手少阳三焦经的正常脉象，应不快不慢，力量适中，手感柔和为良好。三焦经脉部在右手寸、关、尺和其他脉部相重叠，怎样有效地区分三焦和其他脉象呢？比如，右手寸部为肺经、头脑、和颈项三个脉部，但是这三个脉部代表着人体不同的脏器和器官，所以它们表现出的脉搏力度是不会一样的。如果这时三个脉部搏动的力度一样，就是上焦气机在寸部的表象；同理，右手关部为胃经、脾经两个脉部，这两个脉部分别代表着不同的脏和腑，所以它们表现出的脉搏力度是不会一样的。如果这时两个脉部搏动的力度一样，就是中焦气机在关部的表象；右手尺部为大肠经、命门的脉部，这两个脉部分别代表着不同的器官，所以它们表现出的脉搏力度是不会一样的。如果这时两个脉部搏动的力度一样，就是下焦气机在尺部的表象。可以通过细心比对，分辨清楚。

男子属阳，寸部也属阳，所以男士的脉搏，寸部搏动的力量略大于尺部为正常；女子属阴，尺部也属阴，所以女士的脉搏，寸部搏动的力量略小于尺部为正常。

四、三焦经常见病症的辨证施治

手少阳三焦经因为联属人体上、中、下三部，所以病症多分为上、中、下三焦疾患。一般中医书中论述：人体胸膈以上，都属上焦；胸膈到肚脐之间，都属中焦；肚脐以下部位，都属下焦。

虽然三焦统辖上中下三部，但三焦腑却没有发现有具体的实腑。因为大自然在造人时，不可能有如此的疏漏，所以联想到地球都是由虚实两类物质组成，一类是能看到的实体地球，另一类是我们看不到却体积更多的大气。《道德经》载"人法地，地法天，天法道，道法自然"。既然我们人类是自然界效法大地所创造，也应该有虚实两大部分。那么三焦腑就像地球的大气一样，对人体的生存是至关紧要的组成部分。因为，世间有"人活一口气"之箴言，那么，人体三焦经及所属之腑，应该是像地球大气循行的气机；所以，在手少阳三焦经辨证施治中，应重视气机的正常循行与气机瘀阻所致的病理。

（一）上焦：头脑部常见病症的辨证施治

人体胸膈以上，包括了头脑部、颈项、肺、心等脏腑器官，都属于上焦。因为，肺经与心经都有其所属经脉与脏腑联系，所以，在其各联属的经脉中已经论述，此篇主要论述上焦所主头脑部各器官和颈项部分。

1. 头脑脉部

头脑的脉部位于右手寸部的桡侧，即外侧；里面即尺侧，为颈项脉部；中间为肺经脉部。头脑部健康正常，在右手寸部桡侧，是没有脉搏跳动的；只要手指感觉到此处有脉搏的跳动，都为病脉。这就是《黄帝内经》中的阐述"恶者现，善者不现"。

2. 脉象心悟

脑梗脉

在头脑脉部，出现力量较小的弦脉，便为脑梗脉。

我过去给一些人诊脉时，发现有些人在右手寸部桡侧，出现了脉的搏动，不知代表身体何处，查阅了一些中医的脉学书，也没有找到答案。直到20世纪90年代初，给一位诊脉时，发现其右寸桡侧出现微弦的脉象，便向其询问："您身体哪里有不舒服？"其答道："前几天正站着，突然发晕，差点摔倒，但很快又没有事了。"听后我也不能辨别是什么病因。过了才两个月的时间，这位突然脑梗了，半身瘫痪，住院治疗了三个多月，仍然半边手足不能正常活动。我就连想先前给其诊脉的脉部与脉象，应该和头脑有关。

20世纪90年代中期，在一位朋友的推荐下，我学习了清代名医王清任写的《医林改错》后，才恍然大悟，自己诊脉发现，右手寸部桡侧出现的微弦脉，和人们突发得一过性眩晕、走路向一边偏斜、手指及肌肉不自主颤动等，都是中风的先兆。

我在后来给别人诊脉时，特别注意了右手寸部桡侧，看有没有脉搏出现。经过对几十人次的这个脉部，出现的脉象总结，认识到这个脉部出现脉搏的人，疾病都和头脑有关联，所以我将此处定为"头脑脉部"。

而我在头脑脉部诊断出微弦脉的人，有些人是已经检查确诊为脑梗的患者；有些人已经出现了中风先兆，劝他们在做了CT或核磁共振检查后，有部分人确证是脑里一些小血管梗死。才将这种出现在头脑脉部的微弦脉，自定为"脑梗脉"。

陈旧性脑梗脉

在头脑脉部，出现柔和，在其他脉部应为正常搏动的脉象，即为陈旧性脑梗脉。

头脑脉部只要出现脉搏，都为病脉。而出现较柔和，搏动不快不慢的脉搏，在其他脉部应为正常的脉象，在头脑脉部出现，应定性为什么脉象呢？因为，我在书中寻找不到相关的论述，所以，根据对多例有这种脉象患者诊断与询问，我将其取名为"陈旧性脑梗脉"。

在诊断有些中风过，但已经治愈的人群脉中，或过去出现过小的脑梗，或过去头部受过伤，而又已经痊愈的人群脉中，头脑脉部常常会有这种：柔和、不快不慢的脉象。

我诊断有位这种脉象的人，便对其说道："您头部血管过去出现过问题，现在基本上好了。"他回答道："我三十多年前，因车祸头部重伤，现在已经痊愈三十多年了。"

出现陈旧性脑梗脉的人们，虽然部分人脑部仍有些不适，但对身体已经没有大的影响，所以称其为"陈旧性脑梗脉"。因为脑部应用潜能很大，可以用其他部位替代有病的部位。所以，头脑脉部出现这种脉象，虽然也为病脉，只证明过去得过脑内血管梗死，或脑部其他病症，不需要过分紧张了。

第四章 十二经脉与脉学心悟

散脉

如前所述，散脉为元气虚损涣散，无法滋养经脉脏腑器官在脉象上的反映。散脉在某脉部出现，就为某脉部所连接的经脉和脏腑，出现了严重问题，有倾覆的危险。必须根据脉象正确辨证，制定相应的方案，急予救治。

3. 脑血管急性梗死

脑血管刚开始梗死，头脑脉部就会出现力量较小的弦脉，因为力量不大的弦脉为痰饮，这些痰饮会瘀阻经脉，慢慢致病，这时患者大多数还未出现不适的症状，如能采取"上工治未病"的理念，将消病于未发。如没有及时治疗，脑血管梗死会越来越重，直到出现严重的中风症状。

实践一

20世纪90年代后期，我突遇60多岁的一个亲戚中风，口眼向右歪斜，嘴合不住，眼闭不上，不住得流着涎水和眼泪。见状我对其说："哥，您等会，我上楼拿针灸盒给您针灸。"因为我们住在同一个楼的不同单元，很方便取针灸盒来治疗。

我到屋里取了针灸盒回来，我哥的门怎么都敲不开，后来才知道侄子将他爸送医院了。到医院后，诊断为脑梗，治疗了1个多星期，口眼歪斜仍然没有好转。

出院后我给哥进行针灸时，对侄子说："你在旁边看着，针灸后你爸的嘴眼很快就正过来了。"我用《玉龙歌》阐述的方法"口眼㖞斜最可嗟，地仓妙穴连颊车，㖞左泻右依师正，㖞右泻左莫令斜"，选用两寸长的毫针，分别从口两边地仓穴针入，深刺到颊车穴；又用一寸半的毫针从向右歪斜的眼旁，选丝竹空穴进针，直透鱼腰穴，不捻转补泻；选口眼向右歪斜一侧的合谷、手三里穴针刺用补法，针后加灸。全部针扎完后，用双手同时握住两边地仓穴处的针柄，用逆时针的泻法捻转嘴左边的针；用顺时针的补法捻转嘴右边的针，两手同时相向捻转，眼看着歪向右侧的嘴和眼，逐渐回正了。侄子在旁边惊奇地说道："叔，这么快我爸的嘴和眼就正过来了，针灸也太神奇了。"

第2天去针灸时，发现哥的嘴和眼又有些歪斜。针灸完后，嘴和眼又回正了。连着3天都是如此。我不得已思考，为什么会针灸好后，病症又反复呢？是否脸左面有瘀血，影响嘴和眼有效的回正呢？

第4天给我哥针灸时，我除了用上述的针法外，又在左耳垂前的牵正穴处，选一寸的毫针，针刺五分，用泻法。拔除这个针时不按针眼，一股黑血顺着针眼流出，从此我哥的嘴和眼再也没有歪斜了。

治好哥的嘴眼歪斜后，接着给我哥灸关元穴，每天灸2个多小时，2天灸一次，十次一疗程。因为中风都是元气亏损引起，艾灸关元穴可以补充身体元气，才是治疗或预防中风的根本。我哥直到十多年后81岁去世，没有再中风过。

实践二

有次早上在公园活动时，我厂原来一位退休的医生找到我说："赵师，给我和老伴号下脉，看身体怎样。"

诊其脉，脑部脉搏已经出现力量较小的弦脉，这种弦脉为经脉瘀阻，辨证脑部已经有了梗死。

我便告诉他："刘大夫，您脑子里有血栓梗死了，不要耽误，尽快去做个脑部核磁；再去买些同仁堂出的消栓再造丸，按药里说明中的最大服用量，先吃三天，再改为小剂量服用一个疗程。抽时间再艾灸：神阙2~3小时、足三里20分钟、三阴交15分钟，2天灸1次，10次1个疗程。"

过了几天，刘大夫又来告诉我："赵师，我那天按照你说的，马上到军大找原来一块行医的战友，让给做了核磁，已有多点小的脑梗。战友调侃着对我说：'老刘，你还这么及时，脑血管刚堵上，就知道来看了。'我告诉战友：'是我转业到的那个厂子，有个自学中医的师傅，号脉说我有脑梗了，劝我尽快检查，我才过来的。'从医院出来，就去买了消栓再造丸吃了。但第二天走路就有些朝左边偏，不自觉就走斜了。吃了3天以后，走路才不偏斜了，这药吃多少盒为一疗程。""我一般吃五盒为一疗程，停7~15天，再吃下一个疗程。上了年纪的人，基本上血管里垃圾都多了，经常吃些消栓再造丸，清除些垃圾，可以减少很多病的生成。"

两年过去了，刘大夫经常过来让号脉，头脑脉已经柔和，这种柔和的头脑脉，我个人经验是陈旧性脑梗脉，对身体健康已经不会构成大的危害了。

实践三

有天晚上，老伴大姐一家五口过来。大姐对我说："水平，今天小的在家闹腾，硬是不去幼儿园，说：'我头晕，快到三姨爷家，该吃药了。'晚上他爸、妈回来，赶快开车过来，你给看看，是不是他不想去幼儿园了。"

大姐的孙子已经五岁十个月，进屋后自己坐到椅子上，拿过诊脉垫手的布包，垫在手腕部说道："三姨爷，我病了。"看到孩子这样子，满屋子人都笑了。

诊其脉，唯有头脑部脉象为略有力的弦脉，弦脉为炎症或瘀阻，我摸摸孩子的头，温度正常，思考不是炎症，因为脑炎会有高热，所以辨证为脑血管梗死。我便对其家人说道："这么小的孩子，脑里就有血栓了，得了脑梗死，怪不得孩子说头晕。"

姐夫对大姐说道："我说小孩不装病，你硬要说孩子是装的。这才几岁，咋就会得脑梗。水平，你看应该咋办。""用您原来吃的消栓再造丸，给孩子每次吃1丸，1天2次，吃1个星期。下个星期再过来看看，再定怎样用药。"

1个星期后孩子再过来，诊其脉，头脑部脉已经摸不着，恢复正常了。思考孩子正处在生长期，对血栓的吸收较快，既然脉象已经正常，也就不用再吃药了。

几个星期后再诊孩子的脉，头脑部脉都正常，孩子这些天再也未感到头晕了。

实践四

2010年开始，几年中，每个星期四和星期五，在陕西老年大学代课，要讲一天。因为离家太远，中午回不了家，没有地方休息，下午再讲课人就感觉很累。老伴大姐的家离学校不远，大姐让我中午到她们家，给家人看完病，吃完饭再睡一会，下午去讲课就能好些。所以，老伴就星期四和星期五早上到大姐家，帮着她姐看孙子做饭。每次我中午下课过去，饭菜基本上都做好放到了餐桌上，家里人等着号完脉再吃饭。

2011年的一次号脉，发现姐夫头脑脉有中度的弦脉，弦脉为痰饮瘀阻经络，辨证：脑部血管瘀阻，很快要发生中风。

我便问道："哥，你头有些不舒服吧？""这两天有些头发晕，站不稳。"我给他掐着心点穴说道："您先吃些三七粉，吃完饭让桂桂陪着您到医院做个脑部核磁共振，头上有血栓了，已经脑梗。"

下午讲完课，我就给老伴打电话，问姐夫怎样了。老伴说："我们在西安交大第二附属医院，现在姐夫正在做核磁检查，我在这里等着呢。"因为学校到医院只有半站路，我就走过去看看，等核磁检查完，检查报告是多点脑梗。

因为那时还不知道有消栓再造丸，我让姐夫服用三七粉、水蛭粉，活血化瘀。有时间过去给予针灸，一般扎针后，每次让其再灸神阙穴2小时；足三里穴各20分钟；悬钟穴各15分钟，全用补法，1个疗程即痊愈。

实践五

2014年6月27日，有个单位让我随同他们一起旅游，在旅途中，给他们讲些健康常识和治病的简单方法。在从上海回西安的列车里，我们坐在包厢里正说着，突然单位经理过来对我说道："赵老师，您刚听到列车广播了吗？""没有，正忙着，就没有注意到广播，有什么事吗？""列车上广播有个旅客突然发病，头痛的十分厉害。列车长看咱们单位这么多人，应该有医生随同，就过来问，我告诉列车长没有医生，只有个给我们讲中医的老师。列车长说：'情况紧急，就请你们老师给看看吧。'赵老师快走，列车长在车厢口等着呢。"

跟着经理和列车长穿过几节车厢，看到病人时，是个30多岁的男士，只见其用手抱着头，现出极痛苦的神情。

我即刻拉下病人的手诊脉，唯有头脑脉为弦脉，弦为不通，"不通则痛"。脑海里马上浮现出脑梗的画面，辨证为脑梗引起的头暴痛。

顾不上多说，我就用双手掐住患者双手中指上的心点穴。过了三四分钟，这个病人才开口说话："好多了，谢谢。"我对其家人说道："他这是急性脑梗死"。病人的家属答道："真准，他平常就有高血压。"我没有松手，又掐了二三分钟，就听这个病人说道："好了，好了，真神奇，头不疼了。"我然后嘱托其家属，"你过一会给他掐下这里几分钟，不要让头痛再发作起来。"

4. 急性脑溢血

实践一

1989年，我们家拆迁后，刚住进分到的新房不久，所以记得很清楚。冬至前一天去岳父家，刚推门进屋，就遇到岳父突然中风，看到吃饭的碗摔在地上，面条撒了一地。瞬间，看着坐在沙发上的岳父嘴、眼抽向右面，不能说话和动弹。岳母在旁边喊："你咋啦，你咋啦？"

我过去即刻诊其脉，发现岳父脉象都已经散了，尤其是头脑部散脉，譬犹河堤冲毁，河水沿决口散漫流淌；标志着脑血管破裂而出现脑血外溢。辨证：脑出血引发中风。

我没有多想，也不知道为什么？在那时还不知道心点穴有救命的作用下，马上掐住了岳父双手的心点穴，不到10分钟，看着老人家嘴、眼慢慢回归到了正位，也说出话了："我好好的，咋突然就动不成了。""爹，您中风了，等会稳定下来我们到医院。"

过了约1小时，我看岳父的病情有所稳定，没有再恶化，才用三轮车将老人家拉到西安市某医院。CT检查为脑溢血，出血量仅有13毫升。在医院治疗了3个月，出院后没有留下任何后遗症。

遇到脑部急性的脑梗或脑溢血，家人都应该在第一时间用力掐住心点穴，往往能减缓病情，遏制这种急性病的发展，这在我的亲戚、朋友、学员中都得到了验证。尤其是脑溢血，不宜马上搬动病人，不然会加剧脑部的出血。

实践二

有次外出，在车上突然接到朋友的电话："赵老师，我爸家的保姆刚打来电话，说老爸突然口眼歪斜，不能说话了，我已经让她先掐住老爸的心点穴，我马上就赶过去了，还需要做什么？""老人家已经83岁了，突然口眼歪斜，不能说话，可能是脑溢血，让先掐住心点穴是对的。你过去如带着针灸盒，先给你爸耳垂最下面中点、中冲穴放血；再针中冲穴，用我过去给你们讲的方法操作，同时通知'120'过来急救。""赵老师，我拿着针灸盒呢，但具体方法我现在想不起来了，你用短信给我发过来。"我马上用手机，将《玉龙歌》上治中风的歌诀给发了过去："中风之证症非轻，中冲二穴可安宁，先补后泻如无应，再刺人中立便轻"。

第2天这位朋友给我打来电话："赵老师，我昨天赶过去，因保姆及时掐住了心点穴，老爸的病情已经得到了控制，我过去给耳垂和手指中冲穴一放血，真神了，看着老爸歪斜的嘴和眼，一下子就回正了，还没来得及扎针，120就来了。将老爸送到医院，CT检查报告出来就是脑溢血，因叫保姆及时掐住了心点穴，出血量仅为6毫升。现在已经住进病房了，老爸其他还好，能自己走动，就是说不出话。""等老人家慢慢恢复，医院如能针灸，最好让医生针灸和其他治疗同时进行，应该恢复更快些。"

老人家住院第二天下午，病情又有所恶化，左边身体瘫痪，可能和来回检查活动有关。医生又给做了脑部CT检查，出血量增加到了26毫升。因为所住的病房离针灸科较远，所以住院期间没有进行过针灸。

老人家出院后，仍不能说话，左手拿不住东西，行步有些困难，但扶着轮椅还能自己走。在家人和保姆精心的照顾和康复下，朋友也给自己老爸进行针灸，半年后老人讲话已经比较清晰，左手虽然力量仍不大，但已经能拿起较轻的东西，并且能不扶东西自己行走了。

5. 中风

人未暴发中风前，已有很多不适，称为中风先兆，如下眼皮不自主的跳动；说话突然说不出来，但几秒钟后又正常了；头突发眩晕，1~2秒又好了；正走路时腿发软一下，不能行走，但很快就好了，又能正常行走了；走路时突然一阵不自觉向一边走斜；胳膊、腿无故发麻或抽筋、肌肉无故跳动；心口一阵发慌、气堵的上不来气等。清朝时，王清任医生曾在《医林改错·记未病以前之形状》中阐述有36种中风先兆之症状，特别强调"因不痛不痒、无寒无热，无碍饮食起居，人最易疏忽。"

人中风后，轻者口眼歪斜；中者半身不遂；重者卧床不起或昏迷不醒；更甚者即刻便命归西天。

所以中风，重在预防，古人对此多有阐述。我的经验以每年灸神阙、足三里、悬钟穴，一至三个疗程最为实用。一般每次神阙穴灸1~3个小时、足三里穴各灸20~30分钟、悬钟穴各灸15~20分钟为宜，一般人2天灸1次，重症者可每天灸1次，10次为1个疗程，对预防中风有极好的作用。有高血压的患者，还应该加灸脑清穴十分钟，而且艾灸时，应该先从下面的穴位灸起，就是先灸脑清穴，再灸悬钟穴，再灸足三里穴，最后再灸神阙穴，灸疗所需的时间不变。这种艾灸的方法，有引气下行的作用，即可以治疗和缓解血压的升高，又可以预防中风的发生。

如果中风不幸发生，引起偏瘫不能自理，或卧床不起等，自己或家人束手无策时，也可以选用艾灸治疗，使用得当，可以取得意想不到的疗效。我过去曾经在某古医书中看到"中风灸关元五百壮立愈"的阐述，就试着给亲戚治疗，确实有效。因时间太久，可惜现在查不到这本书了。

实践一

有位每星期六在一起练拳的朋友，刚过60岁不久，有次对我说："赵师，我昨天走路时，不自觉得向一边偏，有意识的改过来，但一会又不自觉得走偏了，你给我看看。""你这可能是中风先兆，我给你号号脉，看脑内有梗死没有。"

诊其脉，唯独头脑脉微弦，微弦为瘀阻不通，辨证：脑内血管已经了发生小的梗死，是引起行路走偏的原因。

我便对其说道："你脑里已经有血管梗死了，昨天走路向一边偏斜，就是给你提示，已经小中风了。回去饭后一小时，就灸神阙两三个小时，再灸两侧足三里各20分钟，两侧悬钟各15分钟，前3天连续每天都灸1次，先截住病，以后每2天灸1次，10次为1个疗程。千万不要等病倒了，被拉到医院再治，就为时已晚了。"

又一个星期相见时其对我说："赵师，我上星期回去吃完中午饭，休息一小时后，就开始按你说的灸法进行艾灸，灸了2天，走路就不向一边偏了。我这才灸了5次，觉得身上有劲多了，走路特别轻快，比吃多少补药都管用。"

直到2015年底，我写这篇病例时，询问这位朋友，她仍坚持每年艾灸2~3个疗程，现在都73岁了，身体还很好，每个周末都来和我们一起练拳。

实践二

有次朋友聚会，一位朋友说道："赵老师，前几天，我过马路时，刚走到路中间，腿突然发软，就是挪不动步子。看着汽车在眼前开过，想躲动不了，过了几十秒，才恢复能动了，赶紧跑上人行道。当时如果有车刹不住，今天可能就见不着你们了，真是阿弥陀佛。我过去听您讲过中风先兆的症状，知道自己快中风了。回去就赶紧灸神阙、足三里、悬钟穴，预防中风发生，这两天好多了。"

实践三

有位朋友的母亲，七十多岁时因脑梗中风，突发半身不遂，家人将母亲送医院治疗，在医院住了一个多月，半边身体仍不能自主活动。

朋友在母亲出院后向我询问："赵老师，我妈中风后，虽然在医院治疗了，但仍半身不遂。我过去听你说过，艾灸治疗，中风初期效果最好，现在我妈中风都一个多月了，还能治好吗？""虽然刚患中风时，针灸治疗效果最好，但现在针灸也行，就是需要治疗时间长些。你先给老妈灸：神阙、关元，每次各灸3个小时；足三里各灸20分钟；三阴交各灸15分钟，都用补法。如果血压高时，每次先灸脑清穴10分钟，用泻法；再用前面说得穴位，从下面开始向上面穴位灸，时间方法不变，2天灸1次，10次2个疗程。如果有条件，最好用隔姜灸，疗效最好；也可以去买些艾条、用艾灸盒去灸，也有疗效。"

两个星期后，朋友对我说："赵老师，我给妈灸了7次了，老人家现在能自己穿鞋走路，吃饭穿衣了，就是右脚走路还有点拐。艾灸太好了，见效真快。我妈能自理，我就不用操太多心了。"

又过了几个月，朋友告诉我："赵老师，我妈现在全好了，不让我给她灸了。她说'我现在可以给自己灸，你就多休息会，这几个月妈都把你们连累了。'看到我妈恢复得这么好，大院里很多老人都来向我妈学习艾灸。"

实践四

在陕西老年大学，一次课间休息时，有位学员问我："赵老师，您在经络课中讲到，'中风灸关元五百壮立愈'，真有那么神奇吗？我有个很好的朋友，才60多岁，刚中风住院，我昨天到医院去看他，意识还算清楚，就是躺在病床上动不了，大小便都得家人帮着在床上解，我看着都难受。如果艾灸能治中风，我准备给他试试，您看能行吗？"我给学生细讲："针灸治中风疗效极好，我过去给亲戚治过。你过去最好用隔姜灸法，灸关元穴，时间越长越好。古人称'中风灸关元五百壮立愈'，我计算过时间，约需要连续灸25个小时。""那我明天一早就过去给朋友灸，能灸多少壮就灸多少壮。"

又一个星期去讲课时，这个学员在教室门口叫住我："赵老师，告诉您一个好消息。那天我早上七点，就过去给朋友用隔姜灸关元穴，一直灸到晚上九点多，五百壮还没有灸完。我实在累得不行了，给朋友和他家人说：'我明天早上再来灸'，就回去休息了。第2天早上，我早早就到医院去了，却见朋友的病床上空着，心里一下紧张起来，便问旁边病床的陪人，'师傅：这个病人怎么不见了？''家人陪他上卫生间了。'过了好半天，我才缓过神来。昨天晚上，我走时还躺在床上动弹不了，今天早上就能下地去卫生间了？等朋友从卫生间出来，看到他真得是在自己走路，赶紧迎过去，我两个都激动得不得了。我又在给朋友灸关元穴时，有些人，其中还有医生护士，过来问我：'医生：您在那个医院工作？我们到您那里看病去。''我不是医生，是在陕西老年大学跟老师学得针灸疗法，也是现学现卖'。赵老师，咱们中医的经络疗法真是太好了，我一定要努力学习下去。"

实践五

2015年8月3日早上，正在家里写书，接到朋友电话："赵老师，你在家吗？""在家。""我妈突然不能动了，让我弟开车去接你，你在家里等着。"

朋友弟开车接我过去的路上，对我说："我妈前天晚上就说：'睡觉时，半夜醒来时突然昏迷了一会，早上起来就好了'。昨天说：'十个手指发麻，恶心想吐'，我想着可能是心脏发病了，叫到医院去，她就不去，说吃点速效救心丸就好了。我给她量了几次血压，最高时92／153毫米汞柱，其余都是80多／130多毫米汞柱，我妈都八十岁了，血压也不能说高。今天早上起来我妈还挺好，可是吃了点东西后，坐在沙发上一会就说：'我咋动不了了，手指也动不了了，头晕得很，快去叫赵老师'，就赶紧叫给您打电话。""你说得症状，很像脑梗，可能是前两天就开始了，只不过当时是一过性脑梗，没有重视。"

到朋友家后，看老人家身体不能动，但神志还很清楚，见我就说："赵老师，又麻烦你了。"

诊其脉，心脏脉基本正常；头脑脉微细弦，微为气不足；细为血不足；弦为瘀阻不通，辨证为脑梗引起脑供血异常，致身体行动受限。

即刻用三棱针先给老人家中冲、耳垂穴，点刺放血；后又针刺人中，用泻法、内关、足三里用补法。我看着屋内的挂钟，10分钟后，老人家说道："现在好受些，头不晕了。"15分钟后他又说："好了，手指能动了。"留针35分钟后拔针，老人家已经活动自如了。

看老人家已恢复正常，嘱其需服用消栓再造丸后，我就向其告辞回家，老人家一直把我送到门口。

6. 脑部急性炎症

脑部感染了病邪，引发炎症，头脑脉部会出现弦而有力的数脉，弦而有力为炎症；数为热。因为脑部发生急性炎症，都会引起身体高热，体温常达40℃以上；所以头脑脉部出现弦数脉，脉越弦有力，炎症越重；脉越数，身体发热温度越高，就应辨证为脑部因感染病邪而发生了急性炎症，即中医所称的"瘟疫"。

实践一

老伴大姐的孙子，三岁半时发高烧，到医院医生诊断为感冒，打了几天吊针，仍不退烧，姐夫打电话让过去看看。

我过去看孩子躺在沙发上已不动弹，姐夫说："刚量体温40.5℃。"诊孩子的脉，唯独头脑部脉极弦数，极弦为很重的炎症；极数为高热，辨证为脑内炎症并引发高热。

即刻给孩子十宣穴放血，放完血孩子才哭出声来，再量体温已降到39.2℃。这种瘟疫，应用针刺和药物同时治疗，才有可能较快抑制病情的发展。选用：大青叶50克、黄芩10克、金银花10克、蒲公英10克、大黄4克（后下）、柴胡6克、秦艽6克，3副，水煎服。

我第2天过去看孩子，见其已在屋里玩汽车玩具，他爷说体温已经降到38度多了。第4天去看孩子，体温已经正常。

再诊其脉，头脑部的弦数脉已经消失了，但头脑脉部仍有微弱但柔和的脉象，虽然仍为病脉，考虑是炎症造成的脑部伤害后留存有垃圾，身体需要一段时间才能完全吸收清除，所以不用再吃药了。

实践二

有个亲戚，他们外地亲戚连同5岁多的女儿，放假到西安来玩。孩子已经两三天感觉无力，家人以为是换了地方不太适应，也就没有放在心上。这天孩子突然发起40℃以上的高烧，领过来让看看。

诊其脉，唯有头脑部脉弦数，弦为炎症；数为热，辨证为脑部炎症引发高热。

即刻给孩子十宣放血，又让尽快去抓中药：大青叶80克、黄芩15克、金银花10克、秦艽6克、柴胡6克、大黄5克（后下）、厚朴5克，4副，水煎服。

第2天，亲戚打来电话："叔：我亲戚孩子昨晚和今天早上，已经把1副中药吃了，现在还高烧39℃多，要不要换方子？""大青叶是治疗脑内炎症最好的药，消炎需要一定时间，最好不要换药。"

第3天下午，亲戚又打来电话："叔，今天孩子高烧才略退了一些，还有38℃多，药还继续吃吗？""继续把4副药吃完，再过来给孩子看看。"

4天后，孩子再过来，摸其头已经不热了，诊其脉，头脑部脉也基本恢复了正常，可以不吃药了。

中药大青叶，即板蓝根上面的叶子，是治疗脑内感染和各种急性炎症有效的要药，但每天用量需要较大，一般都需要50~200克方能见效。《中医方药学·大青叶》载："（大青叶）为爵床科多年生草本植物马兰的叶。主产于河北、江苏、湖南、江西等地，性味苦，寒；入心、胃、肺经。"

7. 用穴解析

中冲穴

手厥阴心包经腧穴，手厥阴之脉所出为"井木"。在手中指尖端中央取穴。直刺1分，或三棱针点刺出血，灸1~2壮，心包经虚补之。

主治：心痛、心烦、中风昏迷、舌强不语、中暑、热病汗不出、身如火、掌中热、小儿惊风。

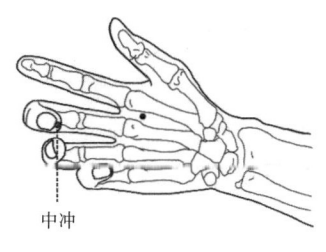

中冲穴

中冲穴是治疗中风的要穴，《玉龙歌》载："中风之证症非轻，中冲二穴可安宁，先补后泻如无应，再刺人中立便轻。"在遇到家人突然中风，又没有针灸经验时，可用家中缝衣针，消毒后针刺放血，也能抑制病情的发展。

耳垂穴

经外奇穴。在耳垂下端中点取穴。三棱针或采血针点刺放血，不灸，不补泻。

主治：中风引起的口眼歪斜、昏迷。

人类身上所有器官，都可看成人体的微缩整体，所以人类耳朵，就犹如一个头向下蜷缩的婴儿。耳垂穴正

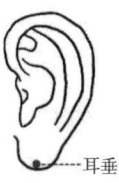

耳垂穴

位于这个婴儿的头顶部，所以在耳垂穴放血，能瞬间减轻脑内的压力，抑制和缓解中风的症状，但应当在中风发病的第一时间施治，晚则疗效会不明显。

神阙穴

任脉腧穴。在肚脐正中，仰卧取穴。禁针，隔姜或用温盐填平肚脐灸，灸3~100壮，多用补法。

主治：中风不省人事、脏腑虚损、五劳七伤、癫痫、角弓反张、水肿鼓胀、泄泻、腹痛肠鸣、脱肛。

《太乙神针灸临证录》里，对已有中风先兆者这样描述："神阙用姜艾灸三百壮，在未中风之前，将三百壮分三日灸完，可制止其中风发生。"我学习后结合《针灸大成》里对中风先兆

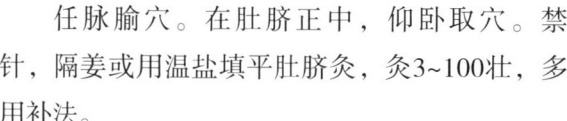

神阙穴

的描述"灸足三里、悬钟穴的经验，三穴齐灸"，告诉已经出现中风先兆的人，用三穴齐灸的方法治疗。他们施灸后，都很快缓解甚至消除了中风先兆的症状。

悬钟穴

足少阳胆经腧穴，又为八会穴之一，《难经》载："髓会绝骨。"在足外踝尖处，向上摸有一节短骨，摸到短骨没有处凹陷中取穴，所以古时称其为"绝骨穴"。直刺4~7分，灸3~7壮，髓虚补之。

主治：中风手足不遂、脑疽、鼻衄、鼻中干、喉痹、颈项强、逆气、虚劳寒损、下肢瘫痪、胸腹胀满、胁痛、膝腿痛、脚气。

中医理论有"脑为髓海"之学说，而古人又有"髓会绝骨""髓病治此""足能健步，以髓会绝骨也"之阐

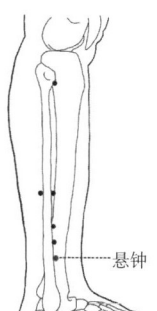

悬钟穴

述，所以，绝骨穴善治脑髓之病患。中风先兆或已经中风，都是脑髓内的血管发生了病变，所以在未中风前针灸此穴，可预防中风；中风以后，针灸此穴，可治疗中风。

人中穴

督脉腧穴，又为督脉、手、足阳明经交会穴。在鼻唇沟正中，上1/3与中1/3连接点处，指甲掐有骨缝中取穴。针2~3分，灸3壮，灸不及针，多用泻法。

主治：癫狂、精神失常、昏迷、晕厥、中风、中暑、鼻塞不利、鼻中息肉、牙龈肿痛、面部水肿、中风口噤，牙关不开、消渴、饮水无度、小儿惊风、急性腰脊痛。

《玉龙赋》载："人中、委中，除腰脊痛闪之难制。"我学习后，遇到有朋友突然急性腰扭伤，在没有条件针灸或复位时，常给其逆时针按揉人中穴，即可缓解腰部的疼痛。

地仓穴

足阳明胃经腧穴，又为手足阳明、阳跷之会穴。在口角外平开四分，眼睛平视时瞳子正中，垂直下面相交处取穴。针尖斜向颊车，或直透颊车穴：也可针3~7分，灸3~7壮，虚补实泻。

主治：口角㖞斜、饮水不收、失音不语、目不得闭、眼睑瞤动。

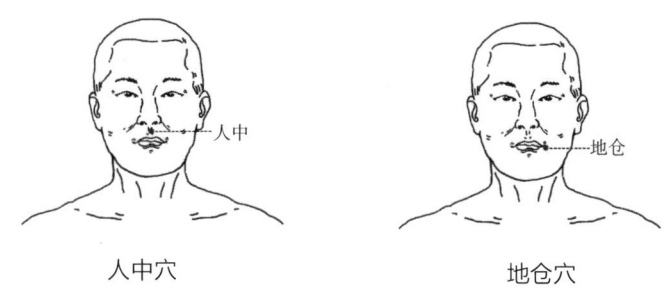

人中穴   地仓穴

鱼腰穴

经外奇穴。正坐，在眉毛中间的中点取穴，沿皮刺2～3分，不灸，多用泻法。

主治：目翳、目赤肿痛、近视、眉棱骨痛。

牵正穴

经外奇穴。在耳垂中间前一寸凹陷中取穴，针5～8分。灸3～5壮，多用泻法。

主治：口眼㖞斜，面神经麻痹。

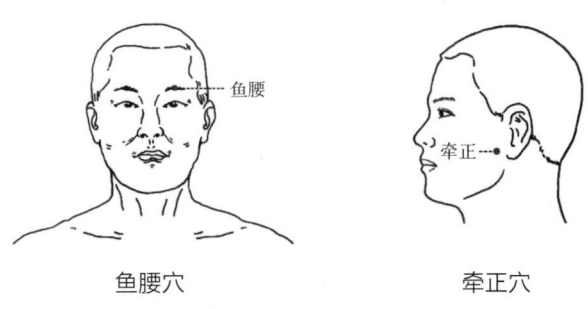

鱼腰穴   牵正穴

（二）上焦：眼睛部分病症的辨证施治

眼睛因为在头上，所以分属上焦，但没有固定的脉部。眼睛发病多和肝脏有关，有些眼疾可以从肝脉探知，因为《黄帝内经》中有"肝开窍于目"的阐述。虽然有些眼病和经络不通畅有一定联系，但这也和肝肾不健康有关。终因我们身体是个整体，所以，治疗眼疾要从身体全面辨证施治。

1. 老年性眼睛退变

人们随着年龄的增长，大部分老年人都出现了老花眼，看东西越近越不清楚；有些人看东西还有黑影，称为飞蚊症，现代医学对此也无能为力。中医可以通过调理经络和肝肾，能有效缓解老年性眼睛退变的进程。

实践一

到陕西老年大学讲经络和中医课时，因为没有教材，只能自己去编写。需要查阅很多资料，记录很多文字，才能编成教材。一度用眼过度，看东西发花，而且出现了飞蚊症。

我根据《针灸大成》里"足三里放血眼越明"的阐述，给自己足三里放血，放完血，眼睛看东西确实清楚多了。然后我又去买了些明目地黄丸，吃了两盒后，飞蚊症就完全消失了。

为什么"足三里放血眼越明"呢？古人没有讲其中的道理，我思考良久，后用万物一理的思维，才洞悉了其中的奥秘。中医理论"肝开窍于目"，所以肝的健康与否，直接影响着眼睛的好坏。肝在五行中属木，树木是需要生长于有土的地里，土质的好坏，会直接影响到树木的生长。而胃经属土，足三里穴是胃经的"合土穴"，也属土，所以，足三里穴为"土中之土"。在足三里穴放血，犹如将土壤中的有害物质进行排除，土质得到了改善，赖以土地生存的树木，有了适合生长的土壤，枯木逢春，老干催发新枝，又现生机。肝木得以改善，自然会调整其目。占人谓"目"即"木"也。

实践二

在陕西老年大学，经络课讲完胃经及其五输穴后，不久就有个学生对我说："赵老师，我听您讲了'足三里放血眼越明'后，回去我就用2寸毫针扎足三里穴，拔针时不按针眼，血一下子就冒出来了，我拿药棉在旁边接着，直到穴位不流血了才擦干，当时就觉得眼睛亮多了。上个星期我放了两次血后，原来看书要带着老花镜，现在不戴眼镜也看得清楚了，就是不知道眼睛能好多长时间。"

"回去再买些大蜜丸的明目地黄丸，吃一段时间，把眼睛再巩固一下。

你看我讲课就没戴过眼镜，你比我还年轻，经常调理一下，说不定以后就可以不戴眼镜了。"

实践三

《针灸大成·玉龙歌·杨氏注解》载："风眩目烂最堪怜，泪出汪汪不可言，大、小骨空皆妙穴，多加艾火疾应痊。大、小骨空不针，俱灸七壮，吹之。"

很早我学习这段歌诀后，曾试着给自己灸过，确实对眼疾有疗效。在陕西老年大学讲课时，有个学员问我："赵老师，我眼睛一遇风吹就流泪，有办法治吗？""你可以灸下大小骨空穴，也就是大拇指和小指，弯曲后最突出的关节中间，大拇指的叫大骨空；小指的叫小骨空，各灸5~7壮，最好用隔姜灸，你试试看。"

有次很多学员在教室一块闲聊，我进去准备讲课时听到有个学员说："我眼睛不敢见凉风吹，凉风一吹就很流眼泪，看路都看不清，所以天一冷就不愿意出门。"这时，只见过去叫灸过大小骨空的学员说道："我给你说，我过去也是见风流泪，赵老师让我灸大小骨空，也就是手上这两个关节处，我在家用隔姜法灸了7回，现在眼睛遇冷风吹也不流泪了。回去赶快灸，一灸就好了。"

实践四

白内障是老年常见的一种眼病，古人称为目瞖，现代医学多用手术的方法治疗，但疗效的持久性不能完全保证，而且医疗费用较高。

有次在翻阅朋友给的古书《笔花医镜》时，看到上面写得治目瞖的方法，极其简单："目瞖，取鹅不食草研细粉，棉包之塞鼻、耳，极效。"我就去药材批发市场，买了2千克鹅不食草，总共才花了30元钱。回来将其用粉碎机打成细粉，用细箩筛过，装在玻璃瓶里，遇到亲戚朋友中有白内障的人，就送给一些，让他们试用。收到的反馈信息是，白内障初期治疗效果最好，多在一个星期内就有好转；中期次之，多在半个月左右才看到效果；晚期无效。

有位亲戚患白内障，医院在动白内障手术前，检查身体时由于心电图不正常，不能进行手术。亲戚对我说后，我给其用小瓶子装了些鹅不食草的细粉，让其用餐巾纸包着塞鼻、耳。每天先塞一边的鼻、耳；第二天再换着塞另一侧的鼻、耳。

过了一段时间，我到其家里看望时，亲戚给我说道："我用您给的药塞鼻子和耳朵后，这才半个多月，眼睛已经可以看见近距离的东西了。"

还有一次，在陕西省老年大学讲经络课时，有个坐在第一排最中间的六十多岁老人对我讲："赵老师，我有白内障，你在黑板上写的字，我都看不清楚，听说你有治白内障的方法，效果怎样？""那是我在一本古书上看的方法，用鹅不食草这味中药，打成细粉，棉包住塞鼻耳。我现在都叫用一层餐巾纸，把药粉每次包成花生米大小，每天都用新药包，今天塞到左边的鼻子、耳朵里；明天换着塞右边的鼻子、耳朵里，因为两边鼻、耳都塞住，就影响听力和呼吸了，你可以试试。"

过了约半个月，这个学员对我说："赵老师，我到药店买了50克的鹅不食草，让打成细粉，每天用纸包了塞鼻、耳，开始有些像辣椒那样呛呛的，现在也习惯了。这才用了两个星期，你在黑板上写的字，虽然还看不太清，但能看到是分开的一个个白字，原来看着都分不清。"

又过了约2个月，这个学员又对我说："赵老师，你现在黑板上写的字，我都可以看清楚了。你看，我都能记笔记了，真要好好谢谢你。"

2. 眼睛干涩疼痛

现代很多人以电脑和手机为最爱，大部分工作或空闲时间，眼睛都盯着屏幕，超过了眼睛的负荷，使眼睛疼痛干涩。如眼睛检查没有器质上的病变，可针刺手少阳三焦经的耳和髎穴，有极佳的疗效。

实践一

自己过去看书很多，有时也超过了眼睛的负荷，眼睛特别干涩难受，就闭着眼睛休息一会，按摩下眼周围的穴位，使眼睛暂时松弛一下。

有次在学习日本人代田文志的《针灸临床治疗学》时，看到论述："耳和髎穴，是对眼疾病有著效的穴，能用于结膜炎、虹彩炎、角膜或结膜上的小水泡、血管翳、砂眼、角膜实质炎等。"

当时自己眼睛也不舒服，即在针盒里拿出两个小毫针，给自己头上两个和髎穴扎上，顿时感觉视野较前清晰，眼睛干涩难受的症状即刻便消失了。

过去曾看过很多针灸书，但对耳和髎穴治眼病，却没见有详细论述。经过这次实践，我对耳和髎穴有了全新的认知。后来我就经常给自己针和髎穴，很快就缓解了眼睛不舒适的症状。

到陕西老年大学讲经络课时，给学员们讲了耳和髎穴治疗眼疾的特殊功效，敢于针灸的学员实践后都说："这个穴位治眼疾真好。"一些有眼疾而自己又不敢扎针的学员，在课间休息时，让我帮他们针刺下耳和髎穴，都觉得眼睛一下子好多了。

实践二

一位在银行工作的亲戚到家来，对我说道："叔，我这几天眼睛特别难受，干涩得磨着疼，您看有什么办法治疗。"我察看了她的眼睛，外观并无问题，就说道："你这眼病可能是用眼过度造成的，我给你扎两针试试。"

即刻取了两根一寸的毫针，消毒后，针刺于其头两边的耳和髎穴处。刚扎进去针，这个亲戚就说道："叔，这是什么穴位，针一扎进去眼睛就不难受了。""这是和髎穴，是治疗眼病最重要的穴位。你们年轻人，现在用电脑太多，对眼睛的伤害太大，自己经常逆时针按摩，头两边的这个耳和髎穴处，可以保护眼睛免受太多的伤害。"

实践三

2015年10月20日早上我起床后，感觉眼睛黏涩难受，尤其是右眼，里面好像有很多小沙粒，一睁眼就磨得痛。洗完脸，对着镜子看眼睛里面有些红，应该是上火了。因为昨晚睡觉时眼睛还好着，一定是昨天中午在外面吃饭，有些菜辣椒放得较多引起内热，内热上行使眼睛发红、黏涩磨痛。

我在针盒里面取了支三棱针，消毒后点刺小指上的少泽穴，刚点刺左手少泽穴出血，右眼好像小沙粒在磨的痛感顿时消失掉了。右手少泽穴点刺放完血，两眼黏涩的感觉都没有了。我又让老伴，给我耳朵背面的发青的血管，用三棱针点刺放血。这里属肝阳，放血可以消除肝热，清除引起眼热的根源。就这样一放血，眼睛就痊愈了。

3. 近视眼

近视眼虽然和遗传有一些联系，但多数人用眼太过是直接原因。我小学毕业检查身体时，两眼视力都是1.5。但上中学后因学习任务加重，自己又特别喜欢看课外书，不到一年，学校检查视力时，两眼视力都成了0.5。由于"文革"的开始，学校教学停滞，用眼负担减轻，眼睛有所恢复。尤其是作为知青下乡后，每天要下地干活，看书更少。下乡两年后，1970年在参军检查身体时，右眼已经恢复到了1.5，左眼也恢复到了1.2，完全合格地当了兵。

后来遇到后辈眼睛近视，我就告诉他们，要爱护自己的眼睛，少看些电视和无用的书籍等，让眼睛得到有效的休息，会有部分自然缓解不用急于配置眼镜。有些亲戚已经有了较重的近视，让我用针灸给予治疗，也取得了一些疗效。

实践一

有家亲戚，母子俩眼睛都近视，曾给两人针灸过一个疗程，选和髎、丝竹空、合谷、太冲、光明穴都用泻法，每次选其中的两个穴位；承泣透睛明穴不补不泻；曲泉、水泉穴都用补法。每次留针半小时，10次1个疗程。

每次针灸完后，两人都觉得看东西清晰了许多，一个疗程后，眼睛提高了0.4~0.6的视力。我告诉她们："以后仍需注意用眼卫生，如果眼睛得不到有效休养生息，不针灸时，用不了多长时间，又会回到原来的起点。"

实践二

有次一个朋友对我说："赵老师，我最近不知怎么了，眼睛看少远一点的事物，都模糊不清，你给我看看。"

诊其脉，唯独肝经脉部为弱脉，弱脉为阴精阳气亏损，辨证为肝经气弱，不能有效滋养于目，引起的眼睛视力障碍。

根据"虚则补其母"的中医理论，即刻选其肝经的"母亲"穴曲泉，用补法给予按摩10分钟左右，朋友就说道："赵老师，好了、好了，眼睛看东西一下清晰了。"

4. 眉骨疼痛

有些人突发眉骨疼痛，在医院检查，查不到病因。我根据手少阳三焦经循行到眉骨处的启示，选手少阳三焦经上的穴位，摸索着治疗，发现用泻法按摩手背三焦经循行上的痛点，能够疏通三焦经的瘀阻，很快就能消除眉骨处疼痛。

实践一

有次在路上和一位朋友相遇，朋友说道："赵老师，我前几天眉毛下边的骨头处，突然疼得厉害，到医院检查，医生也没有发现什么问题，说：'可能是不小心碰到了，没有事，过几天就好了。'但是我现在还疼，您给我看一下。"我首先想到，有种出血热的传染病，一开始也是眉骨痛，会不会是这种病引起的疼痛。

赶快诊其脉，唯有手少阳三焦经脉微弦，微弦为经络瘀阻不通，辨证三焦经瘀阻不畅，引起眉骨处疼痛。

我便说道："主要是三焦经瘀阻不通，引起的眉骨疼痛。您在手背第四、五掌骨中间，按压一下，感觉疼的地方逆时针揉一会，眉骨处就不痛了。"

这位朋友在手背第四、五掌骨间找到疼痛点，用逆时针的方法按摩了一会说道："这会眉毛下的骨头处不痛了。"

实践二

有次在陕西老年大学讲课，有位学员过来说道："赵老师，我今天眉棱骨疼，您给我看下是什么病？"

因为在课堂上不能给其诊脉，但看其面部没有异常，我便对其说："您先逆时针按摩手背第四、五掌骨之间的痛点，看眉骨疼痛能消除不？"

下课后这位学员对我说："赵老师，我刚才按您说的，在第四、五掌骨间有个点按着还真疼，我在疼点上用泻法按摩了一会，眉棱骨就不疼了，谢谢您。"

5. 用穴解析

大骨空穴

经外奇穴。在手大指背侧中节上，屈指当骨尖突出处中点取穴。不针，灸5~7壮，多用泻法。

主治：眼睛遇冷风流泪、翳膜内障、目久痛等多种眼疾，呕吐、泄泻。

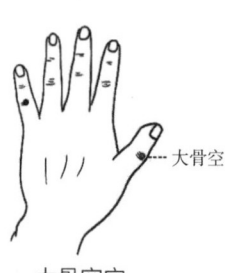

大骨空穴

小骨空穴

经外奇穴。在手小指背侧第一、二指骨关节处，屈指当骨尖突出中点取穴。不针，灸5~7壮，多用泻法。

主治：手关节痛、目痛、古书有"一切眼疾皆可用之"。

大、小骨空穴，是治疗多种眼疾的要穴，现代多用隔姜灸法，一般两手穴位需同时艾灸，疗效才更好。

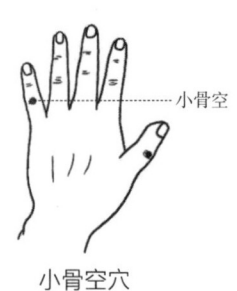

小骨空穴

耳和髎穴

手少阳三焦经腧穴，手足少阳、手太阳三脉之会穴。在耳门之前上方，平耳郭根前，鬓发后缘当颞浅动脉处取穴。针1~3分，针时用指甲压住颞浅动脉，针顺指甲上刺入，灸1~3壮，多用泻法。

主治：头重痛、耳鸣、结膜炎、角膜炎、眼内出的小水泡、砂眼、眼干、视物不明、流涕、鼻尖肿、口歪斜、牙关拘急、颈颔肿。

丝竹空穴

手少阳三焦经腧穴，手足少阳脉气所发之处。眉毛外端后缘凹陷处取穴，向后沿皮刺3分，禁灸，多用泻法。

主治：头痛、目眩、目赤痛、眼睑跳动、视物不明、眼睛倒睫毛、牙痛、恶风寒，癫痫发无时。

承泣穴

足阳明胃经腧穴，足阳明、阳跷、任脉之会穴。当眼正视前方，在瞳孔直下，眼下缘与眼球之间取穴。沿眼眶下缘直刺3~4分，禁灸，不补泻。

主治：目赤肿痛、夜盲、眼睑跳动、目冷泪出、耳鸣耳聋、口眼㖞斜、口不能言。

因为承泣穴直刺，操作不当，会对眼睛造成伤害，《铜人》有"针之令人目乌色"的论述。我在治疗眼疾时，常用承泣穴沿皮透睛明穴，既无风险，疗效也好。

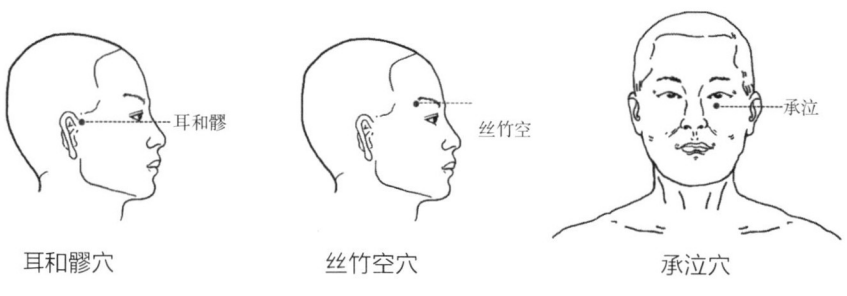

耳和髎穴　　　　　　丝竹空穴　　　　　　承泣穴

曲泉穴

足厥阴肝经腧穴，足厥阴之脉所入为"合水"。屈膝，在膝关节内侧，胫骨内髁后凹陷中取穴。直刺5~8分，灸3~7壮，肝虚补之。

主治：惊狂、目眩痛、视物不明、小腹痛引咽喉、腹胁支满、癃闭、小便难、遗尿、阴茎痛、股内侧痛、膝关节痛、泄泻、痢疾、疝气、女子阴挺、阴痛、阴痒；男子遗精、房劳失精，身体极痛。

水泉穴

足少阴肾经腧穴，足少阴之脉郄穴。在太溪穴直下一寸，内踝下缘向后，跟骨结节内侧前上部凹陷中取穴。直刺3~4分，灸3~5壮，多用补法。

主治：目昏花、不能远视、月经不调、痛经、阴挺出、小便淋沥。

水泉穴为肾经郄穴，肾为水脏，本穴处为泉水之聚汇，故名"水泉"。因为水能养木，"目"又同"木"，所以针灸水泉穴，治疗眼睛老化有效。

光明穴

足少阳胆经腧穴，足少阳之脉络穴。在外踝尖上五寸，腓骨前缘，趾长伸肌和腓骨短肌之间取穴。直刺7~9分，灸5~7壮，按虚实补泻。

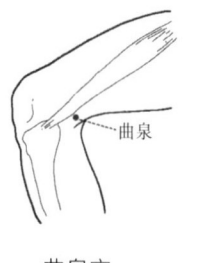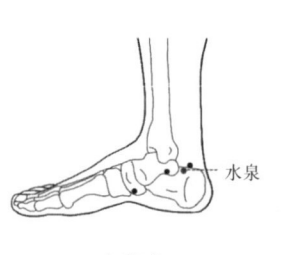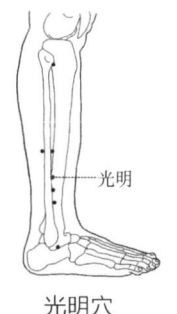

曲泉穴　　　　　　水泉穴　　　　　　光明穴

主治：目痛、夜盲、近视、远视、白内障、青盲、偏头痛、乳胀痛、卒狂、膝痛、下肢痿痹。《针灸大成·光明穴》载："虚则痿躄，坐不能起，补之；实则足胻热膝痛，身体不仁，善啮颊，泻之。"

（三）上焦：鼻子部分病症的辨证施治

鼻子在人体头部，分属上焦，没有固定的脉部。因为《黄帝内经》中有"肺开窍于鼻"的阐述，所以鼻子的病症多和肺脏有关；有些鼻子的病症，也和其他经络病变有联系。终究鼻子是人体的一部分，在辨证施治中不能割裂开单独看待。

1. 鼻息肉

有位在公园活动时认识得朋友，患鼻息肉，已经动过两次手术，但手术后一般不到两年，就又长出息肉了，因为影响呼吸，所以又要动手术，已经在医院预约好了。

有次在公园我们相遇，朋友问道："赵老师，中医对鼻息肉有什么办法吗？我的鼻息肉马上要去做第3次手术了。"我对其说；"鼻息肉要辨证是什么因素引起的，才能根据引起的原因进行治疗。我给你号号脉，看是由什么引起的？"

诊其脉，其他脉象基本正常，唯独胆脉郁而大，郁为不通，大为热。因为，只有胆经不正常，所以辨证为胆经瘀阻不通畅，引起胆经有热，而造成鼻腔病症。

我便对其说："你的胆经有些问题，鼻息肉的生成可能与胆经有关。我曾在西安北大街老百姓大药房里，看到有温胆丸的成药，挺适合你这种脉证。你动完手术后，吃几盒温胆丸调理一下胆经，看能不能抑制鼻息肉的再生。"

过了一段时间，在公园又相遇，他对我说："赵老师，这次动完鼻息肉手术后，我已经吃了5盒温胆丸，只是觉得身体挺舒服。你再给我号号脉，看胆好些了吗？"诊其脉，胆经脉象已经恢复正常了。

又过了几年，在公园相遇时，我向其询问："你的鼻息肉，这几年还复发了吗？""自从吃了温胆丸后，这都3年多了，还未发现复发。"

2. 新生儿鼻子通气不畅

有些剖腹产的婴儿，出生后鼻子通气不畅，睡眠中常常因为鼻子不能正常呼吸而憋醒，现代医学界多给予对症治疗，而疗效甚微。考虑到这些婴儿因为没有经过产道的挤压，所以，鼻腔中的黏液没能被挤压出去，而造成呼吸不畅。我根据《针灸大成·上星穴》中"主鼻中息肉，鼻塞头痛"的阐述，用灸法治疗，一般多用隔姜灸，每次灸7壮，约20分钟，用泻法，即刻就鼻子呼吸通畅，获得满意疗效。

实践一

有位亲戚在医院，剖腹产取出了可爱的儿子，婴儿出生后，鼻子不通气，孩子憋闷的打呼噜，睡不好觉，给我打电话，让我快去。当时我在外地，等赶回来到医院，已是孩子出生的第3天了。

亲戚拿着医生给孩子开的滴鼻药剂，对我说道："拿这些药给孩子用了，也不管用，您快给想想办法，看怎么办？"我检查了下孩子，见并无异常，思考应是鼻内羊水未及时排出所致，便用双手搓热，将手心捂在婴儿头部的上星穴处，很快，孩子呼吸开始均匀起来，一会便安静入睡了。

母子出院后，我到亲戚家，在孩子睡着后，用隔姜灸，每次在上星穴灸7壮，用泻法，也就是灸够壮数后，姜还热时取下为泻法。三四次后，孩子鼻子就恢复了正常。

实践二

老伴二姐的女儿生孩子，医院也是采用剖腹产，婴儿出生后，母子就住进了月子会所。由于孩子平放到床上，鼻子就会不通，憋得睡不好觉，整天哭闹，孩子姥姥只好立起抱着，孩子才能稍睡一会。请月子会所里的医生、护士过来治疗，也不见效果。

深秋的一天傍晚，二姐给我老伴打来电话："孩子出生已经11天了，鼻子还不通，不能放下睡觉，快把我累死了。你问下水平，看有什么办法？"老伴放下电话就对我说："二姐外孙女鼻子也不通气了，你快过去。"我拿起艾灸工具就往月子会所赶去。

过去后，看二姐抱着她的外孙女，在房间里悠着。让二姐抱着外孙女坐下，我就用隔姜灸，给孩子灸上星穴，灸第3壮时，看孩子已经不张口吸气了，灸完7壮，孩子已经在二姐怀中安静地睡着了。

第2天晚上11点钟，我和老伴已经睡觉了，听见电话响，我拿起来一看，又是二姐打来得："水平，昨天晚上你给孩子灸后，一觉睡了16个小时，今天下午也很乖，现在不知怎么了，在使劲闹，我叫女婿开车过去接你。""我昨天把艾灸的东西都给你留着，就按着我昨天晚上给孩子灸的地方灸7壮，就好了。艾灸特别简单，没有什么副作用，您大胆的灸。"

第3天中午下课后，我打电话询问二姐："孩子现在怎么样了？""昨天晚上，我和孩子她爸妈忙活好一阵才给孩子灸上，灸了一会，孩子就睡觉了。

早上吃完奶，现在又睡了。"

3. 鼻炎、鼻窦炎

单纯性鼻炎或鼻窦炎，多因感冒引起，有些人经久不愈，虽然不是什么大病，但每天流涕或鼻塞，使患者很不舒服。我根据《针灸大成》中的阐述，用灸上星穴的方法，每次灸7壮，用泻法给予治疗，疗效显著。

实践一

有位亲戚的孩子，10岁左右时，感冒后鼻炎长期不愈，整天吸溜鼻子。亲戚让我给治疗。

我用隔姜灸的方法，给孩子灸上星穴，用泻法，7壮灸完，孩子的鼻子就恢复正常了，嘱亲戚用这种方法再给孩子灸几次，巩固疗效。

后来亲戚告诉我："现在孩子只要出现吸溜鼻，我就给他灸上星穴，一灸就好了，这种方法还真管用。有时我忙，顾不上给他灸，他就自己拿艾灸盒点上艾条，放到上星穴处，灸20分钟，鼻子也就好了。"

实践二

我50岁从工厂内退后，为了生计，曾到别的工厂打过工。见有些工友长期患鼻炎，尤其是患鼻窦炎长期不愈，就用自带的艾绒，在街上买些生姜，利用工余时间，义务给他们灸疗。

一般鼻炎用泻法灸上星穴后，很快就痊愈了，而鼻窦炎则需要灸较长时间。有位工友患鼻窦炎多年，虽然吃了很多药，但疗效甚微。经常头额部疼痛，流脓涕。我用隔姜灸，每次灸7壮，用泻法，2天灸1次，1个疗程后方见好转，又灸了几次，才彻底治愈。

4. 过敏性鼻炎

过敏性鼻炎多是对某种东西过敏，当接触到有关东西时，就会流清涕或喷嚏不断。有个得过敏性鼻炎的学员，问我："赵老师，我过去好好的，但近些年却得了过敏性鼻炎，不知什么时候就突然暴发，去医院看了很多次，用了不少药，还是经常复发。中医有什么好办法治疗这种疾病？"我便对其说："咱们中医治疗过敏性鼻炎方法很多，我觉得用艾灸穴位的方法，简单易行，见效快。因为这种病较普遍，我抽时间在课堂上详细给大家讲讲，你也注意记下方法和穴位，行吗？""行。"

在讲督脉上星穴时，我对学员讲道："上星穴是治疗鼻部疾病最好的穴位，对过敏性鼻炎也有效，一般每次隔姜灸7壮，用泻法。现代医学理论认为，过敏性鼻炎，原自过敏性体质，是身体的变态反应，要治愈就必须消除身体对过敏原的拮抗。但是，不知大家思考过没有，很多得过敏性鼻炎的人，过去身体很好，并没有过敏体质，为什么在不知不觉中，体质改变了。原因是人们随着年龄的增长，身体内有害物质也在慢慢积累，有些人由于某些有害物质积累较多，就会和相对应的某种物质发生相互反应，也就是人们常称的'过敏'。要彻底治愈'过敏性鼻炎'或'过敏体质'，首先要提高自身清除有害物质的能力。人体排除有害物质有三大通道，就是大便、小便和汗液通道。这三大通道正常，就能够有效排除有害物质，使人体处于健康状态。

"20世纪80年代，我在西安老中医王海山那里看病时，常听老人家对我讲：'要想松，肠子空。'也就是人们要做到健康放松，首先要把肠内有害物质排空。

"所以，排除体内有害物质最大的通道，是大便通道，而大便通道的有效畅通，首先源于大肠的健康正常。怎样恢复大肠的正常功能，我们的祖先早有很多阐述。过去在给亲戚治疗'红斑天疱疮'时，曾查阅了很多资料，在某古书中看到：'顽癣固疹，合谷、曲池各灸五壮。'也就是顽固难治的皮肤病，需要灸大肠的原穴——合谷，大肠的'合土'穴也是大肠的'母亲'穴——曲池，以提高大肠的功能，使其能有效地排出身体内的有害物质。有害物质消除了，由有害物质引起的疾病，还会存在吗？！同理，我们治疗'过敏性鼻炎''过敏性体质'，是不是也应根据古人思路，首先选'合谷穴、曲池穴，各灸五壮'呢？！大家说，应该用什么方法灸呢？"

学员齐声答道："合谷穴、曲池穴，应该用补法各灸五壮。"

"排除体内有害物质的第二大通道，是小便通道，肾脏是过滤出小便的源泉。我经过试验，选了肾经'筑宾'和脾经的'三阴交'两穴，用补法各灸五壮，有较好的排毒效果。为什么选这两个穴位呢？'筑宾'是肾经穴，同时又是'阴维脉之郄穴'，古谓'郄'者'隙'也，选郄穴可清除'缝隙'处污垢。灸筑宾穴，可提高肾脏排毒的功能，'阴维脉'主人体内一身'阴血'，而肾脏又是过滤血中有害物质的主要脏器；所以，选筑宾穴还可以清除血内深藏的有害物质。'三阴交'是足三阴经的交会穴，选此穴可以同时刺激脾、肝、肾三脏。脾为后天之本，主运化吸收，可将有害物质运化到排毒脏腑排出；肝主藏血解毒，可将血中有害物质改变后再利用；肾为先天之本，先天充实，后天得养，又为排毒脏器，可将有害物质排出体外。而古人又有'三阴交，补之血旺，泻之血衰。'的阐述，灸用补法，使人体血液流动旺盛起来，血液就能将身体内有害物质带到肾脏，让肾脏过滤出去，随小便排出体外。

"因为，人体汗液，不能过分宣泻，过则使人虚弱。所以，身体内有害物质致病，我常选以上4穴，每次用补法各灸5壮，再配合治疗某痼疾的相应穴位，常常取得满意的疗效。现在大家都知道用什么方法，治疗'过敏性鼻炎'了吧！"

"知道啦，治疗'过敏性鼻炎'，选上星穴，用泻法灸7壮；合谷、曲池、筑宾、三阴交，用补法各灸5壮"，很多学员异口同声地答道。

实践一

有次在老年大学放学后，有些学员和我一道坐公交车回家。一位学员在路上对我说："赵老师，经络真好，我用学的方法，把我得了十几年的'过敏性鼻炎'治好了。在课堂上听您讲治疗过敏性鼻炎方法以后，回去就灸上星、合谷、曲池、筑宾、三阴交。您告诉我们，艾灸一般2天灸1次，可我恨病，1天灸1次，连着灸了15次，虽然有些上火，可是彻底把过敏性鼻炎给消灭了。过去我在好多医院都看过，花钱不说，就是去不了根。就这一点，今年我来老年大学上学，值了。"

实践二

有个学员的外孙女，患过敏性鼻炎，听完治疗过敏性鼻炎的方法后，回去就给外孙女灸疗。

有次在外面相遇，这个学员告诉我："赵老师，我那个外孙女，有过敏性鼻炎，尤其是春天，植物开花时，简直就不敢出门。出门去就打喷嚏、流清涕，一包餐巾纸一会就用完了。去年听您讲课后，回来就给外孙女灸：上星、合谷、曲池、三阴交、筑宾，按疗程一共灸了10次。今年春天外孙女出去，鼻子也不过敏了。"

5. 用穴解析

上星穴

督脉腧穴。在头正中线上，入前发际1寸凹陷中取穴。沿头皮向后刺3~4分，或三棱针点刺出血，灸5~7壮，灸多用泻法；针刺，先泻后补。

主治：头风、头皮肿、面肿、鼻中息肉、鼻渊、鼻塞头痛、口鼻出血不止、目眩、目中痛、不能远视、癫狂。

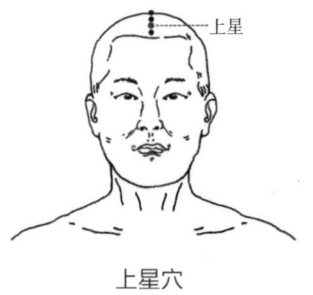

上星穴

《玉龙歌》载："鼻流清涕名鼻渊，先泻后补疾可痊，若是头风并眼痛，上星穴内刺无偏。"《针灸大成》杨氏注解："上星穴流涕并不闻香臭者，泻俱得气补。"我学习后，用上星穴治疗多种鼻疾，都收到了满意的疗效。

筑宾穴

足少阴肾经腧穴，又为阴维脉郄穴。在小腿内侧，内踝上5寸，于太溪、阴谷穴连线上，腓肠肌内侧肌腹下端取穴。直刺3~5分，灸5壮，多用补法。

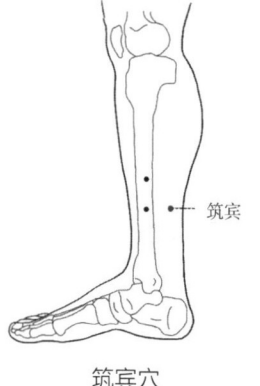

筑宾
筑宾穴

主治：癫狂、吐舌、呕吐涎沫、疝痛、小儿胎疝、痛不得乳、痛经、盆腔炎、足胫痛、转筋。

（四）上焦：耳部部分病症的辨证施治

经脉瘀阻不通引起的耳部疾患，多和肾经或少阳经有关。常见的有耳鸣、耳疼、耳聋等。一般发病较急的，多与少阳经有关。诊脉时，少阳脉三焦经或胆经会有洪大或弦的脉象，施治多选用手、足少阳经穴位，用泻法治疗。发病缓慢，逐渐加重的，多与肾经有关，诊脉时，肾经脉会有细或弱的脉象，施治多选用肾经穴位，用补法；配合手、足少阳经、手太阳经的穴位，用泻法共同治疗，才有好的疗效。

1. 耳鸣

耳鸣如蝉声或如火车的隆隆声，多和少阳经脉瘀阻有关，这时选手少阳经的中渚、液门穴，用泻法治疗，多能起到立竿见影的疗效；还有的耳鸣，声音不大，但长有，静下心来时听得很明显，一忙就好像忘了，多和肾虚或劳累有关，需要选太溪、复溜、肾俞、足三里、听宫、听会、中渚等穴进行治疗。初得者易治，久病者难医。

实践一

有次和亲戚们一块坐车出去旅游，正在山路上行进着，一个亲戚突然说道："哎哟，我耳朵里怎么突然像开火车一样，轰隆、轰隆的，啥也听不清了。"我对和亲戚同坐在后排的老伴说道："你给她逆时针揉下中渚穴，一会就好了。"

过了一会儿，就听亲戚说："耳朵里不响了，车外面的鸟叫现在能听见了。"

实践二

在陕西老年大学，有次讲经络课时，有个学员向我问道："赵老师，我这几天耳鸣得厉害，用什么方法治好？""耳鸣声音大不大？""挺大的。""那你自己针下中渚、液门两穴，用泻法试试。"

课间休息时，我过去问这个学员："你针刺后，现在耳鸣好些了吗？""刚才上课时，我按照您说的穴位，一针就好，现在听不到耳鸣了。"

实践三

有个亲戚到家来说他耳鸣，诊其脉，肾经脉为弱脉，弱为肾阳气衰，辨证为肾虚引起的耳鸣。

给其针灸复溜、太溪、足三里、肾俞，用补法；听宫、听会、中渚，用泻法。针灸后耳鸣得到好转。我拿了家里买的大蜜丸型济生肾气丸，嘱其回去按说明吃。

过了约1个月，这位亲戚过来，我就问其："你耳鸣怎样了？""回家后，我吃了3盒济生肾气丸，耳鸣感觉全都好了，还剩余两盒没有吃。"

2. 耳疼

耳内突发疼痛，如果不是炎症，多和少阳经有关，这时用手掐中渚穴周围的痛点，即刻便能消除耳疼。

实践一

我60岁前后，在陕西老年大学讲课，那时共带了5个班，每周有15个课时。有段时间由于过劳，出现耳内疼痛。诊自己的脉，三焦和胆经的少阳脉虚数，虚为正气不足；数为热，虚数为阴液不足，不能制火，使火上串，辨证为少阳经虚火上炎，影响到上焦，引起耳疼。

我选中渚穴用泻法按摩时，发现中渚穴桡侧第四掌骨旁边，有个痛点，按揉这个痛点时，耳内疼痛顿时消失了。那段时间，我又用保温杯泡西洋参喝水，脉象才恢复了正常。

实践二

有次上课时，一位学员说道："赵老师，我右边耳朵里最近有些疼，来时打了会电话，现在耳朵疼得厉害，您给我看看。"

我拉起这位学员的左手，找到中渚穴周围的痛点，按摩了几下问道："你现在右耳里还痛吗？""不痛了。""以后经常自己按摩下手上这个痛点，耳内疼痛就好了。"

我又在讲课时给大家进行分析，部分人打手机后耳痛的原因："同学们，咱们现在用的手机，信息是用微波传输的，微波对人是有一定伤害的。我自己过去也遇到，打手机时间较长时，耳内疼痛的问题，曾经用灸中渚穴治愈。此后就尽量减少打电话的时间，让身体少些伤害。一般说来，年轻人身体好，适应性强，对微波的伤害，身体恢复的快，所以，大部分年轻人在打电话后，身体没有什么不适。而老年人，大部分人身体器官已经老化，适应能力不如年轻人，对手机微波给予身体的伤害，尤其是手机贴近耳部造成的伤害，身体不能及时恢复，引起耳疼。因为，大部分人习惯用右耳接听电话，所以，右耳内疼痛的较多。此时我们可以在耳疼人的中渚穴处的疼点，用泻法进行按摩，即刻便能止痛。"

3. 耳源性眩晕

耳内耳石脱落，会造成患者平衡失常，致头晕目眩。这时如果在脉部没有发现病脉，首先应考虑到是耳石脱落，引起眩晕。

有位外地的朋友，突发眩晕，在本地医院治疗，所有检查都没有问题，住院半个多月，仍然解决不了眩晕，家人开车将其拉到西安找我。

诊其脉，没有发现脉象异常。但看其眩晕不敢单独站立的样子，知道其眩晕的程度不轻，故考虑可能是耳石脱落，引起的耳源性眩晕。

我让其躺在沙发上，用朋友教我的耳石复位方法，一手托着头下部，一手握拳，轻轻敲击头的上部。然后换个角度再进行敲击，直到将头两侧全敲一遍。

敲完头后，让朋友自己起来，看眩晕有没有好转。朋友起来后，在屋里走了几圈说道："真神了，现在一点也不晕了。"

4. 用穴解析

中渚穴

手少阳三焦经腧穴，手少阳之脉所注为"输木"。在手背第四、五掌骨中间，按压凹陷处取穴。直刺2~4分，灸3壮，三焦虚补之。

主治：目赤、目生翳膜、目眩头痛、耳聋、耳鸣、咽喉肿痛、肘臂痛、手指不能屈伸、热病汗不出。

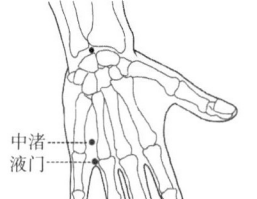

中渚穴、液门穴

液门穴

手少阳三焦经腧穴，手少阳之脉所溜为"荥水"。在第四、五指缝间，指蹼缘后方，握拳取之。直刺3~5分，灸3壮，多用泻法。

主治：头痛、目赤、耳暴聋、耳鸣、咽喉肿痛、疟疾、惊悸妄言、手臂痛、五指挛急、妇人乳汁不足。

听会穴

足少阳胆经腧穴，在耳前下部，耳屏间切迹前方，下颌髁状突后缘，张口时按压凹陷处取穴。直刺3~4分，灸3~5壮，多用泻法。

主治：耳聋、耳鸣、齿痛、齿恶寒、下颌骨脱臼、下颌关节炎、腮肿、中风口眼㖞斜、失音、癫狂、恍惚不乐。

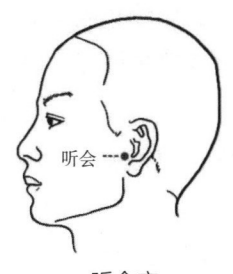

听会穴

听宫穴

手太阳小肠经腧穴，手、足少阳经与手太阳经之会穴。在耳屏正中前方，下颌骨小头后缘，张口时按压凹陷处取穴。针3分，灸3壮，多用泻法。

主治：耳聋、耳鸣、聤耳、中耳炎、耳源性眩晕、齿痛、失声、下颌关节炎、面神经麻痹、癫狂。

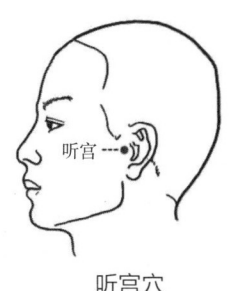

听宫穴

（五）上焦：口腔部分病症的辨证施治

口腔位于上焦，没有固定的脉部。口腔是身体的一部分，所生疾患和身体某些经络、脏器有关，不能将其割裂开单独看待。

1. 口腔溃疡

《黄帝内经·至真要大论篇》载："诸痛痒疮，皆属于心。"所以口腔溃疡的病因，多和心经及其所属脏腑有关。心在五行中属"火"，火性善喜上炎，常作用于口腔，发生溃疡。这时如果只从口腔内去治疗，常难取得满意的疗效。我学习中医后，用经络和药物共同治疗口腔溃疡，取得了极好的疗效。

实践一

一位亲戚有次见面时对我说："水平，我口腔溃疡有一段时间了，老是好不了，吃饭时疼痛的更厉害，有什么好方法治疗吗？"

诊其脉，肝脉洪大，洪大为热；心脉微大，微大也为热，只是热稍微轻些，辨证为肝热影响到了心热致病；因为五行中肝为"木"，心为"火"，木能生火，所以肝又为心之"母亲"，今母有病，传与其子，"子""火"上炎，造成口腔溃疡。

便问道："您最近睡觉怎样？""睡得特别不好，不到凌晨三点就醒了，有时睡不着，我三点就起来了。""咱们中医有句箴言：'胆热而多睡，肝热而不眠'，您现在脉象证实肝很热，所以这些病症的根源，都是肝热引起的。""想不到肝热还能影响睡眠。"

"您回去到中药店买15克细辛，打成粉，用水和蜂蜜黏合，贴在肚脐上，用胶布固定，3天后取下。这种方法可以引火归源，治疗虚火上炎引发的口腔溃疡极好，您可以试试。同时，再用藏青果粉抹在口腔溃疡面上，疗效更好。但要治本，需降肝火。最好的办法是逆时针揉大、二脚趾缝处的肝经行间穴，为泻法，能降肝火。"

过了十几天，这位亲戚到家里来，我问："您口腔溃疡好了吗？""回去用你说的方子一治，还真见效，两三天溃疡就全好了。"

实践二

在陕西老年大学讲中医时，有个学员问道："赵老师，我口腔溃疡好些年了，在医院治治好些，就是除不了根。还有医生说口腔溃疡很难根治，有些人终生都治不好，能控制住不发展都不错。真让人太痛苦了，您有治疗的办法吗？"

"我过去在中医书中看到，用细辛15克打成粉，用水和蜂蜜粘在一起，贴在肚脐上，用胶布固定，3天后去掉；口腔溃疡病较轻的人一天就好了，24小时后可去掉。此方法能引虚火下行，火归其源后，口腔溃疡自然就痊愈。我的经验，一般一次见效，你可以回家试试。我发现大部分口腔溃疡，都和心经的虚火上炎有关，你还可以逆时针按摩心经的原穴神门，它又是心经的'儿子穴''母病泻其子'，纠正了心火上炎，效果更好。"

第2个星期去讲课时，这个学员告诉我："赵老师，您讲的治口腔溃疡方法真管用，我就用了1次，现在嘴里的溃疡就愈合好了。"

《中医方药学·细辛》载："据临床报道，本品治疗口疮性口炎疗效显著，用药后患者疼痛迅速减轻，一般在3天内即见溃疡面结疤愈合，制法用法：细辛3~5钱，研细末，和水成糊剂，加少量甘油（蜂蜜亦可）调匀，放置纱布中（约7平方厘米），贴于脐部，用胶布固定，每次贴3天，对复发顽固病例，可连贴2次。"

2. 牙龈肿痛

中医理论认为，虚火上炎，常能引起牙龈肿痛，治疗应以泻法泻火为要。古人有"上齿龈为胃；下齿龈为大肠"之理论，可以选患病处相应经络施治。也有因牙齿病变引起的牙龈肿痛，在施治的同时，还应到医院牙科，对患病的牙齿进行根治。

实践一

我曾经有前门牙上齿龈处，肿胀疼痛，特别是吃东西时，硌到肿胀处，更是疼得钻心。

查找中医书，得知"上牙龈为胃，下牙龈为大肠"后，就选胃经的历兑穴、内庭穴，用逆时针的泻法按摩，很快就疼止肿消了。

实践二

有次朋友聚会，一位朋友对我说："赵老师，我嘴里牙床子肿了，痛的牙都不敢咬东西，我吃了几天阿莫西林，也不管用，您给看看。"

我便问道："你是上牙疼还是下牙疼？""是右边的下牙床疼"。我拉过其手，选大肠经的二间穴、合谷穴，用逆时针的泻法按摩了约5分钟，对其说："你现在咬咬牙，看还疼不？"其狠劲咬了几下牙说道："真神！不疼了。""你这是上火了，回去有时间，就逆时针按摩我刚给你揉的穴位，二间、合谷，让火下去了，牙床子肿痛自然就好了。"

3. 唇疹

有些人的嘴唇时常会出些小米粒样的一片疹子，灼热疼痛，过上一个星期左右，能够自愈，现代医学称为"病毒性疱疹"，用经络或中药治疗，效果较好。

实践一

有次去外地的亲戚家，看到亲戚在揉上嘴唇处，便问道；"嫂，您嘴唇怎么了？""我这又要出疱疹了，怪了，过一段时间就要出一次，烧疼烧疼的。到医院去看，医生说是'病毒性疱疹，没有特效疗法，'每次扛10天左右，它也就自己结痂好了。"

我看嫂子揉的地方，正好是手、足阳明经的循行处，便用逆时针的泻法，给其按摩手阳明大肠经的二间穴、三间穴。过了一会，嫂子说道："水平，你一揉手上的穴位，嘴这块不热了。我自己都有经验了，只要感觉这里发热，第2天准出疱疹。"

第2天，嫂子指着嘴唇上对我说："水平，你看这地方只是有些发黑，没出来疱疹。要不是昨天你给我揉了手上的穴位，今天保准疱疹就出来了。"

实践二

过去老伴出第一次疱疹，在嘴唇上面，特别灼烧疼痛。诊其脉，阳明经的胃、大肠脉滑而微数，滑脉在阳明为积食；微数为热，辨证为阳明腑积食郁热引发疱疹。

我用学来的治疱疹方法：云南白药适量，放小勺内，加入几滴纯葡萄酒，调成糊状，涂在患处。一般用药后即能缓解烧痛，初发的疱疹第2天即可结痂。再给其按摩手阳明经的二间穴、三间穴，用泻法泻其热，第2天疱疹就痊愈了。

过了几个月，见老伴自己在按摩手上的二间穴、三间穴，便问道："你怎么了，又按摩？""我又快要出疱疹了，嘴上面有些发热。"

诊其脉，胃、大肠脉仍滑而数，辨证仍为积食引发郁热致病。要根治其疾患，需消其积滞。即刻到药店去买了盒牛黄清胃丸，让老伴按药品说明吃了两次，吃药后拉了几次肚子，嘴唇上面的疱疹也随之痊愈，后来再没有见老伴嘴唇处出过疱疹。

实践三

有位朋友到我家来作客，用手将上嘴唇掀起对我说："赵老师，我上嘴唇里面有一个硬疙瘩，很长时间了都下不去，您给我看一下，不会又是肿瘤吧？"

因为这位朋友过去得过肿瘤，曾经连续吃了3年的中药才治愈。听到朋友这样说，赶紧过去检查，发现其嘴唇上面的疙瘩有黄豆大小，很硬，但推着能移动，因为肿瘤不容易推动，所以辨证和肿瘤没有关系，应为筋结。

诊其脉，各脉部脉象都有根，更证实嘴唇上面的疙瘩和肿瘤无关。我便对其说道："不用紧张，是一个筋的结节，按摩下穴位就会慢慢消下去。"

因为我观察那个结节正好在胃经的循行线上，所以我选其手上的胃点穴，用泻法按摩。几分钟后，朋友自己按着硬结说："还真有效果，摸着感觉小多了。"

然后我用笔给其两手上胃点穴画了个圈，嘱咐其说："您有时间就逆时针按摩这两个穴位，要不了四五天，嘴唇里的硬结就完全消除了。"

4. 用穴解析

二间穴

手阳明大肠经腧穴，手阳明之脉所溜为"荥水"。在食指根部，赤白肉际处，第二掌指关节前桡侧凹陷中取穴。针1~3分，灸3壮，大肠实泻之。

主治：目昏、鼻衄、头痛、齿痛、口眼㖞斜、口干、咽喉肿痛、肩背痛、手指肿痛、热病、多惊。

三间穴

手阳明大肠经腧穴，手阳明之脉所注为"输木"。在食指桡侧第二掌骨小头后方，赤白肉际凹陷处取穴。直刺3~5分，灸3壮，多用泻法。

主治：目痛、吐舌、唇焦口干、气喘、下齿龋痛、喉痹、咽中如梗、急食不通、胸腹满、肠鸣洞泄、喜惊多唾、嗜卧。

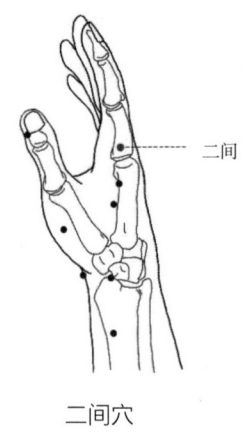

二间

二间穴

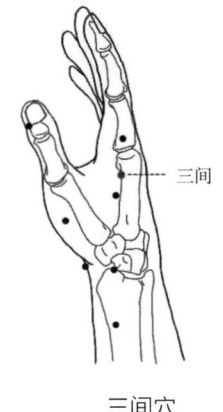

三间

三间穴

（六）上焦：颈项部分疾病的辨证施治

颈项属于上焦，有固定的脉部，在右手寸部的尺侧即里面，中间为肺经脉部，外侧即桡侧，为头脑脉部。健康的人，颈项脉部是没有脉搏的，凡颈项脉部出现脉搏，都为病脉。这就是《黄帝内经》中"恶者现，善者不现"的具体显现。在平时诊脉时，需要留心患者有没有颈项部脉搏。如诊出颈项脉搏，再根据脉象的不同，辨证分析具体的病因，采用简单易行的疗法，进行施治。

1. 颈椎疾患

人类以前过着日出而作，日落而息的自然生活，颈椎发生疾患的概率极低。现代由于科技的发展，电子产品日新月异，吸引了很多人的眼球，他们身体长时间恣意于某种状态，如过分关注电子产品的屏幕。身体部分肌肉长久处于某种状态，会致肌肉疲劳、僵硬或痉挛，尤其是颈项部肌肉，受力不均时会牵涉颈椎，使颈椎变形、错位而产生疾病。所以现代人群之中，从几岁的小孩到耄耋老人，得颈椎病的人极多。

颈椎出现疾患，会使颈部经络传输的功能受阻，表现在脉搏上，也会出现经络不通的细弦脉或微弦脉，但这种弦脉搏动力量较弱。只要诊断出颈项脉部出现细弦或微弦的脉象，就可以辨证颈椎患病了。

实践一

有位远房亲戚到家来，让我给他儿子看看。

诊其脉，其他脉象基本正常，只有颈项脉象细弦，便说道："你颈椎有问题，自己感觉颈部难受吧！""我这颈椎病时间长了，到医院看过多次，也没有什么好办法治，医生叫动手术，我也不愿做手术，就这样扛着。"

我让他坐到椅子上，检查颈椎，发现颈椎既侧弯又后突。我在颈椎侧弯凸的一面，一只手用逆时针的手法按摩；在颈椎侧弯凹的一面，另一只手用顺时针的手法按摩，两三分钟后，侧弯的颈椎就回正了；然后轻按着后突的颈椎椎体，让他先低头，然后再向后仰头，在仰头时稍微用点力，固定住后突的椎体，让其自然复位。总共没有10分钟，就将亲戚的颈椎调理好了。我对其说："你把头活动活动，看颈椎处舒坦了吧。"其前后左右摇晃着头说道："真神了，脖子一下子轻松了。"

因为颈椎侧弯凹凸的两面，需要用不同方法按摩：颈椎侧弯凹的一面，犹如地面凹陷，需要给凹陷处补些土石，才能将凹陷处填平，所以需用补法；颈椎侧弯凸的一面，犹如地面凸起，需要将凸起处土石铲去，才能恢复地面的平整，所以需用泻法。我根据顺时针按摩为补，逆时针按摩为泻的理论，自创了一套按摩方法，实践中极有效。

实践二

有位驴友肩膀痛，让我给看看。诊其脉，颈项脉部脉象微弦，微弦为颈椎脉，辨证为颈椎部病变引起肩膀痛。

检查其颈椎，发现颈椎弯曲而且左右微错位，按摩复位后，再诊其脉，颈项部微弦脉已经消失了。我便对其说："你现在活动下肩膀，看还痛不？"其将肩膀耸了几下说："肩膀现在不痛了。"

实践三

有位亲戚的小孩，才5岁多，最爱看电视尤其是动画片。有次孩子说难受不舒服，其父母带他过来让我给看看。

诊其脉，颈项脉部脉象细弦，细为阴虚；弦为颈椎经络不通，辨证为颈椎部病变，引起血流不畅，致孩子难受。

我便对亲戚说道："这么小的孩子就有颈椎病了，以后尽量叫孩子少看电视，尤其是窝到沙发上看电视，最伤颈椎。"

检查孩子的颈椎，已经侧弯，而且第六、七椎体向后突起。给孩子颈椎按摩复位后，对孩子说："你现在还觉得难受吗？"孩子活动了几下说道："不难受了。"就自己去玩了。

实践四

有次朋友聚会，有个朋友对我说道："赵老师，我最近心脏不舒服，自己针了内关、神门等穴，也不管用，您给我号号脉，看咋回事。"

诊其脉，心经脉象和其他经络脉象搏动正常，而颈项脉部为细弦脉，细为阴虚；弦为颈椎病变引起经络不通。辨证为颈椎病变，致血流受阻，引发心脏不舒服。

我便说道："你是颈椎引起的心脏难受，针灸按心脏病治，自然不管用。""我也感觉脖子不舒服，但没有想到是颈椎引起心脏难受。"

让其坐在椅子上，检查颈椎，有几个椎体微错位。在给颈椎按摩复位的过程中，其就说道："赵老师，我心脏不难受了。"当按摩完，其站起来走了几步，摇摆着头说道："全身都感觉轻松了。"

实践五

2016年9月12日，我们朋友聚会，有位朋友对我说："赵老师，我过去睡觉一直挺好，躺下就睡着了。这两天不知怎么了，家里也没有什么事，但就是晚上不能入睡，直到凌晨五点，才能入睡一会，可能就半个小时，就又醒来再也睡不着了，您给我看看。"

诊其脉，唯有颈项脉异常，呈现微弦脉，颈项脉微弦为颈椎病变。辨证：因为颈椎病变，压迫经络，造成入睡困难。

我便问道："您怎么将颈椎伤了，是颈椎引起的失眠，您号下脉，颈椎脉特别明显。"朋友答道："我夏天到女儿那里住了几个月，这一回来就需要把屋子打扫一下，干着活就觉得脖子不太舒服，我在家也号了自己的脉，知道颈椎有问题，但没有想到颈椎能引起失眠。"

让其坐在椅子上，检查其颈椎，第三、四颈椎微向后突；第五、六、七颈椎微向左侧弯。用按摩手法复位后，朋友站起来说道："赵老师，我现在感觉脖子舒服了，就看今天晚上能正常入睡不。"

第2天早上，朋友发微信过来："赵老师，昨天晚上9点我就上床睡觉了，开始还怕睡不着，谁知一觉醒来都早上7点了。看来真是颈椎问题引起的失眠，谢谢。"

2. 颈部炎症

颈部炎症有内和外的区分，内部多和口腔、扁桃体、咽喉等感染有关；外部多和腮腺、淋巴等感染有关，但都会在颈项脉部，出现较有力的弦脉，较有力的弦脉为炎症。只要诊断出颈项脉部较有力的弦脉，就可辨证为颈项部已发生感染性炎症，再根据症状和其他经络脉象合参，细分是颈项部某处发生炎症，再进行施治。因为颈项内部感染，在前面章节已经有所论述，这篇注重颈项外部感染的辨证施治。

实践一

有次朋友聚会，有位朋友让我给她看下，脖子右边上面突起了两个疙瘩，压着很疼。

我看大的一个疙瘩，有半个鹌鹑蛋大，小的也有蚕豆大，用手摸摸不太硬，而且用手推着有滑动感，认为应该是淋巴结肿大。

诊其脉，颈项脉部为较有力的弦脉，较有力的弦脉为炎症，辨证为颈项部感染引起淋巴结肿大。

我便说道："你这是淋巴炎症，不要紧，针灸一下就好了。"根据古人"颈项寻列缺，面口合谷收"的阐述，在其淋巴肿大一侧的手臂上，取合谷穴、列缺穴，用泻法针刺，约10分钟，再摸其肿大的淋巴结，已经消了一多半了。半小时后去看，肿大的淋巴结全消下去了，然后才拔针。

其用手压了下刚肿起的地方，对我说道："赵老师，我脖子这里好了，疙瘩全消下去了，压着也不疼了。"

实践二

我小时候得腮腺炎，没有学过医学的母亲，也不懂得什么穴位，就用祖辈世代相传的方法，拿做针线活的针，在油灯上烧一下，点刺手指尖放血；然后在花椒树根处挖点泥，贴在肿起的下颌部，两天就好了。

我学习针灸后，才知道母亲过去点刺放血的穴位，是少商穴和十宣穴。可是现代城市里到处都成了高楼大厦，种花椒树的土地很难找了，在遇到亲戚的孩子得腮腺炎时，就先用针刺放血，然后用黄芩、金银花，水煎服，喝两三天，也很快痊愈了。

3. 肿瘤颈项部转移

我曾在研讨肿瘤的书中看到："颈项部淋巴结发生非炎症肿大，而且这种肿大手压感觉很硬，初期没有疼痛感，要慎重对待。这种病症90%是肿瘤，其中90%是内部肿瘤的转移，其中90%都是恶性肿瘤。"

实践一

有位朋友的外地亲戚，脖子左侧出现1个小核桃大小的肿块，右侧出现2个黄豆大的肿块。到西安来看病，朋友领过来让看看。我摸其肿块，质地很硬，而且推着不能滑动。

诊其脉，大肠经脉和颈项部脉都无根，因为大部分无根脉都为肿瘤，辨证颈项部淋巴肿大，应为肿瘤转移病灶。

询问后得知，其4年前得过结肠癌，手术等治疗后身体还可以，每年检查都正常。两个月前脖子处有一点肿，也不疼，谁知长得很快，到医院检查，确诊肿瘤细胞已经全身转移。

朋友说："赵老师，医院告知已经没有什么好办法治疗了，你就给针灸治疗下吧，我们再吃些中药，看能否维持久些。"

其情难却，当时就给其针灸，选截根穴、内庭穴、上巨虚穴、合谷穴、列缺穴，都用泻法；足三里穴、中脘穴，平补平泻；内关穴、关元穴，用补法。两天针1次，10次1个疗程。

针灸到第8次时，颈部的肿块已经基本消下去了。针灸完1个疗程，完全看不到、摸不着颈项部肿块了。但诊其脉，大肠经脉和颈项脉仍无根。

因其家离西安很远，不能长期待在西安，要回去。嘱其在本地找个好中医，继续针灸和中药治疗。

实践二

有位朋来家对我说："赵哥，我最近脖子、脊背、胁肋、胸口、胃、肚子到处都难受，就到医院做了全面检查，都没有发现病灶，但癌胚5项中有3项超标。您给我号下脉，看是不是得了癌症，只是现在还发现不了。"

我查看其带来的化验单、B超单、胃镜检查报告单等，确实大部分都正常，只有血液癌胚5项中3项超标。

诊其脉，颈项脉微弦而无根，微弦为颈椎有疾患，无根为病变。胃经脉弦而无根，弦为炎症，无根为病变。肝经脉郁，郁为情志不畅。胆经脉微大而弦，微大为邪气较盛，弦为炎症。其他脉部脉象基本正常。辨证：胃经脉象无根，应该已经病变，可能也和颈项脉部无根有关，是引起颈部、胃部难受的根源。由于胆经邪气较盛而又有炎症，是引起胸胁、背部难受的根源；而胆又属木，胃属土，木又克土，胃受木过度克制，而表现胃、肚子处难受。因为其身体极度不舒服，引起情志沮丧，造成肝郁。

我便对其说："颈部、胃、胆都有些问题，是不是癌变，我也不能给您下结论，但是，根据脉象是需要治疗了。"朋友马上说道："赵哥，我在医院让医生给我治疗，医生说：'检查未发现具体的病灶，所以没有办法给您用药，您过两个月后再来复查一下，发现病灶后再根据病症进行对症治疗。'我想等发现病灶再治，那就为时已晚了。您常给我们说《黄帝内经》里讲，'是故圣人不治已病治未病。'赵哥，您就大胆给我治吧，给我针灸和吃药一起进行，让我尽快好起来。"话以至于此，只能给朋友尽心去治。

我给其检查颈部，发现颈部右侧有个直径约1厘米的肿块，按着手感极硬，推之不动，考虑可能是转移病灶。颈椎第三椎后突，第七椎左侧弯，给其按摩调整后，其说道："这会脖子舒服多了。"

给其针灸选：截根、合谷、列缺、中脘、足三里、内庭、日月、阳陵泉、阳辅，全用泻法；内关、建里、关元、太白，全用补法；太冲、光明，用平补平泻法。1天1次，10次1个疗程。用药选：白花蛇舌草100克、半枝莲50克、乌药10克、牡蛎30克，治疗胃、颈部脉象无根；金钱草20克、炒鸡内金9克、半夏9克、陈皮6克、生姜3片，调理胆脉微大而弦；生麦芽15克、郁金9克，调理肝脉郁。每天1剂，水煎2小时，只煎1次，分早晚各1次服用。

针灸1个疗程后，朋友颈部肿块消除，身体也觉得舒服多了，又到过去检查的医院复查，癌胚5项检查已经全部正常。但我诊其脉，颈部脉已经有根了，胃脉仍是无根脉，肝郁脉已经消除，胆脉仍弦。嘱其："您有时间自己再针灸以上穴位，服的药方里把郁金去掉后继续服用。"

朋友坚持自己针灸，并将上面方药服用了1年多后，诊其脉象恢复正常后才停药。几年过去了，直到写这个病例的2016年夏天，询问朋友最近怎么样时他答道："现在偶尔也感到身上有些难受，但比那年好多了，我这几年每年到医院检查身体也都正常。"

4. 颈部甲状腺结节

现代由于检测仪器的发展，甲状腺结节的检出率越来越高，有些被检查出有甲状腺结节的患者，由于怕其恶变，常采取手术的方法，将其切除，但几年后检查，发现又出现了甲状腺结节。有些人怕手术后复发，选取某些药物治疗，但疗效不显著。

我曾经诊断被检查出有甲状腺结节人的脉搏，颈项部脉均出现微弦滑的脉象，微弦为经络不通畅，滑为有垃圾，辨证应为经络病变，造成气机瘀阻，而产生结节。

我根据《癌瘤中医防治研究》中记载平消丹"通络除湿，消坚化瘀，攻坚破积，去息肉，散瘀活血，推陈致新"的功能，建议他们去买些中成药平消丹，按说明服用，都取得了显著的疗效。并依据"头项寻列缺"的古训，让有甲状腺结节，而又学习过经络的患者，在服用平消丹的同时，有时间自己针灸或逆时针按摩列缺穴，见效更快。现在药房还有平消胶囊和平消片等剂型，都为同一种药，疗效相同。

实践一

在陕西老年大学，有位学员向我询问："赵老师，我从前有甲状腺结节，医生说这种结节有恶变的可能，最好提前切除。我心里特害怕，就想一劳永逸，切除就好了。但是动手术切除两年多了，今年检查身体，发现甲状腺又长出来两个结节，医生仍建议手术切除。我想，老这样像割韭菜一样，割一茬又长一茬，何时是个头。咱们中医有没有什么好方法，治疗这种甲状腺结节。"我便对学员讲："我曾建议有甲状腺结节的朋友，服用平消丹治疗，效果还不错。药房就有，你可以试试。"

之后这位学员告诉我："赵老师，我服用平消丹快半年了，前几天又到医院去检查，甲状腺结节都没有了，还需要吃药吗？""好了就不用再吃药了，终究是药三分毒。你平时有时间按摩下列缺穴，用泻法，把经络疏通一下，就不容易再犯了。"

实践二

在陕西老年大学，有次课间我去办公室休息，刚走到门口，有位四十多岁的妇女拦住我说："赵老师，我是咱们学校的学生，您讲课的班，报名人真多，我没有报上您的班，就去学别的了。我有甲状腺结节，听说您有治疗的方法，给我说说吧。"

"中成药平消丹对甲状腺结节有一定的治疗作用，你可以试试。"

过了一段时间，课间休息时，这位妇女过来告诉我："赵老师，我去买平消丹没有了，有平消胶囊，药店人说是一样的药。我吃了两个月后，去检查甲状腺，和原来的检查结果对照，甲状腺结节小了一多半，谢谢您。"

（七）中焦心悟

中焦位于身体胸膈以下，肚脐以上的部位，这其中包括了脾、胰、胃、肝、胆等脏腑。因为脾、胰、胃、肝、胆，都在各自的经脉中论述，所以此篇着重阐述中焦气机。

中焦是六腑之一三焦腑的一部分。因为，人们在解剖时看不到三焦腑的实体，所以，自古以来，三焦实体是否存在，都是某些医家多年争论未决的问题，尤其是各家对中焦的论述，分歧较大。

《素问·营卫生会篇》载："中焦亦并胃中，出上焦之后，此所受气者，泌糟粕，化其精微，上注于肺脉，乃化而为血，以奉生身，莫贵于此，故独得于经隧，命曰营气。"我学习后体悟，中焦意指人体的消化转输作用，这些功能为"此所受气者"，实际上是体内脏腑气化功能的一部分。所以，论述中焦，需和其他脏腑功能有所区别，应以气化功能为主。

中焦位于人体的中部，起着承上启下的重任，既要向上焦输送精气营养，还需连络下焦，提携益气。犹如地球大气层，看似无物，却是生灵万物生存的必需。

根据《素问·营卫生会篇》中的阐述，我自己理解："上焦如雾"，犹如大气外层，虽空气稀薄，但有如雾的电离层，屏蔽有害射线过度到达地球表面，伤害生灵；"中焦如沤"，犹如大气的中层，上下之气在此交会，风云在此变幻，酝酿雷电雨露，滋润生灵，和沤渍食物发生变化相似；"下焦如渎"，犹如雨雪霜露下降，流归江河，输送入海一样，使生灵免除洪涝之灾。自思大自然造人之时，依据"人法地，地法天，天法道，道法自然"之理，效法地球含有的虚实之意，在造就人的实体同时，又造就了虚无的三焦之腑，并设计经络贯穿其中，以调理全身的气机。三焦腑虽然无形无象，却起着其他脏腑无法替代的作用。

有关"天人合一"理论，《黄帝内经》和《医经秘录》中均有详细阐述，是中医理论之本。远古中医，就是建立于"大道"怃理之内，"天人合一"基础之上，然后延伸出来的理论和方法。所以，《黄帝内经·上古天真论篇第一》载："上古之人，其知道者，法于阴阳，和于术数，食饮有节，起居有常，不妄作劳，故能形与神俱，度百岁乃去。""黄帝曰：余闻上古有真人者，提挈天地，把握阴阳，呼吸精气，独立守神，肌肉若一，故能寿敝天地，无有终时，此其道生。"虽然它不属于科学范畴，却是现代科学无法企及的。

《医经秘录》又名《青囊秘录》，是东汉末年三国时代名医华佗所著。书之前言有："此书由华佗祖师著述，孙仙补述。阐发医道玄理，传授养生真谛。非世间治病疗疾之方书，乃修怃养性归德合道之大法也。此书一出，中华医道之秘尽显。依之修身养性，可臻完美之境；依之探究医理，可证勿药之妙。而华祖救世活人之愿，亦将逐渐实现。世之欲为良医，进而为道医之士，亦可有经可循，有径可达矣。"

（八）中焦的脉部与诊法

中焦脉部位于右手的关部，和脾经、胃经的脉部相互重叠，所以在诊脉时应有所分辨。人在脾经和胃经都正常时，两脉象都会柔和而力量适中；出现病症时，因为两经互为阴阳表里，所以脉象就会出现差异，可用这种脉象的差异，来辨别脾、胃的病理。而两经脉象如同时出现过盛或衰弱时，这时脉象反映却是中焦患病，应该首先想到是中焦气机出现疾患，再根据脉象强弱，辨证施治。

（九）常见中焦气机病症的辨证施治

实践一

有次朋友聚会，有位朋友对我说道："赵老师，我这几天胸口发闷，总要深深吸几口气，才能好些。头也发晕，出来连车都不敢开了。而且老感觉肚子发胀，不想吃东西。您给我看看，是不是心脏出问题了。"

诊其脉，心脉基本正常；上焦脉很弱；中焦脉极弱；下焦脉微有力，弱脉为阴精阳气虚损，尤其是阳气衰微。辨证：中焦脉极弱，反映中焦气极弱，气弱上升无力，使中气下陷，引起胸闷；气弱不能抬举精气上升，影响上焦脉很弱，因为输送上焦的精气不足，脑内营养缺乏，所以造成头脑发晕；因为中焦之气下陷，对下焦之气上行形成阻碍，致下焦之气循环不畅，就会在下焦集聚过多，所以引起肚子发胀，而使下焦脉象微有力。

我便对其说："怎么搞的，把精气伤成这个样子，你这是中气不足引起的病症，坐过来，先给你提提气。""最近活多，又快到月底，把我累坏了。"我选其内关穴、百会穴，用顺时针的补法按摩了一会，其就说道："我头晕好多了。"嘱其："你回去后再用补中益气汤的方子，把方中的黄芪量加大到100克、党参加大到30克，水煎服，吃4副试试。"

再次聚会时，这位朋友对我说："赵老师，我回去就按补中益气汤的方子，把黄芪量加到100克，党参加到30克，买了4副吃完后，现在头晕、肚胀、胸闷都好了。开始我还忧虑黄芪量这么大，吃了可能上火，但吃完了也没有感到不适。""你当时病重，需要那么多量，如果药力轻，就很难见效。用药如用兵，需要重兵时，一定要用大部队。清朝王清任医生在《医林改错》书中有的方子，黄芪用量达到四两，相当于120克。但是，需要以脉象辨证为依据，按病症轻重缓急的需求用药，既不能墨守成规，也不要凭主观臆测。""知道了，赵老师，我又学了一招。"

实践二

有一个朋友给我打电话说："赵老师，我爸最近眩晕得很厉害，在医院住了几天，也不见好转，CT、核磁共振等都检查了，没有发现脑梗死和脑溢血，血压也不高。您给我分析一下，看会是什么原因造成的。""凭你说的情况，不好下结论。我现在外面，这样，一会我抽时间到医院给老人家看看。"

到医院后，见老人家躺在病床上。诊其脉，心脉较弱，上焦脉、中焦脉都很弱，弱脉为阴精阳气虚损。辨证：因为知道老人家曾患心肌梗死，放过两个支架，后来又发生心力衰竭，我让他长期用红参、麦冬、五味子，打粉配成生脉饮服用。所以心脉较弱，和心衰有关，上焦脉、中焦脉很弱，是因为阴精阳气过于亏损，不能有效鼓动脉搏有关，所以，精气过弱，不能有效上行供应于脑，脑部营养不足而造成眩晕。

因为在医院，我只能给老人家按摩补充、提升阳气。选大椎穴、百会穴，用顺时针的补法，轻轻按摩十多分钟，我让老人家下床走走，看头还晕不？老人家在病房里来回走了一会说道："现在头不晕了。"

我便问朋友："你爸这是上焦、中焦气太虚弱所致的眩晕。但你爸一直都吃着人参配的生脉饮，怎么就一下子气虚成这样子了？""别提了，前段时间给我爸配的生脉饮吃完了，我最近工作也忙，没空给老爸去买。就把家里原来买的人参须叫老爸先吃，谁知人参须的药效和人参就差这么多。只吃了几天，老爸就感觉不舒服，开始头晕的不敢走路，我就赶快把他拉到医院。医生怀疑是脑梗死，就让先住院。但住进来几天了，各项检查都做了，还不能确诊是什么病，没有办法，给您打电话想咨询一下，还又让您跑来了。""你爸以前身体太弱，这几年都靠生脉饮养着，不然早就不行了。""那我再给老爸去配些人参型的生脉饮。"

过了几天，朋友给我打电话说道："赵老师，我到药材市场又给老爸配了1千克的人参生脉饮，老爸吃后头晕基本上好了，但有点上火，该怎么办？""一次吃生脉饮不要太多，每天可小量分多次服。你爸身体太虚弱，常言'虚不受补'，虚弱的人补多了吸收不了，反成其害。所以，越是过于虚弱的人，越不宜大补。""好的，知道了。"

几个月后春节时，这位朋友来家拜年，我询问其父情况，朋友说道："现在老爸身体还不错，完全可以自理，而且每天在家自己进行艾灸。"

实践三

有年秋天，一位朋友在我们活动锻炼的公园找我说："赵老师，我最近不知怎么了，身体老感觉不舒服，右下腹又开始胀痛了。过去痛时您叫我用黄芪10克、知母6克，拿保温杯用开水泡着喝，喝1天右下腹就不疼了，可这次我都喝了3天了，肚子还疼。"

诊其脉，中焦脉极弱，下焦脉有力。极弱是阴精阳气不足，有力为气机郁积。辨证为中焦气太虚弱，不能有效提举阳气，使中气下陷，累及下焦，下焦气机不能跟随中焦之气，有效参与循环，造成下焦之气郁积，致腹部胀满疼痛，身体困倦不舒服，而使脉象有力。《素问·脉要精微论篇》载"上盛则气高，下盛则气胀"就是对此病的阐述。

我便问道："你原来中气就不足，现在怎么突然更弱了，是不是吃什么东西不合适了？现在柿子下来了，但你可不敢宜吃，柿子性凉，又能降气，中气不足的人，尽量不要吃，会使中气下陷，致下焦之气郁积而腹胀痛。""赵老师，还真让您说对了。前几天我们开车到山里去玩，那里的软柿子特别甜，我确实吃了，但没敢多吃，回来就不舒服了。"

我选其合谷穴、百会穴，用顺时针的补法按摩，提升阳气，引中焦、下焦之气上行。5分钟左右他就说道："赵老师，我感觉好多了，肚子右下边这会也不胀痛了。"

嘱其回去买盒补中益气丸，按药品说明服用。每天再将黄芪量加大到30克，知母仍用6克，保温杯泡服。

1个星期后朋友聚会时我问他："你身体现在怎么样，还难受不？""我上个星期把一盒补中益气丸吃完，现在全好了。"

（十）下焦心悟

身体肚脐以下部位，统称下焦。其中包括肾、膀胱、大肠、小肠、生殖系统等脏腑器官。肾、膀胱、大肠、小肠，因为都有独立的经脉联系，所以在各自的经脉中论述，这篇主要论述下焦气机和生殖系统。

《素问·营卫生会篇》有"下焦如渎"的阐述，"渎"本意为沟、渠的排水功能。在此是形容下焦所辖脏腑：肾、膀胱分别清浊、渗化水液，和小肠、大肠吸收饮食精华后，排出剩余的糟粕，犹如沟、渠排泄废物。《素问·营卫生会篇》载："下焦者，别回肠，注于膀胱，而渗入焉；故水谷者，常并居于胃中，成糟粕，而俱下于大肠而成下焦。渗而俱下，济泌别汗，循下焦而渗入膀胱焉。"即是对下焦的阐述。《难经·三十一难》载："下焦者，主出而不纳，以传导也。"但这种"出而不纳"，需要在下焦气机的支配中，方能有效进行。

（十一）下焦脉部与诊法

下焦脉部位于右手的尺部，与大肠经、命门脉部相互重叠，诊脉时应有所分辨。大肠脉和命门脉同处右手尺部，但经脉却分属两个系统，所以两脉搏动会有差异。下焦脉因为覆盖于两脉之上，所以两脉象会出现同步的搏动，以利于人们诊断辨别。如果右手尺部脉搏，同时出现过强或过弱的脉象时，首先应该辨证是否为下焦气机出现了问题，再根据脉象的强弱分析，做出具体的诊断。

（十二）下焦常见病症的辨证施治

1. 命门系统常见疾患的辨证施治

（1）命门与命门脉部及脉象。

命门：即为人体的生殖系统。命门脉部：在右手尺部里侧即尺侧，外侧即桡侧是大肠经的脉部。

命门脉部是诊断生殖系统健康与病变的部位，所以生殖系统的疾病，可以在右手尺部处的命门脉部诊断。一般命门脉部出现弦脉时，多为感染性炎症，如炎症引发热证，多出现弦数脉；出现紧脉时，多为感受了寒邪；出现硬而有力的脉象时，多为生殖系统有瘀血或经脉瘀阻；出现滑脉，多为痰饮或增生；出现弱脉，多为阳气虚弱；如果发现有无根脉，首先应考虑生殖系统有恶性肿瘤病变的可能；妇女还应关注乳房的病变，也是在命门脉部探察。当诊断出命门脉不正常时，即使现代医学检查没有发现病症，也需要去积极应对了。

（2）命门常见病症的辨证施治。

实践一

过去一位亲戚生过孩子后又意外怀孕，因为有独生子女政策，不得已去人工流产，却感染患病，高烧不退。给我打电话，我和老伴马上过去看望，其丈夫扶着她从屋里走出，看着十分憔悴，被扶着走路都很艰难。因为刚人工流产后身体本来就弱，又因炎症高热打了几天吊瓶消炎，被凉的消炎液体刺激，致其身体更加不适。

诊其脉，唯有命门脉极弦数，弦为炎症，数为热；辨证生殖系统因为感染炎症引发高热；施治应用针灸治疗。选内关穴、关元穴，平补平泻；中极穴、子宫穴、阴陵泉穴、三阴交穴，全用泻法，只针不灸。

针灸2次后体温恢复正常，感觉独自走路有了力气。又加足三里穴、内庭穴，平补平泻。2天针刺1次，按疗程针灸10次后痊愈。

实践二

一位30多岁的女性亲戚，有次对我说："姨夫，我最近下身发痒，还臭味极大，我都不敢到别人跟前，人们都嫌我身上有臭味。到医院看了，医生给开了些消炎和洗涤的药，效果也不好。每天早上我洗完澡才敢去上班，但还是有味，您能治不？""听你说的病状，不难治，针灸一两次就好了。这种病中医认为是肝火和心火不调引起，所以针灸调理一下经络就行。""真的，你没骗我？""我骗你有什么意思，扎完针你就知道管用了。"

诊其脉，肝经脉洪大，洪大为肝经火盛；心经脉微大，微大为心经热；命门脉弦，弦为炎症。辨证："女子以肝为本"，由于肝火旺，影响到下焦命门，使其产生炎症为主因；肝在五行为"木"，心在五行属"火"，木生火。因为肝为心之母，所以肝病又影响了心脏，致其有热。《素问·至真要大论篇》载："诸痛痒疮，皆属于心。"下身痒臭也和心经有关。

其实古人早就对这种病明理辨治了，《针灸大成·少冲穴》里记载："张洁古治前阴臊臭，泻肝行间，后于此穴，以治其标。"

依据古法首选肝经行间穴，用泻法泻其肝火；选心经少冲穴，用平补平泻法调其经。针灸一次痒退臭消，两次痊愈。

这个病例，写书时已经过了有七八年，为证实疗效询问其答道："姨夫，自从您那次给我针灸好后，这几年下身痒臭再没有复发过。"

实践三

2004年，外地一个朋友让我到他的工厂去帮忙，在迎接我们的酒会上，这位朋友给他们厂里的领导说："我这位兄长看病不错，大家谁不舒服了，可以找他去看看。"后来我对朋友说："我不是医生，没有资格给别人看病，除了给自己亲戚朋友们看看，外人不能治。"但是，仍有人找我看病，自己不好推辞，只好利用工余时间义务给他们针灸治疗。

和我在一个办公室里，有位30岁左右的女同事，有天对我说："赵工，我有个要好的姐妹，就在咱们厂化验室工作。她每次来例假后，仍流血十几天，刚干净一两天，就又来例假。在我们这里医院看不好，还到省城看了几次，也没有什么效果，你给看看行吗？""你都说了，那就行吧。""那就下班吃完饭后，叫她到我们宿舍，你过来给看看。"

过去学习《针灸大成·隐白穴》时，看到"隐白，针三分，灸三壮。主妇人月事过时不止"的阐述，曾只用灸隐白穴3壮，治过月事过时五六天不止的患者有极效。但像月事后十几天不止的患者，我还是第一次听说。因为我出门时，常带着针灸器具，下班后去街上买了块生姜，准备做姜艾灸。

过来看病的也是位30岁左右的女士，我就在其大脚趾上脾经的隐白穴各灸了3壮。第2天同事对我说："赵工，你昨天给我朋友灸完，今天她对我说针灸效果真好，今早就全干净了，要是往常，最少还得四五天才能干净。让我再给说说，看能否彻底治好。赵工，你就再给我朋友治治吧。"

后来诊其脉，下焦脉为弱脉，脾经脉为虚脉，肝经脉为郁脉。根据脉象辨证：下焦脉弱为下焦阳气不足，阳气主卫外而上行，今阳气不足，不能有效推动血液上行参加循环，致血液作用于下焦而漏下为主因，肝经郁脉为肝气不舒，由于肝属木，主生发，今郁而不舒，不能向上升发，只能根向下过度生长去克其土。脾属土，为后天之本，又主统血，被肝木过克而虚弱，不能有效行使职权，统血无力，造成漏下，也是其原因之一。

施治首选肝经期门穴，用泻法泻其郁；选关元穴用补法补其元气；选三阴交、隐白穴用补法针后加灸，补益虚弱的脾经。还有些穴位，时间太久记不清了。这位女士一共针灸了5次就痊愈了。

实践四

有位刚50岁的亲戚，一段时间感觉身体很不舒服，小腹还经常疼痛，到医院检查为妇科炎症，吃了医生开的药，疗效不明显，过来让我给看看。

诊其脉，命门脉细弦，根极弱；大肠脉微大而无根。命门脉细为病久引发阴虚，弦为炎症。《濒湖脉学》载："心腹之痛，其类有九，细迟愈速，浮大延久。"所以，肚痛大肠脉又微大，为较难医治的疾病。"无根者危"，大肠脉无根为有较重的病变。辨证：妇科炎症日久，已经伤其正气；大肠考虑有肿瘤的可能。

先给亲戚针灸，选的主要穴有：内关、合谷、天枢、关元，用补法。中极、阴陵泉、三阴交、内庭、太冲、截根，用泻法，全部只针不灸。每次针灸时，再根据脉象适当配其他穴位。同时让亲戚去做结肠镜检查。

为了引起她的重视，特推荐其到陕西中医研究院我朋友处，用抗肿瘤和消炎的中药同时治疗，以加强疗效，共吃了3个多月。

20天后做了结肠镜检查，没有问题。但我仍不敢松懈，直到其身体感觉已经正常，大肠脉有根后才停止针灸，共针了2个多疗程。

以后6年，亲戚自我感觉身体健康，精力很好。第7年突然感觉身体无力，白带异常，并伴有腹泻。过来诊脉时发现命门脉、大肠脉都无根，又开始治疗，吃了约半年时间治大肠和命门肿瘤的中药，才得以好转。

实践五

有位师弟的妻子，我曾在6年前号脉时，发现其命门脉无根，让去医院做妇科检查，但每年妇科连同乳腺检查都正常。

2010年已是第6年检查时，发现右乳有较硬的乳腺增生肿块，向我询问："赵哥，您看应该怎么办？""这几年来，我一直都觉得你脉象不太好，还是重视一下较好。"

其就要求医生将增生切除，做手术切下右侧乳腺增生肿块，医生拿去做病理化验，病理检查为极恶性的乳腺癌。医生当即决定将整个右乳房切除，并将周围的淋巴结全部切除。术后肿瘤病理检查，乳腺癌还未转移。

动完手术后，医生动员让做化疗。我和老伴到医院看望时，认为肿瘤虽然是极恶性的，但是还没有转移，已经切除了，就不需要再做化疗，可以吃些中药来预防复发。

因为医生告知需要做5个疗程的化疗，加之其对癌症的心理恐惧和了解甚少，终于开始接受化疗。

但其对化疗产生了严重的副作用，恶心、呕吐、吃不下饭、全身无力、大量脱发。第2阶段化疗在医院正进行时，由于身体肌肉无力而使腰椎间盘突出，活动受限，连上卫生间都下不了床。虽然经过医生处置，但是仍然不能主动在床上翻身活动。师弟打电话让我到医院帮忙，我利用课余时间去医院给其做按摩，慢慢才恢复了正常活动。

在做完第2阶段化疗后，出院在家调养期间，有天她由于气上逆不能饮食，师弟打电话让我赶紧过去。

到师弟家里，看弟妹躺在床上，头发全掉完了，盖着很厚的被子，眼睛半睁，没有一点神气。其姐在床边守着，见我过去就说："赵哥，我妹今天不知怎么了，连水都喝不下去，我给喂了几次水都吐了，您快给看下怎么了？"

诊其脉，上焦脉微弱；中焦脉、下焦脉都是散脉；心经、肝胆、肾、膀胱脉都很弱。弱脉为阴精阳气不足，散脉为元气溃散。根据脉象辨证：由于化疗的副作用，较长时间影响到正常饮食，各脏腑没有饮食精华有效的濡养，已经很虚弱而自顾不暇；中焦、下焦由于缺少脏气有效的助固，气机溃散。气本轻而宜上浮，如今脏腑虚弱无力约束其气，溃散向上浮散，造成上焦脉弱；中焦、下焦脉散的脉象。施治：首先应使溃散上浮之气下收，是当务之急！

我选能调理气机、固气收引的气冲穴，但怕揭开被子其虚弱的身体不能承受寒凉，就隔着厚被子用补法按摩。过了一会，弟妹开口说道："赵哥，刚才您给我按摩着，我感觉憋在喉咙的气，向下跑到肚子里，憋得不那么难受了，才给您打招呼。"又按摩了一会，其就给她姐说道："二姐，给我倒点水，口有些渴了。"半杯水她一下子全喝下去了。

接着我给其针灸，选中脘，先泻后补，关元、足三里、太白，都用补法，调理其元气和脾胃，加强后天之本。因为只有能吃进饭，才是生存之本。以后我隔天去给针灸1次，直到其饮食基本正常后，才停止针灸。并让其用中药坚持调理，就是在以后的化疗中也不要停药，总算将5个疗程的化疗做完了。

2016年春节，师弟携一家老少来给我和老伴拜年，弟妹还说："赵哥，要不是您，我早就不在了。那时您劝我不要做化疗，只是从侧面说：'如果是您嫂子得了乳腺癌，我坚决不让她做化疗'。但那时我是个医盲，死活都听不进去，认为医生让做5个疗程的化疗，就一定要坚持做完。后来我每想起化疗时的情景，心里由衷地害怕，做完化疗都6年了，医生开始还打电话让回医院复查，我一次都没敢去复查。但是这6年我按您讲的，每年立春开始就用白花蛇舌草100克、半枝莲50克、拔葜30克，水煎服，连着喝1个月。现在一直感觉很好，就是有些感冒发烧的小病，用您教授的方法治疗一下就好了。"

实践六

有位学生86岁的老父亲，患前列腺癌已经全身转移，尤其是转移到骨骼引起的疼痛，让老人家难以忍受。前列腺癌化验指标正常是8个单位以下，而老人家前列腺癌指标高达886个单位。

这位学生对我说："赵老师，我爸的病已经没有办法治愈了，医生都说我父亲已经不行了，没有什么有效的方法，再治疗只能增加老人的痛苦。还是出院回家，看老人想吃什么就吃点，尽尽孝心吧。赵老师您看有什么中药，能给我爸止痛，让他老人家少受些罪？""中药里元胡又叫延胡索，有行气活血止痛的作用，每次用10克、蒲公英30克、蛇莓30克、白花蛇舌草100克，这几味中药对前列腺癌有抑制作用，你给老人家试试，有条件还可以给针灸下截根穴、三阴交穴，对肿瘤有较好的治疗作用。"

过了一段时间，这位学生对我说："赵老师，我爸吃了1个星期您说的中药后，原来身上的剧烈疼痛明显减轻，您看还需要按这个方子继续服吗？""中医有'效不更方'的阐述，也就是对严重慢性病的治疗，有效的方剂不要去更换，应该按原药方多吃一段时间，要有长期治疗的心理准备。"

3个月后这位学生告诉我："赵老师，我爸吃了3个月中药了，现在能在屋里自己行走，生活基本自理。前几天又到医院给做了检查，前列腺癌化验指标下降到200多了。"

半年后前列腺癌化验指标下降到60多；1年后前列腺癌化验指标最低下降到9个。第2年时，这位学生对我说："我爸一直吃着那几种中药，人还可以。但前几天到医院又做了检查，化验前列腺癌的指标又上去了，升到20多，您看需要变药方不？""现在是春天，春天是发病的时节，很多慢性病在春天都有所反复，应该不用担忧，过了这段时间就会好些，不用换药方。"

实践七

有位朋友的女儿，结婚后准备要孩子，领过来让我号下脉，看身体现在是否适合怀孩子。

诊其脉，命门脉弦而无根，弦为炎症；无根为重病潜伏。诊断：妇科有炎症，而且有发生妇科肿瘤的危险。

因为现在大部分孩子的心理素质较差，所以没有提命门脉无根，我便对其说："你妇科有炎症，现在还不适合怀孕。先到医院做个全面的妇科检查，把炎症治好了再说怀孕。"两口子都说道："在医院我们检查过了，都正常，只是有点炎症，医生说不要紧。"我郑重地对朋友的女儿说道："我觉得你现在的身体，还不适合怀孕。"

朋友也过来说道："你们俩应该听赵伯伯的，怀孩子也不要太着急。赵哥，您给开些药，先给我女儿消下炎吧。"

我根据脉象辨证，选取治疗肿瘤和炎症的药物：白花蛇舌草100克、半枝莲50克、菝葜30克、黄芩20克、益母草15克、车前草15克，水煎服。

她用这个药方吃了1个多月，又到医院检查，妇科炎症已经没有了，准备怀孕。朋友不放心，又领着小两口过来，让再给号下脉。

诊其脉，命门脉仍无根。辨证：妇科的炎症虽然已经痊愈，而妇科发生肿瘤的危险依然存在，现在怀孩子仍有风险。

我便对小两口说道："现在妇科炎症虽然好了，但身体还没有调理好，最好再调理两个月，等适合怀孕再说。"

小两口听不进去劝告，很快就怀孕了。当怀孕4个多月后，在医院做常规检查时，发现孩子胎心没有了。又到省妇幼医院检查，医生也认为孩子没有胎心，需要尽快做人流手术。朋友两口子带着女儿过来，还要让我给看看，但已经无力救治。

做了人流手术后，在医院进行深入检查，研讨是什么因素造成孩子胎心停跳。在做病毒检测时，发现宫颈有冠状16号病毒。医生告知其说："这种病毒是引起宫颈癌的元凶，现在医学还没有治愈的方法，需要每半年做一次妇科检查，如果发生宫颈癌变，只好手术将子宫切除。因为这种病毒对孩子也有影响，现在已经不能怀孕了。"

女子检查出病毒后，朋友两口子带着女儿过来，一进家门，女子就痛哭流涕，将医生对其的劝告，向我哭诉着说道："伯伯，我怎么办呀？这回要把身上的零件切除了。"我对其劝慰道："没有那么严重，用中药可以提高人的免疫力，免疫力提高后，自然会把病毒消灭。身体调整好后，仍可以怀孕。"

朋友让给他女儿调理，我诊其脉，唯独命门脉仍无根，无根脉为重病潜伏。辨证：妇科发生肿瘤的危险依然存在，施治应以消除肿瘤因素为主。

选用治疗妇科肿瘤的方剂加减：白花蛇舌草100克、半枝莲50克、菝葜30克、益母草20克、当归12克、金钱草20克，水煎服，长期服用。

服药半年后，诊其脉，命门脉已经正常，认为可以怀孕了。为了保证胎儿的健康，让其将《医学衷中参西录》书中的寿胎丸抄录，到药店做成丸剂，按书中要求，吃3个月后再怀孕，怀孕后再吃3个月。

2016年国庆节，朋友一家人到我屋里来串门。朋友已经2岁多的小外孙，长得特别结实，随着播放的音乐节奏，在我屋里不停地跳着舞。

3. 子宫脱垂

妇女子宫脱垂，有多种原因，但下焦阳气不足，不能有效升抬脏器，是其主要病因。我过去学习《快速针刺疗法》一书时，按照书中针刺维道穴、维胞穴，治疗子宫脱垂的方法，为患病的亲友进行治疗，收到了极好疗效，1~2次即痊愈。

实践一

有位36岁的亲戚患子宫脱垂，曾在医院治疗，医生建议手术，但其怕动手术。听说我在学习针灸，过来让给针灸治疗试试。

诊其脉，上焦、中焦脉都较弱，下焦脉却有力。弱为阳气不足，有力为滞。辨证：阳气不足上升无力，不能有效鼓动脉搏，致上焦、中焦脉弱；下焦之气由于不能有效跟随中焦之气上升参与循环，多郁集在下焦而致下腹压力增高，反映在下焦脉部使其有力。这种压力面对其他脏器，因有腹壁保护，也不会造成过多伤害，因为子宫下面还有些空间，只能作用于子宫，使其向下推移，造成子宫脱垂。

我给其选百会穴提升阳气，气海穴补充元气，都用补法；维道穴用2.5寸毫针，沿腹股沟皮下斜刺2寸多深，透过维胞穴。针刺完后，用手指捏住两针针柄，不停地来回捻转。约10分钟后，其对我说道："叔，我感觉子宫向上提了。"又连着捻转了约10分钟，留针30分钟后拔针。

针刺完后其在屋里走了一会说道："叔，我现在一点下坠的感觉也没有了。"多年过去了，再没有听到亲戚说子宫脱垂复发。

实践二

到陕西老年大学讲经络课时，讲了维道穴的主治病症。下课后就有一些学员向我询问，其中一个学员对我说："赵老师，我也有子宫脱垂，都好些年了，吃药也不见好。得这种病，从来不好意思给别人说，但那种难受，只有自己知道。针灸治疗子宫脱垂，真像您说的那么神奇吗？""你们都学会了针灸，回家给自己试用一下。因为维道穴是沿腹股沟皮下针刺，虽然进针较深，但是没有危险，可以大胆针刺。实践后收到确实的疗效，才能体会到《黄帝内经》所阐述的'效如桴鼓'。"

过了一段时间，就有学员告诉我："赵老师，我按照您讲的治疗子宫脱垂的针刺方法给自己扎针，在维道穴不停地捻转针柄，一会就感觉小腹有气流，带着子宫向上提升，针灸1次，感觉子宫脱垂都痊愈了，但我还不放心，又针灸了1次巩固疗效。真想不到，针灸这么神奇，就我这新手，也只针灸了两次，就把自己多年的难言之隐治好了。"

4. 妇女遗尿

有些妇女生完孩子后，由于腹部肌肉群恢复不良，患上了遗尿症，稍微跳一跳，咳嗽和大笑等时，就会有尿顺尿道不自觉遗出，给自己造成很多不便和痛苦。遇到这种病症，用针灸治疗，常可取得满意的疗效。

实践一

我有位亲戚患有遗尿症，得知我会针灸，2008年到家里来询问："水平哥，我生完孩子后就患上了遗尿症，大声笑、下台阶等控制不住，就往外遗出，真痛苦。孩子都20多岁了，您看多长时间了，到医院看了不知有多少回，也吃了不少的药，没有什么效果。水平哥您能治不？""针灸能治遗尿，如果不害怕扎针，我给你针灸试试。"

诊其脉，右手寸部的上焦脉较有力，关部的中焦脉和上焦脉比较，稍有些弱，尺部的下焦脉更弱而无力，肾和膀胱脉都很弱。根据脉象辨证：由于三焦气机紊乱，引发排尿异常为主因。因为女子属阴，脉的尺部也属阴，所以女子尺部脉应大于关部、寸部脉方为正常。而今其脉，寸部大于尺部，是元气上浮而下焦元气不足，三焦气机失调的表象。肾和膀胱气弱，不能有效控制尿道开合，也是造成遗尿原因之一。因为"肾主二阴"，和尿的排放有关；膀胱本身就是储蓄和排尿器官，气弱行权无力，造成排尿异常。

根据脉象辨证选穴，首选三焦经募穴石门、膀胱经募穴中极，用平补平泻法调其气机；选关元穴，用补法补其元气，选足三里、三阴交、复溜穴，用补法补其阴阳并引气下行；最后选内关穴用平补平泻法，调理身体内部平衡。每次针灸时再根据脉象微调一些穴位，针灸1个疗程后，其遗尿的症状完全消除。为了巩固成果，又给其针灸了5次。

对亲戚的遗尿症，总共针灸了15次，几年后询问亲戚时其答道："自从您那年给我针灸后，蹦跳、大笑再也没有遗尿。"

2016年春节过后，这位亲戚又找我说："水平哥，最近家里事多，心里特别烦。不知怎么了，这几天又有点遗尿了，您给我看看。"

诊其脉，肝经脉郁，上焦脉微有力而根时有时无，下焦脉极弱。辨证：肝经脉郁为心情不舒畅所致，不良的情绪又影响了三焦气机，气机紊乱造成旧病复发。

嘱咐亲戚首先要调节自己的心情，因为不良的情绪最影响身体健康。有时间再去买两本中医和针灸书，自己学习些中医和针灸知识，既排解郁闷的心情，又可将身体调理健康。

实践二

在陕西老年大学，讲中医经络时，举例讲述了针灸治疗妇女的遗尿症，下课就有学员向我询问："赵老师，我也有遗尿症，已经好多年了，在医院看了很多次，也没有什么效果。医生说只有手术，才能根治这种病，可我又怕手术有后遗症，一直没敢动手术。刚上课听您讲针灸对遗尿有那么好的效果，我自己针灸不知有没有危险？""我在课堂上讲过，古人曰'肚腹深如井'，就是在肚腹针刺稍深些，也不会对身体造成伤害。石门、中极、关元穴，都在腹部，而足三里、三阴交、复溜、内关穴都在四肢，所以针灸按书中要求去针刺，不会出现危险。而且你们这个班都学过针灸，除了腹部在课堂上没有针灸外，四肢上的穴位都针灸过，回去细心针灸腹部穴位，争取早日把您的遗尿症治好。"

过了一段时间，课间休息时，这位学员叫住我："赵老师过来，告诉您个好消息，我按照您讲的方法，在家给自己针灸了15次，还真把我多年的遗尿症治好了。现在出门再也不难受了，谢谢老师。"

5. 用穴解析

子宫穴

经外奇穴。在脐下4寸的中极穴处，旁开3寸取穴，直刺8~12分，灸5~7壮，热泻寒补。

主治：妇女生殖系统炎症、月经不调、不孕、子宫脱垂。

此穴在子宫位置的两侧，专治妇女胞宫疾患，凡妇女生殖系统病症，皆可选此穴共同针灸治疗，故名子宫穴。

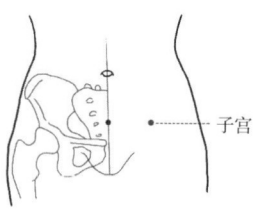

子宫穴

隐白穴

足太阴脾经腧穴，足太阴之脉所出为"井木"。在足大趾外侧，趾甲角后1分处取穴。针刺1分或点刺出

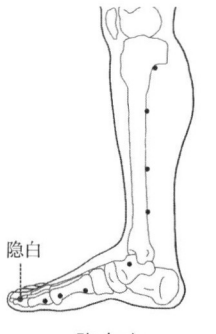

隐白穴

血，灸3壮，多用补法。

主治：癫狂、多梦、小儿惊风、腹胀、泄泻、便血、崩漏、妇人月事过时不止。

气冲穴

足阳明胃经腧穴，又为冲脉之起穴。在脐下5寸，中线旁开2寸，耻骨上沿动脉应手处取穴。辟开动脉直刺5~7分，或三棱针点刺动脉出血，灸3~7壮，多用补法。

主治：脾胃虚弱、腹痛、腹胀、逆气、奔豚、胎气上冲、月经不调、小便不利、阴茎痛。李东垣曰："吐血多不愈，以三棱针于气街出血，立愈。"

气冲穴善治腹中逆气上冲之疾患，故后世改气街穴为气冲穴。

维道穴

足少阳胆经腧穴，足少阳经、带脉之会穴。在腹股沟下1寸，髂前上棘前下方5分处取穴。顺腹股沟，在皮下从上向下斜针刺10~20分，灸5~7壮，灸不及针，多用强刺激。

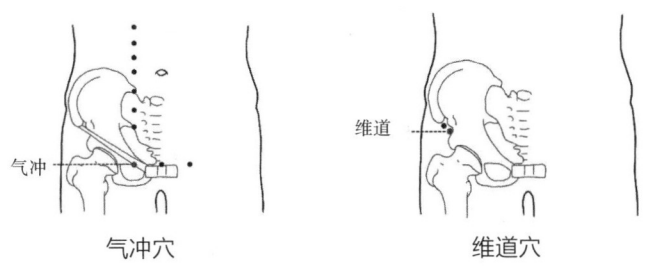

气冲穴　　　　　　　　　　维道穴

主治：呕逆不止、不嗜食、三焦不调、水肿、子宫脱垂、少腹痛、妇女带下、腰胯痛、疝气痛。

我在给亲友治疗子宫脱垂病症时，采用维道穴顺腹股沟皮下针刺，进针约20分，透过维胞穴（经外奇穴，在维道穴下1寸，主治子宫脱垂）。然后采取左右来回不停捻转针柄的强刺激手法，患者自我感觉子宫向上提收后，再捻转针柄10分钟，留针10~20分钟后拔针。一般纯粹子宫脱垂的患者，经过1~3次针灸治疗，即可痊愈。

石门穴

任脉腧穴，三焦经募穴。在腹正中线上，脐下2寸处取穴。针刺8~20分，《铜人》载："灸二七壮，止一百壮"。得气即泻。《素注》载：

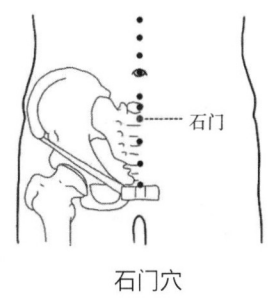

石门穴

"妇人禁针、禁灸，犯之绝子。"

主治：呕吐、贲豚抢心、食谷不化、泄泻、腹痛坚硬、小腹绞痛、水肿、小便不利、气淋血淋、尿潴留、妇人产后恶露不止、崩中漏下。

石门穴为古人绝育要穴，未曾生育或仍然准备生育的妇女，尽量不针灸此穴。我在学习前人针灸此穴用于绝育时，采取直刺1寸，向一个方向行针，使肌肉疼痛传到胯骨处，针后再灸5壮，太溪穴灸3~5壮。连着针灸3~5次，多能有效避孕1年。

（十三）下焦气机失常的病症

下焦气机是下焦脏腑运行的动力，下焦气机失常，常会造成下焦脏腑的病症。这时如果能有效地调理下焦气机，下焦脏腑的病症也会消除。

1. 脉证实践

实践一

有次朋友聚会，一位朋友对我说："赵老师，我最近下腹部经常胀痛，肛门还有下坠感，您给我看下是哪里出问题了。"

诊其脉，上焦、中焦脉为虚脉，下焦为郁脉，其他脉部正常，虚脉为阳气虚弱，郁脉为气郁不舒畅。辨证为上焦、中焦阳气虚弱，上升循环无力，不能有效带动下焦之气上升；下焦气机不能有效跟随中焦之气参与循环，过多阳气郁积下焦，致腹部胀痛而有下坠感。

我首选三阳经交会的大椎穴，用补法按摩补其阳气，再选百会穴用补法按摩提升阳气，约10分钟，这位朋友说道："赵老师，我现在腹部不胀了，肛门下坠感也没有了。"

实践二

有次聚会时，一位朋友对我说："赵老师，我都有一个多星期了，身上老感觉没有力气，两条腿像灌铅一样沉重，肚子发胀，也不想吃东西，您给我号下脉，看是不是老病又复发了。"

这位朋友过去因为身体不舒服，到家里来号过脉，是命门脉无根，曾针灸过一段时间才恢复了正常。

诊其脉，上焦脉有力为实脉，中焦脉基本正常，下焦为沉细脉，上焦脉有力为气机上涌，下焦脉沉为里证，又是元气不足的表象，细为阴虚，又为血不足的表象。根据脉象辨证：上焦脉有力而实，为气血过于上升，造成上部气压增高；下焦脉沉细为下焦气血不足，致下部营养不良而无力。《黄帝内经·经脉》载："脾足太阴之脉……是动则病……腹胀……身体皆重"，所以后天之本的脾经也有问题。

我便对朋友说道："没有大问题，脉都有根。你最近血压增高了吧，是上焦气盛，下焦气弱，引起的身体上下不协调造成的病症，趴在椅子上调理一下就好了。"朋友回答道："我原来血压不高，但最近不知道怎么血压就是高，低压都在90多，高压150多，吃了些药，效果也不好。"

在饭店内用几个椅子拼起来，让其趴在上面。先按摩背部的三焦俞穴，用平补平泻法调理三焦经，再选三焦经下合穴委阳，用泻法按摩，引三焦经气下行。然后让其仰卧，用补法按摩脾经三阴交穴补其血，用泻法按摩脑清穴降血压。按摩10多分钟后，让其起来走路看怎么样，其走了几圈说道："身上舒服了，腿也不沉了。"再看其血压，已经正常了。

<u>实践三</u>

有次朋友聚会，一位朋友对我说："赵老师，我左下腹部疼痛，已经有好几天了，我想着是结肠病症，自己针灸了天枢、足三里、上巨虚穴，咋没有效果？您给号下脉，看究竟是什么地方病了。"

诊其脉，手厥阴心包脉微弦，中焦脉极弱，下焦脉微大。辨证：中焦脉极弱为中气不足，因为中气不足，不能有效承上启下，致下焦气过分郁积产生过大压力，造成左下腹疼痛，反应在下焦脉部显现脉象微大；手厥阴心包经与手少阳三焦经互为阴阳表里，联系紧密，心包经脉微弦为瘀阻不通，因而造成心包经与三焦经沟通障碍，致阴阳失衡而为病。

我首先在其胳膊上手厥阴心包经循行处，找痛点用泻法按摩，以疏通心包经脉。正按摩着，这位朋友就说道："赵老师，我现在左下腹不痛了。"

再诊其脉，手厥阴心包经和手少阳三焦经脉象都恢复正常了。这是我唯一的一次，按摩手厥阴心包经时，手少阳三焦经得到治疗的病例。

由此验证了，古人发现并论述："手厥阴心包经，起于胸中，出属心包络；向下通过横隔，从胸至腹依次联络上、中、下三焦。与手少阳三焦经互为阴阳表里，可以相互影响致病。"的真实存在。

2. 用穴解析

<u>三焦俞穴</u>

足太阳膀胱经腧穴，手少阳三焦经的背俞穴。在腰部第一腰椎棘突下，旁开1.5寸处，伏卧取穴。向脊柱方向斜刺5~8分，灸3~7壮，虚补实泻。

主治：目眩头痛、伤寒头痛、脏腑积聚、胀满羸瘦、腰脊强不得俯仰、饮食吐逆、腹胀肠鸣、泄泻、遗尿。

委阳穴

足太阳膀胱经腧穴，手少阳三焦经的下合穴。在膝关节后面，当腘横纹上中点外开1寸，股二头肌腱内缘处取穴。直刺5~7分，或用三棱针在腘静脉上点刺出血，灸3~5壮，多用泻法。

主治：腋下肿痛、胸胀满、腰脊强痛、小腹胀满疼痛、小便不利、下肢痿痹、腘筋挛急、膝关节痛。

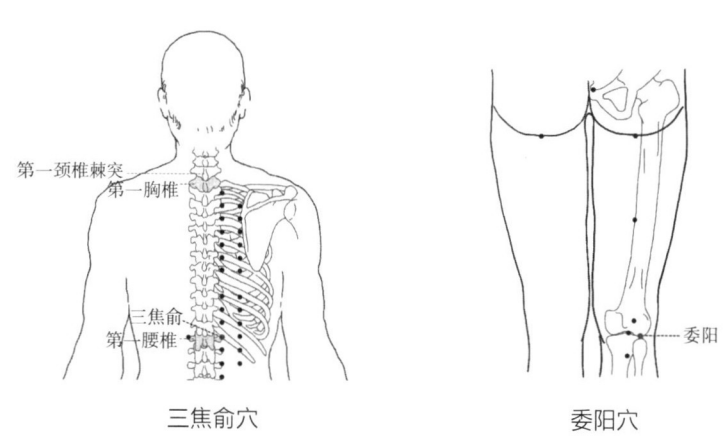

第一颈椎棘突
第一胸椎

三焦俞
第一腰椎

委阳

三焦俞穴　　　　　　　委阳穴

（十四）部分三焦经全身性病症的辨证施治

1. 少阳经伤寒

少阳经受到风寒侵袭，常会发生伤寒证，也就是现代医学所称的一种感冒。《伤寒论》载："伤寒脉弦细，头痛发热者，属少阳。少阳之为病，口苦，咽干，目眩也。伤寒五六日中风，往来寒热，胸胁苦满，默默不欲饮食，心烦喜呕。或胸中烦而不呕，或渴，或腹中痛，或胁下痞鞕，或心下悸，小便不利，或不渴，身有微热，或咳者，与小柴胡汤主之。"我学习后凡遇感冒，见手少阳三焦经脉、足少阳胆经脉都弦细者，即辨证为少阳经伤寒，建议患者去买中成药小柴胡颗粒或冲剂，多数人服之即效。

实践一

有次傍晚讲完课回家，碰见同单元楼上的邻居，领着10岁的儿子也向家走。看孩子一脸的病态，手背上贴着胶布，便问邻居："孩子怎么了？""他昨天感冒了，今天发起高烧，39℃多。早上到医院去看了，医生说是感冒引起扁桃体发炎，造成的高热。打了一下午吊瓶消炎，刚打完回来。"我便对邻居说："扁桃体发炎，可以用一次性采血针，在手大拇指外边，指甲角后面的少商穴放几滴血，几分钟就治愈了。"因我在2楼，邻居在3楼，说着话就走到我家门口，邻居说道："叔，到您家了，您就给孩子治治吧，我回去怕找不准穴位。"

给孩子诊脉，手少阳三焦经上、中、下三焦脉部都弦数，弦为炎症，数为热；足少阳胆经脉弦细数，弦为炎症，细为高热伤阴，数为热；根据脉象辨证为少阳经伤寒，即现代所称的一种感冒。

随即取一次性采血针，给孩子消毒后在少商，关冲穴点刺放血。放完血后，我问孩子："你看喉咙里面还疼不？"孩子咽了几次唾液后说："爷爷，喉咙里面不疼了。"

我随后嘱咐邻居："你到药店买盒小柴胡颗粒，给孩子按药品说明服用，治疗这种感冒极好，你回去试试。"

第2天早上，邻居就来告诉我："叔，昨天晚上给孩子吃了1次小柴胡颗粒，今天早上就烧退上学去了。之前像他这种感冒又扁桃腺发炎，最少还得再打两三天吊针。"

实践二

有位亲戚感冒后到家来对我说："叔，我这次感冒和以前感冒不一样，头痛，有些发烧，也就38℃左右，但一会发冷，一会发热，恶心想吐，不想吃饭，肝部有点疼痛，您给我号下脉，看是不是肝有问题了？""听你讲的症状，应该是少阳经感冒。坐这给你号下脉，再确定一下。"

诊其脉，足少阳胆经脉微弦，手少阳三焦经寸、关、尺三部脉都弦细；其他脉部虽然脉还柔和，但六部脉都微数。数为热，是发烧所致；少阳经脉象弦细为感冒，也就是古人所谓的"伤寒"。《伤寒论》载："伤寒脉弦细，头痛发热者，属少阳，小柴胡汤主之。"根据脉象辨证：少阳经伤寒。

我便对亲戚说道："你这是少阳经感冒，去买盒小柴胡冲剂或颗粒，治少阳经感冒有效，一盒吃不完就好了"。

第2天中午，亲戚打电话过来："叔，我昨天去买了盒小柴胡颗粒，昨晚和今天早上一共吃了2次就烧退病好了，请放心。"

实践三

2016年春节，因为喝了些别人送的化橘红茶，过年后有些上火，左上牙床有些肿。那几天正专注写"手少阳三焦经"，开始并没有在意。但2月18日坐在屋里写书时感觉身上有些发冷，就对老伴说："今天屋里暖气是不是不好，怎么这么冷？"老伴答道："不冷呀，你是不是病了发烧？"拿来体温计一量37.8℃。我就用采血针给十宣穴放血泻其热，并吃了牛黄甲硝砒，但第2天仍没有退烧。

第3天2月20日因和别人有约，早上出去时正碰上西安来寒流，接着又在公园里回答学生的问题，在寒风中站了两个多小时，受寒风侵袭后全身倍感寒冷。中午回家后身上一直发冷，就想盖着被子暖和一会，谁知盖两床被子仍冷得发抖，躺了一个多小时也没有暖和过来。自诊其脉，所有脉部都为紧脉，紧脉是身体受风寒邪气侵袭的脉象。

老伴看我不想吃饭，就给煮了些小米粥，让起来吃点饭。但我没有一点食欲，菜到嘴里就像嚼蜡，只喝了小半碗稀粥，即刻身上发热出汗，汗一落又发冷，我量体温38.2℃，也不太高。但就是觉得浑身无力，奔豚气一阵阵翻涌，上冲咽喉，出不来下不去，憋得特别难受；小腹疼痛，恶心想呕；头额痛，右胁痛，咳嗽有大量白痰；小便不利，心跳极快。用智能血压计测量三次，心脏搏动分别为每分钟114次、117次、118次；血压92／138，是我有生以来的最高血压，因为我平时血压偏低，都在70／110左右，上80／120都极少。昏昏欲睡，躺倒就昏睡过去了。

下午睡醒来后又诊自己脉搏，仍极数，但手少阳三焦经，上、中、下三部脉都变为弦脉，足少阳胆经脉变为弦细脉。《伤寒论》载："伤寒脉弦细，头痛发热者，属少阳。"其他脉部脉象虽然仍数，但已经变为柔和脉象，辨证：邪气已经隔传入少阳经了。

起来后取针盒给自己针灸，老伴看我没有力气，过来帮我针灸脚上的厉兑穴、内庭穴、脑清穴，用泻法，降血压而止恶心欲呕；我躺着自己针刺腑会的中脘穴，先泻后补，调理脾胃；三焦经募穴石门，用泻法，治少阳腑病；针刺外关穴，用泻法泻除外感邪气。又让老伴给我大椎穴、委阳穴放血，针扎完后即感觉身上不太冷了，头也不疼了。

傍晚仍没有食欲，不想吃东西，也不想喝水。自知这次病邪不轻，不同于以往的少阳经伤寒，还应药物共同治疗方能痊愈。但小柴胡颗粒成药已经不适宜自己的病症，只能参照《伤寒论》用小柴胡汤加减法："若腹中痛者，去黄芩，加芍药三两；若胁下痞鞭，去大枣，加牡蛎四两；若心下悸小便不利者，去黄芩，加茯苓四两；若不渴外有微热者，去人参，加桂枝三两，温服取微汗愈；若咳者，去人参、大枣、生姜，加五味子半升、干姜二两。"根据其意自拟药方：柴胡9克、清半夏9克、茯苓12克、芍药10克、牡蛎20克、桂枝9克、五味子15克、干姜6克，2副，水煎服。

吃完药后身上发热，出了点汗，但汗一落又发冷，昏聩欲睡，躺倒就睡着了。半夜做梦，有人对我说："人体三焦，贯穿人体，如手机，轻轻一点，便全屏开启，点中人体任何一点，都属三焦。"这时在我面前，看见有只手拿着一部智能手机，另一只手的手指在手机屏上点了一下，手机屏便全亮了。

正在此时，一阵咳嗽将我震醒，但刚才的梦境却清晰印在我的脑海之中。醒来后看表才凌晨两点，但怎么都不能再入睡。反复琢磨梦中之人对我说的话，思考这几天正在写的"手少阳三焦经"篇章，检讨哪里写得不对，忽然所悟，手少阳三焦腑虽然为六腑之一，却不能在身体内找到具体实腑，应当全在气机。因为人体各处都存在气机，所以"人体任何一点，都属三焦"。如果三焦气机出现瘀阻的病症，只要能找到，在人体某处的淤积点进行疏通，治疗就如同手机"轻轻一点，便全屏开启。"

第4天早上起来量体温，已经降到37.3℃了，身体仍疲软无力。后来又吃了两副药（小柴胡汤加减），其他症状都消除了。就是因为过去肺脏得过大病，咳嗽十几天仍不愈，经过艾灸风门穴、肺俞穴才得以好转。

2. 天疱疮

天疱疮是一种慢性大疱性皮肤病，发病原因不明，与细菌引起的脓疱疮不同。皮肤和口腔黏膜均可发病。主要病症为无菌性表皮细胞失去相互黏附作用而松解，皮肤容易起疱和擦破，流出黏液，极难痊愈。此病有寻常型、增殖型、落叶型、红斑型4种，第1种常见而较重，后3种少见且较轻。

老伴的二姐，2000年49岁时，背部出了巴掌大一块红斑，上面有几个黄豆大的水疱，曾到几个大医院去医治，但越治发展越快，蚕豆大的水泡遍及全身，一磨蹭水泡的外皮就破裂，流出黏液。1年后诊断为红斑型天疱疮，西安市某医院让其住院全面治疗。

住院的3个月期间，老伴和我去医院看望，见二姐一头秀发全被剃光，头、脸、胳膊等处都出满疱疮，抹着不知名的药水，身上被含药的绷带缠绕着。因为大量激素的应用，脸成了胖大的满月脸，身体整个增大，和过去苗条的身材判若两人，如果不知道她就是二姐，突然遇到简直不会相认。

出院后我们到家里去看望二姐，只见前胸的天疱疮略有好转，其他部位仍层出不穷。每天仍需用大量的激素维持，泼尼松每次6片，每天3次，同时服用环磷酰胺、雷公藤等。

在见到二姐患病前，我对这种红斑型天疱疮连名字都未听说过，所以一无所知。见二姐病得这么严重，就去查了些资料，买了几本书学习，但是资料中都认为："天疱疮病因不明，病程长而治愈难，并有生命危险，死亡率较高。"《家庭医学全书》载："天疱疮是主要发生于中年人的一种慢性大疱性皮肤病，发病原因不明，与细菌引起的脓疱疮（俗称天疱疮）不同。某些药物和紫外光照射可引起发作。有人认为是免疫异常疾病，皮肤和口腔黏膜均可发病。重要特点是表皮棘层细胞失去相互黏附作用而松解，因此皮肤容易起疱和擦破。病变广泛而较难愈合，病期长，病情较严重。"

我根据二姐的病情进行过分析，应该与心理压力和情绪有关。二姐得病的1年前，她们单位在西安北郊团购了一个在建楼盘，她有幸分到一个单元，但需要8万多元钱购买。对于夫妻两人，每月一共只有1000元左右工资加奖金，8万多元人民币真是一个天文数字。为了能有一个属于自己的家，他们到处向姊妹和亲戚借债，可惜亲戚们都是工薪阶层，只能最大限度的给予筹措，费了很大的力气，才把首付交完。

紧接着还有交房时付完全款的压力，对任何普通人来说，这都是极大的思想负担。古人有"心牵于事，火动于中"的阐述，这种"火动于中"，能使人气机紊乱而致病。《素问·至真要大论篇》载："诸痛痒疮，皆属于心。"由此论理二姐所患的红斑天疱疮属"心牵于事"，而致"诸痛痒疮"成灾，皆和情志相关。

恰逢2002年5月1日，我们工厂让年龄满45岁的女工、年龄满50岁的男工内退，我也在其中。当天老伴就对我说："水平，我二姐的病看了几年一直都没有好转，你今天内退了，还未去找工作，有时间去给我二姐试试针灸治疗，其实就是死马当活马医，你愿意吗？""我对这种病了解也不多，你既然让治，那我只能尽心，但需要二姐同意才行。""二姐愿意让你试试。"

我把自己的事安排好后，内退后的第3天，就开始给二姐针灸治疗。对这种病，治疗没有现成的资料，我就根据脉象诊断来定经络和穴位。

因为时间过去太久，每次针灸前诊断的脉象和选穴又有所差异，当时自己又没有对病症做记载，所以对每次的脉象和选穴记不清楚了。我依稀记得诊断哪条经脉的脉象有力，就选哪条经脉的穴位用泻法；哪条经脉的脉象微弱，就选哪条经脉的穴位用补法。常选的穴位有：合谷、曲池，用补法针后加灸5壮，补大肠功能以利排除毒邪；肺俞、厥阴俞、心俞、膈俞、肝俞、三焦俞、水分、太冲，用泻法只针不灸，调理血液、水液、气机，泻其邪气；内关、三阴交，用平补平泻法只针不灸，调理体内平衡。每两天针灸1次，针灸5次后病情开始好转，10次满1个疗程后，二姐全身的天疱疮都瘪下去干燥结痂了。根据我以往的经验，患者每针完1个疗程，都要休养最少1个星期，然后再进行第2个疗程针灸。我便对二姐说："这次针灸已经完成了1个疗程，您看效果还不错，咱们休息7天后我再来给您针灸。"

7天后我又过去给二姐针灸，看到全身瘪下去结痂的天疱疮又鼓了起来，破裂的天疱疮向外流着黏液，又复发为针灸治疗前的状态，针灸的成果全部付之东流。

随即，我就又根据脉象开始选穴，前面所用的主要针灸穴位基本没变。针灸不到10次，二姐身上的红斑天疱疮就又干燥结痂了。有了上次的教训，再没有敢停止针灸，但让二姐慢慢减少激素的服用量。2个月后，结痂的天疱疮处开始脱皮，一块块正常的皮肤慢慢呈现出来，激素所引起的肥胖和水肿也基本恢复了正常，几年来只能穿肥大睡衣生活的二姐，将过去一度压箱底的衣服又逐渐穿在了身上。

看着二姐一天天好转，但我一直不敢松懈。针灸一共进行了4个多月，直到二姐身上所有疱痂全部脱落，长出新皮，才停止针灸。

将此病例写于书中时，已经过了2016年春节。14年过去了，二姐曾患的红斑天疱疮再没有复发。

3. 神经性皮炎

《家庭医学全书》载："神经性皮炎，是一种皮肤神经功能障碍性疾病，表现为成片的皮纹明显的斑片，常伴有剧烈瘙痒。一般分为局限性和播散性两种。

"病因尚不明确，可能与自主神经系统功能紊乱有关，又如精神过度兴奋、忧郁、疲劳、惊恐、焦虑、心情急躁、生活环境的突然改变及局部刺激，如搔抓、衣领及毛织衣着的摩擦、食用刺激性食物和饮料等，均可诱发本病。局部搔抓尤为重要因素。

"初起时局部皮肤出现奇痒，经过不断搔抓，出现针头大小，不规则形、三角形或多角形的坚实、平顶的丘疹，很快融合扩大成片，逐渐增厚，表面的皮嵴突起，皮沟加深，形似苔藓。"

我根据中医喜、怒、忧、思、悲、恐、惊七情皆能致病的理论分析，神经性皮炎，多和情志内因有关，其他原因皆是外因，所以治疗应当以调理情志为主。

艾灸神经性皮炎处，使局部温热，对治疗神经性皮炎极效。究其原因可能是艾灸时艾绒燃烧的热量，使神经性皮炎处血液循环加快，使患处病理物质得以有效代谢；而且这种艾灸的温热感，使人心情愉悦，神经放松，这种由情志紧张而产生的病理，得到缓解，也是其治愈的原因之一。

实践一

有位亲戚患神经性皮炎，脖子、身上、胳膊上，一块块突起于正常皮肤之上的斑块，有时奇痒难以忍耐。曾在医院治疗，用了很多药，但收效甚微。

有次奇痒难耐，就用我给他的艾条，点着在有斑块的皮肤痒处熏烤发热，却意外收到止痒的效果。后来就又用燃烧的艾条对神经性皮炎处熏烤了几次，神经性皮炎造成突起的皮肤不但痒消而且恢复了正常。

亲戚将他的医疗成果告诉我后，我就思考其原理，并应用到实践治疗当中，进行检验，确实有效。

实践二

有个亲戚到家来后，谈及其脖子后面有两块神经性皮炎，有时奇痒难忍，在医院看了很长时间，也用了一些外用和内服药，但疗效不好。

我就用燃烧的艾条，来回移动着艾灸患处，使其产生温热感，其即刻便说道："我现在感觉不痒了。"在其患处各灸10分钟左右结束。

我给他拿盒艾条，嘱其回家后，让家人按照我灸的方法，再灸几次，彻底将神经性皮炎治愈。过了一段时间，这位亲戚过来告诉我："我回去后，又让家人给我在神经性皮炎处艾灸了两次，现在彻底好了，您看，皮肤都恢复正常了。"

4. 湿疹

湿疹是幼儿常见的皮肤病。急性湿疹，皮肤上多呈现对称性弥漫的红斑、丘疹、疱疹、渗液等，边界不清，常伴有灼热或痒感；慢性湿疹造成的皮疹，常在身体某些部位出现浸润，增厚、色素增加等。

亲戚的孩子出现湿疹时，对稍大点能艾灸的孩子，我常让亲戚给孩子先灸合谷、曲池、筑宾、三阴交穴，排除体内的毒素。再用蒲公英10克、苍术10克，水煎20分钟。第1次煎的内服，第2次煎好后放温了洗患处，常收到极佳疗效。外用还可以选取樟脑、硼砂各等分，研极细粉，加凡士林合成软膏涂患处，也极见效。同时应该让孩子忌食容易引起过敏的食物，如海鲜等。哺乳期的母亲，也应忌食那些容易引起幼童过敏的食物。

实践一

亲戚刚出生的幼儿，身上、脸上都出现了很多湿疹，亲戚向我询问有什么方法可以治疗。考虑到孩子太小，只告知其用蒲公英10克、苍术10克，水煎放温后给孩子洗患处。洗后很快湿疹就消下去了。但因孩子身体内部没有得到有效改善，过一段时间孩子皮肤就又出湿疹了。

后来亲戚用樟脑、硼砂、凡士林，调成软膏，给孩子涂湿疹的患处，第2天孩子的湿疹就消除了。但过一段时间，湿疹又会出来，仍需要继续治疗。因为孩子太小，不能服药和艾灸，只能先这样让孩子减少些痛苦。

实践二

陕西老年大学有位学员，在我讲中药蒲公英对皮肤病及过敏也有效时，其就对我说："我的外孙在美国出生时，身上就有很多湿疹，现在5岁了仍未治好。美国医生给孩子用激素治疗，但收效甚微。赵老师您讲蒲公英能治皮肤病，我外孙的湿疹能不能用。""蒲公英对湿疹也有效，但应加入苍术同用，因为湿疹是身体内有湿邪，所以加苍术健脾燥湿。""那我外孙应该每天用多少克？""5岁的小孩蒲公英每天用15克，苍术10克就行。水煎第1遍内服，第2遍洗患处。"

下个星期去讲课时，这位学员告诉我："赵老师，我问您治湿疹方法的当天，就给在美国的女儿打电话，让她给孩子试试。前天女儿给我打电话说外孙用蒲公英和苍术治疗后，效果极好，第2天身上就不痒了，现在身上的湿疹已经全没有了。赵老师谢谢您，教给我们这么好的方法。"

但是1个月后，这位学员又对我说："赵老师，我女儿又打电话来说，孩子这几天湿疹不知怎么又出来了。那个方子还能用吗？""还可以用，但是需要忌口。我在讲课时详细讲过，有些病需要长期忌口，不然仍会复发，一定要让孩子坚持忌口。"

5. 过敏

过敏性疾病会引起极多病症，而过敏性皮肤炎和风疹，又是多发的皮肤疾患。常见有过敏体质的一些人，在接触过敏源的一段时间里，全身皮肤瘙痒难耐。我个人思考分析，过敏性疾病，应该和患者本身的体内某种毒素累积有关。因为我发现一些人过去不曾对某些物质过敏，但随着年龄的增长，确实对某些物质产生过敏的症状。只要我们能寻找到方法排除患者体内引起过敏的毒素，才能有效地治愈这类疾患。（具体施治和原理，在前面"过敏性鼻炎"一节中已经阐述。）

实践一

有位亲戚的孩子20岁出头时，突然不知道对什么东西过敏，全身出满一团团红疙瘩，奇痒难耐。医院诊断为过敏性风疹，吃药后略有好转，但不知道何时接触何物，全身又出满红疙瘩。

亲戚对我说："水平，有什么好的方法能彻底治愈孩子的过敏？""您给孩子用补法隔姜灸曲池穴、合谷穴、筑宾穴、三阴交穴，每次各灸15分钟，2天灸1次，10次1个疗程。这是排除体内过敏源的有效方法，很好操作，我有艾绒，您拿些给孩子试试。"

亲戚给孩子灸了几次后，所有过敏的症状都没有了。在灸第6次时，孩子认为过敏已经好了，坚持不灸了。几个月过去了，一切安然无恙。

第2年春天时，孩子又出现原来过敏的症状，询问道："水平，我去年给他灸了几次，已经全好了，今年怎么又出风疹了？""过去古人治疗疾病，为什么要按疗程治疗，那都是上千年的经验教训总结。您去年没有按疗程给孩子灸完，身体里引起过敏的毒素没有清除干净，所以仍会发病。"

有了上次的教训，这次孩子主动灸完了1个疗程。十多年过去了，孩子过敏性皮肤病再未发生。

实践二

20世纪90年代中期，老伴患了胆结石后引起胆囊炎，在医院住院治疗期间，使用青霉素过敏，身上出满了3~4厘米大小的青紫色肿块，虽然医生采取了一些抗过敏方法治疗，但皮肤上的肿块仍没有消退。

因为老伴在医院住院治疗，没有办法给予针灸。我根据中药生甘草、绿豆能解毒的原理，在家里用20克生甘草，加些绿豆煮水，用暖水瓶装着送到医院让老伴当水喝，第2天老伴身上的肿块就全消退了。

看到老伴皮肤恢复了正常，第3天我就没有再给老伴煮甘草绿豆水。但第3天老伴身上又出满了青紫色的肿块，我知道是她身体内的毒素没有消解完，又连着按原药方煮水，让老伴连喝了4天，但一停药，身上仍会出些肿块。后来老伴按原药方连着喝了十多天，停药后身上才不出肿块了。

6. 用穴解析

水分穴

任脉腧穴，又为任脉、足太阴经交会穴。在腹部正中线上，肚脐上1寸处取穴。针刺5~10分，《铜人》载："针八分，留三呼，泻五吸。水病灸大良。"《明堂》载："水病灸七七壮，止四百壮，针五分，留三呼。"《资生》云："不针为是。"

主治：小儿囟陷、鼻出血、不嗜食、肠胃虚

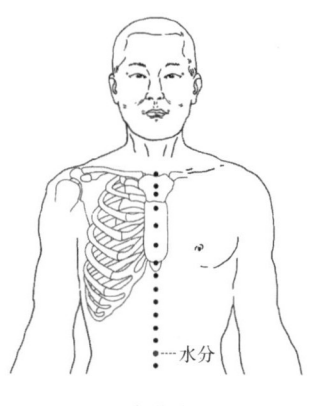

水分穴

胀、气上冲心、反胃吐食、肠鸣、泄泻、小便不利、水肿。

古人认为水分穴内应小肠之下口处，而小肠为受盛之官，分化清浊，能在此将体内多余的水，分流排出体外，故名"水分"，所以为身体利水消肿的要穴。我学习后，在给有水肿的亲友针灸此穴后，发现消除水肿的效果极好。

第十一节 ❦ 足少阳胆经

一、经脉流注

足少阳胆经起于目外眦的瞳子髎穴，向上到达额角部的颔厌穴，下行至耳后风池穴，沿着头颈行于手少阳经的前面，到肩上又交出于手少阳经后面，向下进入缺盆部。

耳部的支脉：从耳后进入耳中，出来经过耳前，到目外眦的后方。

外眦部的支脉：从目外眦处分出，下走足阳明经的大迎穴，再上行与手少阳经会合于目眶下，再斜下行经足阳明经的颊车穴处，至颈部与前入缺盆部的脉相会合，然后向下进入胸中，通过横膈，联络肝脏，属于胆，沿着胁肋内，出于少腹两侧的腹股沟动脉部，经过外阴部毛际，横入髋关节部环跳穴处。

缺盆部直行的脉：下走腋窝前，沿着侧胸部，经过季胁，与前入髋关节部的脉会合，再向下沿着大腿外侧，出于膝部外侧，向下经腓骨前面，直下到达腓骨下段绝骨穴处，再下出于外踝的前面，沿着足跗部，进入足第四趾外侧端的足窍阴穴处。

足跗部支脉：从足临泣穴处分开，沿着第一、二跖骨间，出于大趾端穿过趾甲，到趾甲上边的毫毛部的足厥阴大敦穴处，与足厥阴肝经相连接。

二、胆经要点

（1）足少阳胆经五行属"木"，本经腧穴起自瞳子髎，终于足窍阴，左右共88穴。五输穴配五行是："井金"穴足窍阴、"荥水"穴侠溪、"输木"穴足临泣、"经火"穴阳辅、"合土"穴阳陵泉。其他特定穴是：本穴足临泣、原穴丘墟、络穴光明、郄穴外丘、募穴日月、俞穴胆俞。

（2）足少阳胆经及所联属脏腑发生病变，主要表现为：偏头痛、口苦、呕吐、颔痛、目外眦痛、目眩、胆怯易惊、心痛、善太息、皮肤如蒙尘土、胸

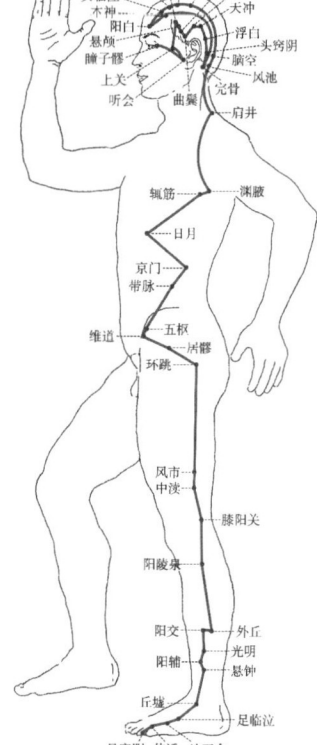
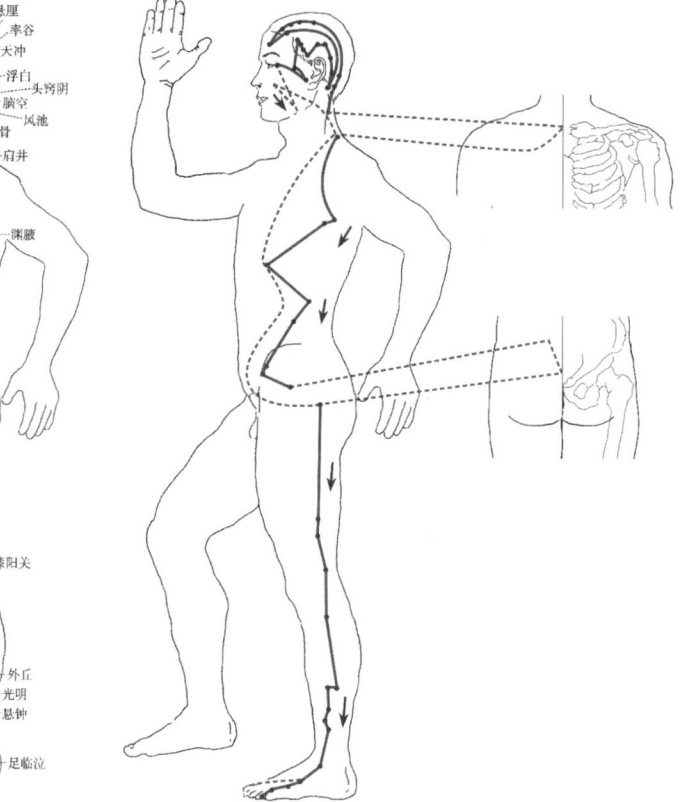

足少阳胆经　　　　　　　　胆经流注

脘烦满、胸胁胀满疼痛、寒热往来、疟疾、腋下或颈旁患淋巴结核、经脉循行部位麻痹、发热、肿痛等。

（3）《黄帝内经·经脉》载："胆足少阳之脉：是动则病口苦，善太息，心胁痛，不能转侧，甚则面微有尘，体无膏泽，足外反热，是为阳厥。是主骨所生病者，头痛，颔痛，目锐眦痛，缺盆中肿痛，腋下肿，马刀侠瘿，汗出振寒，疟，胸、胁、肋、髀、膝外至胫、绝骨外踝前及诸节皆痛，小趾次趾不用。为此诸病，盛则泻之，虚则补之，热则疾之，寒则留之，陷下则灸之，不盛不虚，以经取之。盛者，人迎大一倍于寸口，虚者，人迎反小于寸口也。"

（4）心悟应用。

"为此诸病，盛则泻之"：遇到足少阳胆经邪气盛引起的诸病，依据"盛则泻其子、母病泻其子"的中医理论，首选胆经的"儿子穴"——"经火"阳辅，用泻法治疗。

"虚则补之"：遇到胆经精气虚所致诸病，依据"虚则补其母、子病补其母"的中医理论，首选胆经"母亲穴"——"荥水"侠溪，用补法治疗。

"热则疾之"：遇到胆经热证所致诸病，首选"经火"穴阳辅，用留针时间较短的"疾之"泻法治疗，将胆经过多之火泻掉。

"寒则留之"：遇到胆经寒证所致诸病，首选"经火"穴阳辅、"输木"穴足临泣，用留针时间较长的"留之"补法治疗。

"陷下则灸之"：胆经脉部脉象极沉弱为"陷下"，是由于胆经阳气衰弱，不能有效鼓动脉搏所致。首选胆经的"俞穴"胆俞，用艾灸的方法治疗。

"不盛不虚，以经取之"：人迎脉和寸口脉搏动力量相同，为"不盛不虚"。此时如果胆经及所属脏腑出现病症，首选胆经的"本穴"足临泣、"经火"穴阳辅，为"以经取之"，用平补平泻法治疗。

"盛者，人迎大一倍于寸口，虚者，人迎反小于寸口也"：人迎在上部属阳，人迎大于寸口的胆经脉，为阳盛，所以"盛者，人迎大一倍于寸口"，为阳盛阴虚。若人迎小于寸口的胆经脉为阳虚；所以"虚者，人迎反小于寸口也"，为阳虚阴盛。

三、胆经脉部与正常的脉象

1. 胆经的脉部
位于左手的关部尺侧，桡侧为肝经脉部。

2. 胆经诊法
胆经脉象应以不快不慢，力量不大不小，手指感觉柔和，略带微弦为正常。

四、胆经常见病症的辨证施治

（一）胆经为病引起心绞痛及血压异常
《黄帝内经·经脉》载："胆足少阳之脉，是动则心胁痛，不能转侧。"我学习以后，注意到一些患心绞痛患者的脉象，心脏脉象基本正常，而胆经脉象却弦而有力，辨证是胆经病症而非心经病症，便把这些人称为胆性心绞痛，通过调整胆经而使心绞痛很快痊愈。这些人不但常有心绞痛的症状，而且多同时伴有高血压。由于心绞痛发作时胸部疼痛剧烈，到医院治疗时，医生多诊断为急性心肌梗死，要求患者做心脏冠状动脉造影，而检查后并未发现心脏冠状动脉异常。我曾经遇到这样一位患者，已经因为心绞痛做过3次心脏造影，而未发现心脏冠状动脉病变。这类心绞痛的患者，因为现代医学检查不出病因，所以对症治疗效果不佳。

1. 脉证实践

实践一

有位朋友，过去跟我学过经络和针灸，她丈夫经常患胸部绞痛、高血压、烦躁易怒。

在医院就医多年，医生都诊断为冠心病引起的心绞痛，曾经给做过两次心脏冠状动脉造影，但检查都正常。因为查不出病因，所以治疗也没有什么效果。

朋友多次想给丈夫针灸试试，因为其丈夫不相信中医，拒绝针灸治疗。朋友见丈夫被病痛折磨，十分心痛。给我说了几次，想让丈夫到我家来号下脉，让其明白是什么原因引发的胸部剧痛。因为其对中医的偏见，多次拒绝妻子的善意。有次胸痛的剧烈，在妻子反复的劝说下，才同意到我家来号脉。

诊其脉，心脏脉象没有明显的病脉，胆经脉却极弦有力，其他脉象基本正常。胆经脉极有力为胆经邪气过盛，弦为痛。辨证胆脉邪气过盛造成心区的疼痛，因为胆经五行为"木"；心经五行属"火"，木又生火，生者为"母"，所以胆经为心经之"母"。因为"母亲"过盛的要求，使"儿子"心气不舒畅而疼痛。施治：应该泻除胆经过盛之邪气。

万物一理，犹如我们现在的社会，因为有些父母太追求"不要让孩子输在起跑线上"的伪论，急于孩子成材，逼迫孩子学习太多的东西，从小就使孩子没有了"天真"的童趣，心理变异而自我压力过大，"绞"的他们"心痛"。所以，很多天生极聪慧的孩子，被逼得"天真"泯灭而患上了自闭症、抑郁症等疾患不愿活下去，常产生想要轻生的念头。

辨证清楚后我便对其说："从脉象上分析，您胸部的剧痛是胆经过盛而致，血压高也和胆经病变有关。""赵老师，心绞痛怎么能和胆相联系？我胆囊做B超检查又没有问题。""中医的胆包括很多方面，不光是个胆囊。胆经联络胆囊和其他经络，从头上一直到第四脚趾都属胆经的范围，所以您的胸痛也和胆的经络有关。请问，您现在胸部还疼痛吗？""还痛！""这样吧！现在我给您胆经上的一个穴位扎一针，如果马上您胸部不痛了，咱们再进行全面的治疗，您看能行吗？""那就试试吧。"

根据"盛则泻之、母病泻其子""男左女右"的中医理论，我选其左腿胆经的"儿子穴"阳辅，拿针用泻法刺进去。就听其说道："赵老师，我心脏现在一下子不痛了。我一直都不相信中医和针灸，谁知还这么见效。"

然后征得其同意，又针了对侧右腿的阳辅穴，两个脑清穴，两个胆囊穴，全用泻法。针完后其起来在屋里转了两圈说道："我现在不但心脏不痛了，过去血压高引起的头胀痛也好了。针灸疗效这么好，回去让老伴给我扎针。"

过了一段时间，这位朋友告诉我："赵老师，我给我先生针灸几次后，他的胸痛、头痛基本不犯了，血压也正常了。现在可信中医了，还劝他一些患病的亲朋好友，有病应该到中医那里去看看。"

实践二

在陕西老年大学，有位70岁左右的学生，让我诊脉时发现其胆经脉有力而弦，其他脉象基本正常，便询问："您胆经脉不太正常，胆做过检查吗？平时有什么不舒服？""我胆囊就是有问题，检查里面有些毛糙，医生说是有胆囊炎。还有就是患血压高，虽然吃着降压药，但控制得不好。有时有心绞痛，但心电图没有问题。"

我给其分析："您学习过经络，也敢针灸，知道胆经有病也能引起血压高或心绞痛，最好自己针灸阳陵泉穴、胆囊穴、阳辅穴、脑清穴，都用泻法，对治疗胆经引起的高血压和心绞痛有效，您可以试试。""那我试试看吧。"

过了2个星期，这位学生告诉我："赵老师，这两个星期我按您说的方法针灸后，检测血压已经正常，过去右胁和胸口疼也没有再犯过。"

实践三

有位跟我们一起打太极拳的朋友，有次对我说："赵老师，我有个亲戚，开始前胸处疼痛难受，医生怀疑是心脏病，在医院治疗的一年多时间里，共做了两次心脏造影，检查都没有问题。但其身体越来越难受，现在不但胸疼，腹部还经常极胀痛，一胀就头痛、气喘。腹胀满常吃不下饭，医生怀疑是胃有问题，又当胃病治，还是没有效果。在医院需要检查的项目，医生都让检查了，还是没有找到病因，他一度都不想活了。亲戚曾听我说过您号脉很准，央求我领过来您给号下脉，辨别究竟是什么病。"

诊其脉，心脏和胃经脉都没有大问题；脾脉微大而弦，为胰腺炎脉；胆脉实大而微弦，实大为邪气盛，微弦为经脉不通；上焦脉硬而有力，为三焦之气上浮充斥胀满上焦，显现硬而有力；下焦脉极沉弱，为下焦精气不足，鼓动力量不够而沉弱。辨证：慢性胰腺炎日久，是造成腹部胀痛的主因；胆经邪气过盛，引发胆性心绞痛、头痛。胆经从头行足，邪盛瘀阻不通，不通则疼，是造成疼痛的主因；因为上焦、下焦气机交通不畅，致上焦气充斥胀满，压迫使肺张开受阻而气喘；下焦气弱，使下部排泄污秽之物不畅。因为不能将糟粕正常排出体外，所以糟粕产生的废气更加重了腹胀。

让其趴在沙发上，按摩胰点穴、胰俞、中枢、胆俞、阳辅，全用泻法；悬枢、三焦俞、委阳、下巨虚、内庭、里内庭，全用平补平泻法。按摩完，其起来在屋里走了一会说道："赵老师，我现在头和胸部都不痛了，腹胀也好多了。"

嘱其再去找中医看看，"你心脏和胃没有大问题，西药最好不要吃了。找个好中医，主要应以胰腺和胆经为主，进行调理。"

2. 用穴解析

悬枢穴

督脉腧穴，在第一腰椎棘突下凹陷正中取穴，直刺3~5分，灸3~5壮，多用泻法。

主治：腹中留积、积气上下行、脾胃虚弱、腹泻、下利、腰脊强痛。

（二）胆结石及胆囊炎的辨证施治

胆囊炎和胆结石是人类的常见病症，经络治疗中的针灸方法，对其有较好的疗效。胆囊炎和胆结石的病患，虽然表现在胆腑，但多和相表里的肝脏有关。因为胆囊是储备胆汁之腑，而胆汁的来源却

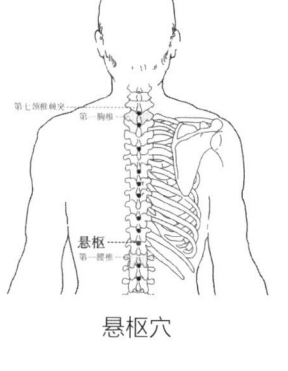

悬枢穴

是出自肝脏，如果肝脏生产的胆汁质量不合格，就会对胆囊造成刺激而产生炎性反应，或容易结晶而产生结石。所以在治疗胆囊炎或胆结石病症时，应该肝胆同时调理，才有可能根治其病。因为肝脏为"将军之官"，最宜受情志的影响，所以长期保持健康乐观的情绪，才是肝脏健康之本。曾听到很多做了胆囊切除的人诉说："我胆囊已经切掉了，胆部仍时有疼痛，做B超胆管里又有结石了。"所以，不能主观认为胆囊病症只是胆的问题，胆囊手术一切掉就万事大吉了。

实践一

2004年的清明节，我和老伴的大姐在给老人扫墓时相遇，见她脸色不好，便问："大姐，您脸色怎么不太好？""最近老胃疼，在医院看了，医生诊断是胃炎，吃了开的药也没有效果。我又去中医院看了中医，已经吃了十几副中药了，但还是胃疼。水平你给我号下脉，看胃病要紧不。"

诊其脉，胆经脉部弦滑有力，但胃经和其他脉部脉象基本正常，弦而有力为炎症，滑而有力应为垃圾积蓄。根据脉象辨证：因为胆囊有炎症，可能还伴有胆结石，所以引起胃部处疼痛，但不是胃的疾病。我便对大姐说道："大姐：您胃没有问题，是胆囊发炎了，我觉得胆里还有结石，影响到胃部疼痛。

您回去到医院让医生给做个肝胆的B超，证实了再治。"

几天后大姐给我打电话："水平，我做了肝胆的B超，肝就是没有问题；胆囊内壁毛糙，报告就是胆囊炎；胆囊内还有结石，最大的一个直径都1.3厘米了。怪不得我吃了2个多月治胃的药，没有效果。你有时间过来，看我怎么治好。"我过去和大姐商量："大姐，中成药消炎利胆片，对胆囊炎有较好的疗效，您先买些按说明服用。另外，针灸对这种病症也有很好的疗效，如果您愿意针灸，可以同时进行针灸治疗。""行，那你有时间就过来给我针灸。我这里还要看外孙，实在走不开，只能麻烦你来回跑了。"

后来，我有时间就过去给大姐针灸，主要选穴是肝俞、日月穴，平补平泻，以提高肝脏所造胆汁的质量，使其少结晶，不形成胆结石；因为"腑会中脘"，选中脘穴先泻后补，也可以调整胆腑之气机；胆俞、阳陵泉、胆囊穴、丘墟穴，用泻法，以清除胆内邪气。在服药和针灸的共同作用下，大姐的"胃部疼痛"不到1个星期就消除了。针灸进行到5个多月时，又让大姐到医院去做肝胆的B超，报告胆囊内壁光滑，炎症已经痊愈。最大的那个胆结石，也从1.3厘米×1.3厘米退化成0.6厘米×0.7厘米了。

当年的10月，我到外地打工去了，就没有再给大姐针灸。过春节时我休假回西安，老伴说："大姐最近胆囊可能又不太好，胃部和右胁有时又痛了。"后来大姐对我说："水平，你快回来吧！这几个月没有针灸，光吃药疗效不好，我又去做了B超，胆结石最大的已经长到直径1.4厘米了。"

实践二

有位朋友患有胆结石，一次我们在早上活动时突然胆部绞痛，其对我说："赵老师，我右胁这里突然特别痛，您快给我看看。"

诊其脉，胆脉实大微弦，其他脉基本正常，脉实大为邪气盛或积滞，微弦为不通。根据脉象辨证，为胆部管道瘀阻不通，引起胆部剧烈疼痛。

人体胆囊是储备胆汁的包囊，有些人胆囊的胆汁在储存过程中，胆汁会发生结晶现象，这就是胆结石生成的原因。因为胆囊储备的胆汁是为人体消化食物准备的，所以当人吃了食物以后，胆囊就会收缩，将胆汁从胆总管排出。如果这时胆汁中的结石刚巧卡死在胆管内，就会造成胆汁排泄不出，胆囊内压力过大而引起剧烈疼痛。这时如果我们用合适的力量敲击胆区，使胆管内的结石因震动下滑排出，就可以及时解除疼痛。

我便对朋友说："您这是小结石把胆管堵了起的疼痛。您双手扶着墙，我给您敲敲，把石头振下去就好了。"于是，我用拳头在其背部肝胆区处，稍用力敲击了数下，就听朋友说道："赵老师，好了，好了，不痛了。"

实践三

有次我们驴友去爬山，中午吃完饭后，因为有事，朋友用车接我先回西安，刚走了几公里，就有驴友队长打来电话："赵老师，快回来，小谷胃部突然痛得厉害。"朋友听我说后，掉转车头就往山里赶。往回走到山口时，就又接到驴友打的电话："赵老师，我们给她治好了，你不用过来了。"但我觉得还是应该回去看看。

在山中的公路上，和驴友相遇。队长给我讲了事情的始末："我们吃完饭刚走了一会，小谷就喊胃部痛得很，我们看其痛的满身大汗，脸色苍白。就给她按摩了足三里，但仍止不住痛。没办法了就赶紧给你打电话，让你快回来给看看。正在我们给小谷折腾治疗时，有个驴友说道：'她会不会是胆结石把胆管堵了，引起的剧痛。赵老师曾经给我们讲过，胆结石堵到胆管里会剧烈疼痛，可以用拳头敲打背部胆区，把结石震动下去就不疼了。'我们让他试试，他只敲了几下，小谷就说不疼了。刚处理好一会，你们就回来了。"

实践四

有位亲戚右胁疼痛，到医院B超诊断为胆囊炎和胆结石，但胆结石最大的直径只有6毫米。我建议其用中医方法保守治疗，但其坚持手术切除，认为这样才能一劳永逸。

这位亲戚经手术将胆囊切除后，右胁疼痛消失，感觉一切都好了。但是慢慢出现口苦，消化不良的症状。我让其自己按摩外关用泻法，消除口苦；按摩足三里、内庭穴，平补平泻，帮助消化，虽然有些作用，却根治不了病症。

因为胆汁结晶的根源没有解决，几年后其右胁又出现胀痛，B超检查胆管内又有了炎症和结石。我有时间就给其进行针灸治疗，并让其服用消炎利胆片，很快症状就缓解了。但是，如果有一段时间不针灸和服药，其病症就又复发了。

（三）胆经瘀阻常见病症及辨证施治

胆经从头上瞳子髎穴起始，向下循行，到第四脚趾甲后外侧的窍阴穴结束，循行中如果某处出现瘀阻，就会影响身体某些部位产生疼痛或不适。诊断时如果其他脉部脉象正常，而唯有胆经脉出现病脉，就可以辨证胆经病证引发的症状，选取相应的穴位进行施治，多能起到立竿见影的疗效。

1. 脉证实践

实践一

我侄子有位朋友，长时间右侧头部疼痛，连着头后部的颈项处像有根筋拉扯着痛，后来右边牙齿处也出现疼痛。到医院请医生诊治，检查口腔牙齿和其他部位都没有问题，认为可能是颈椎引起的病症，但是按颈椎病治疗了一段时间却没有效果。曾听侄子说我能用诊脉的方法辨别疾病，求侄子带他来看看。

诊其脉，胆经脉象弦而有力，其他脉部脉象基本正常。胆经脉弦而有力，为炎症、痰饮或阳邪亢盛，辨证胆经由于痰饮瘀阻，使下行胆经之气阻滞，留邪于上焦，造成胆经上端压力过大，引发循行处的头、齿、颈部病症。

由于经脉里的经气，犹如管道里的水，是从压力高处向低压处流动。如果管道出现阻塞，人们常加大管道两端的压力差，使高压自然冲破瘀阻而疏通。万物一理，施治选取胆经下部的穴位用泻法治疗，因为泻法能降低这个部位的压力，所以有病处过高的压力会向低压力处流动，由于使两处压力差加大，高压处就会冲破瘀阻流向低压处而疏通经脉，使疾病痊愈，这就是我们祖先创造"上病下治"的原因。

因为人类经脉是上下相错落循行，所以我让其坐在椅子上，选其左脚胆经最下面的窍阴穴，用泻法按摩。约10分钟，其就说道："赵叔，现在头和脖子都不疼了。"

实践二

有次聚会时，有位朋友领着她的一位亲戚过来，自述右侧偏头痛，在医院看过一段时间，但效果不明显。

诊其脉，胆经为弦脉、大肠经为洪大脉。弦脉为炎症或经脉瘀阻，大肠洪大脉为大肠有较难治的病症，《濒湖脉学》载："心腹之痛，其类有九。细迟愈速，浮大延久。"辨证其偏头痛为胆经瘀阻为病。大肠也有较重的病症，只是还未引起本人的注意。

我便对其说道："你偏头痛是由于胆经不通畅引起，我给你按摩一下很快就会好了。你是不是有时肚子不太舒服，大便不规律。""我因为每天都上夜班，所以大便不规律。肚子虽然不太舒服，但不太要紧，就是这偏头痛有时痛得受不了。"

我让朋友们都过来给其诊断一下脉象，好几个朋友号完脉都提出："他大肠和胆经脉象都有问题，而且大肠问题更大。"

让其将左脚放到椅子上，我先给其用泻法按摩胆经的窍阴穴，约5分钟，其就说道："现在右边头不痛了。"我又选其截根、上巨虚，用泻法按摩了一会，其又说道："肚子也舒服多了。"

然后我嘱托朋友："让您亲戚抽时间去做个结肠镜检查，不要把病耽搁了。再给他针灸选合谷、上巨虚、截根、窍阴，全用泻法。"

后来听朋友讲："我的亲戚偏头痛您给按摩后就不痛了。大肠结肠镜检查还真有问题，我一方面给他针灸，一方面让他用白花蛇舌草100克、半枝莲50克、大血藤10克，水煎服。现在我号他的脉，大肠脉也没有那么洪大了。"

实践三

2016年春天，有做医生的徒弟，医院让他们到西藏林芝医院援藏。他们看到林芝地区风景优美，让我过去旅游。当陕西老年大学还未放暑假，徒弟们就给我和老伴，订好了暑假其间往返西藏的机票。

到西藏林芝后，有位徒弟告诉我说："师傅，我援藏的医院，有几个疑难患者，您愿意的话，想请您抽时间帮我们分析一下。""可以，你们安排吧。"

在徒弟援藏医院的科室，有位40多岁的女疑难患者向我讲述："我头痛已经有一年多了，尤其是不能低头，头一低就暴痛，从洗手间马桶上站起来时，剧烈难耐的头痛就发作，只好把头向墙上撞。在很多医院都看过，各种检查都做了，就是检查不出原因。医生认为是神经痛，只能靠止痛药维持，但越吃止痛的效果越不行。"我问道："您现在头还痛吗？"这位患者低下头又抬起来说道："还是痛。"

诊其脉，其他脉基本正常，唯独胆经脉弦而有力，弦而有力为炎症或痰饮。根据脉象和症状辨证：胆经起于头部，终于足。由于胆经头部循行处痰饮瘀阻，"不通则痛"。

让徒弟也诊其脉进行体会，再根据脉象辨证，从辨证中推论出施治的重点，再根据中医理论，采取最简单而行之有效的方法施治。

根据中医"上病下治"的理论，我让这位患者将鞋脱掉，徒弟拿过来一个棉签，选这位患者两脚上，胆经最下面的窍阴穴，用泻法按摩。五六分钟后，我对这位患者说道："您起来再低下头，看头痛减轻了没有？"这位患者先轻轻低了一下头，可能是没有感觉到头痛，又弯腰将头深深地低下去了一会，抬起来后抓住我的手说："医生，头一点也不痛了。"我拿起笔，在这位患者的脚部窍阴穴处做了个记号，嘱咐患者道："您有时间就在这两个穴位处，用逆时针的方法按摩，坚持1个星期，头痛就会痊愈。"这位患者高兴地拉住我的手说："医生，谢谢，中午我请您吃饭。"我只好对这位患者解释说："我不是医生，只是在老年大学讲中医。来林芝是旅游的，顺便到徒弟这里看一下，饭就不用吃了。"

那个科室的主任，在旁边完整看了对患者辨证施治的经过，等这位患者离开后说道："赵老师，我要拜您为师。"

实践四

有位亲戚右胁经常疼痛，曾经做过肝、胆等检查，没有发现问题。有次到家来对我说："叔，我肝区一直疼，但检查不出问题。您给看看，是什么引起的？"

诊其脉，两手脉部都有督脉出现、胆经脉细弦，其他脉基本正常。因为督脉循脊椎而上行，所以出现督脉多为脊柱病变；胆经脉细为日久伤阴，弦为经脉瘀阻不畅。辨证其为脊柱病变引起肝胆处的疼痛；因为时间较久，脊椎里的中枢神经受压迫不能正常传导信息，又引起胆经的病症，但首先应对脊柱进行施治。

让其趴在沙发上，给其检查脊柱，发现中枢穴处的脊椎微向后突；再按旁开1.5寸的胆俞穴处，其马上喊道："疼、疼。"我将其脊椎按摩复位后，又在胆俞穴处用泻法先轻后重按摩。在其感觉胆俞穴处按压已经不痛时停止按摩。

其起来后对我说："叔，我现在肝区不疼了。"再诊其脉，两手的督脉都消失了，胆脉也恢复了正常。

实践五

有位20多岁的青年女子，左上牙床后面的智齿处发炎，引发颈部淋巴结感染，左下颌处肿大疼痛，舌根发硬，进食都很困难，只能吃流食。在医院打了几天吊针，下颌处肿大略微消了一些，但仍很疼痛，舌根发硬。

她的姥姥是我的学生，曾经在老年大学学习过针灸。姥姥见外孙女这样痛苦，依据上牙床属胃的中医理论选胃经的内庭穴、厉兑穴，又依据头项寻列缺，面口合谷收的古训，同时也选这两个穴位，都用泻法针灸。还真见效，只一次，舌根发硬的症状就治愈了，下颌肿痛也好了一些。但是针灸了几次，下颌里面仍有一个较硬的疙瘩，消不下去。尤其是到了夜深人静的时候，感觉那里一阵阵针刺样的疼痛，让她难以入眠。

学生把外孙女领到我们锻炼的公园，让我给号下脉，看还需要针灸哪些穴位。诊其脉，唯有胆经脉弦而微有力，弦为炎症，微有力为中等程度炎症；

膀胱脉微弦而抽，微弦为经脉不通，抽脉为经脉抽拉痉挛。依据脉象辨证：这女子的病症开始可能和足阳明胃经有关，由于其姥姥的针灸而得到了治疗，如今胃经脉象已经正常。但是足阳明胃经在上关、颔厌、悬厘、人迎等穴与足少阳胆经交会，邪气通过交会穴传与了足少阳胆经。因为，足少阳胆经从头上起始，循行过颈部再向下到足部，现今其颈部处的经脉受邪气感动，发生瘀阻不通，"不通则痛"是引起颈部炎症和疼痛的主因。因为，足阳明胃经和足少阳胆经、足太阳膀胱经在头部都有交会，所以，邪气也影响了足太阳膀胱经，造成膀胱经的病变，进而脉象也显现出了反常。由于人身是个整体，经络相互交会，足太阳膀胱经患病后又反过来影响足少阳胆经，使其抽拉痉挛，是颈部针刺样阵痛的主因。

让其坐在公园的石头上，依据"上病下治"的中医理论，选患病经脉下部，胆经"井金穴"窍阴、膀胱经原穴京骨，用泻法按摩。10多分钟后，让其自己按压有肿块的地方，看有好转没有。其用手来回在颈部肿胀地方反复按压后说："经络还真神奇，这会脖子不疼了。"学生感慨地说道："看来针灸非要把号脉学好，才能正确辨证施治。"

嘱学生回家后再给外孙女针灸："合谷穴、列缺穴还应该继续针灸，再加上足部的窍阴穴、京骨穴，都用泻法，彻底将颈部疾患治愈。"

2. 用穴解析

窍阴

又名"足窍阴"。足少阳胆经腧穴，足少阳之脉所出为"井金"。在足第四趾外侧，爪甲角后1分处取穴。向足背斜刺1~2分或点刺出血，灸3壮，多用泻法。

主治：偏头痛、头痛、目痛、目外眦痛、卒聋、耳鸣、舌强口干、喉痹、咳逆不得息、心痛、心烦、多梦、胁痛、胆经循行处痈疽、热病。

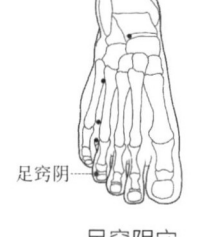

足窍阴穴

（四）胆经虚引起的腿寒

有些人腿部阳气不足，常感到一条或两条腿发凉，严重的感觉腿里面有寒冷之气，向外散发，怎么暖腿都热不起来。如果这时诊其脉发现胆经脉较弱，其他经络的脉象正常，就可以辨证为胆经虚弱。因为胆经为少阳之气，向下循行无力，不能有效温暖腿部，所以造成腿部的寒凉。因为足少阳胆经，起于头部目外眦的瞳子髎穴，向下经过腿外侧到足部第四趾足窍阴穴止。所以胆经之气，如果虚弱，循行到腿部，已经更加衰弱了，胆经虽为阳经之少阳，却发辉不出阳热之性了。又足少阳胆经五行属"木"，木能生"火"，如今胆经虚弱，"木"少不能有效生"火"，也是引起腿部寒凉的原因。

辨证清楚后，可以首选胆经起穴瞳子髎，用补法按摩或针灸，以补充胆经之气使其向下循行正常，则少阳之气可以迅速祛除寒邪，使腿部温暖起来。

1. 脉证实践

实践一

在陕西老年大学，有次讲课时一位学员向我提问："赵老师，我的两条腿冰凉冰凉的，怎么暖都热不起来，您有好的办法吗？"

因为在课堂上不能给其诊脉，我就观察其脸，发现胆囊反射区发青，青为寒，便对其说道："您用顺时针的补法按摩一会瞳子髎穴，腿就不冰凉了。"

下课后这位学员叫住我说道："赵老师，我刚才按照您说的方法，按摩了十几分钟，现在腿感觉发热了。"

实践二

2016年9月24日在公园活动时，碰见一位朋友向我问道："赵老师，您书写完了没有，我们都急着看呢。""还没有，我争取在年底前写完。"

朋友想了一会说道："赵老师，您前几年给我讲治腿冒寒气的方法，写到书里了没有，那种方法太神奇了。"

"什么方法，我怎么一点印象都没有。"

朋友详细地说道："2010年，我到一位中医那里看病，吃中药以后，两小腿发凉，向外冒寒气。我把这些现象告诉了那位中医，中医说：'这是吃中药的正常反应，身体在向外排寒气。'但我停药后几个月，两小腿仍然一直向外冒寒气，我就感觉不正常。那年碰上您后，就询问这是怎么回事，您告诉我：'这是胆经阳气不足所致，用顺时针按摩眼外角的这个穴位，叫瞳子髎穴，按摩一段时间，小腿就正常了。'我只按摩了1次，两小腿就发热不冒寒气了。后来我还特地告诉您说：'经络真神奇，只按摩了1次，就把腿冒寒气治好了。'想起来了没有？"

"这件事情我还真全忘了，回家就把这个病例记到书里去。"

2. 用穴解析

瞳子髎

足少阳胆经腧穴，又为手太阳、手足少阳经交会穴。在目外眦后方5分，眶骨外侧缘凹陷中取穴。沿皮

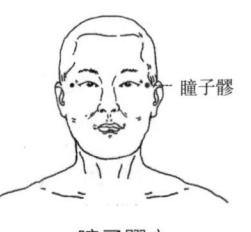

瞳子髎穴

向后横刺3~5分，灸3壮，虚补实泻。

主治：头痛、目痒、目赤痛泪出、视力衰退、目翳、泪囊炎，喉痹。

第十二节 足厥阴肝经

一、经脉流注

足厥阴肝经起于足大趾上毫毛部的大敦穴处，沿着足跗部向上，经过内踝前1寸处的中封穴，向上在内踝上8寸处，交叉到足太阴脾经的后面，上行至膝内侧，再沿着股部内侧，进入阴毛中，绕过外生殖器，上达小腹部。挟着胃的旁边，入属于肝脏，联络胆腑。再向上穿过横膈，分布在胁肋部。再沿着喉咙的后面，向上进入鼻咽部，连接于"目系"（眼与脑相连的组织）。再上出于额部，与督脉会于巅顶。

"目系"的支脉：下行颊里，环绕唇内。

肝部的支脉：从肝部分出，通过横膈，向上流注于肺，和手太阴肺经相连接。

二、肝经要点

（1）足厥阴肝经五行属"木"，腧穴起于大敦终于期门，左右共28穴。五输穴配五行是："井木"穴大敦、"荥火"穴行间、"输土"穴太冲、"经金"穴中封、"合水"穴曲泉。其他特定穴：本穴大敦、原穴太冲、络穴蠡沟、郄穴中都、俞穴肝俞、募穴期门。

（2）足厥阴肝经及所连络脏腑为病，主要表现为头晕、头顶痛、目眩、目痛、口苦、呕吐、呃逆、腰痛、手足拘挛、疝气、小腹肿痛、遗尿、尿闭、积聚、症瘕、月经不调。肝气竭绝则见拘急痉挛、唇青、舌卷、睾丸上缩。

（3）《灵枢·经脉》载："肝足厥阴之脉：是动则病腰痛不可俯仰，丈夫㿉疝，妇人少腹肿，甚则嗌干，面尘脱色。是主肝所生病者，胸满、呕逆、飧泄、狐疝、遗溺、闭癃。为此诸病，盛则泻之，虚则补之，热则疾之，寒则留之，陷下则灸之，不盛不虚，以经取之。盛者，寸口大一倍于人迎；虚者，寸口反小于人迎也。"

（4）心悟应用。

"为此诸病，盛则泻之"：遇到肝经邪气盛引起的诸病，依据"盛则泻其子、母病泻其子"的中医理论，首选肝经"荥火"即"儿子穴"——行间，

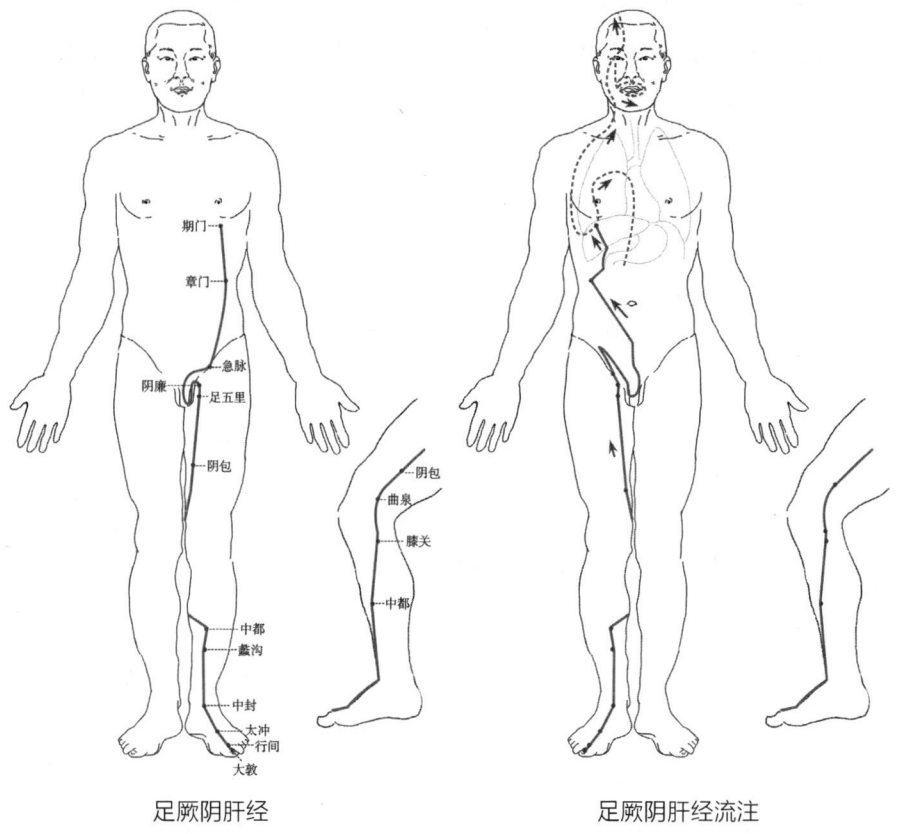

足厥阴肝经　　　　　　　　　足厥阴肝经流注

用泻法治疗。

"虚则补之"：遇到肝经精气虚所致诸病，依据"虚则补其母、子病补其母"的中医理论，首选肝经的"合水"即"母亲穴"——曲泉，用补法治疗。

"热者疾之"：肝经热证所致诸病，首选肝经"荥火"穴行间，用留针时间较短的"疾之"泻法治疗。

"寒则留之"：肝经寒证所致诸病，首选肝经"井木"穴大敦、"荥火"穴行间，用留针时间较长的"留之"补法治疗。

"陷下则灸之"：肝经脉搏极沉弱为"陷下"，是由于肝经阳气极弱，不能有效鼓动脉搏所致，首选肝经"俞穴"肝俞，用艾灸的方法治疗。

"不盛不虚，以经取之"：人迎脉和寸口脉，搏动力量大小一样，为"不盛不虚"。这时如果肝经和所属脏腑出现病症，首选肝经"本穴"大敦，"经金"穴中封，用平补平泻法治疗，为"以经取之"。

"盛者，寸口大一倍于人迎；虚者，寸口反小于人迎也"：肝经脉部在寸口属阴，肝经脉，搏动力量大于人迎脉，为阴盛，所以"盛者，寸口大一倍于人迎"，为阴盛阳虚。若肝经脉搏动力量小于人迎，为阴虚，所以"虚者，寸口反小于人迎也"，为阴虚阳盛。

三、肝经脉部与正常的脉象

1. 肝经的脉部

在左手关部外侧即桡侧，内侧即尺侧为胆经脉部。

2. 肝经诊法

肝经脉象以力量不大不小，微沉略弦但手感柔和为正常。《濒湖脉学·五脏平脉》载："沉为肾肝，肝脉之沉，沉而长弦"。

四、肝经常见病症的辨证施治

（一）常见肝部炎症的辨证施治

现代医学理论认为，肝脏发生部分炎性病症，是感染了不同病毒所致。需要分析所患病毒的种类，采取不同的药物进行治疗。由于对病毒性疾病至今还没有特效药，所以治愈这类疾病难度较大。

中华医药理论对待肝部炎症，没有病毒的概念。古人认为是经脉瘀阻或肝郁不舒所致，用针灸和舒肝解郁通络等方法治疗，多能完全治愈病毒性肝部炎症。

1. 脉证实践

实践一

20世纪80年代初，我除了已有的肺结核致肺气肿、胃炎、前列腺炎等疾病，又患上了西医诊断的"黄疸性肝炎"，肝功多项指标过高，现在只记得几次化验：转氨酶几项数值都在120以上，黄疸指数也在14个上下。在几个大医院西医处医治，也都是对症治疗。身体每况愈下，脸色青黄，经常恶心欲呕，身体乏力，快速消瘦。有同事见我说道："赵师，你咋成这样了。我过去也有段时间身体特别不好，听别人说西安市新城区中医院有个王海山老中医，治病医术很好，我就到老人家那里去治病，还真有效果。你也到王老中医那里看看吧，看你都病成什么样子了。"

我带着几个大医院的病历，第一次到王海山老中医那里去看病。遇到的是一位70多岁，十分和蔼可亲的老人家。

老人家仔细看了我拿的病历，再号完脉说道："年轻人，没有治不好的病，只有救不了的命。不管是黄疸性肝炎，还是乙型肝炎，都不难治，要树立信心。我给你开的药，吃30副后会开始拉肚子，这时仍要继续吃药，直到不拉肚子为止，肝炎就好了。你最好两三天来一次，我随时掌握你的病情，加减药物。"

看完后我走出诊室，细看老人家开的处方是逍遥散加增液汤：当归12克、白芍10克、柴胡6克、茯苓12克、白术12克、甘草6克、薄荷3克（后下）、生姜3片、生地30克、麦冬30克、元参30克。我随即将此药方记录下来，多年以后，用此药方在给亲戚治疗肝炎时仍极效。

我按照王老中医的要求，两三天就过去看一次病，每次老人家号脉诊断完后，在上面的主方里加减一两味中药，让我继续服药。这种中药方剂，我在服用到第36天的时候，突然大便像拧开龙头的自来水，泄出黑色水样的粪便，1天拉了七八次，但身体也没有感觉到难受。

第37天，我赶紧到王老中医那里，将昨天泄泻的情况向老人家做了汇报。老人家听完后说道："这种拉肚子是身体内排毒的好现象，要想松，肠子空。药方也不用换，你继续服用。中医的神奇之处，就是同样的药，吃到该拉肚子的时候会拉肚子，清除完身体内的毒素以后，再服用也不会拉肚子了。你继续吃药，自己就会有切身的感受。"

我按着王老中医的嘱告，将原方药继续服用。那种每天多次水样的泄泻，在持续了六七天后戛然而止。虽然经过了几天泄泻，我却感觉身体和精神比以前好了许多。

当我将几天来身体的变化告诉王老中医后，老人家号完脉说道："你的肝炎已经好了，但身体还很弱，需要用中药再调理一段时间。"

在王老中医的精心调理下，我的身体开始慢慢恢复时，老人家因年事已高，不坐诊了。从此，再没有见到老人家。

实践二

2000年初，有位亲戚给我打电话："姨夫，我这几天身体特困乏，不想吃饭。您给我看下是身体哪里出问题了。"

诊其脉，唯独肝经脉弦而有力，弦为炎症，有力为邪气盛。根据脉象辨证：肝经脉弦而有力，为邪气侵蚀肝经及所属脏腑，引发了严重炎症。

我便对亲戚说道："你得了重型肝炎，我先给你针灸，缓解一下病情。下午到大医院请医生开个肝功化验单，明早空腹到医院做肝功检查。"

给亲戚首选肝炎、太冲、行间，用泻法；内关、三阴交、内庭，用平补平泻法。针刺完后，再诊其脉，肝经脉象已经变得比较柔和了。

第3天，亲戚又打来电话："姨夫，我的肝功检查单出来了，转氨酶120多，其他指标都正常。也请医生看了，医生说：'只有转氨酶一项指标超出正常范围，原因可能是多方面的，还不能确定就是肝炎。要不然你过段时间，到医院来复查一下，再做决定。'姨夫，您看我现在应该怎么办？""前天号你的脉，的确是肝炎脉。这种病耽搁不起，要不然你尽快到西安的肝病专家杨震那里，再确诊一下。"

1个星期后，在西安肝病专家杨震那里，亲戚病症得到确认：肝功指标大部分已经超标，尤其是乙肝五项指标为大三阳。

亲戚在杨医生那里开始治疗后，我有时间过去给予针灸治疗，主要穴位仍是上面所用的那些穴位。半年后亲戚再做肝功化验检查，已经完全恢复正常，乙肝五项也只有第二项是阳性，其他四项都是阴性。因为乙肝五项第二项阳性，是身体产生乙肝抗体所致，所以为乙型肝炎完全治愈的指标。

上面所述亲戚得肝炎病的那一年，她家里其余4口人也全被传染上了病毒性肝炎，让我过去想办法给予治疗。

诊4人之脉，肝经脉都弦而微有力，弦为炎症，微有力为邪气较轻。辨证：虽然一家四口肝经及所属脏腑被邪气感染，但并不严重。用中药和针灸施治，应该像王海山老中医所述"不管是黄疸性肝炎，还是乙肝，都不难治。"

我根据王海山老中医治疗肝炎的处方，选逍遥散加减：当归12克、白芍10克、柴胡6克、茯苓15克、白术12克、甘草6克、薄荷3克（后下）、玉米须10克、茵陈10克、生姜3片，每人每天1副，一块水煎，大家共同服用。

半月后，他们认为煎药不方便，因为有些人上班早，来不及服药，询问看有没有中成药服用。我到药店给他们买了10盒大蜜丸型的逍遥丸，嘱按药品说明服，再配合玉米须、茵陈，每人每天各10克，用保温杯泡水喝或煮水喝。

其间，我有时间就过去给他们针灸，主要选穴有肝俞、脾俞、内关、三阴交、期门、肝炎、太冲等，根据各人的体质进行补泻。

两个月后，给亲戚一家诊脉，肝经脉象都恢复正常，变得柔和了。半年后到医院检查，化验肝功指标也都正常了。

实践三

有位朋友，听到某机构宣传免费检查身体，以为可以不用花钱，就能了解自己身体状况，所以高兴而去。没有想到，在抽血检查中感染上了肝炎，过来让我帮着治疗。

诊其脉，肝经脉弦而有力，弦为炎症，有力为邪气盛。辨证为肝经及所属脏腑，受邪气侵袭而发生炎症。

因为朋友自己会针灸，嘱其回去针刺肝炎、太冲、行间、光明，全用泻法。太溪、三阴交、内关，全用平补平泻法，只针不灸。2天1次，10次1个疗程，休息7～10天后再进行下一疗程的针灸。

给其选用王海山老中医治疗肝炎药方加减：当归12克、白芍10克、柴胡6克、生麦芽12克、茯苓15克、白术10克、甘草9克、薄荷3克（后下）、生地30克、麦冬30克、元参30克、车前草15克，每天1副，水煎服。

在针灸和药物共同治疗约两个月后，诊脉时发现肝经脉已经恢复正常。然后让其再去做肝功检查，肝功指标也全部正常了。

2. 用穴解析

肝炎穴

经外奇穴。在内踝尖上2寸处取穴，沿皮下向上针刺20分，不灸，用泻法。

主治：各种病毒性肝炎、黄疸性肝炎。

肝炎穴：是我20世纪80年代后期，在一本《工人医生丛书·针刺疗法》中看到的。书中只

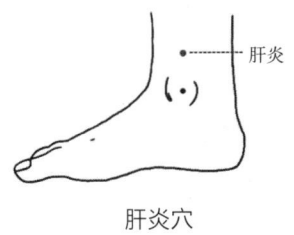

肝炎穴

有"肝炎穴：新穴，内踝尖上2寸"这样一句阐述。我看后即思考，书中将此处冠以"肝炎穴"，针刺此穴，对肝炎的治疗，一定有作用。

后来我遇到有肝炎的亲友，他们要求针灸时，我就选肝炎穴给予针灸。第一次针刺肝炎穴时，因为穴位在胫骨上，毫针无法刺入，我就将毫针沿皮向上针刺，然后再号脉鉴定针刺的疗效。我在针刺沿皮下进针到20分时，发现肝经炎症的弦脉改善最快，以后再针灸肝炎穴时，都采用这种方法。

我的一些学生学习后，用"肝炎穴"配合相应的穴位针灸，给自己或亲友治疗各种病毒性肝炎，黄疸性肝炎，都取得了较好疗效。

（二）肝郁不舒的辨证施治

《素问·灵兰秘典论篇》载："肝者，将军之官，谋虑出焉。"因为，肝和人的思维谋虑有密切关系，所以人们心情烦躁、情绪不稳定时，会影响到肝经及所属脏腑，进而在肝经脉部表现出郁脉。我常在一些人的肝经脉部诊断出郁脉时，就询问其"最近怎么了，心里不痛快？"回答的原因有很多方面，但心情不舒畅却是他们共有的特点。

实践一

20世纪90年代初，有次和一位朋友相遇，朋友知道我在学习诊脉，就说道："赵老师，你给我号下脉，看身体怎么样？"

诊其脉，唯独肝经脉象转着圈地搏动。因为看过的脉学书上没有这种脉象的阐述，所以自己并不能判断这种脉象是什么病症。

我就对朋友说："我感觉你身体还可以，没有大问题。只是号你肝经脉象不太正常，但绝对不是肝炎，不用紧张，想一下你最近哪里不舒服？""我身体最近没感觉有什么不舒服，就是前几天我们科长给我找事，闹的不痛快，这几天心情一直不好。"听了朋有的话，我突然想到"肝主情志"这句古语，联系朋友的脉象，应该和心情有关，便对朋友说道："可能是你的情绪不舒畅，影响了肝脏，中医认为肝和情绪有关，所以脉搏出现了变化。人这一辈子，不可能事事都顺利，遇到不顺心的事，尽量自己排解，不要生气，生气是用别人的错误惩罚自己。""话是这么说，但有时不由自己。赵老师，看来你号脉还学得不错，以后有时间多给我们号号脉。"

实践二

在陕西老年大学讲学时，因为家离学校较远，为了避免堵车迟到，我每次早上都提前到校。自己找块地方锻炼一会身体，然后再去上课。很快被一些学生发现，就来找我让给他们号脉。

有次几位学生过来号脉，一位学生的肝经脉出现较有力的郁脉，肝经郁脉为心情不舒畅，较有力为心情特别不好。我便对学生说道："肝经有郁脉，你最近跟谁生气了。"还不等这位学生回答，旁边的一个学生争着说道："赵老师，她昨天跟老公吵架了，这么快脉象就表现出来了。"

我便对学生说道："都老夫老妻了，还吵什么架。我过去给你们讲过，心情不好的时候，按摩期门穴，用泻法能降低期望值。自己的期望值低了，要求也就没有那么高，自然看着事物顺眼。心情好了，还能去吵架？""赵老师，您讲的都对。但到了那个气头上，把学的都忘了，看来还得好好学习。"

实践三

有位亲戚，因为有段时间身体不好，经常到家里来让我看看。有次诊其脉，除了旧病的脉象外，肝经脉部又出现了郁脉，肝经郁脉为心情不舒畅。

我便问道："我号脉怎么感觉你生气了，心情不好？""现在社会也不知道怎么了，虽然成天宣传不准给小学生上奥数，但老师说以后上重点中学，要参考奥数成绩。没有办法,只好给娃报名,晚上还得接送孩子学习。花钱都不说了,成天把孩子忙得没有时间玩。这几天孩子都累病了,你说我心情能好?""社会上的事,我们老百姓改变不了,生气也没有用。逆时针揉下胸部的期门穴,能让自己心情好起来,你试试。"

亲戚自己逆时针按摩了一会期门穴说道:"还真管用,在这里按摩了才一会,心里突然开朗了。"

（三）肝经瘀阻病症的辨证施治

肝经瘀阻,"不通则痛",常见有肝经循行处疼痛,或身体某处麻木、拘挛等。如果诊断其他脉部脉象正常,唯独肝经脉出现力量不强的弦脉、滑脉、抽脉等,就可以辨证为肝经瘀阻所致。可以采用针灸、按摩等方法疏通肝经,即刻便能缓解症状。

1. 脉证实践

实践一

有次朋友聚会,一位朋友对我说:"赵老师,这几天胸口这块疼痛,右臂有些麻木,我想可能是冠心病犯了,就吃了几次丹参滴丸,也不起作用。过去遇到这种心绞痛,我吃上10粒丹参滴丸就缓解了。这次几天都没有缓解,您给我号下脉,看是怎么回事?""我过去给你们说过,心绞痛吃了丹参滴丸、速效救心丸、硝酸甘油这类药,不见缓解时,首先要考虑不是冠心病,可能是其他脏腑出了问题,或者是心肌梗死,如果是心肌梗死,您这样就给耽误了。"

诊其脉,心经脉基本正常,唯独肝经脉为抽脉,肝经脉抽为肝经不通畅而抽搐。根据脉象辨证:肝经瘀阻不畅,抽搐而致胸痛、臂麻,在脉上显现为抽脉。

我向朋友说道:"你这次得病心脏没有大问题,而肝经是抽脉,自己摸下脉,感觉一下。应该是肝经抽搐,引起的右臂麻木和胸疼"。朋友自己号完脉说道:"您这一说,肝经还真是抽脉,怪不得这几天胸口一直疼。"

我把他双手无名指上的肝点穴,用双手掐住。也就两三分钟的时间,朋友说道:"赵老师,这会胸口不疼了,右臂也不难受了。"

实践二

有年夏天,一天中午休息时,因为天气热,腿上没有盖被子。床的后边正对着门,从客厅空调吹进的风,就直接吹到了腿上。

正睡着,腿部抽筋使我突然惊醒,想伸腿伸不直,想蜷又蜷缩不回,脚趾被筋抽拉着变了形。那种拘挛的难受,我这辈子都很少经过。我用了一些常用的缓筋方法,都不能缓解。

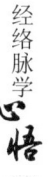
突然想起"肝主筋"的中医理论，号肝经脉弦，弦为经络不通畅。因为筋抽的下不了床去拿针灸盒，就用双手相互掐住无名指处的肝点穴。一两分钟后，腿部的抽筋开始缓解，又过了一会，拘挛才彻底停止。

实践三

有位朋友，和老公生气后，发生头痛，尤其是头巅顶部剧烈疼痛，眼皮也无力睁开，自己以为是脑溢血了，就狠掐心点穴，也没有作用。又赶紧给自己灸治中风的穴位：神阙、足三里、悬钟。折腾了大半天，病症却越来越严重，除头痛、眼皮无力睁开外，眼睛看东西也越来越不清楚了。

朋友给我打电话讲了她的病症，询问应该怎么办。我根据所述病情给她分析："您头巅顶剧烈疼痛应该是肝经的病症，因为肝经'从目系向上出于前额，与督脉会合于巅顶'。古人有'怒伤肝'的阐述，你和老公生气后心情不舒畅，影响了肝经之气的正常流通，'不通则痛'，是造成头痛、巅顶剧烈疼痛的原因。'肝主目'，肝经和所属脏腑被怒气所伤，自然会作用于眼睛，使眼睛功能减弱，是造成你看东西越来越不清楚的原因。'肝主筋'，肝经因怒气受伤后，主筋功能减弱，致眼皮之筋弛长而下垂。从您讲述的3项症状进行辨证，致病原因都汇集于肝经及所属脏腑。您应该首选肝经的期门、太冲，胆经的络穴光明，只针不灸，用泻法试试。"

朋友打完电话后约1小时，又打电话来说："赵老师，我刚才按照您说的3个穴位用泻法，针刚刺进去头顶的疼痛就缓解了。留针半小时后，眼皮轻易就能睁开，看东西也清楚了。看来我们还应该好好学习中医理论，才能正确辨证施治。"

2. 用穴解析

肝点穴

经外奇穴。在手掌面无名指上，指端第一指缝中点取穴，针1分或手指掐住，不灸，按病情补泻。

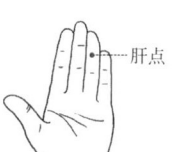

肝点穴

主治：肝郁不舒，肝炎、肝区疼痛、拘挛、肝经循行处疼痛。

肝点穴应用简便，不论何时何地，只要辨证是肝经及所属脏腑的病症，双手掐住肝点穴，即刻便能缓解症状。所以是我在无条件针灸时，选取治疗肝经病症，缓解症状的有效穴位。

（四）足厥阴肝经所致的咳嗽

《黄帝内经·咳论篇》载："五脏六腑皆令人咳，非独肺也。肝咳之状，咳则两胁下痛，甚则不可以转，转则两胠下满。"因为五脏六腑皆能令人咳，所以咳嗽为人们的常见病。但现在能按《素问·咳论篇》辨证施治者，却越来越不多见了。人们见咳嗽出于口而连接肺，多以治肺为主。常见有咳嗽者，用药后疗效不佳，常责备现在中药质量不好。却不知药不对证，怎生疗效，这才是用药中最大的失误。

实践一

有位朋友到公园找我说道："赵老师，我这次咳嗽好几天了，用黄芩、桑白皮，水煎服，过去这样喝两天，咳嗽就好了。也不知道是否因为药的质量不好，我都喝了5天，咳嗽却越来越厉害，脊背、腋下都让咳嗽震得很疼，痰也越来越多。"

诊其脉，发现肝经脉紧而滑，紧为风寒，滑为身体内有痰饮垃圾。辨证：肝经受风寒侵袭，致咳嗽而痰多。

我便对朋友说道："以前您是肺热咳嗽，用黄芩、桑白皮，水煎服，两天就好了，是因为药对病症。这次咳嗽是肝经受风寒引起的肝咳，您用治肺热咳嗽的药去治，怎能治好。回去灸风门、肝俞，用补法。再针刺太冲、光明用泻法，试试看怎么样。"

第3天这位朋友就对我说："赵老师，我昨天针灸了1次，咳嗽痰多的症状就好多了。您再给我号下脉，看还需要针灸吗？"诊其脉，肝脉仍有滑象，嘱其"肝经脉象还没有完全正常，再继续针灸2次，彻底治好。"

实践二

在陕西老年大学讲课时，有位学员在课堂上问道："赵老师，我咳嗽有好长一段时间了，在家里自己针灸合谷、列缺、尺泽、神门等，怎么一点都不见效？"

因为正上课，不能给其号脉，我看其脸上鼻部肝区颜色有些发青，就说道："你这次咳嗽应该是肝经受邪气侵袭引起，所以针灸肺和心经的穴位没有效果。再针灸时选太冲、蠡沟，两穴用泻法试试。"

再次上课时这位学员问道："赵老师，我按照您说得选太冲、蠡沟穴，针灸了1次就基本上不咳了。我又针灸了1次，巩固下效果，咳嗽彻底好了。老师我有个疑问，您没有给我号脉，怎么知道我是肝咳？""我原来在讲督脉时，曾经将督脉循行鼻部的脏腑区域，望诊的详细方法教给了大家，谁还记得？"

只听到学生齐声说道："两眉之间为肺，两眼之间为心，眼下鼻部，分成三份，上三分之一为肝，中三分之一为脾，下三分之一为肾。"

（五）厥阴肝经伤寒

厥阴伤寒，是伤寒病中极重的一种。因为伤寒邪气从体表的太阳经进入，瞬间穿透少阳经、阳明经、太阴经、少阴经五条经脉屏障，径直到厥阴经中植根，可以想象其邪气之旺盛。古人称此为"伤寒隔经相传"。《石室秘录·伤寒门》载："隔传者，死多于生矣。"

伤寒邪气植根于厥阴经全段发病，名为厥阴经伤寒。而只植根于手厥阴经一段的，名手厥阴伤寒，已经在手厥阴心包经中论述；这篇只论述足厥阴伤寒。

因为足厥阴经是十二经脉的最后一条经脉，受伤寒邪气侵袭发病，是极严重疾病的一种。所以，当人刚有感冒的症状，肝经脉极紧弦时，辨证应为足厥阴伤寒。

足厥阴伤寒常有症状：头痛、喉痛、身痛、发热、鼻塞不通、恶心欲呕、食欲不振，少数人有肝区不舒服或疼痛。

用经络方法治疗初期足厥阴伤寒，效果极好。我在亲友刚有感冒症状，诊脉发现肝经脉象为极紧弦，辨证为足厥阴伤寒时，即刻给其：少商、中冲、关冲、无名指尖穴处点刺放血，常可有效抑制足厥阴伤寒的发展或一次性治愈。如果上述穴位点刺放血后，1小时后伤寒症状没有完全消除，应该再针灸：外关、期门、太冲、光明穴，鼻塞不通的加上星穴，全用泻法。恶心欲呕的加内关穴，用补法。

如果足厥阴伤寒发病两天以上，除了针灸治疗外，还应根据脉象的变化，选用适宜的中药共同治疗，方能有较好的疗效。因为用药病例，已经在手厥阴心包经中论述，这篇着重论述针灸治疗。

实践一

有次朋友聚会，一位60多岁的朋友说道："赵老师，我今天特别难受，头痛、喉咙痛、全身感觉到处都痛、有些发烧，也就38℃多，但和以前得过的感冒不一样，您给我号下脉，看究竟是什么病？"

诊其脉，其他脉都较弱，唯有肝经脉极紧弦，紧为风寒，弦为炎症。因为这位朋友过去身体就较弱，所以其他脉弱和她身体相附。辨证足厥阴受风寒侵袭，引起伤寒症状。由于是刚暴发起来，病势还不严重。

因为足厥阴伤寒，病情严重而不多见，所以请朋友们过来诊脉，体验具体的脉象，辨证这种疾患。

我即刻取采血针给其：少商、中冲、关冲、无名指尖放血。放完血朋友说道："这放完血，身上一下感觉轻松了，喉咙也不疼了。"

看朋友病情已经缓解，然后请大家在一起议论伤寒的辨证及施治，我对朋友们讲："这种隔传伤寒，尤其是直接传到厥阴经的，病情都十分凶险，所以古人谓：'隔传者，死多于生矣。'对于这种疾病，重在尽早治疗，而早治的关键，在于辨证准确。如果当天发现厥阴脉部，出现紧脉而弦时，就应辨证为厥阴伤寒，即刻在手上少商、中冲、关冲、无名指尖放血，即可治愈。因为少商穴可泻五脏热毒，所以点刺放血对热毒致喉痛极效。手、足厥阴经同为厥阴，两经相互贯通。中冲为手厥阴经脉'井木'穴，点刺放血可以清洁厥阴经的'水源'，水源洁净，下游方能不被污染。关冲、环指指尖都属于手少阳三焦经，和手厥阴三焦经相表里，又主一身气机，点刺放血能疏通瘀阻的气机，改善厥阴经的阴阳平衡。几穴共用，可以抑制厥阴经内的伤寒盛邪，使病情得到缓解。但是，如果没有及时采取这种方法治疗，伤寒邪气得到进一步发展，则需要针灸和药物共同使用，才有可能治愈。"

中午吃饭时这位朋友说："现在感觉身体已经好了，和平时一样了。"再次聚会时，这位朋友说道："上星期放完血，下午回家后伤寒也再没有反复，彻底痊愈了。"

在给朋友放血治疗厥阴伤寒后的又一个星期，我们朋友相聚时，有一对夫妻朋友给 我们讲述，他们治疗厥阴经伤寒的病例。因为这对夫妻退休后，学习中医也五六年了，有很多亲朋好友每天都到他们家，让号脉或治疗。他们就义务帮亲朋针灸、按摩等，进行学习和实践，因为疗效确切，受到大家的好评。

"那天真巧了，我们聚会刚学到厥阴经伤寒的脉象和治法，下午回家就有个朋友找来说感冒了，头痛、喉咙痛，全身都难受，还有些发烧。我观察这位朋友脸的颜色特别难看，青里发黑，就知道他病得很重。我一诊他的脉，和厥阴伤寒的脉象一样，厥阴脉部都是紧弦脉，辨证是厥阴经伤寒。我就赶紧取一次性采血针，给朋友在少商、中冲、关冲、环指指尖，点刺放血。刚放完血朋友就说道：'好多了，身上没有刚才那么难受了。'让朋友坐着休息一会，就看着他脸色慢慢改变，半个多小时后就正常了。朋友也说：'我感冒的症状好像没有了。'这次在朋友身上的实践，更让我明白正确辨证的重要，还需要用对证的简易方法施治，才能立竿见影。"

实践二

2015年夏天，我和朋友们有次在一个饭店聚会，饭店的中央空调坏了，房间因为窗子不能打开通气特别闷热。但是为了充分利用时间，大家将椅子拼在一起，几个腰背疼的，让我先给他们按摩。

我弯着腰，在给朋友们按摩调整脊柱时，也热得大汗淋漓。突然饭店的空调修好了，一股凉风正对着我的背部吹来，使我不自主地打个寒颤，当时就感觉不舒服。正被按摩的朋友也感觉有些凉，赶紧起来，将椅子搬离了风口。

下午回家后，身体就有些难受，因为有事一直忙到晚上，也就没有重视。第2天早上起床后头痛、喉咙痛、身痛、鼻子不通、发烧，体温表测量已经快39℃了。

诊自己的脉，少阳经所属的三焦经、胆经都是不太有力的弦脉，弦提示不通和炎症。《伤寒论》载："伤寒脉弦细，头痛发热者，属少阳"，厥阴经所属的心包经、肝经脉象都是紧弦脉，紧是风寒，弦是炎症。辨证：少阳经和厥阴经受风寒侵袭，两经同时患上了伤寒。因为少阳经和厥阴经互为表里，两经同时受邪气侵袭，古人称之为"两感"。《石室秘录·伤寒门》载："两感而传者，三日水浆不入，不知人即死。"《黄帝内经·热论篇》载："人之伤于寒也，则为病热，热虽甚不死；其两感于寒而病者，必不免于死。"

我心知自身病重，但好在初发，针灸同治，应该不会有大碍。我首先给自己少商、关冲、十宣放血，再选上星、外关，针后加灸，太冲、光明、丘墟、蠡沟，只针不灸，全用泻法。针灸后喉痛、鼻子齄痊愈，头痛、身痛已有好转，体温也降到38℃左右。但仍感全身无力，不想吃饭，在家睡了一天。

第3天早上起床后，诊自己的脉，两厥阴脉部仍有紧弦的伤寒脉象，体温仍在38℃，还有头痛、身痛、全身无力的症状，而且又增加了咳嗽。就选期门、外关透内关、合谷、列缺、曲池、太冲、光明、丘墟、蠡沟，只针不灸，全用泻法，中脘先泻后补，建里补。针后即觉得身上舒服多了，又在家休息了1天，下午再量体温已经降到37.3℃了。

第4天身痛和头痛都没有了，但仍感全身无力，量体温已经正常，诊自己的脉，两厥阴脉部伤寒脉象已经消失，但脉象都很弱。

自知这次"两感"伤寒，消耗了身体不少正气，使原本就不太好的身体更加虚弱了。我就一边写些得病医治的感受。一边用随身灸，在神阙、关元穴，每次灸2个小时左右，连着灸了3天，全身无力的症状才得以改善。

第五章

奇经八脉与脉学心悟

　　奇经八脉是督脉、任脉、冲脉、带脉、阳维脉、阴维脉、阳跷脉、阴跷脉的总称。这八条经脉通畅，则身体健康；瘀阻不畅则百病丛生。

　　奇经八脉是身体重要的组成部分，和人的寿命息息相关，古人特别重视奇经八脉的调理，尤其是其中的督、任两脉，更为医家和养生者看重。《针灸大成·任脉经穴歌》载："督则由会阴而行背，任则由会阴而行腹，人身之有任督，犹天地之有子午也。人身之任督，以腹背言，天地之子午，以南北言，可以分，可以合者也。分之以见阴阳之不杂，合之以见浑沦之无间。"《针灸大成·督脉经穴歌》载："要知任督二脉，脉络流通，百病不作。督任原是通真路，丹经设作许多言，予今指出玄机理，但愿人人寿万年！"

　　《濒湖脉学·奇经八脉考》载："奇经凡八脉不拘制于十二正经，无表里配合，故谓之奇。盖正经犹夫沟渠，奇经犹夫湖泽，正经之脉隆盛则溢于奇经。故秦越人比之天雨降下，沟渠溢满，霶霈妄行，流于湖泽，此发灵素未发之秘旨也。八脉散在群书者略而不悉，医不知此，罔探病机，仙不知此，难安炉鼎。时珍不敏，参考诸说，萃集于左，以备学仙、医者筌蹄之用云。"

　　奇经八脉在我们身体内虽然十分重要，但是我们普通人，却没有方法观察到其存在。现代的科学仪器，也无法检测出其端倪。那么如何探知奇经八脉，在人体的存在或患病呢？在人类桡动脉处，巧妙排列的脉部，开启了一个窥察奇经八脉的"窗口"。有志于脉学的人，静下心来之时，可以通过这个"窗口"，用手指"洞悉"奇经八脉。因为可以在脉部发现奇经八脉不同形态的脉象，所以能根据不同形态的脉象，进而分辨奇经八脉中各脉染疾的状况；再用中医理论指导施治疾患，多能"效如桴鼓"。

第一节 ⚭ 督　　脉

一、经脉流注

　　督脉起于小腹内，下出于会阴部，向后从长强穴处进入脊柱的内部，上达项后风府，进入脑内，上行巅顶，沿前额下行，经鼻柱正中，下行至上唇内，终于上齿龈的龈交穴。

二、督脉要点

　　（1）督脉为奇经八脉之一，不设"五行"和"五输穴"。本经腧穴，起

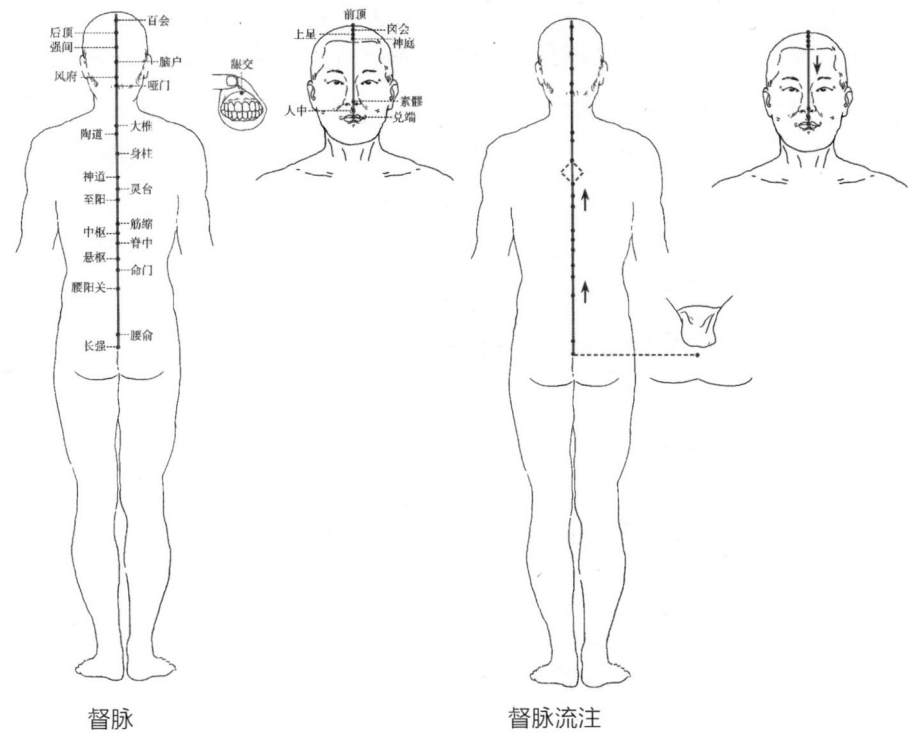

督脉　　　　　　　　　　　　　督脉流注

自长强，终于龈交穴，共28穴，一穴一名。特定穴是络穴长强。

（2）督脉发生病变，主要病候有脊柱强直、角弓反张、咽喉干燥、少腹气上冲至心而痛、尿闭、遗尿、痔疮、不孕等。

（3）《素问·骨空论篇》载："督脉为病，脊强反折。督脉者，起于少腹以下骨中央，女子入系廷孔。其孔，溺孔之端也。其络循阴器，合篡间，绕篡后，别绕臀至少阴，与巨阳中络者，合少阴上股内后廉，贯脊属肾，与太阳起于目内眦，上额，交巅上，入络脑，还出别下项，循肩髆内，侠脊抵腰中，入循膂，络肾。其男子循茎下至篡，与女子等。其少腹直上者，贯脐中央，上贯心，入喉，上颐环唇，上系两目之下中央。此生病，从少腹上冲心而痛，不得前后，为冲疝，其女子不孕、癃、痔、遗溺、嗌干。督脉生病，督脉治在骨上，甚者在脐下营。"

（4）《黄帝内经·谢华白话文解释》载："督脉发生了病变，会引起脊柱强硬反折的症状。督脉起于小腹之下的横骨中央，在女子则入内系于廷孔。廷孔就是尿道的外端。从这里分出的络脉，循着阴户会合于会阴部，再分绕于肛门的后面，再分歧别行绕臀部，到足少阴经与足太阳经中的络脉，与足少阴

经相合，上行经股内后面，贯穿脊柱，连属于肾脏；与足太阳经共起于目内
眦，上行至额部，左右交会巅顶，内入联络于脑，复返还出脑，分别左右经
项下行，循行于脊膊内，侠脊抵达腰中，入内循膂络于肾。其在男子，则循阴
茎，下至会阴，与女子相同。其从少腹直上的，穿过脐中央，再上贯心脏，入
于喉，上行到颐并环绕口唇，再上行系于两目中央之下。督脉发生病变，症状
是气从少腹上冲心而痛，大小便不通，称为冲疝，其在女子，则不能怀孕，或
为小便不利、痔疾、遗尿、咽喉干燥等症。总之，督脉生病治督脉，轻者治横
骨上的曲骨穴，重者则治在脐下的阴交穴。"

三、督脉的脉部与诊法

1. 督脉脉部

在桡动脉直上，过寸部而至手大鱼际处，出现浮脉的地方，就为督脉的
脉部。《濒湖脉学·奇经八脉》载："奇经八脉，其诊又别。直上直下，浮则
为督。牢则为冲，紧则任脉。"

2. 脉搏"直上直下"心悟

过去自学《濒湖脉学·奇经八脉考》，看到"三部俱浮，直上直下者，
督脉也。动脊强痛，不得俯仰。大人癫，小儿痫"怎么思索都难以理解，因为
这种脉象和洪、弦、实、长脉象难于分辨，所以，"直上直下，浮则为督"无
从实施。就参考《濒湖脉学白话解·奇经八脉诊法》中"督脉病变反映在寸、
关、尺三部脉来都浮，而且直上直下，颇有弦长的形象"的论述进行诊脉。凡
遇到寸、关、尺三部脉，直上直下，浮取都手感有力的，就以为是督脉；但
是，询问被诊脉之人所患病的症状，却与各类中医书中描述的督脉病症不符。
10多年过去了，一直没有将督脉的脉部与诊法搞懂。

直到2000年以后，我有次给一个人诊脉，偶然轻轻接触到其手上大鱼际，
发现此处，有根细细的脉在搏动，顺着这个脉搏轻轻向手腕处摸索，发现这根
脉搏，最后和寸部的桡动脉相连。突然，"直上直下，浮则为督。"李时珍老
人家这句阐述，浮现在脑海之中，难道这就是自己苦心寻找多年的"督脉"！
我急切的询问被诊脉之人："您身体哪里不舒服？""我就是背部脊柱处疼
痛，到医院看了很多次了，还是不见好。"我让这个人趴在沙发上，检查他的
脊柱，发现胸椎侧弯，而且个别椎体后突。我给其按摩将脊柱调整好后，再诊
其脉，鱼际处的脉搏也消失了。再询问："您现在感觉背部还疼吗？""您这
给我一按摩，脊背还真不疼了。"

此时联想到《黄帝内经·骨空论篇》的"督脉为病，脊强反折"突有醒悟，古人谓："直上直下，浮则为督。牢则为冲，紧则任脉。"是脉搏出于寸、关、尺三部之外，阐述为"直上直下"。因为出于诊脉处寸部是"直上"，所以出于诊脉处尺部为"直下"。

因为"寸部直上"鱼际处为"阳"，所以在手上鱼际处诊察"督脉"，附和督脉为"阳经之海"的中医理论，诊脉时，轻取即得为"浮脉"，"浮脉"在脉象中属"阳脉"，所以"浮则为督"，也完全符合中医的阴阳理论。后来又经过数人督脉病症的确定，我才将督脉的论理、脉部和诊断方法基本搞明白了。

督脉脉部的确立更使我由衷地感慨，学习"脉学"不能从理论中去论理，只有将前人的理论付诸实践，去伪存真，才能把前人的理论，变为自身的技艺，然后再应用到诊疗实践中去论理。这样既能讲明"道理"，"脉诊"辨证又准，作为中医爱好者，则对自己、家人、亲友，是不可多得的福气。作为医务工作者，则是患者心中的"神医"。国内这样的人多了，才是中华医学腾飞之基。

因为"尺部直下"胳膊处属"阴"，所以在胳膊处诊察"任脉"，符合任脉为"阴经之海"的中医理论。因为"紧脉"是风寒侵袭之脉，属于"阴脉"的一种，所以"紧则为任"，也完全符合中医的阴、阳理论。

因为"尺部直下"胳膊处属"阴"，所以在胳膊处诊察"冲脉"，符合"冲脉与足少阴并行，为十二经之海"的中医理论。因为"牢脉"是内寒里实之脉，属于"阴脉"的一种，所以"牢则为冲"，也完全符合中医的阴、阳理论。

"任脉"和"冲脉"将在后面的篇章中详细论理，所以这里就不多述了。但是督脉、任脉、冲脉部与诊法的明理和确认，使我对脉学的神秘来源，心中越加好奇。

这种神奇的"脉学"理论，世界上为什么唯独中国远古就有？这种能准确揭示人体内外病态的"脉象"，人类文明早期，谁能传授？这种按照阴阳、体内经脉、脏腑、表、里、上、下，循序排定的"脉部"，如何成就？

3. 督脉诊法

诊脉时，先诊寸关尺三部，然后将手指向鱼际处，轻轻摸索，浮取就能感到，有根细细的脉在搏动，就为督脉。督脉的出现，是督脉出现病症后在脉部的显现，人们可以根据督脉的脉象，来辨证督脉的疾患。督脉如果健康无病，在鱼际脉部是诊断不到浮取的脉搏，只要在鱼际处浮取到脉搏，都为督脉的病脉。正如《黄帝内经》阐述有些脉搏"恶者现，善者不现"。

在手鱼际处，有些人只有一个手上诊断出督脉，有些人两手都会诊断出督脉，这和督脉病症的严重程度有关。一只手上诊断出督脉，病情相对较轻，两手同时诊断出督脉，病情相对较重。

在手鱼际处诊断督脉，会发现有些人脉搏跳动的较长，有些人脉搏跳动的较短。较长的脉搏显示脊柱内督脉瘀阻部位较长，较短的脉搏显示脊柱内督脉瘀阻较短。因为督脉循行于脊柱之中，所以脊柱的病变会影响到督脉的脉象。

四、督脉常见病症的辨证施治

（一）督脉与脊柱为病

因为督脉主体，从长强穴处进入脊柱中向上循行，所以很多脊柱病症会影响到督脉，造成督脉的病变，进而反映到督脉的脉部。人们可以根据督脉，脉部的脉象，辨证督脉的病症状况。

发现有督脉时应该先检查脊柱，一般肉眼就可以发现病理变形的脊椎，通常尽快使用正确的按摩方法，对脊柱进行调整，多能使变形的脊柱恢复正常。我多次在给有督脉的亲友按摩调整脊柱后，再诊脉，大多数人督脉的病脉都消失了，而且脊柱处疼痛也随即消除。

实践一

有次一个亲戚到我家来看病，除有原来的病外，诊脉中又发现增添了督脉。我便问道："姐，怎么又把脊柱伤了，脊背后面不舒服吧？""也没有干啥，就拿了个小盆，不知怎么背上就好像岔气了，这都难受好几天了，我在门上的棱处搓也不管用。"

让其趴在沙发上，检查脊柱，发现胸椎上面有两个椎体向后微突，腰椎向右侧弯。给予按摩调整后，亲戚起来说道："现在脊背后面不痛了。"再让亲戚坐下诊其脉，督脉的脉搏已经消失了。

实践二

有位朋友到家来就说道："赵老师，我脊背不知怎么了，特别难受。心脏也难受，憋闷、气短，您快给我看看。"

诊其脉，心脏脉象正常，而两手鱼际处都出现了浮脉，鱼际处的浮脉，都为督脉病变的脉象。辨证：脊柱发生病变，影响督脉，致心脏难受。施治应该治其引起病因的脊柱。

让其趴在沙发上检查脊柱，发现第五胸椎神道穴处向后突起。正给第五胸椎按摩复位，其就说道："这会心脏舒服了。"朋友起来后活动了一会又说："脊背也好多了，没有刚才那么难受了。"

再诊其脉，一个手上仍有短短的微细督脉。辨证脊柱按摩还没有完全复位，所以仍残余督脉的脉象。

又让其趴在沙发上给其按摩，将整条脊柱从上到下调理后，让其起身看下还有哪里不舒服，其活动了一会说道："这会全身都感到特别轻松，没有难受的地方了。"再诊其脉，手上的督脉也完全消失了。

实践三

有位亲戚到家后对我说："叔，我这几天头不敢抬起来，一抬起来就发晕，右胳膊也发麻，您给我看下，究竟是哪里不对了？"

诊其脉，颈部脉部和督脉的脉象都出现了浮细弦脉，细为血流不畅，弦为瘀阻不通。根据脉象辨证，是颈椎和脊柱出现病症，引起颈部和督脉的脉象异常。

让坐在椅子上，给其检查脊柱，发现第七颈椎和第一胸椎，都向右侧弯和向后突起。给予按摩复位后，这位亲戚在屋里转了两圈说道："这会抬头不晕了，胳膊也不麻了。"再诊其脉，颈部和督脉的脉搏都消失了。

实践四

老伴单位有位朋友，头痛已经有20多年的历史，在好些医院看了很多年，但收效甚微。2006年，老伴和我因为到她小区里面租住，老伴的朋友就经常过来让我给诊病。

诊其脉，唯有颈椎脉部和督脉的脉部，都出现了细弦脉，细为血流不畅，弦为瘀阻不通。辨证其应为脊柱发生病变，进而影响到督脉和颈椎的脉象，多年的头痛也应和脊柱、颈椎的病变有关。检查其颈椎和脊柱，发现第二颈椎向后突出，第五、六颈椎向前突，第七颈椎，第一、二胸椎向后突。

因为其病太久，脊柱关节都被变形后的肌肉牢固牵拉，给其按摩复位，怎么都不能完全复到位。就这样没有完全复位，朋友仍然说道："就这都感到脖子处轻松多了，头痛也轻多了，以后我有时间就过来按摩。"

那段时间，我晚上在家时，老伴的朋友常过来按摩，总共按摩了几十次，才将其脊柱完全复位，头痛的病症，也随之痊愈。

后来我们搬出其小区，几年后遇到，询问头痛情况，其答道："自从那

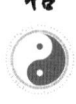
年按摩好后，头再未像过去那样痛过。"

实践五

2001老伴退休以后，老伴原单位的朋友给她打电话："我家里的腰椎间盘膨出，脊柱侧弯都有45°，听说你家老赵按摩手艺挺好，叫你家老赵过来给治治。"

我过去看到患者，脊柱侧弯的程度极其罕见，没有45°也足有30°，整个上半身向右侧弯着，行走十分困难。看着患者的情况，对治愈其病我没有一点信心。

听老伴朋友家人讲："我这脊柱已经病了好几年了，到不少地方看过，都没有好的办法。医院让交6万元钱动手术，但是不能保证手术完全成功。我想万一不成功，就彻底瘫到床上不能动了，所以一直不敢动手术。听人说你按摩挺好的，万不得已，才给你家打电话，请你过来给看看，你就当着学手，死马当成活马医。"

话说到此，我只能让其趴到床上，先给检查脊柱，在第三、第四腰椎处有个急弯，是脊柱严重侧弯的主因，其胸椎、颈椎上还有些小侧弯，而且椎间盘有多处突出。

我耐心地用按摩方法给其调整脊柱侧弯，但收效甚微，只好先将突出的椎间盘复位，复完后让其下地走走，看其侧弯仍很严重，但走路已经轻快多了。听其说道："现在脊背和腰的疼痛好多了，你以后有时间，再过来慢慢给我调整，这也不是一下子能治好的病。"

隔一天我又过去给其按摩，对脊柱侧弯的治疗仍不理想。我就和其商量，用针灸的方法给予治疗。我采取脊柱侧弯凸的一面，针灸用逆时针的泻法；脊柱侧弯凹的一面，针灸用顺时针的补法。给脊柱两侧，每个脊椎缝隙的两边，都扎上针，采用不同的针法进行补泻。想不到，还真见效。

就这样我基本上两三天去给针灸1次，大约记得十几次后，脊柱从后面看，已经看不到侧弯的踪迹了。1年后见到他脊柱仍然正直。

（二）督脉为病与心绞痛

因为督脉主体从脊柱中上行，所以在诊断出患者有督脉的脉象后，询问其多有脊柱方面的病症，其中有些没有脊柱方面症状的人，应辨证为督脉络脉出现瘀阻所致。可以按照《素问·骨空论篇》载："此生病，从少腹上冲心而痛，不得前后，为冲疝，其女子不孕，癃、痔、遗尿、嗌干。督脉生病，督脉治在骨上，甚者在脐下营"，选曲骨穴、阴交穴，进行针灸或按摩，虚补实泻，即可以取得较好的疗效。

因为《素问·骨空论篇》阐述的督脉病症，在其他经脉生病后也可能出现，需要细心通过诊断脉象，辨证分析，理清经络后再行施治，方能有效。

1. 脉证实践

实践一

有位在一起打太极拳的59岁朋友，2014年10月，因为突然感到胸痛，气短，憋闷。在医院就诊时，因为太像冠心病的症状，被诊断为冠心病，但心脏各项检查却没有大的问题。曾在西安四个医院住院治疗，由于治疗中过多的输液和使用利尿剂，又造成肾功能衰竭，曾经有段时间，一整天都没有小便。因为其疾患在几个医院治疗过，没有缓解却越来越严重。所以，最后转到第四军医大学西京医院心脏外科，治疗也没有效果，医生要求先交30万元换心脏。

因为其是工薪阶层，没有这个经济基础，所以不愿意换心脏。2015年4月，医院因为其不愿换心脏，请其出院。

当时朋友已经多天不能正常进食，身体消瘦到30多公斤，虚弱得不能正常行走，他弟背着上楼回到家中。在绝望之际，给曾在一起练过拳，远在广州的医生打电话求救。这位医生告诉他："您身边有赵老师，为什么不让赵老师给您看看？"这时才给我打电话："赵老师，我不行了，已经走不了路，您过来给我看看吧！"

这位朋友刚开始住院治疗时，我就曾到医院看望。诊断其脉，心脏脉基本正常，而督脉、命门脉部出现病脉，就对其说："您心脏没有大的问题，是其他原因造成的心脏难受，不要把注意力全放在心脏上。"因为自己是自学的中医，没有资质，所以人微言轻，朋友听不进去劝告。《黄帝内经》载："医者意也，信则治，不信则不治。"因为自古就有"医不叩门"的阐述，而且自己还不是医生，所以虽为朋友，别人不提要求，我从来不主动给别人看病。

我到朋友家后，看见其瘦骨嶙峋，两眼无神，用被子放在床头，靠着被子半躺着，见我说道："赵老师，我现在躺不下去，一平躺气就上不来，胸口有个疙瘩，憋闷得很，吃不下饭，一次吃几小勺就恶心要吐，有时整天也不小便，腿肿的发亮，还不由自主地跳动。"看到朋友的悲惨状况，只好尽自己的心。

诊其脉，两手都出现了督脉；心脉极弱，但还柔和；肾脉为散脉，时有时无；命门脉极细而无根；脾胃、肝胆、膀胱、大肠脉都极弱而微弦。辨证：督脉为病，是造成发病的主要原因，"此生病，从少腹上冲心而痛，不得前后。"心脏也因为错误治疗伤其正气而极弱，但还无大碍；因为治疗方向选择的错误，又致肾脏衰竭，不能有效排出废物，使身体中尿毒过多，引发恶心呕吐，极有可能致命；命门脉无根，有病变的危险；其他脏腑因为用药过多致衰弱，经络瘀阻不通，也都到了衰竭的边缘。

我先和其老伴一起共同扶着将其翻身趴在床上，检查脊柱，发现脊柱多处侧弯和后突。给予按摩复位后，又将其翻过身来，已经可以平躺在床上，胸部也不太憋闷了。

然后选截根、阴陵泉、曲骨、中极，用泻法；中脘先泻后补即刻出针；内关、后溪、建里、气海、关元、复溜、太溪，用补法。

针刺进肿胀的腿后，里面的积水就顺着针向外流，我用餐巾纸垫在针下面，一会便湿透了。针刺完后，交代朋友老伴再给其灸：神阙、关元、复溜。针灸完后，朋友说道："赵老师，您这一针灸，好像胸中的疙瘩散开了，上下气通开，呼吸顺了，不像没针灸前，胸口憋闷的难受。"

第2次，我过去给针灸时，针刺的针眼仍向外流水，就按照原针眼进行针灸。虽然朋友的精神有些好转，但吃不下饭，自知朋友难于坚持。我便对朋友的妻子和孩子说："他现在这个样子，吃不下饭，也不能吃药，光靠针灸维持不了几天。一定要到医院打些营养针，维持着生命。再做下透析，将身体里的毒素清理一些，就能吃饭和吃药，然后再配合针灸，才有可能活下来。"

其家人听从我的劝告，打120急救电话，朋友被拉到西安市某医院，一到那里就被安置在重症监护室里。又经过全面检查，心脏仍没有太大的问题，但肾脏的衰竭很严重，其他脏器也都到了衰竭的程度。住院期间，我到医院看望，见这个医院的医生，没有将医疗的重点放在心脏，而重视肾脏的治疗和其他脏器的恢复，感到朋友有希望了。

经过医生一个多月的治疗，2015年5月出院时，朋友已经能扶着床自己行走，每顿可以吃半碗稀饭，精神面貌也好了许多。

出院时医生给开了生脉饮，和一些营养药，嘱托要长期服药，再定期到医院治疗。汽车将其拉到楼下，因为朋友住的楼没有电梯，仍是他弟将其背到7楼的家里。

出院的第2天，我就过去给予针灸。诊其脉，仍有督脉，肾脉极沉细，命门脉细而无根，其他经脉脏器脉象虽然仍很弱，但已经有些柔和了。辨证：督脉仍有病变，肾功能衰竭有所缓解，命门仍存在病变的危险。

让朋友趴在床上，先给其按摩调整脊柱。因为朋友无力趴着针灸背部穴位，只能仰卧着给其针灸身体前面，选：内关、列缺、建里、气海，关元、足三里、三阴交、复溜，都用补法；中脘，先泻后补；中极、曲骨、阴陵泉、太冲、截根，用泻法；针后让其老伴给予加灸神阙、复溜。给其针刺腿上的穴位时，仍有水顺着针眼流出。

后来我过去给其针灸，基本按上面穴位，每次再根据脉象调整少数几个穴位。因为朋友行动不便，根本无法上下7楼，所以没有办法定时去医院治疗，针灸期间，再没有去过医院。我谢绝了一些单位的讲课邀请，专心给朋友针灸。

朋友针灸1个月后，可以扶着楼梯扶手下到6楼，休息一会再上到7楼。针灸两个月后，可以从7楼下到1楼，老伴跟着拿个小凳子，让他在院子休息一会，自己可以再上到7楼回家。针灸到3个月时，朋友已经可以到公园去锻炼身体了。

看到朋友身体恢复了许多，就教他学习针灸，自己给自己治疗。当朋友学会以后，我才停止给其针灸。

2016年8月初，我写这篇病例时，这位朋友身体得到一些恢复，有时星期天仍到公园和我们在一起打太极拳。

实践二

有次朋友聚会，一位朋友对我说："赵老师，我昨天突然心前区疼痛、憋闷，但是感觉和以前发生的心绞痛不太一样。虽然我在家里掐心点、揉神门，含服速效救心丸，但却缓解不了疼痛。您给我号下脉，看是哪里出毛病了？"

诊其脉，唯有两手出现明显的督脉，出现督脉，就为督脉发生了疾患。辨证督脉瘀阻患病，引发心痛、胸闷。

我便对朋友说道："您看过《素问·骨空论篇》所讲督脉的病症吗？""《黄帝内经》书是看过，但是没有实践，看完忘完，现在记不起来了。""《骨空论篇》里的'督脉，此生病，从少腹上冲心而痛，不得前后'就是阐述您的这种疾病。"

我让朋友趴在饭店里的沙发上，给其按摩调整了脊柱后，对他说："您起来，看看胸痛缓解了没有？"朋友站起来活动了一会说道："赵老师，胸口还痛。"

再诊朋友的脉，督脉仍旧存在，只是比调整脊柱前有所缓和。辨证督脉中的络脉也出现了瘀阻，施治应根据《骨空论篇》"督脉治在骨上，甚者在脐下营。"

我便对朋友说："您这回应该是督脉上的络脉也不通了，引起的心痛，《黄帝内经》里阐述督脉的络脉："其少腹直上者，贯脐中央，上贯心，入喉，上颐环唇，上系两目之下中央。'走的循行路线，和任脉的循行路线极其相似，因为是这条络脉出问题了，所以应该治腹部的阴交穴。您躺下，我按摩一下试试。"

给朋友用平补平泻法按摩了一会阴交穴后，让他起来看是否还胸痛。朋友起来后说道："已经好多了，但还微微有些痛。"

我便对朋友说："您再躺下，我选曲骨穴，用泻法按摩一下试试。"按摩完后，朋友站起来说道："现在胸口一点也不痛了。看来回去得好好再学习《黄帝内经》，只有对疾病辨证明确，施治选穴对路，治疗才能'效如桴鼓'。"

实践三

2015年国庆节的晚上，外地的一个侄子打来电话："叔，我爸今天心脏不舒服，到地区人民医院去看，医生说是心梗，让马上住院，病危通知书都下了，您快过来看看。""知道了，我明天一早就坐列车过去。"第二天早上坐6点多第一班列车，到我哥所在的地区才上午9点，我就从火车站直奔地区人民医院。

到医院就看到我三哥躺在病床上，身上插着很多监测仪器的连线，两个胳膊上分别滴注着不同的药液，家人和亲戚们在病榻旁围着，焦灼的观察着病情。看到三哥精神还可以，给亲戚和三哥打过招呼就给其诊脉。

诊三哥的脉，心经脉基本正常，唯有两手鱼际处都出现了督脉，凡出现督脉，都为督脉病患。辨证因为督脉出现病患，而影响心脏，显现为心脏病的症状。《素问·骨空论篇》两千多年前就阐述"督脉，此生病，从少腹上冲心而痛，不得前后。"

知道我哥没有生命危险，我便对他说道："三哥，您心脏没有大问题，是督脉有病，出现心脏的症状。您发病前有什么特别的感觉，特殊的事吗？"哥回忆了一会说："昨天是国庆节，我早上还挺好，到超市去买菜，见南瓜促销，才2毛多钱1斤，就挑了个5斤多的大南瓜。由于拿的袋子放不进去，我就一手提着装其他菜的袋子，一手举着南瓜回家，想着顺便把身体也锻炼了。回来后虽然感觉肩膀和脊背有些痛，也没有注意，但下午心口开始疼痛，而且越来越厉害，身子好像都不敢动，一动就憋闷得上不来气。你嫂子赶紧叫了个车，把我拉到医院，医生看我心痛的那么厉害，考虑是急性心肌梗死，马上住院。昨晚就做了一系列的检查，只有心激酶略高出正常值一些，其他检查还没有发现问题。医生本来让今天早上去做心脏造影，我看心电图、心脏彩超都没有问题，就没有答应。现在主要是用硝酸甘油等活血化瘀类药物，先扩张血管和溶化血栓。"

"刚号您的脉，是督脉，督脉从脊柱内上行，脊柱出现病症，常常也会伤及督脉，把脊柱调整好了，督脉影响的心脏症状也就消失了。您现在两手上都打着吊针，没有办法给您按摩脊柱，等会吊瓶打完了，再给您治疗。"

直到中午，我哥一个手上的吊瓶才打完。在他另一个手仍打吊针的情况下，我帮着我哥翻过身来，趴在病床上给其检查脊柱。发现其神道穴处，第五胸椎后突，至阳穴处，第七、八胸椎后突，按摩将其复位后，又把整体脊柱给调理了一遍，然后让我哥自己翻过身来。三哥躺好后说道："这会感觉不到心口痛了。"

我对其说道："哥，我给拿着吊瓶，您下床走一会，看看还有哪里不舒服。"哥在病房里来回走了两圈说："现在感觉全身轻松，身上没有难受的地方了。"

直到2016年8月14日，我在准备写这篇病例的当天早晨，打电话询问三哥的近况，侄子接电话说道："我爸妈都很好，他们下楼散步，顺便买菜去了。叔，您放心。"

实践四

2016年12月1日，下午正在写书时，一位亲戚打电话说道："我儿子感觉心特别慌，过去您给看一下。"

亲戚过来后，其20多岁的儿子对我说："老爷，我在家艾灸神阙穴，灸完后喝了杯水，就感觉心特别慌，是不是灸坏了？"我对其讲道："刚艾灸完，不应该马上喝水和吃饭，因为艾灸的能量正在经络里运行，对经络进行疏通，这时突然喝水或吃饭，就会打乱这种运行，造成病症。一般情况下，艾灸后一个小时才能喝水吃饭，如果渴得厉害，可以喝一两口润湿口腔，但不能多喝。""那是我理解错了，是我原来听足疗按摩师说：'按摩完要喝两杯水，把按摩驱赶出来的毒素尽快排除掉。'所以我艾灸完，也赶快喝水。"

诊其脉，心经脉正常，而两手鱼际处都出现了浮弦脉，为直上的督脉。《素问·骨空论篇》载："督脉为病，脊强反折"，故辨证：督脉发生病变，影响到脊柱，脊柱又影响到心脏，致心特别慌。

我让其趴到沙发上，检查脊柱，发现胸椎第三、四、五椎体向左侧弯，而且胸椎第四、五椎体还向后突，腰椎第一、二、三椎体向右侧弯。给其用按摩手法将脊柱椎体复位后，亲戚爬起来说道："现在心不慌了。"

2. 用穴解析

神道穴

督脉腧穴。在第五胸椎棘突下凹陷中，俯伏取穴。直刺3～5分，灸3～7壮，多用泻法。

主治：头痛、心痛、惊悸、健忘、恍惚、悲愁不乐、咳嗽、脊背强痛。

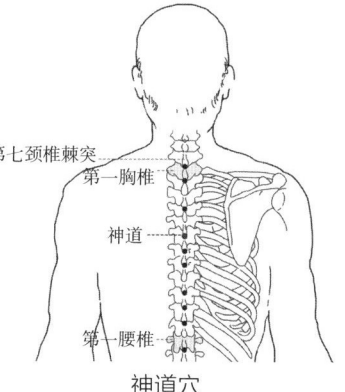

第七颈椎棘突
第一胸椎
神道
第一腰椎

神道穴

后溪穴

手太阳小肠经腧穴，手太阳之脉所注为"输木"，又为八脉交会穴之一，通于督脉。在第五掌指关节后横纹头，尺侧赤白肉际处，握拳高点处取穴。直刺5～7分，灸3～7壮，虚补实泻。

主治：目赤、耳聋、鼻衄、颈项强不得回顾、急性腰扭伤、脊柱强直、臂肘挛急、癫痫、疟疾、痂疥。

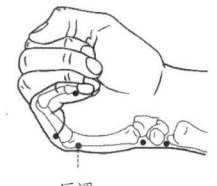

后溪

后溪穴

曲骨穴

任脉腧穴，任脉、足厥阴经交会穴。在腹部正中线上，脐下5寸，耻骨联合上缘，仰卧取穴。直刺5～20分，灸7～49壮，多用泻法。

主治：少腹气上冲心痛、五脏虚弱、虚乏冷极、小腹胀满、小便淋涩不通、尿闭、男子遗精、妇女带下。

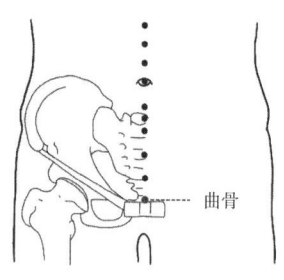

曲骨

曲骨穴

阴交穴

任脉腧穴，任脉与足少阴经、冲脉交会穴。在腹正中线上，脐下1寸处取穴，直刺5～8分，灸7～21壮，灸不及针，先泻后补。

主治：小儿囟陷、鼻出血、少腹气上冲心痛，不得前后、奔豚、腹部气胀坚痛、小便不利、阴汗湿痒、妇人血崩、月事不绝、产后恶露不止、疝气。

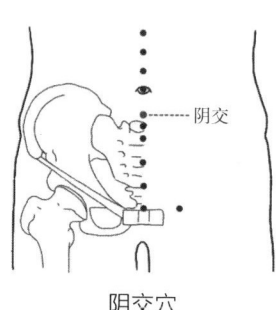

阴交

阴交穴

至阳穴

督脉腧穴。在第七、第八胸椎棘突中间凹陷处，约与肩胛骨下沿相平，俯卧取穴。直刺5～7分，灸3～7壮，多用泻法。

主治：咳嗽、气喘、胸背痛、心痛、腰脊强、背中气上下行、腹中鸣、寒热、胃中寒，不能食、四肢重痛，少气难言。

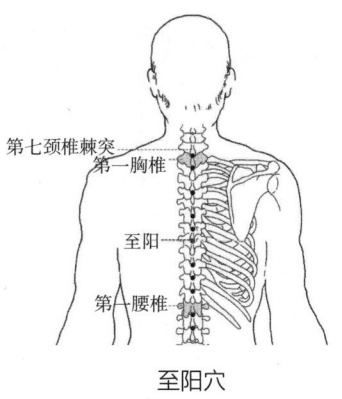

至阳穴

第二节 ✿ 任　脉

一、经脉流注

任脉起于小腹内，下出于会阴部，再向前进入阴毛处，沿着腹内中线，穿过关元穴，上行直达咽喉部，再上行环绕口唇，经过面部，进入目眶下的承泣穴和足阳明经相连。

二、任脉要点

（1）任脉为奇经八脉之一，不设"五行"和"五输穴"。任脉腧穴起于会阴，终于承浆，共24穴，一穴一名。特定穴是络穴鸠尾。

（2）任脉发生病变，主要表现为生殖系统、泌尿系统、消化系统、呼吸系统、心脏及血液循环系统的疾患、阴寒之症及经脉循行处病症。

（3）《黄帝内经·骨空论篇》载："任脉者，起于中极之下，以上毛际，循腹里，上关元，至咽喉，上颐循面入目。任脉为病，男子内结七疝，女子带下瘕聚。"

（4）《中医名词术语选释》载："任脉在循行过程中和诸阴经相联系，是阴经经脉的总纲。本经有病时，主要有疝气、赤白带、腹内肿块、胸腹部内脏的机能失调、元气虚弱等症状和病症。"

三、任脉的脉部与诊法

1. 任脉脉部

任脉的脉部，在桡动脉尺部直下处，也就是诊脉时，紧连着尺部后面胳膊处，有紧脉搏动者，就为任脉脉部。《濒湖脉学·奇经八脉》载："直上直

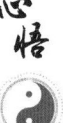
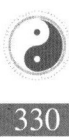
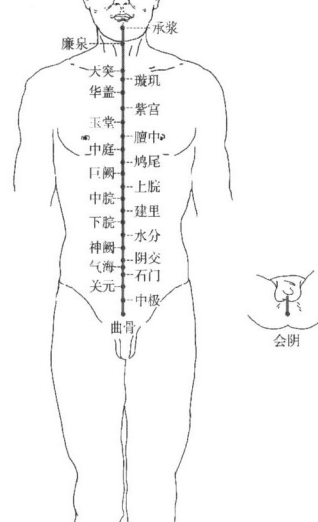

任脉　　　　　　　　　　任脉流注

下，浮则为督。牢则为冲，紧则任脉。"

2. 任脉诊法

每次诊脉时，先诊寸、关、尺三部脉搏，诊完后手指抬起，将食指放在关部，中指放在尺部，无名指所放的位置，就是任脉、冲脉的脉部。诊断时如果是紧的脉象，就为任脉患病的脉象。任脉健康无病时，这个脉部是没有紧脉的。《黄帝内经》中"恶者现，善者不现"即指此种脉。

有些患者，只有一手尺部直下胳膊处出现紧脉，是任脉患病程度较轻，如果两手尺部直下胳膊处都出现紧脉，是任脉患病程度较重。

有些患者，在尺部直下胳膊处，诊断紧脉比较长，是任脉瘀阻程度较重，在尺部直下胳膊处，诊断紧脉比较短，是任脉瘀阻程度较轻。

四、任脉常见病症的辨证施治

任脉从会阴直上到颐部的承浆穴，其间和数条经脉、脏腑相交会，所以任脉患病，能影响到人体多个系统；人体某个系统患病时，也会影响到任脉。如果诊脉时，某经脉出现病脉的同时，又出现任脉的病脉，辨证中应从整体分析辨明病因；在治疗中也应该兼治患病的任脉，疗效才会更好。

（一）任脉与泌尿生殖系统

任脉从会阴处上行，因为最先交会的就是泌尿生殖系统，所以有关泌尿生殖方面，前人对任脉多看重之。《针灸大成·任脉经穴歌》载："脉起中极之下，以上毛际，循腹里上关元，至喉咙，属阴脉之海，以人之脉络，周流于诸阴之分，譬犹水也，而任脉则为之总会，故名阴脉之海焉。用药当分男女，月事多主冲任，是任之为言妊也。乃夫人生养之本，调摄之源。"人体下部寒凉，多和泌尿生殖系统阳气不足有关，尤其是肾阳，有温身体的功能。但是肾阳很难提升，这时用泻法泻除一些任脉之中的阴水，则会使下体较快温暖起来。

1. 脉证实践

实践一

有天我正在针灸，一位朋友来微信："赵老师，有任脉肚子痛，泻列缺效果不理想，是否还有其他方法？望有时间告知，谢谢！"因为正忙着给亲戚针灸，所以老伴拿着手机给我读了这条微信，即让老伴回了："泻承浆。"

我的这位朋友，学习中医也六七年了，特别重视诊断脉象，每星期朋友聚会时常说："只有将脉象辨清了，才能依据经脉选穴。选穴正确，治疗才能'效如桴鼓'。"

可能这次也是诊断出某人有任脉后，依据"任脉列缺"选穴，因为列缺是"八脉交会穴之一，通于任脉"，所以为治疗任脉疾患的首选穴位。但是，为什么朋友泻列缺，效果不理想呢？列缺穴本是肺经的络穴，因为肺经主气，所以列缺虽然"通于任脉"，但是以调整任脉气机为主要功能。

为什么让朋友"泻承浆"呢？因为任脉脉部出现紧脉为"任脉病脉"，紧脉又为寒邪侵袭之脉，所以有任脉而肚痛，多是生殖系统受寒邪侵袭所致。寒则收引，使肚子经脉收引而痛。任脉为"阴脉之海"，"水"又属"阴"，所以任脉的承浆穴，所"承之浆"实为"水"。"水"受寒邪侵袭，"温度"降低，身中之"火"难于把所"承之水"温暖，这时泻承浆穴，犹如将锅中的凉水舀出一些，灶中正常之火，即能尽快将锅中之水烧开。

当给亲戚针灸完后，我即又发微信询问："泻承浆穴后有效果吗？"朋友微信回答道："有效果，好。"

实践二

2007年夏天，有个医生的学生带着同事到家来，让我给号下脉。这个学生的同事，是位20多岁的姑娘，也是位医务工作者。

诊其脉：右手尺部脉弦，尺部直下任脉处，也出现了紧脉。《濒湖脉学·诸脉主病》载："阳弦头痛，阴弦腹痛。"尺部脉弦即"阴弦"，紧脉为寒邪侵袭。辨证：因为任脉受寒邪侵袭，致腹部疼痛。

诊完脉我对姑娘说道："你肚子痛？"姑娘随口答道："我肚子不痛。"

让姑娘躺到沙发上，隔着衣服轻轻一按腹部，只听其喊道："咋这么疼？"让她自己按下腹部后，其说道："我肚子怎么会有这么大个硬块，从来没有注意过，今天一按还真疼。"

姑娘回到她们医院，就去找做B超的同事，做个B超看下腹部这个大的硬块是什么东西？但在B超下，扫描一切正常。做B超的同事给她用手检查后说："你腹部这个硬块，像石头一样，直径都有6厘米多，但为什么B超看不出来呢？"

又一个星期天，学生和这位同事来家里问道："赵老师，她腹部的硬块，手感很明显，为什么B超看不出来呢？"因为两人当时从事的都是西医，只好给其讲中医的道理："腹部出现硬块，中医称其为'癥瘕'，'癥'就是有症状，用手摸着很硬；'瘕'就是假象，动手术切开，反而看不出异常。这多是任脉受寒邪侵袭，使气血聚集所致，《濒湖脉学·奇经八脉》里有：'任脉为病，七疝瘕坚。'瘕坚就是说的这个病症。像你们这些现代姑娘，喜欢穿低腰裤，把肚脐露在外面，以为很'酷'，其实是给自己造病。以后多穿高腰裤，不要让肚子受凉，再用艾条经常把腹部硬块处灸热，慢慢就会好了。"这位姑娘说道："赵老师，现在哪有卖高腰裤啊，到处卖得都是低腰露脐裤。"

实践三

有位朋友的父亲，快80岁时，前列腺肥大得特别厉害，小便淋沥，特别难受。因为心脏不好，医生也不敢给前列腺动手术。

朋友询问："赵老师，我爸最近特别不好，放过支架的心脏，不但心力衰竭还经常间歇停跳，在床上躺着都不敢起来，一坐起来就发晕，但是一会就要小便，到卫生间又只能尿一点。我得来回扶着，这段时间真把我累惨了，您有什么好的办法吗？""男同志年龄大了，大部分都有这些症状，主要是前列腺增生引起的，可以经常艾灸神阙、曲骨这两个任脉上的穴位，对治疗前列腺的病症有较好的疗效。心脏间歇停跳，可以灸肾经上的复溜穴，效果很好，您先给老人家艾灸试试。"

2016年8月4日，朋友聚会时，这位朋友还对大家说："这几年我爸真是得益于艾灸了，他觉得灸了舒服，开始我给他灸，后来精神好些了，就自己拿着艾灸盒灸。我让他2天灸1次，但老爸坚持天天灸，他说每天灸了好像才有劲，不灸身上就感觉无力。现在都83岁了，还是天天自己在家艾灸。"

实践四

有位亲戚因为泌尿系统感染，到家里让我看看。诊其脉，唯有膀胱经、肾经，脉都弦，弦为炎症，再诊尺后直下的任脉为紧脉，是寒邪致任脉为病。辨证：任脉由于受寒邪侵袭，造成免疫力降低，致泌尿系感染病邪患病。

首选任脉经穴承浆、中极、曲骨；再选太溪、飞扬、京骨、大钟，全用泻法，只针不灸。针完亲戚即说道："这会感觉小肚子不难受了。"共针灸3次而痊愈。

实践五

2016年8月立秋以后，西安市特别热，天气预报的气温都是28～38℃。一位亲戚7岁的孩子，突然高烧40℃，让看一下。

诊孩子的脉，肺经脉极弦数，极弦为炎症，极数为高热。辨证肺经及所属脏腑，受较盛邪气侵袭，引发较重炎症致身体高热。

我给孩子少商、十宣穴点刺放血后，身上温度就慢慢开始下降了。然后让亲戚回去用30克黄芩，给孩子水煎服。

看着孩子病情缓解后，这位亲戚说道："姨夫，现在天气这么热，可是我老感觉脚是冰的，有什么办法治吗？""这是身体中肾'火'不足，而'水'又太多，'火'不能把'水'烧'开'所致。你用手逆时针揉下巴这里的穴位，一会就好了。"

亲戚揉了一会说道："还真管用，脚感觉暖和了。姨夫，这是什么穴位，咋有这么好的效果？""这个穴位叫'承浆'，'承'就是承放，'浆'就是水，这个穴位就是'承放水'的地方。让你逆时针揉，为泻法，'泻'就是把'水'舀出来，水少了，火就容易将水烧热了。和你做饭一样，做饭有时天然气压力不够，火着不大时，把锅里水舀出些，就容易烧开了。""中医还真神奇，以后有时间过来跟您学中医。"

实践六

有年初冬，还没开始供暖，在陕西老年大学讲任脉时，讲到承浆穴有医治小腹和腿脚寒凉的功效，但需要用逆时针的方法按摩。很多学员可能觉得下身寒凉，就自觉用手去按摩承浆穴。

我在继续讲课时，看坐在前面的一位学员，在顺时针按摩着承浆穴，便向其提醒："按摩反了，应该逆时针按摩。"这位学员说道："怪不得我越揉越凉了。"

过了一会儿，这个学员说道："这会揉对了，腿脚开始热起来了。"

2. 用穴解析

大钟穴

足少阴肾经腧穴，足少阴之脉络穴。在内踝后下方，跟腱附着部的内侧凹陷中取穴，直刺3分，灸3~5壮，虚补实泻。

主治：咯血、气喘、舌干、牙痛、口中热、咽中食噎、呕吐、嗜卧、痴呆、欲闭户而处、惊恐不乐、胸胀喘息、腹满便难、腰脊痛、足跟痛。《针灸大成·大钟》载："实则闭癃泻之，虚则腰痛补之。"

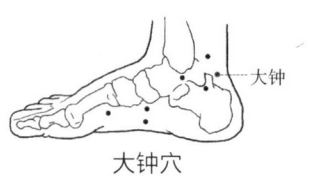

大钟穴

（二）任脉与消化系统

因为任脉循行经过腹部中线，和多条消化系统经脉交会，任脉患病后常会殃及消化系统，消化系统患病也常会影响到任脉，所以两部应该联合辨证施治。

在对消化系统的病症诊脉时，常需对任脉同时进行诊断，对辨证极有帮助。施治时也常选用任脉相关穴位，和患病经脉穴位共同应用，方能收到满意疗效。

1. 脉证实践

实践一

有次我们春节聚会，一位朋友对我说："赵老师，我给自己诊脉的时候，发现左手尺部的后面，出现了紧脉，您看这是不是任脉？"

诊其脉，左手尺部直下的紧脉特别明显，就对朋友们说道："大家过来号下她的脉，左手标准的'紧则任脉'。"

朋友们诊完脉说道："她这任脉的紧象太清晰了，和寸、关、尺处受风寒后的紧脉完全一样。也能和李时珍老人家在《濒湖脉学·奇经八脉》中的描述'奇经八脉，其诊又别。直上直下，浮则为督。牢则为冲，紧则任脉。'联系在一起了。"

然后我向这位朋友问道："您身体哪里不舒服，看能不能和任脉的脉象联系在一起？"朋友想了一会说道："我就是胃有点疼，平时老感觉胃里凉，不敢吃凉的东西，有时吃点凉菜，胃就不舒服。应该和任脉出现紧脉有关，因为紧脉为寒，和我胃寒能联系在一起。常说'任脉列缺'，是不是可以用任脉交会穴列缺来治胃疼？""您试试不就知道了吗。"

朋友用泻法，按摩了两手的列缺穴后说道："赵老师，我把列缺穴泻完，胃还真不疼了，想不到是任脉引起的胃疼。"

"其实您的胃痛，也不全是任脉的责任，还和体内阳气不足相关。因为任脉为'阴经之海'，本身抵御'寒邪'的'阳热'不足，最宜受到寒邪的侵袭，所以很多寒性病多和任脉有关。您老感觉胃部凉，不敢吃凉菜，都是身体内'火不足'的根源引起的。这时您泻'阴经之海'的任脉，犹如将锅里的水舀出去了一些。虽然灶里的火暂时没有办法加大，但是由于锅里水少了，锅内的水温仍会很快上升。万物一理，由于身体里的'水'被泻出去了一部分，体内'温度'得到提高，寒凉引起的胃疼自然就痊愈了。"

"赵老师您经常对我们讲：'会做饭就会看病'，也是让我们明白'火'与'水'的关系。其实就是如何把握'阴'与'阳'的平衡。今天我终于把'做饭'和'治病'的道理，有机联系在一起了。"

实践二

有年春天，亲戚一家过来，在给亲戚诊脉时，发现一位二十多岁的亲戚，肝脉特别弱，胃脉紧，两手尺部直下，都出现了任脉的紧脉。弱为阳气不足，紧为寒。辨证其肝阳不足，胃阳不足，任脉阳气不足，引发胃寒致消化不良。

便对其问道："你怎么突然把肝的阳气伤得这么厉害，而且胃和身体也寒凉，最近消化肯定也不好。我记得过年你来时，我诊脉还好着呢。"

"我就是最近不想吃饭，肚子老发胀，其实我没有乱吃，也不知道怎么搞得。只是前段时间，我爸给我买了些菊花茶，对我说春天到了，春天属肝，菊花入肝，多喝点菊花茶，对肝有好处。我就每天泡菊花茶喝。"

听到亲戚的说法，我内心真是五味杂陈，多么好的中药，却滥用成了害人之药。便顺口说道："《素问·四气调神大论篇》载'春三月，此谓发陈。天地俱生，万物以荣。夜卧早起，广步于庭，被发缓形，以使志生；生而勿杀，予而勿夺，赏而勿罚，此春气之应，养生之道也。逆之则伤肝，夏为寒变，奉长者少。'菊花性微寒，入肝经。但作用不是补肝，而是清肝明目，常用于肝经风热所致的目赤肿痛等。春天是万物开始生发之时，肝属木，也在生长发芽。你喝菊花茶，就相当于春暖以后又下寒霜，把刚长出的树芽萧杀了，你想这能对肝好吗？所以这时应该顺应自然，不要'下寒霜'，用寒凉物品去伤肝。这才是古人阐述'春三月，生而勿杀，予而勿夺，赏而勿罚'，保养生长之道的大法。犹如《黄帝内经》阐述的道理：'夏为寒变，奉长者少。'如果你对身体生长奉献的少，春天'树木'生长不起来，夏天就没有'柴火'烧，你说身体里面能不'寒'吗？"

听我说了这番话，他的父亲赶紧说："我也是听养生节目里专家说的，还说春天应多吃些酸的食物，酸入肝，可以养护肝脏。您看说得对不？"

"《素问·金匮真言论篇》里的确阐述'东方青色，入通于肝，开窍于目，藏精于肝，其病发惊骇，其味酸，其类草木。'但没有讲'酸味能补肝'。我最早看到有名人写的书里'酸味补肝'，就告诉看这些书的亲友这些书只能做参考，还是应该多看《黄帝内经》的原著，里面讲的才是真理。后来在电视养生节目里，我也确实听过专家讲'酸味补肝'这类话，听后也是一笑置之，谁知你把那些讲得全当真了。你回去看《黄帝内经·脏气法时论篇》上有'肝欲散，急食辛以散之，用辛补之，酸泻之。'为什么'辛味补肝''酸味泻肝'？需要明白其中的道理，应用才不会出错。《黄帝内经·脏气法时论篇》谓'辛散、酸收、甘缓、苦坚、咸软。毒药攻邪，五谷为养，五果为助，五畜为益，五菜为充。气味合而服之，以补精益气。此五者，有辛、酸、甘、苦、咸，各有所利，或散、或收、或缓、或急、或坚、或软，四时五脏，病随五味所宜也。'所以'辛'以'散'为主，犹如人们吃'辛'味浓烈的麻辣烫，要张嘴哈气，同时身体也'散'出很多汗一样。肝属'木'，树木喜欢枝条散开，尽情吸收阳光，最大程度的进行光合作用，'肝'这个'木'，才能得到补养而正常生长；'酸'以'收'为主，犹如人们吃'酸'味的食物时，常吸吸气向嘴里收去。肝属'木'，如果把树木的枝条收在一起，见不到阳光，树枝就会枯死，又怎么能补'肝'这个'木'呢？你应该有体会，到茂密的森林里，看到树都争着往上长，让自己尽量多晒太阳，树下面见不着阳光的树枝都枯死了，是不是这么个理？"

"您说的这个理，一听就明白。看来还是应该好好学习《黄帝内经》的原著，找捷径有时就把人引到沟里去了。"

让亲戚躺在沙发上，针灸选承浆、公孙，用泻法；中脘先泻后补，然后马上出针；足三里、太冲，用补法。

针灸完，亲戚站起来说道："这会胃不胀了，还感觉热乎乎的呢！"

2. 用穴解析

公孙穴

足太阴脾经腧穴，足太阴之脉络穴，又为八脉交会穴之一，通于冲脉。在第一跖骨基底前下缘，赤白肉际凹陷处取穴，直刺4～6分，灸3～5壮，热补寒泻。

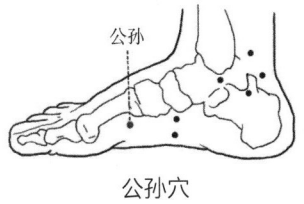

公孙穴

主治：头面肿、多饮、喜呕、逆气、胃寒食不化、腹痛、肠鸣、泄泻、痢疾、胆虚好太息。《针灸大成·公孙》载："厥气上逆则霍乱，实则肠中切痛泻之，虚则鼓胀补之。"

公孙穴是治胃寒的名穴，古人谓："胃寒泻公孙立愈。"我学习后应用，确实用泻法治胃寒引起的胃痛，即刻见效。进而思索其理，日久方有所悟。

公孙穴是足太阴脾经络穴，和足阳明胃经相通。足太阴脾经是阴经属"水"，足阳明胃经是阳经属"火"，两经由络脉相互沟通，火温暖着水，水制约着火，水与火平衡，则两脏腑健康。由于足阳明胃经"火"不足，胃经就会出现"寒证"，这时泻足太阴脾经的络穴"公孙"，犹如将一些"水"引流回脾经。因为胃经里面的"水"少了，即使胃中"火"仍烧不旺，也能很快将"水温"提升，"温水"祛除了寒邪，所以胃经"寒证"引起的病症愈速。

（三）任脉与心系

因为任脉循行，经过胸部时与心经、心包经相交会，所以任脉出现病患时，常会殃及心脏系统。心脏系统出现问题时，又常会影响到任脉的正常循行。

在诊断心脏病患时，诊断常需同时诊其任脉，联合辨证，对辨明病情极有帮助。心脏系统在五行中属"火"，任脉为"阴经之海"，协调全身"水液"，和心"火"相互平衡则两经相安，反之则疾病丛生。

在心脏系统发生病变，施治时除选取心脏系统经脉穴位外，同时再选有任脉病症的穴位，共同治疗，方能取得较满意的疗效。

1. 脉证实践

实践一

有次我们朋友聚会时，有位朋友对我说："赵老师，我最近胸口疼痛、憋闷，光想长长出口气。我觉得像心绞痛，但吃了丹参滴丸也不见好转。您给我号下脉，看是哪里病了？"

337

第五章 奇经八脉与脉学心悟

诊其脉，心经脉正常，左寸桡侧，却出现了心包经脉的微弦脉象，右手尺部直下出现了任脉的紧脉，微弦为经脉瘀阻不通，任脉部位出现紧脉为任脉病脉。辨证：心包经脉瘀阻不通，"不通则痛"是其病的主因，因为心包经与任脉在膻中穴处交会，所以任脉的膻中穴又为心包之募穴。由于心包经疾患对任脉的影响，致任脉也发生了病症，进而反映到任脉的脉象之中，出现了紧脉。

我便对朋友说："您心脏没有问题，这次主要是心包经瘀阻不通，引起的心口疼痛、憋闷，还有任脉膻中穴处不舒服是心包经募穴处也不通了。因为膻中为八会穴之一，'气会膻中'，所以您出气不顺，老想长出口气才舒服。您自己用左手逆时针揉膻中穴，我给您逆时针揉右手内关穴，把任脉和心包经疏通就好了。"

我们俩各按摩一个穴位，不到5分钟朋友就说道："我心口好像敞开了，气也顺了，胸口也不痛了。"

实践二

2014年夏天朋友聚会时，有位朋友趴在桌上无力地说："赵老师给我号下脉吧，我最近前胸好像压了个东西一样，不痛，但憋闷得很，浑身没劲，看是怎么回事？"

诊其脉，心经为郁脉，是心经郁阻不畅，即现代医学的"心肌缺血"；两手尺部直下为紧脉，出现紧脉即为任脉病变。辨证：心经脉郁阻不畅，致前胸憋闷，前胸是任脉循行经过之处，同时也出现了瘀阻，使任脉病脉显现。

我对朋友说道："您主要是心肌缺血引起的经脉瘀阻，造成胸部憋闷。"让其他人来给她按摩任脉的巨阙穴，用泻法；我给她按摩胳膊上灵道穴、通里穴，用补法。"

按摩了约10分钟，这位朋友说道："这下胸前压迫的石头给搬走了，好舒服啊。"看朋友已经挺起身坐直，脸色也开始红润了。

实践三

2015年9月，陕西老年大学新学年开学后，经络初级班里，有位50多岁的学员对我说："赵老师，我有心动过速，已经好几年了。在很多医院看了，一直用药控制，但疗效不好。偶尔听一位朋友说我们老年大学有位老师，上经络课时讲过用针灸治疗心动过速。好几个有心动过速的学员，自己针灸后都痊愈了，没有再犯过。所以我今年6月，早早报了经络班，想学习怎么针灸，希望能治好我的心动过速。"

"治疗心动过速，是从锁骨下缘中间的俞府穴，就是肾经最后一个穴位，用两寸长的毫针，沿皮刺到任脉的璇玑穴，留针30分钟拔掉针就行。回去看着穴位图，找准穴位，常规针刺一次就好了。因为是沿皮刺，所以没有危险，您不妨试试。"

过了一段时间，上课时这位学员对我说："赵老师，我在家试了几次扎针，老是心里害怕，扎不进去。今天我把针盒拿来了，下课了您给我扎下针吧。"

课间休息时我洗了手，在办公室里用两秒钟就给这位学员扎完了俞府穴透璇玑穴。这位学员说道："这么快，我还没有感觉到痛就把针扎完了，看来扎针也不可怕嘛，我回家慢慢学着扎针。赵老师您快忙吧，到时间我自己拔针。"

2016年6月，经络初级班快毕业前，这位学员对我说："赵老师，自从您那次给我扎针治疗后，几个月来，心动过速再没有发生过。我已经报了经络高级班，下一学期继续学。现在有些小病，我自己用针灸都给治好了。"

2. 用穴解析

膻中穴

任脉腧穴，手厥阴之脉募穴，足太阴、少阴、手太阳、少阳、任脉之会穴，又为八会穴之一，气会膻中。在胸骨中线上，平第四、五肋间隙，男子于两乳头中间取穴。向下或横刺3～8分，灸5～7壮，多用泻法。

主治：咳嗽、气喘、上气短气、喉鸣喘息、噎隔、心胸痛、胸中如塞、呕吐涎沫、妇人产后乳汁少。

巨阙穴

任脉腧穴，手少阴之脉募穴。在腹正中线上，脐上6寸，鸠尾下1寸处取

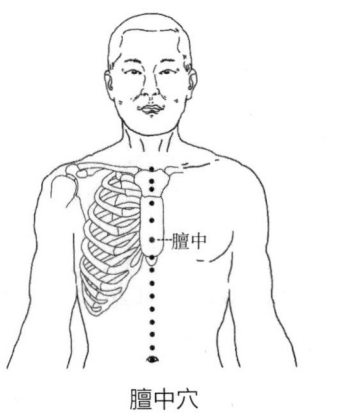

膻中穴

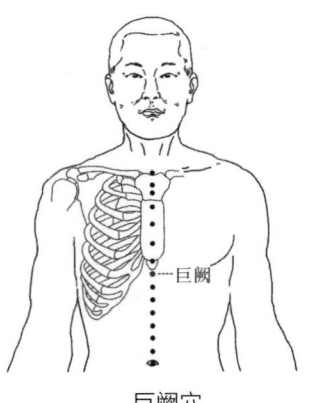

巨阙穴

穴。直刺3～8分，灸5～7壮，多用泻法。

主治：上气咳逆、吐逆不食、喜呕发狂、胸满、尸厥、卒心痛、冷痛、胸痛背痛、瘟疫伤心、惊悸、癫痫、腹胀暴痛。

通里穴

手少阴心经腧穴，手少阴之脉络穴。在尺侧腕横纹后1寸处取穴，直刺3分，灸3～7壮，虚补实泻。

主治：暴喑不能言、目痛心悸、数欠呻悲、面热无汗、苦呕喉痹、肘臂臑痛。《马丹阳天星十二穴治杂病歌》载："通里腕侧后，去腕1寸中。欲言声不出，懊侬及怔忡，实则四肢重，头腮面颊红，虚则不能食，暴喑面无容。毫针微微刺，方信有神功。"

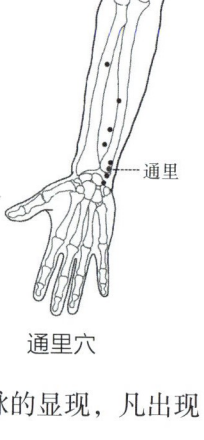

通里

通里穴

（四）任脉与呼吸系统

因为任脉与呼吸系统的经脉，循行在胸部互相交会，患病后又常互相影响。所以呼吸系统患病后，辨证时不能将任脉排除在外。在每次诊脉中，需要注意是否有任脉的显现，凡出现任脉，都为病脉。

在施治呼吸系统疾患时，通常需要筛选任脉相关穴位，共同施治，多能起到事半功倍的疗效。

实践一

我自己肺与气管过去都不好，咳嗽可以说是家常便饭，经过自己多年针灸治疗，这种情况逐渐得到了控制。

2002年我从工厂内退后不久，有次感冒，自己诊断是太阳经伤寒，灸外关穴微出汗后，感冒症状已除，但是咳嗽长久不愈，而且第一次出现了气喘。

自己诊脉，肺经脉紧而微弦，紧为寒邪，微弦为瘀阻不通，那时刚学会诊断督脉、任脉不久的我，发现右手尺部直下，出现了任脉的紧脉。辨证自己感冒已经得到抑制，而虚弱的肺脏里，寒邪仍未肃清，寒邪又致肺经瘀阻不通。这次感冒同时也侵袭了任脉，由于任脉病患，又致自己第1次出现了气喘。

我首选任脉的交会穴列缺穴、治寒咳的三阴交穴用泻法，选提升阳气的合谷穴用补法。针刺完后，又让老伴给我灸背部的风门、肺俞穴，各灸20分钟，用补法。针灸完后，咳嗽得到了缓解，但气喘没有好转。

第2天，诊自己的脉，肺经的紧脉和微弦脉都有所缓和，而任脉仍是紧脉。辨证：经过昨天的治疗，肺经与所属脏腑病症得到了一些改善，而任脉的治疗却没有效果，任脉仍有紧脉。施治时，应再选任脉的相关穴位进行治疗。

我在采取针刺治疗后，又选对气喘有较好疗效的任脉膻中穴，用艾灸进行施治，用隔姜艾柱灸了20分钟。

第3天早上起床后，发现自己不气喘了，也不咳嗽了。再诊自己的脉，任脉已经消除，肺经脉象也基本恢复正常。

实践二

有位较远房的亲戚，曾因为咳嗽在多家医院住院治疗过，效果不理想。通过其他亲戚带过来让我给看看。

亲戚过来后对我讲："我半年前有次感冒后，咳嗽和气喘好长时间不愈。到医院检查，医生诊断是气管炎合并肺炎，在医院住了一个多月，医生说用的是最好的抗生素治疗，但病情却越来越重。医生看到我越来越不好，才说：'我们医院治不了你的病，你快出院到其他医院看吧。'我又找熟人到别的医院看，住院后还是打抗生素，治疗十几天了也不见好转。孩子看我病的这么重，就给我说：'听婆家人说过一个亲戚，现在老年大学讲中医，过去给他们家人看过病，效果挺好。要不到亲戚那里去看看。'您看现在才九月底，天气按说还不凉，街上穿短袖的都有。我都穿毛衣和厚外套，还得戴着帽子，围上围巾，就这样还感到有凉风往身体里钻。实在没有办法，这才和亲戚一块，到学校来找您。"

诊其脉，肺经脉极紧迟，紧为外寒侵袭，迟为内寒。其他脉都迟，迟为内寒，阳气不足所致。而且两手尺部直下，都出现了任脉的紧脉，为任脉病脉的显现。辨证：可能过去肺部受寒邪侵袭引起咳嗽气喘，但又过多用寒凉的抗生素治疗，致身体内外极寒，是咳嗽长期不愈的主因。又因为体内阳气被消耗过多，无法正常温暖"阴脉之海"的任脉，使任脉患病，是产生极度怕冷症状的原因。

因为在学校，只好写了艾灸的穴位，嘱亲戚回家后买些艾灸的工具，灸风门、肺俞、肾俞、膻中、中脘、神阙、关元、足三里、复溜，每个穴位各灸20~30分钟。再去买些附子理中丸，按药品说明服用。

过了一段时间，这个亲戚又到学校来对我说："赵老师，我按您说的方法治疗后，身体恢复了不少，咳嗽和怕冷基本好了。您给学校说一下，给我报个名，我也想学中医。"

第三节 ✎ 冲 脉

一、经脉流注

冲脉起于小腹内,下出于会阴部,向上行于脊柱之内,为调节全身经脉气血之总领。其浅行于体表的经脉,经气冲穴与足少阴肾经交会后,沿着腹部两侧,相并而上行,交会于咽喉部,再向上环绕口唇。

二、冲脉要点

(1)冲脉为奇经八脉之一,不设"五行""五输穴"。冲脉没有专属的腧穴,其交会的22穴,均为足少阴肾经腧穴,有左右双穴:横骨、大赫、气穴、四满、中注、肓俞、商曲、石关、阴都、腹通谷、幽门。

(2)冲脉与足少阴肾经并行,善能涵蓄十二经脉气血,为十二经气血之要冲,古人常谓:"十二经脉之海。"《黄帝内经·五音五味篇》载:"冲脉,起于胞中,上循背里,为经络之海,其浮而外者,循腹右上行会于咽喉,

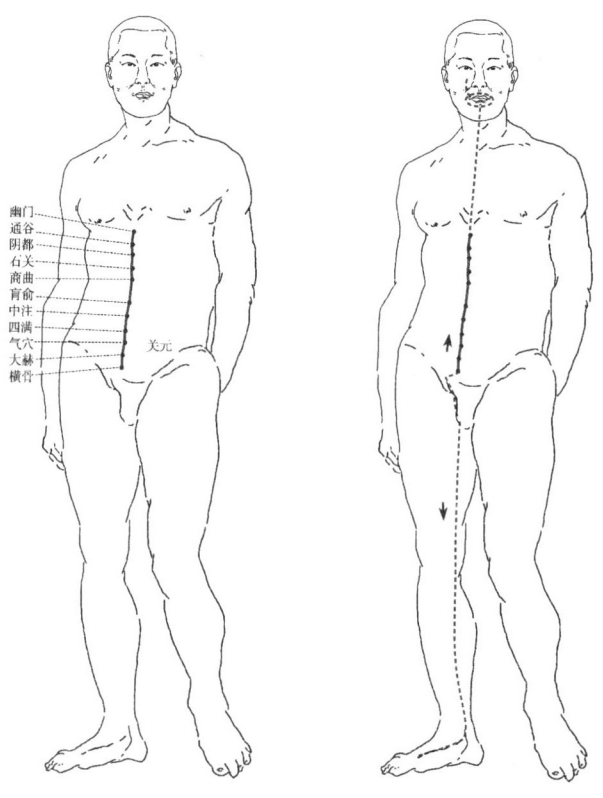

幽门
通谷
阴都
石关
商曲
肓俞
中注
四满
气穴
大赫
横骨

关元

冲脉　　　　　　　　冲脉流注

别而络唇口。"

（3）冲脉发生病变，主要病症有：逆气里急、哮喘、腹内拘急而痛、肠鸣、月经不调、不孕症等。

三、冲脉的脉部与诊法

1. 冲脉的脉部

位于手桡动脉处尺部直下，发现有牢脉者，即为冲脉的脉部。《濒湖脉学·奇经八脉》载："奇经八脉，其诊又别。直上直下，浮则为督。牢则为冲，紧则任脉。"

2. 冲脉诊法

诊断冲脉时，先诊断寸、关、尺三脉部，然后将食指放在关部，中指放在尺部，无名指所放的位置，显现出牢脉的脉象时，方能诊断冲脉为病。因为冲脉健康正常时，在尺部直下是不会有牢脉的脉象的，所以《黄帝内经》内阐述有些脉部"恶者现，善者不现"。

四、冲脉常见病症的辨证施治

（一）牢脉

冲脉辨证，首先要明白什么是牢脉，因为冲脉为病，表现在寸、关、尺直下胳膊处的脉部出现了牢脉才能辨证。

（1）《脉经》载："牢脉，似沉似伏，实大而长，微弦。"《濒湖脉学·牢》载："弦长实大脉牢坚，牢位常居沉伏间。革脉芤弦自浮起，革虚牢实要详看。"

牢脉示意图

浮
中
沉

（2）诊断牢脉，要用手指沉取才能感觉到脉的搏动，这种脉搏在沉部显现有力而长、微弦，给人有种坚实深藏的印象。古人称"似沉似伏，实大而长，微弦。""弦长实大脉牢坚，牢位常居沉伏间。"

（3）牢脉沉实有力，因为脉沉，为里；脉实，为实证，所以牢脉常见于体内的实证。一般邪气深入有余的病症，如心腹寒痛、逆气里急、腹内拘急等急腹症，多表现为牢脉。因为是实证实脉，治疗应以祛邪为主，多能邪去身安。

有时大出血引起的极度阴虚或正气衰竭等，也会偶尔出现牢脉，是正气已经大伤，而邪气仍然太盛，反映出相反的脉症。这种实脉、虚证极其危险，应当防其疾病骤然恶化。

《濒湖脉学·牢》的"寒则牢坚里有余，腹心寒痛肝乘脾。疝颓症瘕何愁也，失血阴虚却忌之"就是对牢脉所显示疾患真实的阐述。

以下是一则亲身经历的故事，特写于此，可能对认知牢脉有帮助。

2012年春，在某地区医院做副院长职务的我的一位徒弟，请我和老伴到他们市旅游。过去以后，有天徒弟带我去参观他们医院，逐一介绍医院科室和各自的专长。参观到他们医院中医科时，正好碰上了中医科的主任，徒弟为我们做了介绍，主任说道："我以前就听副院长提到，他有个号脉很好的师傅，今天有幸遇到，请给我们这里几个疑难患者号下脉，麻烦下您行吗？""好吧，我也只能给你们一些草根式的建议。"

看完患者以后，科主任送我们出来说道："赵老师谢谢您，明天星期天，叫我丈夫开车，咱们一起到有名的山水风景区看看。"

第2天，游览后吃了晚饭，这位科主任将我和老伴送回宾馆。过了约半个小时，这位科主任和丈夫又来到宾馆对我说："赵老师，我听您昨天号脉时，提到了奇经八脉的脉象，可是我行医多年来，一直没有把奇经八脉的脉象弄懂，您能给我详细讲解一下，奇经八脉的诊断方法，和相对应的病症吗？""今天你们的盛情，我都无以回报，还有什么不可以。"

给其讲完督脉、任脉，再讲冲脉为病所发生牢脉时，我对这位主任讲："《濒湖脉学·奇经八脉》里讲'直上直下，牢则为冲。'只有在寸关尺直下脉部诊断出牢脉，才为冲脉的病脉；李时珍老人家阐述：'冲脉为病，逆气里急。'将病症已经讲得很清楚了。但是要想知道冲脉的病脉，首先要明白什么是'牢脉'。古人描述：'弦长实大脉牢坚，牢位常居沉伏间。'您想过吗，古人为什么说'脉牢坚''弦长实大''沉伏间'呢？我们可以想象，在人间，哪类人最没有人权，生活在最底层，也只有监牢中的犯人。因为犯人没有尊重别人的人权，所以被法律压制到最底层，这些人虽然身在牢狱，但是他们能规矩做人吗？古人用'牢'字来形容脉象，就是这种脉象即在沉取的最底层，而且'弦长实大'不安生。即可联系其意'过盛邪气'深入到身体最里面，会造就较重的病症。"

这时突然听其丈夫说道："赵老师，我是搞计算机的，没有学过医学。刚听您讲脉学，我都完全听懂了。"

（二）冲脉虚证与牢脉

冲脉患病后，常在尺部直下处显现出牢脉，这种牢脉常预示冲脉邪气太盛的实证。这种情况下若寸部脉又极弱，要格外引起诊脉者的重视。因为邪气太盛，而正气又极虚，所以患者病情可能会发生骤变。

因为冲脉与足少阴经并行，能涵蓄十二经脉气血，所以被称为"十二经脉之海"或"血海"。由于冲脉被邪气所困，不能有效调控气血，将致某些经脉得不到气血的有效涵养而衰竭。

有位亲戚的朋友，因为发现肿瘤转移后，一直在医院住院治疗，亲戚曾经带我去医院看过她的朋友。进病房后，守护在病床前的患者亲戚，迎过来说："赵老师，麻烦您过来了，一会您再给号下脉看到什么程度了。"

诊其脉，心经脉极弱，极弱为心气衰竭；冲脉出现牢脉，为冲脉病变。辨证冲脉受邪气侵袭患病，不能有效调控气血，致心气衰竭。

诊完脉，患者这位亲戚问道："赵老师，脉象怎么样？"我小声说道："心衰了。"只见这个患者突然坐起来说道："什么？心衰了？快去叫医生。"当我走时，患者的亲戚送出来问道："赵老师，您看她还有多长时间？"我不自觉地伸出两个手指说道："还有2天。"

第3天早上7点多，这位患者的儿子给我打来电话："赵老师，我妈刚才已经走了，她才刚过50岁啊。""孩子，请节哀！你已经尽心了。"

（三）冲脉为病逆气

《灵枢·骨空论篇》和《濒湖脉学·奇经八脉》都共同阐述"冲脉为病，逆气里急"，可见逆气里急为冲脉患病的主要症状。

有位朋友找到我就说："赵老师，快给我看一下，快把我憋死了，气一个劲地从肚子向喉咙处冲，咋整都没有用。"

诊其脉，唯有两手尺部直下冲脉部出现了牢脉，为冲脉的病脉。辨证为"冲脉为病，逆气里急。"

我便对朋友说："您是冲脉病了，使气上冲。坐下，把鞋子脱了，我给您按摩下公孙穴。冲脉交会穴就是公孙，这些过去都讲过，怎么用得时候都忘了。""哎，还是号脉不行，辨不清病，不知从何下手。"

我用顺时针的补法正给其按摩着，朋友就说道："这会好多了，没有刚才那么憋气了。"两个脚上的公孙穴按摩完，朋友站起来走了几步说："气不上冲了，这会没有感觉了。"

（四）冲脉与腹

有次聚会，一位朋友说道："赵老师，我这几天肚子痛，自己针灸了合谷、中脘、足三里、内庭，咋不管用，您给我号下脉，分析一下是什么问题？"

诊其脉，唯有两尺部直下的冲脉异常，为病象的牢脉。辨证冲脉病变，引起肚痛。

我便说道："您是冲脉为病引起的肚痛，却没有选治疗冲脉的穴位。现在肚子还痛不？"朋友答道："现在肚子还痛，原来是冲脉病了，怪不得我扎针不管用。您说现在怎么办？""您自己顺时针按摩脚上的公孙穴，试试怎么样。"这位朋友按摩了一会说道："赵老师，按摩公孙穴还真管用，这会肚子不痛了。"

第四节 ❦ 带　　脉

一、经脉流注

带脉起于季肋的下面，斜向下行到带脉、五枢、维道三穴，横行绕身一周。

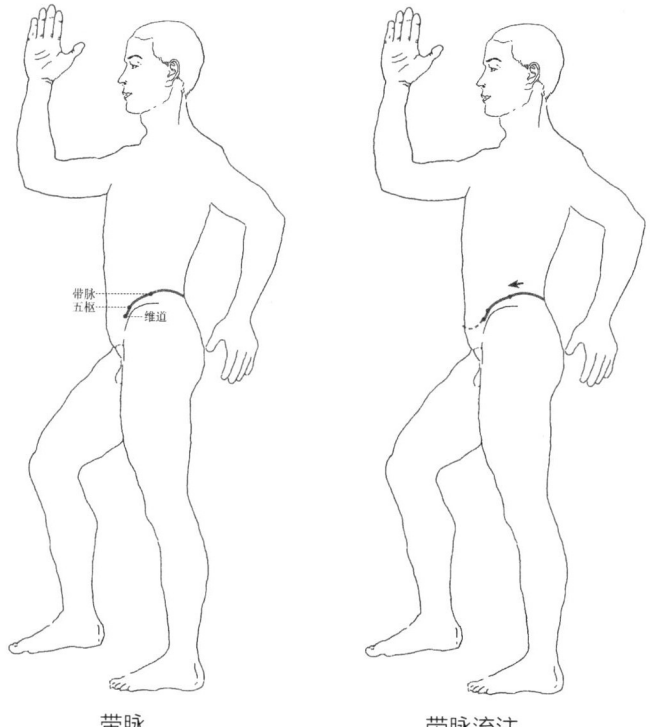

带脉　　　　　　　　　　　带脉流注

二、经脉要点

（1）带脉：奇经八脉之一，不设"五行"和"五输穴"。带脉围腰一周，犹如束带，总束阴阳诸经脉。带脉无专属穴，其交会穴均为足少阳胆经腧穴：带脉、五枢、维道，为左右双穴，共6穴。

（2）带脉发生病变，主要症状有：腹部胀满、腹部冷痛、腰痛、腰部无力、下肢软弱、月经不调、赤白带下。

三、带脉的脉部与诊法

1. 带脉的脉部

因为带脉位于身体的中部，所以带脉的脉部，也位于两手桡动脉处，寸、关、尺所属中间的"关部"。

2. 带脉诊法

在关部诊脉时，手指感觉到脉搏跳动，在左边搏动一下，又在右边搏动一下，也就是在里面搏动一下，又在外面搏动一下，反复如此，即为带脉病变后显现的脉象。《濒湖脉学·奇经八脉》载："关左右弹，带脉当决。"

在带脉正常无病时，关部是诊断不到"左右弹"脉象的，这就是《黄帝内经》阐述的"恶者现，善者不现。"

四、带脉常见病症的辨证施治

（一）带脉腰痛

腰痛是人类的常见病，虽然致病有多种原因，但是带脉病变引起的腰痛，却很少被人们认知。腰痛的患者，在诊脉时如果出现了带脉，施治应该先排除带脉的病因。带脉在治疗后，"关左右弹"病脉消失的同时，如果腰痛得到缓解或痊愈，就应该认知为带脉病变造成的腰痛，如能认真总结经验，则能熟练掌握这种脉证。

1. 脉证实践

实践一

2001年老伴正式退休后，有天早上去买菜时，遇到一位治灰指甲的医生在路边摆摊。这位医生信誓旦旦地说只需要50元钱，包治好灰指甲。老伴自年轻就有灰指甲，屡治屡犯，除不了根。这次见有如此包治，就给这位医生50元钱，医生让老伴定时到他的诊所换药。

我星期天休息时，陪着老伴一起去换药，想看一下是用什么方法彻底治愈灰指甲。到诊所后，看到仍是用药慢慢腐蚀掉病甲，然后再让新甲长出。

因为医生给老伴继续换药，我就坐在沙发上等待着。这时从诊所里屋，走出来个四十岁左右的妇女，腰极度的下弯，几乎到了90°，而且向右侧倾斜，在艰难地迈步行走。

我就向正在给老伴换药的医生询问："医生，这个人的腰怎么伤成这样了？"医生回答道："这是我老婆，前段时间腰痛，到盲人按摩医院治疗了三次，越治人越不行了。""那请弟妹过来，我给号个脉，看是什么病影响的腰痛。""没听说过，号脉还能号出腰痛！""你没有号过，怎么就知道号不出腰痛呢？"看我说的那么肯定，这位医生才说道："老婆，让这位师傅号下脉，看能诊断是什么样的腰痛？"

诊其脉，唯有两手关部脉左右来回弹跳，是标准的带脉。辨证：带脉受到邪气侵袭瘀阻，是造成腰痛的根本原因。因为又遭遇到没有辨证的误治，所以致腰痛雪上加霜。

让其站在我前面，右脚踩在鞋子上，我蹲下找到其右脚的带脉交会穴足临泣，大拇指猛然旋转下按。随着极大声"啊"字响彻屋内，只见其腰向上猛然挺起，然后说道："真疼，太疼了！比生娃都疼。"看其身体，已经站直了。再让其趴到床上，给其调整脊柱，调理完后，其站起活动了一会说道："现在腰一点也不疼了。"

还在给老伴换药的医生，见状跑过来说道："号脉还真能号出腰痛的病因。师傅，您贵姓，在哪个医院就诊？""我姓赵，是个普通的工人，也就自学了一点中医。"

实践二

有次聚会，一位朋友对我讲："赵老师，我最近腰疼得好像断了一样，向下坠的难受，尤其是平躺到床上时腰就疼。让朋友们给按摩了也不见好转，您给号下脉，看是不是肾脏有问题了？"

诊其脉，两手关部都出现了带脉，带脉只要出现就为病脉。辨证：带脉发生病变，造成慢性腰部疼痛。

让朋友们都过来诊脉，体会带脉的脉象。又对其说："您肾没有问题，是带脉病了，等会给您治下带脉，腰就好了。"

然后在饭店里，拿几把椅子拼在一起，让他躺着，给其用泻法按摩，带脉交会穴足临泣，同时让朋友给其按摩另一只脚的足临泣。

治疗几分钟后，我问道："您现在躺着腰还疼吗？""感觉不到疼了。"又按摩了一会，我再诊其脉，带脉已经消失了。让朋友起来看腰怎么样了，他把腰转着活动了几下说："这会觉得特别轻松，腰也没有重坠感了。"

2. 用穴解析

足临泣

足少阳胆经腧穴，足少阳之脉所注为"输木"，又为八脉交会穴之一，通于带脉。在第四、五跖骨结合部，前方凹陷处取穴。直刺2～4分，灸3～5壮，多用泻法。

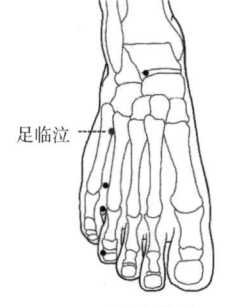

足临泣

主治：目眩、目痛、目外眦痛、枕骨合颅痛、偏头痛、善啮颊、心痛、厥逆气喘不能行、季胁支满、乳痈、月经不调、足跗肿痛。

足临泣穴

（二）带主带下脐痛精失

《濒湖脉学·奇经八脉》载："带主带下，脐痛精失"，阐述带脉为病，妇女多有白带增多，男子多有精失后肚脐处疼痛等症。这时诊脉，如果关部出现带脉，就可以辨证以上症状属于带脉病症。施治疏通带脉后，带脉的病脉也会随之消失。

实践一

有位20岁出头的姑娘，被我的一位学生领着来找我。自述："赵老师，我最近感觉没有精神，去做了全面检查，也没有发现问题。听说您号脉挺准，特请朋友带来看看。"

诊其脉，唯有两手关部出现了左右弹的带脉，脑海里即刻浮现李时珍"带主带下"的阐述。辨证带脉为病，造成妇科疾患，引起身体不适。

我随口说道："你妇科有些问题。"姑娘马上回答："我妇科没有问题。"我又说道："刚诊脉，你有带脉，'带主带下'，是不是最近白带多了。"只听姑娘连声说道："就是，就是，最近就是白带挺多得。"

"你不要害怕，不算什么病，通过诊断脉象分析，根本原因就是带脉瘀阻不通所致。你可以逆时针按揉脚上的足临泣穴，坚持一个星期，把带脉疏通就痊愈了。""谢谢赵老师，就这么简单？""大道至简。"

实践二

20世纪90年代初，我家与上班的工厂中间，有个公园，我每天早上骑着自行车，先到公园锻炼一下身体，和朋友们一块打太极拳，并进行太极推手，快到上班时再去工厂里上班。有人知道了我会号脉，就找来让我给号脉，我义务诊断脉搏，并给诊脉者提些建议。后来诊脉的人越来越多，没法锻炼身体，我只好到星期天才去一次这个公园，想和拳友们推下手，但仍是被来诊脉的人围得水泄不通。

有次一位30多岁的男子对我说："赵老师，我肚子疼得很，你快给我看看。"我马上想到可能是阑尾炎，因为阑尾炎肚子常会疼痛剧烈，而且大部分是右下腹剧痛。就问道："你肚子哪里疼？""我肚脐一圈疼。"

诊其脉，唯有两手关部脉左右来回弹跳，标准的带脉。《濒湖脉学·奇经八脉》载："带主带下，脐痛精失。"辨证是带脉病变，引起的剧烈"脐周痛"。

我拉着他离开人群，小声问道："你昨天晚上和老婆同房，今早是不是喝凉水了？""真是，咋叫你猜得这么准。""不是我猜得准，是你脉象表现出来的。"

让其将左脚的鞋脱掉，脚踩在鞋上，我蹲下给其按摩足临泣穴，用泻法。过了一会，这个男子就说道："赵老师，我肚子不痛了。"

第五节 ✎ 阴 维 脉

一、经脉流注

阴维脉起于小腿内侧的三阴交穴处，沿腿、股内侧上行，入腹内与足太阴经相交会，又上行与厥阴经会于胁肋，循胸入乳，与任脉会于颈部。

二、阴维脉要点

（1）阴维脉：奇经八脉之一，不设"五行"和"五输穴"。阴维脉交会穴起于筑宾，终于廉泉，特定穴是郄穴筑宾。

（2）阴维脉没有专属的穴位，交会穴分别属于诸阴经，共12穴：筑宾（双穴，属足少阴肾经）、府舍、大横、腹哀（双穴，属足太阴脾经）、期门（双穴，属足厥阴肝经）、天突、廉泉（单穴，属任脉）。

（3）因为阴维脉行于腹前与六阴经相交会，最后会于任脉，主一身之阴和里，所以主管六阴经的协调和平衡。本经脉发生病变时，主要表现为心痛、胸腹痛、抑郁等。

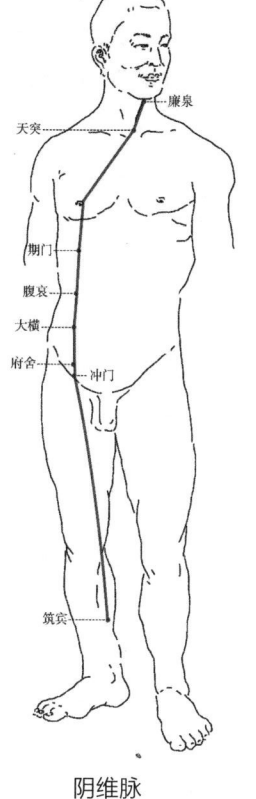

阴维脉   阴维脉流注

三、阴维脉的脉部与诊法

1. 阴维脉的脉部

因为阴维脉维系一身阴血，所以阴维脉的脉部散在寸、关、尺三部，从尺部的尺侧开始，即里侧。斜着穿过关部，到达寸部的桡侧止，即外侧，都属于阴维脉的脉部。《濒湖脉学·奇经八脉》载："尺外斜上，至寸阴维。"

2. 阴维脉的诊法

手指在寸、关、尺三部，感觉脉搏程尺里寸外斜着搏动，就是阴维脉的病脉。在阴维脉健康时，脉搏是不会产生"尺里寸外"斜度的。这就是《黄帝内经》阐述的："恶者现，善者不现。"

诊脉时，可以根据阴维脉搏动得浮、沉、迟、数，的不同，具体分析阴维脉患病的程度或类别，分别进行施治。

3. 阴维脉心悟

《道德经》载："道生一，一生二，二生三，三生万物。万物负阴而抱阳，冲气以为和。"因为宇宙万物，皆出于"道"，以后才有了人间"万物一理"的"道"理。所以信奉"道"的中华祖先，学会使用"万物一理"的理念，看待宇宙间的各类事物，并且将"道"理，贯穿于中华医学的理论与实践之中。

因为阴维脉属阴主里，主管身体内部的事物，维系一身阴血，是身体内部的抗病屏障，所以其脉部也贯穿于寸、关、尺三部，横挡其中，象征阻风之林木。

诊脉处的寸、关、尺三部，寸部属阳，阳又为天，为上；尺部属阴，阴又为地，为下。阴维脉的脉象，犹如一棵大树，根植于"尺"部里面的大地，树干穿过"关"部，直插到"寸"部的天际。

由于阴维脉属阴主里，被邪气侵袭为病，首先发病是在身体内部。这时邪气要壮大势力范围，必然向外扩张，但是遇到阴维脉这棵大树的阻碍，必须极力要把大树向外推去，才能扩大"根据地"。可是树根深植于大地之中，"它们"费了九牛二虎之力仍未推动，只是将树干推的向外面斜去。因为中医的"道"理："有其内，必象于外"，所以体内阴维脉的疾患，显现在脉部，就成为"尺里寸外"，斜着搏动的脉象。

有志于脉学之人，可以通过脉部这个"窗口"，窥察到身体内部疾患的原始因缘，方能"无与众谋"[1]地循证进行治疗。

四、阴维脉常见病症的辨证施治

阴维脉主阴为里，维系一身阴血，所以身体内部产生得各种病症，多和阴维脉有关联。人类常见的内脏疾患、血液疾患、循环系统等自身产生的疾患，都不能将阴维脉排除在辨证以外。施治更要兼顾阴维脉的调理，方能取得较好的疗效。

（一）阴维心痛

《濒湖脉学·奇经八脉》载："阴维心痛，胸胁刺筑。"阴维脉循行中和诸阴经交会，维系一身阴血。病变时，营血不能正常滋养心脏，会引起心痛、心悸、心烦不安等病症。因为这些疾病的症状，和心脏病症极其相似，常常容易混淆，只有通过脉象理论的辨证，方能有效的辨明。

我在多年自学脉学的生涯中，诊脉发现患有阴维脉的极多，尤其是高原地区，患病人数比例较高。很多患者有心痛、心烦、胸闷、心悸等类似心脏病

---

[1]"无与众谋"：已经将病情完全探明，不需要再和别人探讨了。出自《素问·阴阳别论篇》"别于阳者，知病忌时；别于阴者，知死生之期。谨熟阴阳，无与众谋"。

的症状，在各大医院常被误诊为是心脏病，但是做各项心脏检查，却查不出任何病因。有些患者曾被要求多次做"金指标"的心脏造影，也确诊不了是冠心病。无可奈何的医生常给这些患者冠以抑郁、神经痛等病名，常年用不对证的药物控制病情。

实践一

有位朋友的战友，才50岁但心痛已经多年，在很多大城市的著名医院都看过，却查不明病因。

他对我说："赵老师，我心口痛都五六年了，而且是每时每刻都有的疼痛，经常晚上睡觉中疼醒。西安的大医院我几乎都跑遍了，光心脏造影就做了两次，却检查不出病因。后来就连北京、上海一些有名的医院，我也慕名去了，各项能做的相关检查又重复做了很多，仍然查不出病因。医生认为我是抑郁病，还有医生认为我是神经痛，但这些病现代还没有仪器可以检查出来。在各个医院里，医生每次都给我开很多药，询问医生这药能否对我的病起作用，医生自己都说不清这些药能否治疗我的病。我吃了几年的药，除了止疼片还能止会疼外，其他药都没有效果。我听说您号脉挺准，只能是'有病乱投医'，也没抱太大的希望。这都是我的心里话，您老不要见怪。"我接其话说道："没事，您现在心口还痛吗？""还痛。"

诊其脉，心经脉象基本正常，唯有两手的阴维脉极其明显，只要出现了阴维脉，就为病脉。辨证：因为阴维脉主一身阴血，出现病变，阴血不能有效涵养心脏，所以引起心痛。

《濒湖脉学·奇经八脉考》载："越人曰：'阴维为病苦心痛。'阴维心痛，胸胁刺筑。"早在公元前5世纪，战国时的"越人"对这种心痛都说得极清楚了。可是，由于现代医学没有经络辨证的理念，无法将中国几千年前都已经完备的医学成就应用到现代的临床。将辨证的重任，全部交给仪器承担，丢失了人是主人翁的主观意识，往往造成误诊，致使患者多年遭受病痛的折磨。

我用诊脉的垫子，垫在其胳膊下，选阴维脉交会穴内关，用逆时针按摩。两手按摩完，也就用了十几分钟，我对其说："您现在感觉心口还痛吗？"其站起来，用手按了几下胸口说道："奇怪，现在心口不痛了。"

这时我才详细对其说："您的心脏和检查的一样，没有问题，心痛是阴维脉病变引起的。您一定听说过'通则不痛，不通则痛'这句俗语，就是指您这类经络不通，引起的疼痛。回去后有时间，就在我刚才给您按摩的地方，用逆时针方向按摩，把经络完全疏通了，心口痛也就痊愈了。""今天真让我大开眼界，亲身体验到了中医的神奇。"

实践二

有次到外地的一位学生那里，他有个40多岁的朋友，请我们吃饭时知道我会号脉，便说道："赵老师，我胸口微靠左边，痛了有两年多了，在几个医院都检查了，找不到病因。后来到华西医学院，找专门看心脏病的教授看，教授说：'你这就是标准的冠心病心绞痛，做个心脏造影。'心脏造影做了，血管只堵了30%多。又问教授：'我胸痛究竟是什么病？'教授回答：'现在医学还不能搞清你这种疼痛。'您给我号下脉，分析一下究竟是什么病？"

诊其脉，心经脉正常，唯有心包经、阴维脉，诊断出了明显的脉象。只要心包经、阴维脉脉象显现，都为病脉。辨证：由于心包经、阴维脉瘀阻不畅，"不通则痛"引起胸部疼痛。

我便对其说道："您心脏没有问题，是心包经和阴维脉两条经络不通，引起的胸痛。我给您在胳膊上按摩一会，疼痛就缓解了。以后有时间，您就按我的这种方法按摩，要不了一个星期，就会痊愈。"

我选其阴维脉交会穴内关、两胳膊上手厥阴心包经上的压痛点，用泻法按摩。10分钟后我问道："您感觉现在胸痛好些了吗？"其用手按压了几下原来常痛的部位后说道："现在不痛了。"

当我们准备离开时，学生这位朋友对我说："赵老师，有时间到我们这里来旅游，提前给我打电话，我给您买机票，过来就住我们家，我跟您学中医。"

（二）胸胁刺筑

《濒湖脉学·奇经八脉》载："阴维心痛，胸胁刺筑。"阴维脉维系一身阴血，有病变后，不能有效滋养心脏和血脉，除了引起心痛外，有些人还会有胸胁部刺痛的病症。还有一些人阴维脉患病后，出现心慌、心悸的症状，也就是古人称的"刺筑"。

诊脉时，如诊断出唯有阴维脉的脉象，其他经脉的脉象都正常，而出现以上症状时，就可以辨证为阴维脉病患。施治用疏通阴维脉的方法，多能"效如桴鼓"。

1. 脉证实践

实践一

有位朋友，过来对我说："赵老师，我最近一段时间，经常心慌，喉部好像气不顺，有时好些，有时憋得难受。我以为是心脏有问题，吃了1个星期的丹参滴丸，也不见好转。您给我号下脉，看是什么病？"

诊其脉，唯有阴维脉特别明显，阴维脉只要显现，就为病脉。任脉也显现出了紧脉，为任脉病脉。辨证：由于阴维脉与任脉交会处患病，引发心慌、气逆。

我选阴维脉与任脉交会穴天突、廉泉，用平补平泻的按压法，给其按摩了一会，朋友就说："赵老师，我现在心不慌了，好像喉咙里面气也顺了。"

我嘱其："您是阴维脉交会任脉循行的经脉段，喉部处有些瘀阻。有时间将我按摩的这两个穴位，上下按压一会，过几天心慌就全好了。这两个穴位叫天突和廉泉，是阴维脉和任脉的交会穴，有疏通任脉和阴维脉的双重作用。"

过了两天，这位朋友打来电话说："赵老师，我按您教的方法，按摩天突、廉泉穴，这两天心慌和憋气再没有出现。"

实践二

在陕西老年大学，有位学员课间休息时对我说："赵老师，我胸口有时像针扎似的，猛然疼一下，就又不疼了。我到医院去，医生怀疑是冠心病，但检查心脏需要做的都做了，也没有检查出什么问题。但我心里老不踏实，您给我号下脉，看下究竟是什么问题？"

诊其脉，心经脉基本正常，唯有右手的阴维脉显现，为较轻的阴维脉病患。辨证：阴维脉维系一身阴血，患病后，阴血不能稳定滋养心脏，造成胸口猛然针刺样疼痛。

我便对这位学员说："您心脏没有问题，刺疼主要是阴维脉影响的。我在经络课上讲过，'阴维内关'就是阴维脉有病时，用阴维脉交会穴内关去治疗，胸痛时用泻法，胸不痛时用补法。您自己治疗一段时间就好了。"

实践三

有次我们驴友正在一起爬山，一位驴友过来说："赵老师，我怎么突然感到心慌，心跳的声音都能听到了。您快给我看一下，心脏不行了，连山都下不去。"

诊其脉，心经脉搏动较快，但仍柔和，没有大的问题。两手同时显出了阴维脉，但搏动力量都较弱，阴维脉的出现都为病脉，脉弱为阳气不足。辨证：阴维脉维系一身阴血，因为阳气不足，向上循行乏力，所以不能有效滋养心脏，致其心慌、心悸。

我蹲下，在其腿上，找到阴维脉与肾经第一个交会穴筑宾，用补法给其按摩。过了一会，这个驴友说道："这会儿心不慌了。"

直到我们下山一起走到环山路上的公交车站，这个驴友的心慌再未发作。

2. 用穴解析

天突穴

任脉腧穴，任脉、阴维脉交会穴。在胸骨上窝正中取穴，针先直刺进皮后，然后向下沿胸骨后壁斜刺5~8分，灸3~5壮，多用泻法。

主治：上气咳逆、暴喘、痰唾不出、喑不能言、咽肿咽冷、喉中生疮、气噎、胸中气梗、心与背相控而痛。

廉泉穴

任脉腧穴，任脉、阴维脉交会穴。在颈下结喉中央上缘凹陷中，仰头取穴，向舌根部直刺3~5分，灸3壮，多用泻法。

主治：咳嗽上气、喘息、失音、舌下肿难言、舌根缩急不食、舌纵涎出、中风舌强、舌下痛、口疮。

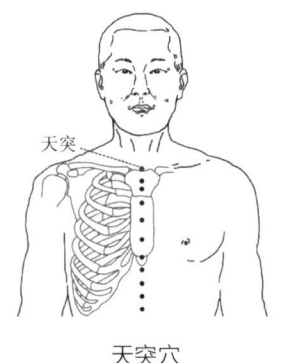

天突穴

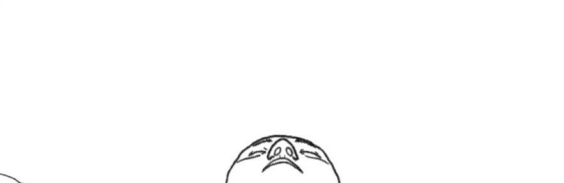

廉泉穴

第六节 阳　维　脉

一、经脉流注

阳维脉起于足跟外侧，向上经过外踝，沿足少阳经上行，经过髋关节部，循行胁肋后侧，再上行与手、足太阳经、阳跷脉会于腋后。从腋后上肩、上颈到前额阳白穴处，再反回颈项后，合于督脉的哑门穴。

二、阳维脉要点

（1）阳维脉：奇经八脉之一，不设"五行"和"五输穴"。阳维脉交会穴起于金门，终于哑门，左右共30穴。特定穴是郄穴阳交。

（2）阳维脉没有专属穴，交会穴分别属于诸阳经之脉。所属交会穴有：金门（双穴，属足太阳经）、阳交（双穴，属足少阳经）、臑俞（双穴，属手太阳经）、天髎（双穴，属手少阳经）、肩井（双穴，属足少阳经）、头维（双穴，属足阳明经）、本神、阳白、头临泣、目窗、正营、承灵、脑空、风池（双穴，属足少阳经）、风府、哑门（单穴，属督脉）。

（3）阳维脉属阳主表，维系一身阳气，担负着保卫身体，抵御外邪侵袭的重任。发生病变时，主要表现为恶寒发热、头晕目眩、甚至突然颠仆，晕厥不省人事、腰痛等。《濒湖脉学·奇经八脉》载："阳维寒热，目眩僵仆。"

三、阳维脉的脉部与诊法

1. 阳维脉的脉部

因为，阳维脉主一身之卫气，担负抵御外邪，协调和平衡六阳经脉的重任，所以，阳维脉的脉部，散在寸、关、尺三部之中。从尺部的桡侧即外侧，穿过关部，直达寸部的尺侧即里侧，只要出现"尺外寸里"，横贯寸、关、尺三部斜样的脉搏，就为阳维脉的脉部。《濒湖脉学·奇经八脉》载："尺外斜上，至寸阳维。"

2. 阳维脉诊法

诊脉时，示指、中指、环指同时放于脉部，感觉尺部外面向寸部里面，有条斜着搏动的脉搏，就为阳维脉的病脉。因为，阳维脉健康无病时，脉部是诊断不到"尺外斜上"脉象的。所以，只要出现"尺外寸里"斜着的一条脉象，都是阳维脉的病脉。正如《黄帝内经》阐述"恶者现，善者不现。"

因为，风、寒、暑、湿、燥、火，外邪"六淫"，皆可侵袭阳维脉为病，由于致病邪淫不同，所以，虽然都为"尺外斜上"阳维病脉，但仍应分辨浮、沉、迟、数等脉象的区别，具体分辨某种邪淫致阳维脉为病，才能选用有利于抑止某邪淫的治疗方法，进行施治。

3. 阳维脉心悟

阳维脉主一身之卫气，负责防御外邪，犹如防风之林带，外域狂风刮来，林带的大树，必然被风吹得向内地倾斜。所以阳维脉犹如大树，受"六淫"邪气的侵袭，由于根植于尺部大地的外侧，外邪无法撼动，而树干却被邪

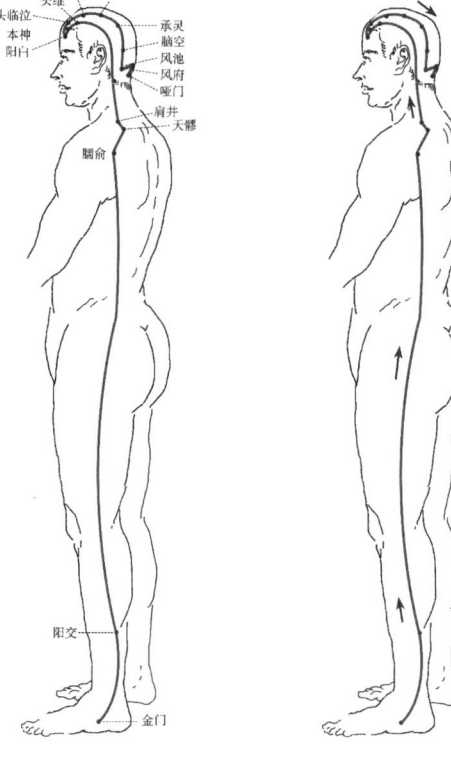
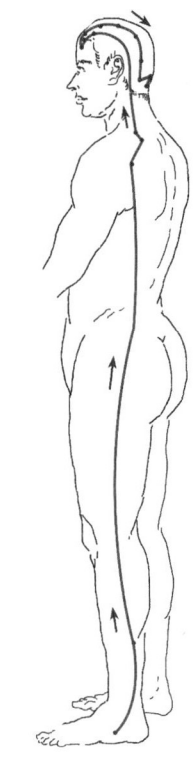

阳维脉　　　　　　　　阳维脉流注

气吹得向里倾斜。

　　阳维脉起于外踝下，循行于身体的阳面，与诸阳经交会，担负御外之重任。根据中医，"万物一理"的道理，"有其内，必象于外。"阳维脉受"六淫"邪气侵袭，显现在脉部的脉象，"尺外寸里"的斜着搏动，犹如战士，双脚站立在"尺部"外边的国境线上，顶天立地守卫着"祖国"大门，"六淫"邪气刮得"他们"身体不由自主向"寸部"里面倾斜，但"脚"在"国境线"上，不让半分。

　　这时如有坚定的"革命精神"，"激励"身体内的"战士"，就没有战胜不了的"敌人"！

四、阳维脉常见病症的辨证施治

　　阳维脉主六阳经脉的调节与卫外，最宜受"六淫"侵袭致病。在脉部只要出现了阳维脉，即使还没有显现病状，都需要积极去应对了。

　　由于"六淫"邪气侵袭人体，首先穿越阳维屏障，然后再向内侵袭其他经脉。所以在脉部出现阳维脉的同时，还常会出现其他经脉的病脉，辨证时需要联合诸脉，综合进行分析，才不致失误。

（一）风邪致阳维为病

实践一

有年夏天，天气很热，一位朋有过来找我说："赵老师，我今天有些不舒服，头发闷，身上无力，你看下是怎么回事？"

诊其脉，两手都出现了阳维脉，显现阳维遭受淫邪的侵袭，肺经脉出现紧脉，紧为风寒，为肺经受风寒侵袭。辨证：由于邪气侵袭，致阳维脉、肺经生病。引起头发闷、身上无力等症状。因为邪气侵入体内时间较短，还未引起"恶寒发热"。

我便对朋友说："这么热的天气，你怎么搞的，还受凉风了，是空调吹得？""我那房子是顶楼，空调开着都凉不下来。早上五点我就下楼坐到两高楼之间，那里风大，凉快得很，没有感觉难受，咋就受风了？"

"你的脉象已经显示受风了，要不然怎么今天感觉难受。这是发现得早，等到晚上，可能就要发烧了。"

给其选阳维脉交会穴，风池、风府，肺经郄穴孔最，针刺全用泻法。扎完针我问朋友："你现在头和身上还难受不？"其晃动了几下头后说："现在身上哪里都不难受了。"

实践二

有年冬天，一位亲戚发烧、头痛、身痛、恶寒，过来让我看看。诊其脉，两手脉搏都出现了"尺外斜上"的阳维脉象，而且阳维脉中又有紧脉，脉搏中出现阳维脉，就是阳维为病，紧脉为风寒。辨证：阳维脉受寒风侵袭患病，致恶寒发热、身痛。

给其选阳维脉交会穴风池、风府、外关，用泻法祛其风邪，选大椎、曲池、合谷，用平补平泻法，祛热除寒并止身痛。根据"寒则留之"的中医理论，留针40分钟后才拔针。

针后亲戚即说："现在身上暖和了，头和身上也不痛了。"

（二）"瘟疫"致阳维为病

有次亲戚打来电话："姨夫，刚才我妈给打电话，说我那个大孩子烧到40°，要我赶紧回去。我现在单位，请完假我开车过去接您。"

过去后听孩子姥爷讲："前几天孩子游泳回来，说不舒服，量体温37℃多。我们就领他到医院看了，医生说扁桃体有点红，诊断为扁桃体发炎，给开了几种消炎药。我们这3天都按医生的要求，按时给孩子吃药。今天孩子说特难受，我们给孩子一量体温，都40℃出头了。"

诊孩子的脉，两手都出现了极数的阳维脉，极数是极热，阳维脉只要出现，都为病脉，是阳维受了热邪；头脑脉极数而弦，极数为极热，极弦为极重炎症。辨证：极盛邪气，突破阳维脉屏障，进入脑内引发炎症，也就是常说得"瘟疫脑炎"，引发高热。

我即刻要给孩子针灸，但是快7岁的孩子怎么说都不让扎针，给讲了很多道理，最后只同意给十宣、少商、关冲放血。点刺放完血，再给孩子量体温，已经降到39℃以下了。

这种"瘟疫"，如果能针药同治，疗效才好。选用治脑炎的特效药：大青叶100克、黄芩20克、蒲公英20克、柴胡10克、秦艽10克、生大黄5克（后下），4副，水煎服。

那时我刚好学校放暑假，亲戚每天接我过去。孩子因为脑炎产生呕吐，吃的药一半都吐了。我一面给孩子按摩，一面让亲戚反复喂药，4副药只吃了2天。2天里，孩子体温一直在38℃和41℃之间反复。又去给孩子买了3副药，继续反复喂，直到第4天晚上，高热才开始下降，第5天我过去看孩子，体温已经降到37℃以下了。

孩子这次大病虽然已经治愈，但1个星期后，再见孩子时，体力仍未恢复。这种"瘟疫"如果能在初期用脉学去辨证，尽早采用合理的方法治疗，孩子就不会受这么多罪了。

（三）阳维感冒

"六淫"邪气侵袭人体，首先需要突破阳维脉防线。阳维脉在与邪气搏斗中，受到伤害时，常表现出感冒的症状，称为阳维感冒。如果此时能人为帮助阳维脉，可以使阳维脉恢复战斗力，祛邪气于体外，阳维感冒的症状，也会随之消除。

实践一

有个亲戚感冒后过来，让我给看看。诊其脉，唯有两手显现出了阳维脉，为阳维患病。辨证：阳维脉的显现，是阳维已经受邪气侵袭的表象。由于其他经脉正常，所以这次感冒，应该是阳维感冒。

选八脉交会穴，"阳维外关"给其先针后灸，使其微出汗。针灸完亲戚就说："这会全身都轻松了。"

实践二

有位外地的学生，到西安来看我，路上患上了感冒，发烧、头痛、流清鼻涕。我一看就知道是感冒了，但不知道是那条经脉感冒？

诊其脉，其他经脉基本正常，唯有两手出现了较有力的阳维脉，辨证：阳维脉受较盛邪气侵袭，致阳维为病，出现感冒的症状。

我用艾灸盒先给其灸上星20分钟，再灸外关穴各20分钟左右，看其微出汗停灸，其感冒的症状已经消除了。

第七节 ☙ 阳 跷 脉

一、经脉流注

阳跷脉起于足跟外侧，沿外踝上行，经腓骨后缘，沿股外侧上行，经腹部外侧和胁后，从腋缝后上肩，过颈部上挟口角，上行进入目内眦，与阴跷脉会合后，再沿足太阳经上额到后颈，与足少阳经合于风池穴。

二、阳跷脉要点

（1）阳跷脉：奇经八脉之一，不设"五行"和"五输穴"。阳跷脉交会穴起于申脉，终于睛明，左右共24穴。

（2）阳跷脉没有自己的专属穴位，其交会穴：申脉、仆参、跗阳（双穴，属足太阳经）、居髎（双穴，属足少阳经）、臑俞（双穴，属手太阳经）、肩髎、巨骨（双穴，属手阳明经）、天髎（双穴，属手少阳经）、地仓、巨髎、承泣（双穴，属足阳明经）、睛明（双穴，属足太阳经）。

（3）阳跷脉起于足跟外侧，沿足太阳经上行，和诸阳经相交会，后与阴跷脉交会于睛明穴。阳跷脉与阴跷脉，两脉共有调节肢体运动，帮助眼睑开合的功能。

阳跷脉发生病变，主要表现为阳经弛缓、阴经拘急、不眠、眼睑不开、癫痫昼发、腰胯痛、腿痛、脚外、内翻等。

三、阳跷、阴跷心悟

《难经·第二十九难》载："阴跷为病，阳缓而阴急；阳跷为病，阴缓而阳急。"后世医家多根据以上《难经》阐述，注解其意，著书立说。但我在

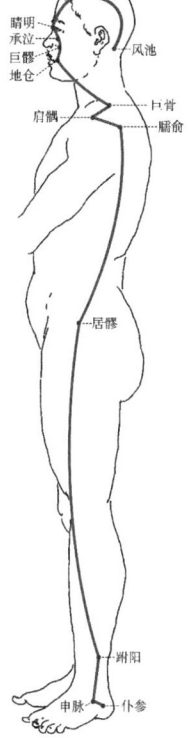

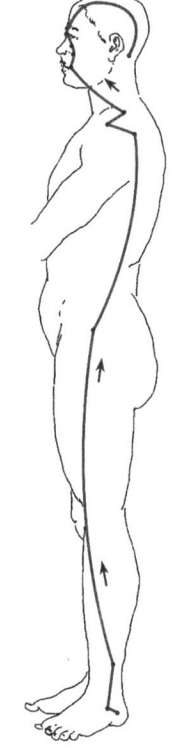

阳跷脉　　　　　　　　阳跷脉流注

学习中华医学的时候，发现李时珍老人家在《濒湖脉学·奇经八脉考》有"阳跷为病，阳缓阴急。阴跷为病，阴缓阳急"的阐述，这与《难经》不同。究竟哪篇阐述符合实际，看了一些书也没有寻找到定论，所以只能靠自己实践去鉴别。

我那时已经学会了诊断阳跷、阴跷的脉象，只能先从有阳跷或阴跷患病的诊脉者中，开始验证。

在给人们诊脉中，诊断出有阳跷脉，即阳跷为病后，我就询问被诊脉者："您腿痛吗，哪条腿痛，腿哪里痛？"有些人还没有腿痛的症状，但后来又说道："您昨天给我号脉，说我腿痛，但当时我腿确实不痛。今早起来，感觉腿开始痛了，而且是腿里面痛。"有些人在询问时，即刻就回答道："真让您说着了，我就是腿痛，而且腿里外都痛。"有些人诊脉时，右手出现阳跷脉，询问时却答道："我是左腿痛，但是左腿外面不痛，只有里面膝盖处疼痛。"有些人诊脉后，右手出现阳跷病脉，询问时答道："我就是右腿疼，而且里面疼得要比外面重的多。"

在给人们诊脉中，诊断出有阴跷脉，即阴跷脉为病后，我就询问被诊脉者："您腿痛吗，哪条腿痛，腿哪里痛？"回答也不完全相同，有些人诊出左手有阴跷脉，有些人反映是左腿痛，而有些人反映是右腿痛。有些人反映腿两边都痛，而大部分人反映腿外面痛。

在诊脉时，发现有些人阴跷、阳跷脉同时都显现，是两条经脉同时为病，但腿却不痛，而是腰胯部疼痛，而且部分患者疼痛剧烈。后来发现这种剧痛，是由骶胯处骨骼错位所致，通过用按摩手法将骶胯处复位后，剧痛即刻消除。再诊脉，阴跷、阳跷病脉也消除了。

经过上百人次诊脉的鉴别，得出大部分有阳跷或阴跷病脉的患者，他们的症状和《濒湖脉学·奇经八脉》"阳跷为病，阳缓阴急。阴跷为病，阴缓阳急"是一致的。

中国自古就有"明理而尽性"之箴言，告诫人们对事物不能只知其现状，而应该去探索造成这些现状的原因。只有这样"明理"了，才能采用合适的方法去"尽性"。

我采用了一些想象的方法，实践后都不能合理解释"阳跷为病，阳缓阴急。阴跷为病，阴缓阳急"这种症状。

有次儿子跳绳，长短不合适，让我给予调整长短。调整后，我一手拿着一端绳把手，右脚踩住绳子，两手同时向上拉着，看长短是否合适。因为我右手力量较大，所以猛地一下右手拉的较高，左手不由自主落于下方；然后我将右手稍微放松一些，左手稍微用些力，将两手持平，感觉绳子的长度。我想到这根绳子从脚下伴腿两边拉拢，犹如腿里的阳跷、阴跷两脉。这两条经脉持平向上用力，里面这条经脉一松，外面那条经脉不由自主向上拉紧，即刻"阳跷为病，阳缓阴急。阴跷为病，阴缓阳急"的阐述浮现在脑海里。

我顿悟"阳跷为病，阳缓阴急"之理。因为，阳跷脉受邪气侵袭为病后，力量受到削弱，无法和健康正常的阴跷脉，共同"持平"经脉。所以，阳跷脉为病力量变弱，"工作"时不由"绳子"一松，即"阳缓"；阴跷脉"工作"中虽然正常用力，但对方"绳子"突然一松，惯性将"绳子"拉紧，即"阴急"。

"阴跷为病，阴缓阳急"同理，阴跷脉受邪气侵袭为病后，致"工作"能力下降，无力同阳跷脉共同"持平"经脉，只能放弃己任，休养生息，无奈使得"阴缓"；阳跷脉见"同志"生病，多做了些分外"工作"，无意变成了"阳急"。

明白了阳跷或阴跷为病，是受邪气侵袭后虚弱所致，我在治疗中选择为病的跷脉，用补法治疗；另一正常的跷脉，因为对方变弱而致己方相对较盛，根据《黄帝内经》"邪气盛为实，精气弱为虚。盛则泻之，虚则补之"之意，用泻法治疗，常取到满意的疗效。

四、阳跷脉的脉部与诊法

1. 阳跷脉的脉部

诊脉所取的寸部，只要诊断出左右弹的脉搏，就可以确定为阳跷脉的脉部。《濒湖脉学·奇经八脉》载："寸左右弹，阳跷可决。"

2. 阳跷脉诊法

诊脉时，只要诊断寸部出现左右弹，也就是寸部脉，左边搏动一下再右边搏动一下，两边反复转换搏动的脉象，就为阳跷的病脉。有时会在一个手后的寸部诊断出阳跷脉，只有身体一侧阳跷为病；有时会两手后寸部同时出现阳跷脉，是身体两边的阳跷同时为病。在阳跷脉健康情况下，寸部是不会出现"左右弹"脉象的。这就是《黄帝内经》里阐述的"恶者现，善者不现"。

3. 阳跷脉的脉象心悟

诊脉的寸、关、尺三部，寸部属阳，尺部属阴。"寸左右弹，阳跷可决。"阳跷脉属阳，脉部落户于"寸部"，自然合于中医阴阳的道理。但是，脉搏为什么会"左右弹"呢？阳跷脉是身体上下相互贯通的经脉，犹如体内，一头系在脚上，另一头系在头上的绳子，当邪气侵入身体内，吹动这根绳子，绳子就会随风摆动，当绳子摆到最大的"止点"时，就会向相反方向摆去。

"万物一理"，有其内，必象于外。《素问·五运行大论篇》载："论言天地者，万物之上下，左右者，阴阳之道路。"阳跷在体内的状态，反映到寸部的脉象，自然显象为"阴阳之道路"上"左右弹"了。

五、阳跷脉常见病症的辨证施治

阳跷脉循行于体外侧，有调节肢体运动的功能，受邪气侵袭或外力致病后，使调节肢体功能减弱，常造成患病一侧肢体，尤其是下肢，运动障碍或疼痛。

诊脉时，寸部脉象出现"左右弹"时，就可以确定"阳跷为病"。这时如有下肢疼痛，活动受限等症状，应先检查骨骼、筋络是否正常，如没有问题，即可选阳跷脉交会穴申脉，用补法治疗，再选阴跷脉交会穴照海，用泻法辅助治疗，常可收到满意的疗效。

（一）阳跷为病致足内翻

阳跷脉受邪气侵袭后，经脉弛缓无力，致阴跷脉拘急。有些幼儿因为脚部生长还未完毕，在阳跷弛缓与阴跷拘急共同作用下，使脚踝处向内倾斜，造成足内翻。在治疗阳跷与阴跷不能持平，引起足内翻时，因为阳跷虚弱致弛缓，所以用补法，阴跷因为相对较盛而拘急，所以用泻法，然后，再用手法将变形的脚踝处骨骼复位。一般初发病者，经过几次治疗，即可痊愈。

实践一

老伴大姐的孙子，1岁7个月时，突然发生右脚足内翻。大姐打电话："水平，你快过来，孙子的右脚不知怎么搞得，脚朝里面翻，一下子不能走路了。"

我过去看小孩坐在椅子上，右脚向内翻着，脚的外侧着地。因为一般3岁以上的孩子脉搏才发育完成，所以3岁以下的幼儿不进行诊脉。

在给孩子腿和脚检查后，没有发现骨骼与筋络的问题，只是发现右脚外侧经脉松弛。辨证：右腿阳跷受邪气侵袭，为病后弛缓无力持平经脉；阴跷虽然正常，但阳跷弛缓后不由己阴急，致小孩走路时因为外侧无力，脚向内倾斜，崴向内后疼痛，疼痛使孩子脚不敢用力，致不能行走。

孩子因为脚部的疼痛，不配合按摩，爷爷奶奶来帮忙抱住，在孩子大哭大闹中，给其补阳跷泻阴跷，然后推拿楔骨、骰骨、距骨、跟骨复位。复位完，将孩子放下来后，已经能自己走了，但看着脚尖还有些向内倾斜。

第2次我过去，又给孩子按上次的方法，进行按摩复位，可能是这次不太疼痛，孩子哭闹减弱了些。

第3次我过去，孩子已经在屋里自己跑着玩。见我来了，搬了个小板凳，放在我前面，还不会说话的孩子，用手指着板凳，示意我坐下。我坐下后，孩子又搬个小板凳坐在我前面，将脚抬起来，用手指指脚，示意我给他按摩。

总共经过5次按摩治疗，孩子的脚完全恢复了正常，5年多过去了，再没有发生过脚内翻的症状。

实践二

有位朋友的孙女，出生时有只脚就内翻，她过来对我说："赵老师，我孙女才出生几天，出生时就有只脚内翻，医生说等孩子稍微大些，动手术可以矫正过来。您有什么好办法，能将孩子的脚矫正过来？"

我告诉朋友："孩子越小，越容易矫正。我教您些按摩手法，等孩子睡着了，轻轻给予按摩脚上的穴位和几块骨骼，使其慢慢复位。然后用较硬的纸板，把孩子脚部固定住，慢慢孩子的脚就正过来了。"

朋友用我教的方法，给孙女按摩治疗。这个孩子半岁时，我见过一次，已经看不到脚内翻的症状了。

2016年秋天，在准备写这个病例的早晨，我给远在南方看孙女的朋友发信息询问其孙女的近况，朋友信息回道："孙女现在快2岁了，基本没有什么问题，和另外一只脚放在一起比，我看稍微有点不一样。但到医院检查后医生说脚看不出异常，走路也正常，不要紧。谢谢老师的治疗方法。"

（二）阳跷为病胯痛

阳跷为病后，腿部外侧经脉弛缓而增长，里面经脉拘急而缩短，造成腿胯处经脉失衡，产生两腿长短不均的现象。

我在实践中发现，人们两腿长短不均的比例较高，从出生后不久的婴儿，直到百岁的老人，都有这种病症的发生。腿胯处经脉失衡后，由于骶胯固定筋络力量分配不均，极易造成骶骨、胯骨处骨骼的微小错位，引起腰骶处、骶胯处、腿胯处局部或某点疼痛。

中医数千年间，依据经络和脉学理论，辨证清楚了产生这种疼痛的根本原因，创立了施治理念与治疗方法。如能尽早恢复经脉平衡，使筋脉骨骼错位得到康复，即可"效如桴鼓"的解除患者的痛苦。

实践一

有一年，在陕西老年大学里，我在经络班讲到阳跷脉时论述："阳跷受邪气侵袭后，引起阳跷经脉弛缓，阴跷经脉拘急，由于两条经脉不能持平，造成骶胯处筋脉，骨骼处微小错位，有些人会产生剧烈疼痛，中医称为'骶胯半脱位'。如果我们能通过'寸左右弹'的脉象，辨明是'阳跷为病'，对证施治，就能很快解除病痛。因为现代仪器，还观察不出这些微小的病变，所以医生就冠以'坐骨神经痛'。因为现代医学，对这些疼痛查找不到病因，所以也就没有特效方法施治。"

正讲得投入，突然有位50岁左右的女学员，举手要求发言。我示意其站起来，她说道："赵老师，我就是'坐骨神经痛'，已经十几年了。在几个大医院都看了，医生全部都诊断为'坐骨神经痛'，没有医生说是'骶胯半脱位'。"我回答学员："那是西医的说法，中医称为'骶胯半脱位'。"这位学员站着继续说："就应该是'坐骨神经痛'。"

这时全班60多名学员，目光全向我射来。好在我常被这些学历、资质远高于我的学员质问，所以心安气闲地拿起抹布，将讲课用的大桌子擦拭干净。对这位学员说道："您请过来，躺在桌子上，用不了5分钟，您十几年的坐骨神经痛就可以治好。不信，您可以亲身体验一下。"

这位学员躺在桌上后，学员们全围了过来。我用在北京卫视《养生堂》上学的方法，结合经络按摩，先检查其腿，然后将疼痛一边的，显现较长的腿，弯曲后放在另一条腿上，使其成为"4"字形状。一手放于"4"字膝盖处，另一只手放于对侧的髋骨上，均衡向下压，反复几次，感觉骶胯处复位后，将腿放平，比较两腿长短一样齐了。我便对这位学员说："您请下来，看'坐骨神经痛'好了吧！"

这位学员从桌子上下来后，前后弯了几下腰，可能是没有感觉到疼痛，对我说道："我原来这个腿抬不高，一抬就疼，让我试试。"说着她将腿一抬，放到了讲桌上，向前弯腰，身体可以接触到腿。这位学员将腿放下后，站在我面前说道："赵老师，谢谢您。"然后向我深深地鞠了3个躬。

这时有些学员也喊道："赵老师，我也是'坐骨神经痛'，给我也治治。"看人还不少，只能将经络课变成按摩教学了。

另一个学员躺到桌上后，我向学员讲道："现在大家诊断脉象还不太熟练时，可以先问下患者，是哪边腿胯疼，然后比较两条腿长短，如果疼的这条腿较长，就将这条腿像刚才那位学员一样，放于另一条腿上，向下压几下，再将两条腿比较，如果一样齐了，'骶胯半脱位'就治好了。如果患者两腿相比，腿胯处疼痛这边的腿短，就将疼的这边腿放于另只腿的下边，也使成为'4'字形状，然后一手放于'4'字弯曲的膝盖下面，另一只手放于对侧髋骨下面，两手同时向上用力，使'4'字形状的腿和另一条腿靠在一起，然后放下，反复做几次。再检查双腿，长短一样时，就为将'骶胯半脱位'复位治好了。"

讲完后，我给学员们做了示范，又让几个学员，亲手对后边患病的学员，进行按摩实践。经过这次教学，很多学员都学会了这种使"坐骨神经痛"立愈的方法。

实践二

有一年冬天，亲戚快两岁的儿子，有天走路不稳定，摔了一跤后，腿疼不敢着地，亲戚抱过来让我看看。

检查孩子的腿，骨骼没有问题，只是腿外侧经脉弛缓。辨证：因为腿外侧的阳跷受邪气侵袭，弛缓无力，筋络相持平衡被打破，令孩子步态不稳。摔跤后骶胯部有微小错位，引起剧痛，孩子腿一用力疼痛更剧，所以不敢着地行走。

我把孩子放到沙发上躺着，轻轻按摩放松肌肉，使其僵硬的下肢有所缓和，然后比较两腿，疼痛侧腿较长。我将孩子疼腿弯曲，放在另一条腿上呈"4"字形，一只手轻轻下压"4"字弯曲的膝盖，另一手固定住对侧的髋骨，反复下压几次，再检查其腿，两腿已经恢复一样齐了。

我将孩子抱起，让其站在地上，放开手后，孩子已经可以正常行走了。

（三）阳跷为病腿疼

阳跷主外而司运动，当阳跷受邪气，尤其是寒风侵袭，常影响下肢引发疼痛，严重的出现行动受限等症状。诊脉时如果出现"寸左右弹"的阳跷脉，辨证就可确定"阳跷为病"。

由于阳跷脉病后虚弱，治疗常选阳跷交会穴申脉，用补法治疗，同时选阴跷交会穴照海，用泻法治疗。受寒风侵袭引起得"阳跷为病"，还需再选脑后的风池、风府穴，用泻法泻其风邪，治疗常能取得立竿见影的效果。

实践一

我新房装修时，有天见装修师傅瘸着腿走路，我赶紧搬个板凳让其坐下问道："师傅，您腿怎么了？""我这腿疼都有些天了，在医院吃药按摩都好多了。谁知道，刚来时骑着摩托车被风一吹，我下车时腿疼得差点走不成路。赵老师，我今天给您干不成了。""不要紧，活可以慢慢干。我给您号下脉，看是什么原因造成的腿疼。"

诊其脉，两手寸部都出现了"左右弹"的阳跷脉，阳跷脉只要出现，就为病脉。胆经脉也微弦而滑，微弦和滑，都为经脉瘀阻不通。辨证：阳跷为病是造成腿疼的主要原因，今天阳跷又受风邪侵袭，病情加重，使腿行动受限。因为阳跷循行中曾和胆经相交，最后又合于胆经风池穴，所以阳跷病后，又影响到了胆经。中医理论："胆经主筋"。如今胆经瘀阻不通，"不通则痛"，引起腿筋的拘挛，也是造成腿剧烈疼痛而瘸着走的原因之一。

我选其阳跷脉交会穴申脉，用补法，阴跷脉交会穴照海，用泻法按摩，一会就听这位师傅说："腿疼好多了。"我又选其胆经阳陵泉、风池穴，督脉的风府穴，用泻法按摩。

按摩完后对其说："师傅，您走一下，看腿还疼不？"其在屋里走了两圈，又踢踢腿说道："腿一点也不疼了。赵老师，您按摩的方法很特别，和在医院按摩的地方完全不一样，按摩选的都是离腿痛点那么远的地方，没有想到效果这么好。"

实践二

有位亲戚来电话说腿疼得动不了，让我过来给看看。

到其家后看亲戚坐在沙发上，腿疼得不能动。我过去诊其脉，两手都出现了阳跷脉，是阳跷为病，肝经脉微弦而滑，为瘀阻不通；胆经脉滑而弦，滑为瘀阻不畅，弦为"不通则痛"。辨证：阳跷受淫邪侵袭弛缓，连累相表里主筋的肝、胆经筋脉发生偏移，造成经筋拘挛，引起剧痛。

让亲戚躺在沙发上，再给其按摩治疗。可是亲戚右腿疼得不敢移动，从坐的沙发上躺下都做不到，我只能用手将她右腿搬着，才慢慢使其躺下。

我先给亲戚按摩，选阳跷交会穴申脉，用补法，阴跷交会穴照海，用泻法。再将腿部的肌肉、筋络放松后，一手将小腿向上提，另一手向内推着髌骨，只听见"啪、啪、啪"筋脉回位的3声后，亲戚说道："现在腿没有那么疼了。"又将其腿部肌肉放松复原后，让亲戚下地走走，看腿还痛不。

亲戚走了几步后说："这下好了，现在不疼了。水平你不知道，今天把我疼惨了，坐那一点都不敢动，稍一动就像刀割裂一样，想到你家都去不了，只能接你过来。"

实践三

2010年初，有位50多岁，我跟着学过拳的师傅，因为两腿走路膝盖处疼痛，就医后医生让动手术，所以先给一边腿的膝盖在医院动了手术，但动完手术4个月后，这个腿仍疼痛，而且走路还成了一瘸一拐，所以不敢给另外一个腿再动手术了。这位师傅听我讲针灸可以治疗这种腿疼，让我给他针灸试试。

诊其脉，两寸部脉都出现了左右弹的阳跷脉，辨证：阳跷脉受邪气侵袭，使阳跷弛缓，阴跷拘急，两经脉不能持平而使腿部疼痛。

根据《肘后歌》"腿脚有疾风府寻"的阐述，首选风府穴用泻法祛除邪气；选与膝部相互对应的两肘部处曲池穴，用平补平泻法调理膝部；选两足踝阳跷脉交会穴申脉，用补法补其受邪气侵袭而致虚弱弛缓之经脉，留针40分钟。

针后师傅走路就不瘸了。后来又针灸了2次，就彻底痊愈了。2016年国庆节，见到师傅和别人在进行太极推手，根本看不出两腿以前曾剧烈疼痛过。

（四）癫痫灸阴、阳跷脉

《针灸大成·阳跷·阴跷》载："洁古曰：痫病昼发，灸阳跷。痫病夜发灸阴跷，照海穴也。"

1. 脉证实践

实践一

有位朋友的父亲，患出血性脑中风，治愈后常出现癫痫。朋友向我询问："赵老师，我爸去年脑出血，在医院住了两个多月，脑出血已经治好了。

但是经常出现癫痫，一发病就突然倒在地上抽搐，不省人事。我雇了两个保姆看着老爸，生怕把他老人家摔着。医院给开了些西药，效果不是太好。赵老师，中医有什么好办法吗？""您父亲癫痫是晚上发病，还是白天发病？""我爸每次都是白天发病。""我原来在《针灸大成》里看到'痫病昼发，灸阳跷。'您可以试试。阳跷就是申脉穴，在脚外踝下边凹陷的地方。您把生姜切成4毫米左右的姜片，用针在中间刺几个眼，用艾绒做成上尖下圆，像半个花生米大小的艾柱，一个就为一壮。将艾柱在姜片上点燃，放到穴位上，着完后再拿个艾柱放在姜片上面，每天给您父亲两个阳跷穴各灸五壮，看效果怎么样。"

朋友给父亲灸了2天后，就给我打电话："赵老师，我给老爸灸了两天，他没有出现癫痫，治愈需要灸多长时间？""一般灸10天为1个疗程，您先灸1个疗程试试。"

第2年春节我们聚会时，这位朋友还说："艾灸真好，自从去年给我爸灸阳跷1个疗程后，到现在他的癫痫还没有再犯过。"

实践二

在陕西老年大学上经络课时，我讲了《针灸大成》里艾灸双跷可以治癫痫的阐述，下课后就有位学员向我询问："赵老师，艾灸跷脉真能治疗癫痫？我的孙子都快10岁了，经常晚上癫痫发作，在医院看了好几年了，也没有多大的效果。""你们都学过针灸了，你可以给孙子灸下阴跷试试，即使效果不好，也没有副作用。"

过了一段时间，这位学员对我说："赵老师，我上个月给孙子在阴跷灸了1个疗程，这都1个多月了，孙子的癫痫没有再发作。"

2. **用穴解析**

申脉穴

足太阳膀胱经腧穴，又为八脉交会穴之一，通于阳跷脉。在外踝下中间约5分处，凹陷中取穴，直刺3分，灸3～5壮，阳跷病补之。

主治：头痛、眩晕、癫痫、冷气逆气、腰髋冷痹、腰腿痛、脚膝屈伸难。

照海穴

足少阴肾经腧穴，又为八脉交会穴之一，通于阴跷脉。在内踝下中间约4分处，凹陷中取穴，直刺3分，灸3～7壮，阴跷病补之。

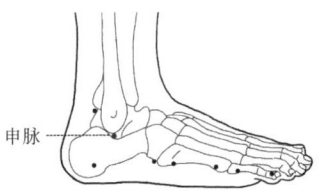

申脉穴

主治：视如见星、呕吐嗜卧、咽喉干痛、心悲不乐、失眠、癫痫、月经不调、赤白带下、阴挺、阴痒、疝气、小便频数、便秘、腰髋痛、腿脚痛。

风府穴

督脉腧穴，督脉、阳维脉交会穴。在项后正中入发际1寸处，两筋间凹陷中取穴，向下颌处斜刺3~5分，禁灸，多用泻法。

主治：头痛、目眩、鼻衄、项强、咽喉肿痛、中风不语、偏风半身不遂、癫狂、身重恶寒、风邪、腿痛。《肘后歌》载："头面之疾针至阴，腿脚有疾风府寻。"

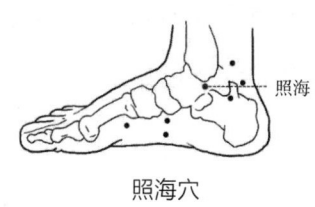

照海穴

风池穴

足少阳胆经腧穴，手、足少阳经、阳维脉之会穴。在项后枕骨下，平风府穴外侧凹陷中取穴，针尖向对侧眼睛中间斜刺5~8分，灸3~7壮，多用泻法。

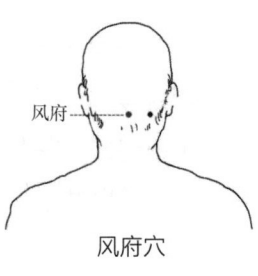

风府穴

主治：偏正头痛、目不明、目眩、目泪多、目内眦赤痛、鼻渊、气塞不语、寒热感冒、颈项痛、伛偻、腰背痛、腿脚痛。

（五）阳跷为病目不合

《针灸大成·阳跷脉》载："两足跷脉，本太阳之别，合于太阳，其气上行，气并相还，则为濡目，气不营则目不合。"《灵枢·脉度》载："阳跷而上行，气并相还，则为濡目，气不荣，则目不合。"

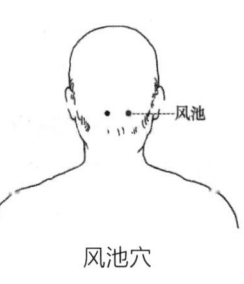

风池穴

我学习后注意观察一些眼睛合不住的一些人，多有阳跷脉；而眼睛不容易睁开的，多有阴跷脉。才明白古人阐述阴阳两跷脉主眼开合，是完全了解其功能后的定义。

有次一位徒弟让我去他的医院，帮助分析几个疑难病例。帮助分析两个病例后，徒弟对我说："还有位20多岁的女士，眼睛老合不住，我给她都针灸好几次了，却没有效果。师傅您跟我过去到治疗室看一下，是不是我诊断和选穴不准？"过去后，看到这位女士眼睛周围和手上都扎着针。

给这位女士诊脉，唯独寸部有明显左右弹的阳跷脉，出现阳跷脉，都为病脉。辨证：阳跷为病，使眼睛合不住。

我便对徒弟说："这位女士有阳跷脉，是阳跷为病引起的眼不合，您给她在申脉上扎一针。"徒弟马上给这位女士在申脉穴扎上针。

因为有很多其他患者围着我让给号脉，所以没有对这位女士进行观察。第2天徒弟对我说："师傅，昨天那位眼睛合不上的女士，针刺申脉后今天眼睛好多了。"

第八节 阴 跷 脉

一、经脉流注

阴跷脉起于足舟骨后方的照海穴，上行到内踝的上面，沿着大腿内侧上行，至前阴部，向上沿着胸部内侧，进入缺盆部，再上经过人迎的前面，过颧部，到达目内眦，与足太阳经、阳跷脉相会合。

二、阴跷脉要点

（1）阴跷脉：奇经八脉之一，不设"五行"和"五输穴"。阴跷脉交会穴起于照海，终于睛明，左右共6穴。特定穴是郄穴交信。

（2）阴跷脉没有自己的专属穴位，其交会穴：照海、交信（双穴，属足少阴经）、睛明（双穴，属足太阳经）。

（3）阴跷脉是足少阴经的支别，起于足根内侧，伴随足少阴经上行，与阳跷脉会合于睛明穴。阴跷脉与阳跷脉，两脉共有调节肢体运动、帮助眼睑开合的功能。

阴跷脉发生病变，主要表现为阴跷脉弛缓，阳跷脉拘急，多眠、眼睑不合、癫痫夜发、腰胯痛、腿痛、脚内、外翻等。

三、阴跷脉的脉部与诊法

1. 阴跷脉的脉部

在诊脉所选取寸关尺的尺部，只要诊断出左右弹的脉搏，就可以确定为阴跷脉的脉部。《濒湖脉学·奇经八脉》载："尺左右弹，阴跷可别。"

2. 阴跷脉诊法

诊脉时，只要诊断尺部出现左右弹，也就是尺部脉左边搏动一下，再右边搏动一下，两边反复转换搏动的脉象，就为阴跷的病脉。在阴跷脉健康情况

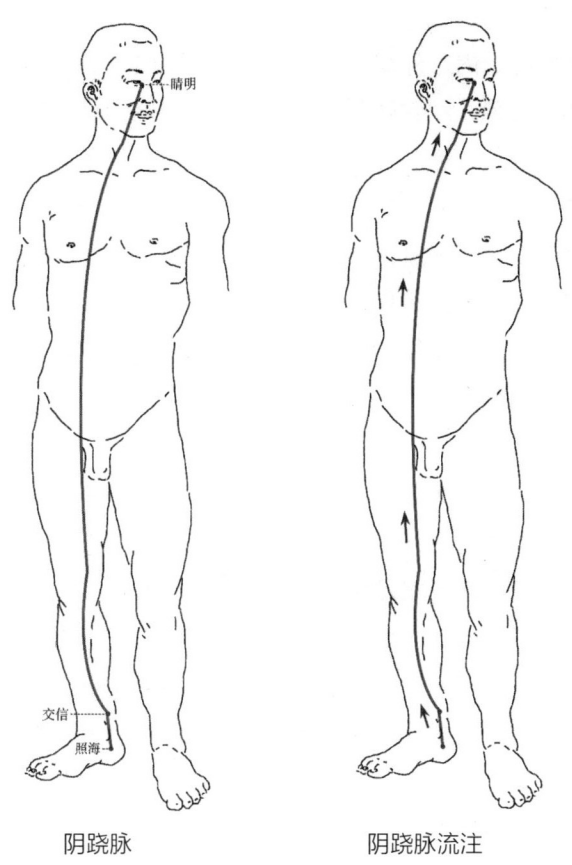

睛明

交信
照海

阴跷脉　　　　　　　　　阴跷脉流注

下，尺部是不会出现"左右弹"脉象的，这就是《黄帝内经》里阐述的"恶者现，善者不现"。

3. 阴跷脉的脉象心悟

诊脉的寸、关、尺三部，寸部属阳，尺部属阴。阴跷脉属阴，脉部落户于"尺部"，完全合乎中华医学"万物一理的"的道理。但是，脉搏为什么会"左右弹"呢？阴跷脉是身体内，上下贯通的经脉，犹如体内一根长绳，下面一头系于脚上，上面一头系在头上。当邪气侵入人体内，就会"吹"动绳子来回摆动。

根据中医道理，有其内，必象于外。阴跷在体内的状态，必然显象于脉部，使脉象搏动为"尺左右弹"。

四、阴跷脉常见病症的辨证施治

跷，脚向上抬之意。古人将腿内外两侧主运动的经脉，定名为跷脉，是通晓其功能后的定义。所以两跷脉为病后，多有腿部疼痛和活动受限等症状。

第五章

奇经八脉与脉学心悟

阴跷脉与阳跷脉起于内、外踝下，上行会于目内眦，有共同调节肢体运动的功能。阴跷受邪气侵袭，经脉弛缓，不能和阳跷共同持平经脉，常造成腿内侧弛缓无力，腿外侧拘急、痉挛、疼痛等症状。施治以补阴跷，泻阳跷为主，多能收到满意疗效。

阴跷为病后，经脉松弛，常造成腰骶处阳跷拘急，因为两脉相持失衡，常使骨骼处相互移位，虽然移位微小，现代仪器还不能检测出来，但常造成患者剧痛难忍。只有将腰骶处错位骨骼复位，疼痛才能消除。

（一）阴跷为病腿疼

实践一

2004年初夏，一位朋友认识的按摩师，准备开个诊所，让我和他一起干。因为我考取过按摩师高级技能证，过去也曾经有几次准备开诊所，但是每次准备开张前，都无缘由地突然发病，每次都高烧到39℃多，而且自己诊脉或到医院去看，都查不出病因。无论怎么治疗，疾病一直迁延难愈，直到每次从心里放弃开诊所的想法，疾患也随即无影无踪。经过几次折腾，自知此生无缘挣这种钱，便彻底断了开按摩诊所的念头。所以即使给别人诊病，我也可以问心无愧地说："从来没有收过一分钱的诊金。"碍于情分，我也只能做出决定：可以去帮忙一个月，但是不要工资。

在诊所帮忙期间，有天来了位约40岁的妇女，进诊所治疗胳膊疼痛。我诊脉发现，其右手尺部还出现了阴跷脉，为阴跷患病。辨证：阴跷为病，阴缓而阳急。

我便对这位患者说道："您右腿也疼，而且是外侧疼痛。"这位患者马上喊道："您怎么知道我腿痛，我老公都不知道我腿痛？"我向其解释道："是您的脉象告诉我的。"这位患者感慨地说："真想不到，号脉还能号出腿疼，而且知道是哪边疼。其实，我腿疼的不厉害，只是上楼时感觉有些疼，所以，我给谁都没有说过，连老公都没有告诉。您说我腿疼，让我十分惊奇。"

遵循"阴跷为病，阴缓阳急"的理论，给其补阴跷交会穴照海，泻阳跷交会穴申脉。顺便也将胳膊疼痛，一起进行了治疗。

第2天早上，我过去上班，到诊所时，就看见一些人在门口排成长队。我奇怪地问："您为什么要在这里排队？"有人答道："听说这里来了位号脉挺准的按摩师。"

实践二

有位亲戚两条腿都痛，过来让我看看。诊其脉，两手都出现了极有力

"尺左右弹"的阴跷脉，是"阴跷为病"。辨证：阴跷受较强邪气侵袭致病造成腿痛。

我拿个小凳子，坐在亲戚旁边，让其脱了鞋，将脚放在我的腿上，补其阴跷脉交会穴照海，泻其阳跷脉交会穴申脉，两腿按摩完，对其说："您走一走，再蹲下试试，看腿还痛不？"

亲戚在屋里转了两圈，感觉腿没有疼，再扶着椅子慢慢向下蹲，可能也没有感觉疼，然后放开手，又蹲了两次说道："这会腿不疼了。"

嘱其："您的腿痛较重，我刚给您按摩，只是暂时缓解了腿的疼痛，但病根还没有完全消除。您回去后自己再按摩我刚给揉的地方，脚里面的穴位用顺时针方向揉，脚外面的穴位用逆时针方向揉，坚持1个星期，彻底把邪气清除，腿才能完全不痛。"

（二）阴跷为病致骶髂错位

骶髂两骨，是身体两块主要承重骨骼，周围被筋络包裹，连为一体。在受外力或邪气侵袭，常宜发生轻微错位，引起剧烈疼痛。阴跷脉、阳跷脉从其前后向上循行而过，如其中某一经脉发生病变，影响另一经脉，使骶髂前后拉力失衡，也会造成骶髂错位。因为骶髂错位后，又会影响阴、阳两跷脉的正常循行，所以诊其脉，多会同时出现寸、尺，左右弹的阳跷脉、阴跷脉为病的脉象。

让患者俯卧，检查骶髂错位情况，会在臀部发现某点压痛，而且压痛点高于对侧。因为错位处会隆起，所以两边臀部的骨骼会不平，呈现错位的一边高，而正常的一边低。

我过去曾得到一位中医师指教："遇到骶髂错位这种病症，让患者趴在床上，一只手按在臀部隆起的高点，另一只手放在对侧大腿下面，当一只手向上抬腿的同时，另一只手下压。反复这样做几次，直到臀部两边一样平为止，错位的骶髂就基本复位了。有些骶髂错位的患者，得病时间太久，骨缝中间有肉长了进去，复位就比较难了。"

实践一

有位亲戚打电话说："舅，我们这个地区的领导，腰痛好几年了，在好多地方按摩治疗，效果不是太好。我们在一起聊天时，领导聊起这个话题，我不留心说出您按摩挺好，被领导抓住，要让我领他去您那里试试。我知道您一般不给外人治，这回就算是给我帮忙。您几时在家，我领他过去。"听亲戚这样说，也只好答应。

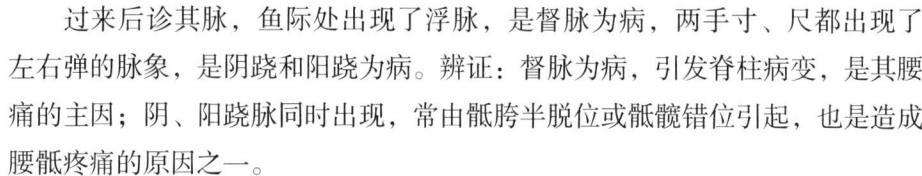

　　过来后诊其脉，鱼际处出现了浮脉，是督脉为病，两手寸、尺都出现了左右弹的脉象，是阴跷和阳跷为病。辨证：督脉为病，引发脊柱病变，是其腰痛的主因；阴、阳跷脉同时出现，常由骶胯半脱位或骶髋错位引起，也是造成腰骶疼痛的原因之一。

　　让其趴在沙发上，检查脊柱有椎体后突，进行了按摩复位。再检查骶髋处，右边比左边高。我一只手按着高点，另一只手抬对侧的大腿，一边抬腿，一边向下压高点，反复了几次，再比较两边的骶髋高度，都一样平了。

　　然后让其翻过身，脸向上躺在沙发上，比较两腿的长短，右腿比左腿短了有2厘米。确认是左胯疼，就将左腿放在右腿上，呈"4"字形，一只手固定其对侧胯部，另一只手下压"4"字弯曲的膝盖，反复几次后，放下左腿，检查两腿长短一样齐了。我便对其说："您下来感觉一下，看腰胯好了没有？"

　　其从沙发上下来，前后弯了几下腰说道："赵老师，我没有感觉您用力，只来回给我轻轻地压了几下，现在腰一点也不痛了。"

实践二

　　2010年，在陕西老年大学讲课其间，有个中医班的学员，邀请我和他们一起到某会所聚会。谁知去了以后，多个学员争着让我诊病，此时确实无法推辞，只能静下心来给他们诊疗。

　　有位50岁出头的女学员对我说："我腰骶处疼痛都十几年了，在医院看了很多次，医生让拍片子检查，也没有发现问题，就是不停地疼。"

　　诊其脉，两手都出现了寸、尺左右弹的跷脉，是阴、阳跷为病。辨证：阴跷和阳跷脉同时为病，引起腰骶拉力失衡病变，造成多年的病痛。

　　让其趴在会所里的沙发上，检查疼痛的腰骶处，发现左边一处较高，而且两髋骨上下不齐。我先将其左腿抬起，另一只手上推左边较低的髋骨，使其两边上下恢复一样齐。然后一只手压住左边骶髋处的高点，另一只手抬其右腿，一抬一压，反复几次后，看高点已经复位。便让这位学员起来看看还疼不。

　　这位学员在会所里走了两圈，又前后弯了几下腰说："神了，就扳了几下，现在腰胯这里都不疼了。"

跋

　　跟随赵老师学习脉诊已经有10年了，说是学习脉诊，其实是学习中医、学习太极拳、学习道学的10年，因为在赵老师这儿上述这些是密不可分的。如果说这10年在学习脉学上有什么体会，简单地说就是"信""愿""行"。

　　从事中医学习的人基本上都有这么一个体会，脉学是四诊中最难学的。我出身于中医世家，父母是当地的名老中医，后来又到广州中医药大学就读，本科毕业到认识师父之前工作也有12年，在广州中医药大学第一附属医院实习工作期间也接触了不少名老中医，增长了我的见识，加深了我对中医的理解，但唯独在脉诊的学习上始终觉得没有入门。为什么呢？因为脉诊的主观性内容是四诊中比例最大的。从出手的力度到脏腑对应部位的分布各个老师各个学派都不尽相同，更不用说业界盛行的一个说法"一位患者，十个老中医号脉十个都不一样"，这让人怎么学啊？！而中医的学习唯有在实践中才能实现，因难生疑是入门大忌。

　　对脉学的"信"是赵老师给我的。不论是亲身体会他的"烧山火"针法（一个关元穴、一只针一个时辰通行十二经）还是太极按摩手法，师父无一例外地在治疗前中后均会诊脉。依脉诊病，依脉治病，更重要的是依据脉象判断疗效，可以说完全是重现了《灵枢》的诊疗特点。随之而来的是不同寻常的疗效，可以说这是让我瞬间产生信心的关键。

　　2009年9月初，我母亲头晕严重，行走必须扶墙，不能转头，动辄眩晕不已。按颈椎病治疗无明显疗效，于是携母飞赴西安求治于师父。脉诊之后，师父说了一句话："气在上啊，督脉也很明显"。随即泄脑清穴，5分钟左右，家母头晕有减轻的感觉了，可以走路不用搀扶，但仍不能转头。此时号脉，寸脉比尺脉的力量已经明显没有治疗前那么大了，但督脉仍很明显。接下来检查脊椎可以发现胸椎和颈椎均有明显的侧弯和后突，师父让母亲坐着，用太极按摩手法把胸椎和颈椎进行十分轻柔的整复。做完整套手法，前后不到15分钟，母亲头晕消失大半。再次号脉，妈妈的督脉虽然存在，但明显柔和下来了。

在中医的学习上，师父往往是给你信心的那个人，用临证的疗效、用他的一言一行让你迅速地升起信心。愿大家早日遇到这样的师父，升起对中医的信心。而这本《经络脉学心悟》是师父一辈子的心血结晶，希望有缘者能从中升起学习脉诊的信心。

有了信心往往就能下定学好它的决心，这就是"愿"了。下决心似乎是件很简单的事，但能否真正地学好脉学、学好中医往往和这决心下得大不大、彻不彻底有很大的关系。

接下来就是"行"——多临症了。开始时要记住老师教的点点细节，然后反反复复地在临床中使用老师所授的知识。

跟随师父学习脉学，首先要掌握的就是无根脉——恶性肿瘤脉象。就手感来说，就是重取脉搏消失。这也似乎很简单。但一临症还是有许多细节的东西让人心中毫无把握。比如多重为之重取？脉搏跳动时如果你出死力压还会有搏动吗？如果没有是不是就是无根脉了？不一而足。

师父为了让我仔细地体会无根脉，是用他自己做了一次教材。2009年的春节师父第一次在我家住，他有现代医学认为的前列腺炎的旧患，但平时经常听到他说自己的前列腺脉是个无根脉。我很不放心，还让在体检科工作的太太为师父专门安排了检查，但相关抗原是阴性的，我就放心地认为这不是什么前列腺癌，只不过是个慢性前列腺炎罢了，没什么症状可以不用管它。但师父似乎仍坚持认为是前列腺癌，我内心充满了疑惑。直到有一天师父说："胡鹏，你来摸一下我的右尺内，这就是前列腺的无根脉。"我赶紧细细体会，这是我第一次内心能确定无根脉的手感是怎么样的，也就是在那一瞬间我明白了师父诊断是否是恶性肿瘤不依据检查而是脉象。这才是真正的治未病啊！师父马上自己行针刺治疗，治疗结束我再次号脉，这时脉象已经有根了。我问及脉象的变化可以维持多久，师父简短的回答了我"两周"。接下来的一周内我每天号脉，直到师父上飞机前他还专门让我摸了一次脉，确实一直均有根。

对无根脉的把握从模模糊糊到十分肯定在我身上是有个过程的。2010年8月份教我气功和传统中医的一位老师出现了肠梗阻，在当地医院住院检查腹部CT没有发现肿瘤，治疗后症状消失出院，我到了老师家中为其号脉，右尺外大肠脉给了我一个十分奇怪的感觉，我觉得是有大问题，但又说不上是什么问题。带着疑惑，我跟一个师弟说了我的看法后就回到了广州。不到1周时间这位老师再次出现肠梗阻，当晚在广东省中医院检查确诊为结肠癌，后来做了手术。术后我再次去到床边为老师诊脉，大肠脉和之前并没有什么明显的变化，回顾1周前的手感和诊疗过程，我恍然大悟其实我1周前摸到就是无根脉，这也是我自己独立第1次确定的无根脉。术后老师坚持了长时间的中药治疗，这无根脉一直到第3年才消失。

万事开头难，之后往往就相对容易一些。2010年10月我一个朋友的妈妈无明显诱因下出现了肠梗阻，我联系了医院外科把她安排进来住院。当晚我就给她号了脉，这次我十分清晰地短时间内凭据脉象给她诊断为结肠癌，后来这个诊断被CT检查证实。手术切除后患者不考虑放化疗，经我用中药处理，方子就是在辨证的基础上配合使用师父的那三味治疗结肠癌的中药，3个月后复查相关抗原全部正常，患者直到现在各方面一如常人，每年去中山肿瘤医院复查均正常。

2011年春节过后没多久，一位和我经常一起练拳的朋友叶先生带他的妹夫来找我号脉。他自己没觉得有什么大的不舒服，见面也没有说上几句话我就开始诊脉。我一般习惯先从右手开始，右寸脉一重取马上就消失得无影无踪，顿时我心中一紧："这是肺癌啊！"细细号完六部脉象，赶快询问患者是否抽烟，有没有咳嗽等。得到肯定的答复，同时在患者颈部摸到了增大的淋巴结。赶紧叫患者去拍胸片，下午就得到了医院方面考虑肺癌的消息。这位患者脉象上脏腑精气都很差，没多久就过世了。经历了这件事，叶先生也十分警惕起来。把家里人都叫过来给我号脉，结果他的大舅子也是个右寸无根脉，但病情较轻，其他脏腑精气也还好。虽然接下来胸部CT和相关抗原没有发现什么问题，也让他坚持吃了一年的白花蛇舌草、白英、半枝莲，直到脉象上有根了才停药，接下来每年见面号脉都不是无根脉。

随着时间的推移，我对运用无根脉诊断恶性肿瘤开始越来越有感觉和信心。2013年，广东省卫生厅派我前往阳春市中医院进行技术扶持，我每周会抽一天上午带领中医特色病房的老师们查房，其中重点查房病种就包括肿瘤。一天，一位已经确诊了小细胞肺癌的患者入院，我仔细号脉却发现其肺脉却是有根脉，这种脉象持续了1周后才转为无根脉。我将这种现象反映给师父，师父告诉我说不是所有的癌症都是无根脉，依据手感得出来的脉诊准确度大概在八成左右。这真的是颠覆了我的想法，看来医学的学习确实是永无止境啊。

如同太极拳的修习，一层功夫一层理，传统上学问的长进是存在否定之否定的。记得师父说过：脉法精微在于静心，灵感思维是不传之密。在刚刚接触师父时就听师父表达过这个意思，但当时真的是不知所云。直到跟师父学习3个月左右，我为一同事号脉，手一搭上去，在手感出现之前，不由自主地问道："你脐周有个包块？"同事十分惊奇，因为这是只有她自己才知道的事情。直到这时，我才初步体会到师父这句话是什么意思，原来人处于这种状态下手感简直一点都不重要，真的存在心有灵犀一点通啊！

2016年8月，一位曾经在我们大学工作过的患者经别人推荐来找我看病。这是一个30多岁的女患者，曾经是一个皮划艇运动员，但近10年来得了严重的腹泻，只要一口食物在吃下去的时候觉得不对劲就会马上腹痛腹泻，严重时1天20余次腹泻，真的是下利完谷，吃啥拉啥。就这病她多方求医却不能改善。患者坐定，我举手号脉，一触之下，尚不知具体脉象为何，只模模糊糊感觉到患者脉有一种向下沉的趋势，同时脑海中弹出一个方子：补中益气汤。于是我信心满满的一药未改的用了下去。1周后患者复诊时告诉我药后当晚腹泻就停止了，一直都没反复。这次复诊我详细地看舌象，患者有着典型火热体质的广东人的舌象：舌体小，色红有少量芒刺，中后部有少许腻苔。脉象上脉位总体居中，右寸脉柔和，关脉内外均滑微实，左关内外均微弦滑，双尺脉微沉微虚。按照一般四诊合参的思维似乎这病症真的不符合补中益气汤啊！翻看既往的病历，许多前辈也给她用了逍遥散、温胆汤、痛泄要方等脉证相符的方药，但确实疗效不满意。3周后该患者因为劳累腹泻再次复发就诊，又在举手号脉之时触及左手瞬间，脑海中出现了应该使用甘草干姜汤的感觉。结果又是1剂药当晚止泻。服用7剂后嘱患者停药，至今没有腹泻。

跟师至今，可以说在学习脉学上有点体会，应用脉诊上也有点临症经验。但师父在2010年过年时说过一句话："医道之难远甚武道之难数倍，曾经以为到了顶峰，但登顶之时才又发现有更高的山峰在前面。"我想这才是我们最应该记住的肺腑良言。

学生　胡鹏
2017年10月1日

后记

《经络脉学心悟》各篇章终于定稿，特将自己多年在学习经络、脉学中的一些感悟和应用以及亲友和学员的部分回馈，记载于书中。但由于自己文字组织能力有限，错误在所难免，诚恳希望广大中医爱好者给予指正。

自从2014年初，开始写《经络脉学心悟》书以来，得到亲友和一些学员的极大支持，尽力给我提供了一些早已忘却，过去我亲手治疗过的病例，使我能在短时间里有效进行书籍的整理。他们在精神上不断鼓励我专心写书，还在物质上给予很多的帮助，使我更加坚定了写书的决心，在此我衷心表示感谢！

在刚开始写书之时，就有些朋友为我出书而奔走，有朋友对我说："赵老师，您写完后给我，什么也不要管，我给您出书。"在此对关心我的这些朋友，衷心表示感谢！

2016年元月，到广东省中医院讲脉学时，得到中医院部分领导的认可，决定为我出书。因为我没有能力在书中给经脉流注、脉部、穴位，配备图解，特别麻烦广东省中医院的领导和工作人员为书配图。在此表示衷心感谢！

赵水平书于2016年12月29日